U0397242

Schein 外科并发症的预防与处理

Schein's Common Sense Prevention and Management of Surgical Complications

专为外科住院医师、律师和从未发生过并发症的外科医生量身打造

第一版

主　编　Moshe Schein　　Paul N. Rogers　　Ari Leppäniemi
Danny Rosin

主　译　汤文浩

副主译　陈卫东　范　新　石　欣

东 南 大 学 出 版 社

·南京·

内 容 简 介

外科并发症的预防和处理乃外科治疗成败之关键,也是外科医生不共戴天的冤家对头。这本书是全球22位普外科专家临床经验的浓缩精华。它不仅仅是为年轻外科医生撰写的,经验老到的外科医生读后也不无帮助。本书的特点是"另类"(视角独特、诙谐幽默、内容现代、注重实用)。对于那些读过《Schein 外科急腹症》,且从中得益并获得乐趣的朋友来讲,邂逅这本书乃一大幸事——如获至宝,它还涵盖了外科择期手术情况下的并发症的预防和处理。倘若你厌恶"皮肤皱褶中长出香菇"这类俏皮话,趁早免读本书。书中许多格言和警句又增加了本书的可读性和价值。正如本书的主编所述:"卓越的判断力源自经验,经验来自判断失误。"这本书的目标就是让年轻外科医生不走那"拙劣判断"的弯路就能获得经验——使你成为一位更为安全的外科医生。全书分为总论和各论两篇,共26章。每一章都按照术前考量、术中考量和术后考量进行叙述,有很强的系统性,便于读者查阅。

图书在版编目(CIP)数据

Schein 外科并发症的预防与处理 / (美)沙因
(Schein, M.)等主编;汤文浩主译. —南京:东南大
学出版社,2014.12
书名原文:Schein's Common Sense Prevention
and Management of Surgical Complications
ISBN 978-7-5641-5354-0

Ⅰ.①S… Ⅱ.①沙… ②汤… Ⅲ.①外科手术—并发
症—防治 Ⅳ.①R619

中国版本图书馆 CIP 数据核字(2014)第 281445 号

Schein 外科并发症的预防与处理

出版发行:东南大学出版社
社　　址:南京市四牌楼 2 号　邮编:210096
出 版 人:江建中
责任编辑:戴坚敏
网　　址:http://www.seupress.com
经　　销:全国各地新华书店
印　　刷:南京工大印务有限公司
开　　本:787mm×1092mm　1/16
印　　张:26.25(彩插 2)
字　　数:675 千字
版　　次:2014 年 12 月第 1 版
印　　次:2014 年 12 月第 1 次印刷
书　　号:ISBN 978-7-5641-5354-0
印　　数:1～3000 册
定　　价:168.00 元

本社图书若有印装质量问题,请直接与营销部联系。电话:025-83791830

tfm Publishing Limited，Castle Hill Barns，Harley，Nr Shrewsbury，SY5 6LX，UK
电话：＋44 (0) 1952 510061；电传：＋44 (0) 1952 510192
E-mail：info@tfmpublishing.com
网址：www.tfmpublishing.com

设计与排版：Nikki Bramhill BSc Hons Dip Law
第一版：© 2013 年 10 月
卡通：© 2013 年 Evgeniy E. (Perya) Perelygin，MD
封面和封底绘画：© 2013 年 Dan Schein (www.danschein.com)
"手术前"与"死亡率"：油画

平装书 ISBN：978-1-903378-93-9
电子版书：2014 年 1 月

《Schein 外科并发症的预防与处理》

主　译　汤文浩

副主译　陈卫东　范　新　石　欣

译　者　（按姓氏拼音排序）

柏志斌	东南大学附属中大医院
陈卫东	东南大学附属中大医院
丁忠阳	江苏省无锡市中医医院
范　新	东南大学附属中大医院
胡浩霖	东南大学附属中大医院
刘胜利	东南大学附属中大医院
苗　毅	江苏省人民医院
秦永林	东南大学附属中大医院
邱晓东	东南大学附属中大医院
石　欣	东南大学附属中大医院
汤文浩	东南大学附属中大医院
尤承忠	东南大学附属中大医院
张亚男	东南大学附属中大医院

作 者 名 录

Ahmad Assalia MD Chief of Advanced and Bariatric Surgery，Rambam Health Care Campus，Haifa，Israel（⮌第二十三章）

assaliaa@gmail. com

Saba Balasubramanian MS FRCS PhD Consultant and Endocrine Surgeon，Royal Hallamshire Hospital，Sheffield，UK（⮌第二十一章）

sababalasubramanian@gmail. com

Mark Cheetham BSc MD FRCS Consultant General and Colorectal Surgeon，Royal Shrewsburg Hospital，Shrewsburg，Shropshire，UK（⮌第六章和第四章）

markcheets@aol. com

Pierre-Alain Clavien MD PhD FACS FRCS（Ed.） Professor and Chairman of Surgery，Swiss HPB Center，Department of Surgery，University Hospital Zurich，Zurich，Switzerland（⮌第十八章和第十九章）

clavien@access. uzh. ch

David Dent ChM FRCS（Eng）FCS（SA）FRCP&S（Glas. Hon） Emeritus Professor of Surgery，University of Cape Town，South Africa（⮌Epilogue）

dmdent2@mweb. co. za

Zohar A. Dotan MD PhD Head of Uro-oncology Service，Department of Urology，Sheba Medical Center，Tel Hashomer，Israel（⮌第二十六章）

zohar. dotan@sheba. health. gov. il

Jonathan E. Efron MD FACS FASCRS Associate Professor of Surgery，The Mark M. Ravitch MD Endowed Professorship in Surgery；Chief，Ravitch Division，Johns Hopkins University，Baltimore，Maryland，USA（⮌第六章第五节）

Jefron1@jhmi. edu

Caitlin W. Hicks MD MS Resident in Surgery，Johns Hopkins Hospital，Baltimore，Maryland，USA（⮌第六章第五节）

John Hunter MD FACS Mackenzie Professor and Chairman of Surgery，Oregon Health & Science University，Portland，Oregon，USA（⮌第六章第二节）

hunterj@ohsu. edu

Samir Johna MD FACS FICS Staff Surgeon，Southern California Permanente Medical Group；Clinical Professor of Surgery，Loma Linda University Schoolof Medicine；Director，Arrowhead Regional — Kaiser Fontana General Surgery Residency Program，California，USA（⮌第三章）

samir. johna@gmail. com

Ari Leppäniemi MD Head of Trauma and Emergency Surgery，University of Helsinki，Finland（⤸第一章，第二章，第五章，第七章和第二十四章）

ari. leppaniemi@hus. fi

Mickaël Lesurtel MD PhD SNF Förderungsprefessor，Swiss HPB Center，Department of Surgery，University Hospital Zurich，Zurich，Switzerland（⤸第十八章）

mickael. lesurtel@usz. ch

Ronald V. Maier MD FACS Jane and Donald D. Trunkey Professor and Vice-Chair of Surgery，University of Washington；Surgeon-in-Chief，Harborview Medical Center，Seattle，USA（⤸第十三章）

ronmaier@uw. edu

Graeme Pitcher MD FACS Pediatric Surgeon，Associate Professor of Surgery，University of Iowa，Iowa City，USA（⤸第二十五章）

graeme-pitcher@uiowa. edu

B. Ramana MS DNB FRCS Advanced Laparoscopic & Bariatric Surgeon，BMI（Bariatrics & Metabolism Initiative），Belle Vue Clinic，Kolkata，India（⤸第十一章）

rambodoc@gmail. com

Paul N. Rogers MBChB MBA MD FRCS Consultant General and Vascular Surgeon，Western Infirmary，Glasgow，UK（⤸第一章，第二章，第五章，第七章和第二十二章）

pn. rogers@btinternet. com

Danny Rosin MD Attending General and Advanced Laparoscopic Surgeon，Sheba Medical Centre，University of Tel Aviv，Israel（⤸第一章，第二章，第五章，第七章，第九章，第十五章，第十六章和第二十章）

drosin@mac. com

Avi Rubinstein MD MSc Neurosurgeon，Advocate，Law Offices Rubinstein-Yakirevtch，Ramat Gan，Israel（⤸第十章）

Avirubinstein88@gmail. com

Erik Schadde MD FACS Director HPB Fellowship，Swiss HPB Center，Department of Surgery，University Hospital Zurich，Zurich，Switzerland（⤸第十九章）

erik. schadde@usz. ch

Moshe Schein MD FACS General Surgeon，Marshfield Clinic，Ladysmith，Wisconsin，USA（⤸第一章至第八章，第十章，第十二章和第十七章）

mosheschein@gmail. com

Gregory Sergeant MD PhD HPB Fellow，Swiss HPB Center，Department of Surgery，University Hospital Zurich，Zurich，Switzerland（⤸第十九章）

gregorysergeant@usz. ch

汤文浩 医学博士 外科教授，主任医师。中国，南京，东南大学附属中大医院（⤸第六章第三节）

tang_wh26@126. com

《Schein 外科并发症的预防与处理》中文版序

　　自从外科诞生的那天起，并发症就伴随着我们。只要给病人做手术，就会有各种各样的并发症。并发症本身就是构成外科学这一专业的基本元素之一。因此 Nyström 说："外科是法治社会最具风险的活动。"从我们这些从事这最具风险职业的外科医生的角度来说，没有比一本有关并发症的书更能引起我们的关注了。以 Moshe Schein 为首的一批来自世界多个国家有着使命感的外科医生出于职业的执著编写了这本书。汤文浩教授是我的挚友，他有幸作为作者之一参与了本书的编写。当他让我有机会拜读此书时，我立即被它独特的风格所吸引，不由自主地想一口气将它读完。本书秉承 Schein 的一贯写作风格，语言朴实又不乏幽默，犀利又不失教诲。配以漫画，使之更加形象和刻骨铭心。汤文浩教授历经 10 个月的努力，将此书翻译成中文，让更多的同行有机会分享贯穿此书的智慧和经验。必将使读者特别是步入临床不久的年轻医生获益匪浅。

　　"一旦你给一位病人动了手术，他就成了你的病人——就是套在你脖子上的沉重枷锁。手术会给你带来乐趣，而术后处理是沉重的负担。手术结束时的快感很快就会变成烦恼，甚至是忧伤……"并发症使病人饱受痛苦，甚至夺走宝贵的生命，拷问着医生的自尊和愧疚，病人和我们都备受煎熬和考验。当然，临床上有很多声称没出过并发症和并发症极少的外科医生，但事实上这种医生几乎是不存在的。只是因为他有"选择性遗忘症"或涉世未深——还没有机会充分地检验自己罢了。但不可否认，临床上并发症的发生率的确有很大差异。有的医生很少发生，即使发生往往也能及时发现和妥善处理，救病人和医生自己于危难之中。这常常得益于审慎、经验、洞察力、预见性、决断能力、操作水平、危机处理能力、良好的团队和医疗环境。我们也时常看到，有些医生则时常被并发症纠缠，而有些医院里发生并发症和医疗纠纷的往往集中于那么几个人，但他们的自我感觉却并不差。正如 Alden H. Harken 所说：外科医生必须自信，但是当自信变为狂妄就麻烦了。智者千虑，请永远持有审慎和怀疑的心理！对生命尊重和敬畏。

　　"优秀外科医生的标志是手术精湛，外科大师的标志是善于处理自己惹出来的并发症。"因此，前辈们说外科医生能够及时诊断、妥善处理自己病人的并发症是其成熟的标志。

　　临床上可以看到这种现象，当处理别人的病人并发症时非常果断。但当处理自己的病人，特别是需要"二进宫"时，往往优柔寡断。此时需要承受来自病人家属、社会、医院和自我声誉的压力，还往往会影响我们的正确判断和决策。或许因此而丧失救治的机会，使我们处于更加不利的境地。切记，任何时候都要将病人的安全和生命放在最重要的位置。果断地开进去，有时可能是最明智的选择，从而解救病人和自己于危难之中。

　　手术指征的掌握反映了外科医生技术水平和道德两个层面的状态。我们常说一个幸运的病人是在一个恰当的地方、恰当的时间、由一位恰当的医生、做了一个恰当的手术。但现实中，并不是每个病人都如此幸运。问题来自于病人对医疗的认知程度、医生的主观意愿、社会及环境因素等。Max Thorek 说："外科学上有两大不可宽恕的罪过，第一是做不必做的手术，第二是做自己不具备技术能力去完成的手术。"

本书提出功能性兴趣一说,即:渴望做某一技巧含量高的操作,理由是我们对这项技巧很拿手并能从中获得愉悦和自我炫耀的资本。功成名就的音乐演奏家、才艺超群的运动员以及身手不凡的外科医生都理所当然地会为他们自己的技艺而骄傲,通常都热衷于他们所从事的技艺。但是,功能性兴趣有时也起反作用。它会让外科医生鬼使神差地追求做大手术,其实,一个比较小的手术完全能解决问题。功能性兴趣还会妨碍外科医生学习新技术(假如这项新技术不那么哗众取宠)。功能性兴趣可能使得外科医生不愿意把病人转给其他专家(可能是转过去做非手术治疗,也可能是转过去做其他不同术式)。因此"当技术成为主宰后,其结果就一定是灾难"。根据外科职业精神的要求,医师在执业过程中要把病人的利益放在最重要的位置,不应该有任何损害病人利益的企图和行为。这里包括不必要的、过度的治疗或医疗延误和不作为。正如美国外科学院会员(FACS)誓言中所说:我宣誓,作为外科医生,我将诚信行医,并将追求病患的福利和权益作为我的首要目标。我承诺,我将对待每个病人如同我作为病人所希望得到的待遇一样,并会尊重患者的自主权和独立性……

手术是外科永恒的话题,外科的并发症多与手术本身有关。手术的质量好坏直接关系到并发症发生与否以及严重程度。一台质量低劣的手术可能招致严重的并发症。提高手术的品质可以大大降低并发症发生的几率。作为一名外科医生,应该努力提高技术水平,包括良好的手术技巧和决策能力。正如 Charles F. M. Saint 所说:一个好的手术依仗技术层面的简单易行,轻柔、灵巧、仔细、利索的操作手法,以及用最小的创伤换取最大获益的策略。当然,还少不了更重要的决策层面的因素。

保持审慎的态度也十分重要,很多离奇的并发症:手术部位错误、输错血、重要脏器误伤、异物遗留体内往往发生在不经意间。J. Chalmers Da Costa 于是说:无忧无虑之人都不会细致入微。我不希望一位不能细致入微的外科医生为我做手术。Jeffrey Young 也告诫我们:腹腔镜外科是一种住院医生上一把钛夹钳或剪一刀就能毁掉病人余生的领域,同时摧毁的还有医生自己的心灵和福祉。你的病人已经被推入手术室。即使在护士把手术刀递到你手心之前,你还有许多机会避免失误和并发症的发生。有经验的医生在手术过程中会关注每一个细节,关腹前往往都要仔细地检查有无出血,核对纱布、器械。腹部外科有一条著名的警句:"腹腔打开后,它受制于你;腹腔缝合后,你受制于它!"当术后大出血时,外科医生除了祈祷和二进宫手术外很少有其他的选择。再次面对喷涌的出血点,后悔当初没有处理好。正所谓"欲知今日,何必当初"。我曾与著名的 Henri Bismuth 教授交流过有关出血并发症的体会。据说在法国,由于出血并发症所导致的死亡超过整个手术死亡率的10%。但当外科医生重视后,出血的几率就大大降低了。同样的情况也见于手术部位感染(SSI)。当将切口感染的统计结果反馈给手术医师后,此后的 SSI 发生率会明显下降。可见,对并发症的重视程度影响它的发生率。

"优秀的外科医生是从他们自己的经验中汲取教训,睿智的外科医生善于从他人的经验中获取教训!"这本书会加深你对外科并发症的理解,为你奉献预防和处理并发症的经验,有助于我们减少并发症的发生,在面对不可避免的并发症时,解救病人和我们自己于危难之中。

苗 毅

2014 年 6 月 15 日于南京

译 者 序

虽然外科工作是团队作业，但是，主刀医生的决策至高无上。因此，外科医生有点像非洲原野上的猎豹。猎豹当属陆地上成功率最高的"独行侠式"猎手。然而，猎豹也必须常存敬畏之心——不能掉以轻心、为所欲为、目空一切。为了生存，它必须朝不虑夕、"把尾巴夹起来"，并懂得：对暴躁的水牛要敬而远之；不能找鸵鸟的麻烦；再小的狗也会狗急跳墙；与鬣狗相遇是多么可怕，要学会与它们平心静气地相处；更要远离狮群，绝对不能招惹狮子，否则狩猎者会变成被狩猎者……外科学上最大的心腹之患则是并发症。

外科并发症！是的，就是那些令外科医生防不胜防、如履薄冰的并发症，它是外科医生成长道路上的陷阱、绊脚石和拦路虎。如果没有并发症，病人在手术后哪会死亡（重症外科疾病和夹杂症也需要你来识别，并在围手术期做出恰如其分的处置）？自然也就不会有医疗纠纷和法律诉讼，能从事这门"要大刀"的外科事业岂不是一大乐事？外科并发症的预防和处理乃外科治疗成败之关键，它倚仗外科医生的预见能力和决策能力；然而，有道是："做人德为先，待人诚为先，行事勤为先。道德可以弥补智慧上的缺陷，而智慧永远弥补不了道德上的缺陷。"在减少或杜绝医疗纠纷和法律诉讼方面，外科医生还必须具备至善的人文修养——推心置腹，动之以情，晓之以理，才能赢得病家的信任、理解和合作，每每峰回路转、逢凶化吉。

在二次世界大战期间驰骋于北非和欧洲战场上的铁血军神、美军四星上将 George S. Patton 有一句名言："Magnificent！Compared to **WAR** all other forms of human endeavor shrink to insignificance. God help me，I do love it so！"然而，我且更愿意替换其中的一个词，使这句话成为："壮哉，**外科学**！与它相比，人类的一切奋斗都相形见绌。上帝啊，我是多么酷爱外科学！"人的复杂性（机体、社会、宗教……）乃上九天、下五洋所望尘莫及。手术刀是一把双刃剑，如何才能把这把剑"舞"得游刃有余、出神入化则是一门深奥的艺术。除了需要集德、智、勇、忍、勤……于一身外，非凡的社会阅历和人文情怀当不可或缺，还仰仗那一丁点儿运气，方能百战不殆、笑傲江湖、活出精彩。

时光荏苒，我从医已经四十载又三，可以认为在该专业的万米跑道上已经到了最后冲刺阶段。大道至简。如何把一生对外科学的感悟、理解和见地从哲学的高度予以凝练（这就是我们中国人所说的"道"），拿出来与年轻的同行们切磋、分享，乃我平生梦寐以求的夙愿。然而，限于学识和惰性，一直未能如愿。去年 8 月，我们提前拜读了 Moshe Schein 先生主编的《Schein 外科并发症的预防与处理》（我也有幸成为本书的作者之一，尽管寥寥几字☺），内心不由为之一怔，颇有心有灵犀一点通之感。该书遣词用句妙语连珠、引人入胜，夸张的卡通插图竭尽所能地展现出了严谨中的俏皮，让你不禁莞尔。更重要的是本书是全球数十位普外科专家毕生经验和智慧的结晶，为你提供了在不同情境下如何抵御并发症和医疗纠纷的秘笈，堪称普外科医生不可多得的案头宝典。

三年前，我翻译出版了《Schein 外科急腹症》（科学出版社，2011 年 7 月版）。这本书长期位居亚马逊腹部外科书籍最佳销售量排行榜的前十位，数度名列榜首。对名不见经传的我来讲，又加深了对"有志者，事竟成；精诚所至，金石为开"这些中华民族励志格言的体会和认识。对翻译出版这本书的信心自然倍增。"她"本是一位举止端庄、相貌倾城、才气出众的异域姑娘，经过 10 个月夜以继日的辛勤劳作，我精心为之做了本土化的梳妆打扮。如今，这位经我粉饰后的"洋姑娘"终于盼到了"相亲"的良辰吉日。就像做完一例 Whipple 手术胰-肠吻合口后的心情一样，我此时有一种如释重负之感，内心又平添了几分忐忑和不安——引颈期望"她"最终能赢得国内同行的垂青和迎娶……。成为您今后临床工作的好帮手，为您开启新的人生之旅。

　　不当或瑕疵之处还恳请同道们谅宥、不吝赐教。

2014 年端午节于南京丁家桥 87 号

　　附：您能理解本书封面上"专为那些从未发生过并发症的医生量身打造"这句话的含义吗？其实，这句话有些调侃和讽刺意味。这个世界上没有哪位外科医生未发生过并发症，除非他/她患有"选择性健忘症"，要么就是从来没有拿过手术刀。

原 书 序

凡外科医生都会发生并发症。人们通常说,手术做得多,并发症自然就多。但是,这句话并不完全正确。随着年龄和经历的增加,你才会懂得一个手术能达到的目标是什么。然而,只有当你学会了哪些东西需要避而远之时,你才算真正理解了外科学的真谛。

外科医生了解并发症,学习如何避免并发症的途径不外乎书本和老师的言传身教(师傅带徒弟式的学习在外科学将永远持续下去——译者注)。每个外科医生都希望通过掌握手术的要点和诀窍,让手术变得简单易行、一帆风顺。这本书的四位主编和参编者在此奉献了大量的知识和经验。他们对信息进行归纳、整合的方式匠心独具,目的是让不同层次的外科医生都容易理解和接受,并尽可能远离那些让人如梦初醒和注重证据的外科学期刊,因为这些期刊的内容对大多数外科医生来讲已经耳熟能详。然而,外科学就是戏台,从遣词犀利的表述和发人深省的卡通画中学到的东西会让你挥之不去、难以忘怀。

对作者来说,写一本有关并发症的书是极为大胆的一步;喜欢报喜而不愿意报忧是许多人的爱好。然而,把精力放在预防并发症宣教工作的领域对病人医疗品质造成的影响可能更大,因为并发症会使一切前功尽弃。这四位并发症启示录中的骑士再次跨上了马背,我们要恭贺这四位主编为我们奉献了一本格调高雅的外科学宝典。

Jonothan J. Earnshaw DM FRCS
血管外科主任医师
Gloucestershire 皇家医院
Gloucester,英国
《英国外科杂志》共同主编

主 编 杂 记

　　深受《Schein 外科急腹症》（如今已经是第三版，被翻译成 7 种语言）这本书热情洋溢的反馈信息鼓舞，我们决定再写一本专注于**外科并发症**、风格同样的书：注重实用、超凡脱俗、国际视野（适合各种不同层次、不同类型的医院）、直言不讳、咄咄逼人（尽可能少地骂人或贬人），外加那么一丁点儿幽默。在如今官僚作风甚嚣尘上、医生手脚被束缚、过分强调政治方向正确性的医学环境中，谈不上喜笑颜开，也不奢望有乐子，根本问题是怎样才能保住我们的"饭碗"？

　　像我们之前的那本书一样，在这本书里，我们会尽量不罗列参考文献，避免引用数据和百分比。你应该把书中的章节都看成是专家的明见——说实在的，我们可以向你保证本书的每位作者都在其所著章节领域内具备丰富的个人专业知识和临床经验。

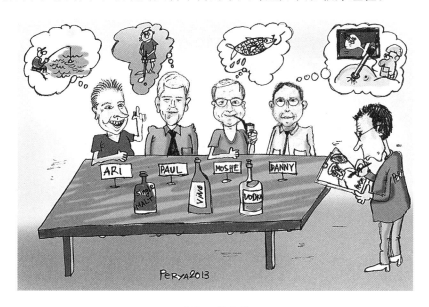

我们四位主编

　　请再看一眼本书封底的那幅原创油画。这幅画是根据约 30 年前我们主编之一（Moshe Schein）在一本时尚杂志上见过的一张照片创作而成。你能从这幅画上看到什么？一位死去的病人，一位无精打采、心烦意冗的外科医生（即使是最憎恨的宿敌死在手术台上也是我们外科医生不愿意见到的事），鲜血殷红地面——黔驴技穷；完全就是战争影片中败军之将的情形。多么令人沮丧和郁闷！然而，并症和死亡与我们这一行当的关系盘根错节。我们不得不直面死亡，设法规避它——这是我们外科医生的主要任务，也是我们写这本书的初衷。

　　非常感谢我们的出版商 Nikki Bramhill（tfm 出版有限公司）对本书的精心制作，承蒙本书的插图画家 Evgeniy "Perya" Perelygin(俄罗斯)医生为本书绘制的相得益彰的卡通漫画,同时,谨此向本书全体作者(也是我们的朋友)表示谢忱。还要感谢 SURGINET 网站会员提出的意见和给予的支持。最后,要特别鸣谢瑞士苏黎世的 Pierre-Alain Clavien 教授及其团队在时间如此局促的情况下所给予的鼎力相助!

Moshe Schein MD FACS

Paul N. Rogers MBChB MBA MD FRCS

Ari Leppäniemi MD

Danny Rosin MD

原 书 前 言

"2"的法则：每当你听到外科医生炫耀他做的手术数量时，请除2；每当他透露他的并发症发生率时，请乘2。

Rick Paul

"只有那些不开刀的医生才不出并发症"，这是久经风霜的外科前辈口传给徒儿们的一句令人啼笑皆非的古话，它传了一代又一代，我们想你对这句老话一定是耳熟能详了。其实，并发症本身就是外科学这一行当不可分割的基本要素——无论我们怎么做，都可能或必然发生并发症。问题在于，并发症会使我们色彩斑斓的外科人生蒙上阴霾！

诚然，就像我们外科医生一样，其他专科的医生也会发生并发症，发生率也不亚于我们。但是，外科并发症更显而易见。如果一位内科医生忘记开具阿司匹林，病人因此发生中风而死亡，每个人都会耸着双肩说："哦，他年事已高，不是吗？"然而，如果一位老人死于结肠癌术后的吻合口漏，即便主刀医生对这一恶果不负有直接责任，他也会马上受到追查。与我们的非外科同道所出的纰漏相比，清点外科手术并发症（无论这些并发症是可预防的，还是无法预防的）是举手之劳，我们的"老大哥"（无论是哪位……）都愿意乐此不疲地清点，并给我们"亮红牌"。他们可以不费吹灰之力就数出我们把这个病人推回手术室"再进宫"几趟，然而，清点开错药或延误诊断的次数就不那么轻而易举了。

从步入外科学殿堂的第一天起，我们就开始对并发症萌生了一种畏惧感。并发症不仅会伤害我们的外科自尊心，随着我们临床工作时间的延长，并发症带给我们的威胁和紧张情绪也呈指数级与日俱增。请你设想一下，你正在为一位主动脉瘤破裂病人手术，根本不必为迫在眉睫的不测担忧，也无需顾及后期风险，这些并发症和风险包括出血、感染、血栓形成、肾衰竭、肠缺血、腹腔室综合征……（哇，一长串……），甚至死亡。不需要向病人及其家人恰如其分地交代这些并发症，就能从事临床外科实践，岂不是太棒了？不过，一旦这个病人死了，你需要面对病人的家人，他们会在凌晨5点的霓虹灯下用仇视的目光盯着你。最近发生了一例腹部切口裂开，没有被那位科主任逮住把柄，你会不感到庆幸？如果你们组没有病例上"并发症与死亡讨论会"，难道你会不感到沾沾自喜？只有那些被告上法庭的人（不管这些诉状是否有道理）才会体会到在司法对抗程序中举证的苦衷，以及在法庭上面对原告和陪审团的烦恼。

俗话说："**远离烦恼比从烦恼中脱身要来得容易。**"也有人说："**优秀外科医生的标志是手术精湛，外科大师的标志是妙于处理自己惹出来的并发症。**"因此，每当谈到外科手术并发症，其关键词就是**预防**和**处理**。如今，我们即便无法预防所有并发症，只要我们能早期察觉，并采取恰当的措施，就能把灾难恶魔扼杀于襁褓之中，从而改变结局……以免我们成为他人的笑柄。坦白讲：当我们因骇人失误造成某位病人死亡时，我们不会对这位不幸的病人及其家人感到愧疚，而会为我们自己感到心神不宁，担心的是我们自己的声誉。我们常常会对着镜子责备自己，然后，会设法尽快地把这件事情丢到脑后。

这是一本关于外科并发症的**预防**和**处理**方面的书。我们的宗旨是对我们在普外科、创伤外科、血管外科以及当今腹腔镜外科方面多年的临床经验进行凝练,将这些"智慧的结晶"传授予你(你可曾见过谦虚的外科医生? ☺)。本书的作者来自世界各地——英国、澳大利亚、南非、以色列、美国、中国、芬兰、尼日利亚、肯尼亚、苏丹、泰国、巴基斯坦和图瓦卢(群岛),其中有的来自教学医院,有的来自社区医院或乡村医院。不过,这不是一本传统意义上的书籍。一本包罗万象、面面俱到的关于外科并发症的书会涉及每一种可能发生的并发症的预防和处理(从全胃切除术术后的食管-空肠吻合口漏到嵌趾症拔甲术后的复发,从Whipple手术后腹腔内出血到直肠癌腹会阴联合切除术后的会阴部创面迁延不愈),这又将是一本大部头外科学巨著。我们已经有了许多类似的巨著。再说了,在当今的时代,如果你想了解某种特殊并发症,你的最佳求教途径应该是 *google* 搜索!

而我们这本小册子的目标是传授基本的核心理念(给你灌输常识,并通过个人或集体的经验加深你的理解),这些核心理念有助于你成为一名更为安全的外科医生,能不时地(下意识地和有意识地)努力避免过失,避免不良结局的产生。一旦发生了并发症(在外科学里,绝对不要说"绝不会!"),这本小册子里的训示会有助于你拯救你的病人和你自己。

在这本书里,我们不打算写那些令人厌烦的数字,如"发病率"或"患病率";不会去画精致的"流程图",以免消磨你的兴致;更不会用当下时兴的"核查清单"(我们相信你有能力正确识别你的病人,能正确标记拟截除侧的患肢☺)来考验你的耐心。我们无意用当下迎合人心的套话来搪塞你,诸如:"人非圣贤,孰能无过"、"是人就得有人情味"、"病人至上"以及"医者皆有仁爱之心"。我们的行文方式对你来讲可能有些严厉、粗鲁,甚至当着你的面吹胡子瞪眼、盛气凌人。不过,难道你不想听听真话? **这本书是专门为初出茅庐的你而作,其靶目标是你的外科灵魂,希望能强化你对外科事业的信心!** 为什么是"初出茅庐者"? 这本书的主要读者对象之所以定位在年轻的外科医生,是因为年轻医生正处于事业的"规范期"。而年长一些的、成熟的外科医生经过挫折的不断磨炼理应积累了一定的经验和智慧。年长外科医生如果还缺乏这些智慧,那么这些人或许更合适去读"华尔街杂志",而不是通过阅读这本书来获得外科学智慧的华丽转身①。**高明的外科判断力源自经验,经验出自外科判断失误。** 不过,优秀的外科医生是从他们自己的经验中汲取教训,睿智的外科医生善于从他人的经验中获取教训!

我们无意诋毁"证据医学",但是,外科临床毕竟属于艺术范畴,需要某种程度的"胆识医学"(gut based medicine)。还是让我们来品味一下这本书屈指可数的几个简要章节,我们相信你完全可以在数天内一口气读完,陶醉于其中。然后,烦请你向我们反馈:你的头绪是否得到了厘清? 羽翼是否更丰满了? 你是否对这本书有相见恨晚之感?

其他人忌讳的事,我们不会避讳:在这本书里我们会无所顾忌!

> **"没有什么会像我们闯大祸那样引人注目,在我们的脑海中永驻、挥之不去。"**
>
> **Cicero**

---

① 在外科临床上走过了33年,我见过许多自鸣得意的外科医生,其中大多数在大学毕业后就不再阅读医学期刊,这些人不出并发症,他们是万宝全书——无所不知,他们的知识仅仅来自医药代表和印刷精美的宣传册子。[Marian Littke]

感 恩 之 词

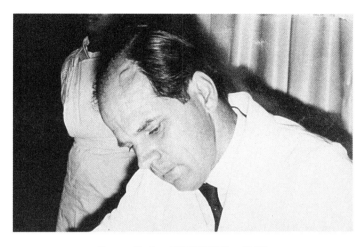

George Decker FRCS（1931—2013）

谨将此书献给南非约翰内斯堡的 George Decker 教授。

他为我打下了坚实的外科基础——严厉苛刻且不留情面，要求我们了解并检查"整个病人"，正确缝合每一针，打好每一个结。我从来没有见过哪位外科医生能像他那样全身心地投入他的病人，关心病人的结局。当我把准备写这本书的打算告诉他时，他一针见血地加了一句："这本书应该成为那些从来未发生过并发症的外科医生的绝佳读物！"他只想、只说、只做他认为正确的东西，不会顾及权威、政治方向的正确性、社会层次或地位。我永远不会忘记那一幕：他那满是汗水的额头几乎碰到了我的额头——他那腊肠样的手指将我的手指引导至肾旁腹主动脉瘤的颈部——用嘘声告诫我"当心！"他是我的启蒙老师。

Moshe Schein

外科是我的专业和使命，而 Jackie、Lucy 和 Michael 是我的生活！谨将这本不起眼的拙著献给他们。

Paul Rogers

谨将本书献给我的爱妻和垂钓挚友 Eija。

Ari Leppäniemi

谨将此书献给 Gilly。

Danny Rosin

目　　录

上篇　总论

下篇　各论

上篇

总论

第一章　何谓并发症？

定义、分类和反思

Moshe Schein　Paul N. Rogers　Ari Leppäniemi　Danny Rosin

> 我们医生会作孽，也会积德；会遇到挫折，也会取得成功。我们所作的许多孽根本无法避免，事实上，医学还不是一门精密科学……，有些事绝对不可能成功，我们的工作对象是活生生的、会喘气的、错综复杂的人，不是一个盛有化学混合物的罐子，更不是竖在雪茄店门前的木头人。
>
> **J. Chalmers Da Costa**

何谓并发症？ 任何不该发生的事（任何不良事件），发生在了你的病人身上就是并发症。包括任何偏差（依据我们积累的经验，与我们预期的、顺利的术中和术后过程相左）。**只要是"出毛病"都属于并发症！**

以局部麻醉加静脉用镇静剂行**腹股沟疝补片修补**为例。你希望病人回家时已经完全清醒，能站起来小便，数小时后能下床走上汽车，有人接他回家。2～3 天后就不再需要用止痛剂、恢复正常排便和日常活动，当然，不包括重体力劳动和/或剧烈运动。一周后，当你在办公室见到他时，你希望他的切口已经完全愈合；阴囊色泽良好，不肿胀；睾丸软，没有触痛。上述诸项中任何一项出现偏差（即偏离正常），如：切口瘀斑或"阴囊肿得像茄子"（一只硕大的洋茄子！☺——译者注）都属于并发症！甚至皮肤缝合缘皮内缝合线的轻微瑕疵（即：畸形愈合 ➲第五章）也属于并发症。**"轻微并发症就像发生在其他人身上一样[①]！"**

上述定义不仅敏感，而且适用范围广，如果我们采用这个定义严格、客观地进行搜查，仔细地将这些并发症罗列起来，你会发现并发症的发生率高得惊人——几乎每例手术都有并发症。因为需要做切开、烧灼、撕拉、分离、缝合、钉合或结扎，需要改变正常生理状态（即使时间短暂），我们外科医生和我们的病人就需要为此受罪（图 1.1）。

多少年来，外科学者们一直致力于创建详尽的**外科并发症分类体系**。其中以苏黎世的 Pierre Clavien 教授所提出的分类体系最受推崇，如今已经广泛用于各类手术（表 1.1）。其他分类体系或许用起来更简便，但是，落实到某一病人，就不具实用价值，只能作为学术或研究的工具使用，提升所报结果的一致性，以便于进行比较和分析；此外，在科室统计报表中也可能有一定价值。但是，你我既不是大牌研究员，也非科技统计大师，我们需要的是脚踏实地、更有意思、更实际的分类方法。

[①] 译者注：是指极其轻微的，甚至病人自己也感觉不到并发症的存在。但是，那也属于并发症！

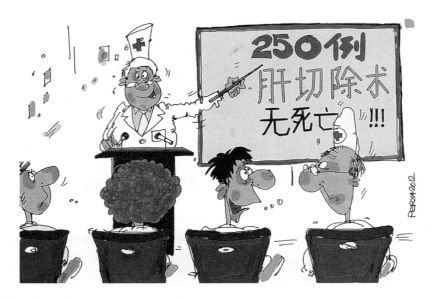

图 1.1 一位年轻医生对邻座低声耳语道:"其实我们科就做了 25 例半肝切除术,那个多出来的零一定是搞错了。就在该研究时间段前后的一周左右,我们还有几例死亡……"

表 1.1　Clavien 术后并发症分类

修订的 Clavien 分类,见:Dindo D, Demartines N, Clavien PA. Classification of surgical complications: a new proposal with evaluation in a cohort of 6336 patients and results of survey. *Ann Surg* 2004;240:205-13

级别	亚级别	定　义
Ⅰ		正常的术后恢复过程出现任何偏差,但不需要使用任何药物,也不需要手术、内镜或放射介入处理。允许的治疗方案有止吐剂、解热药、镇痛剂、电解质和理疗。伤口感染在床边切开者也属于此类。
Ⅱ		需要药物治疗(不包括Ⅰ级并发症允许应用的药物)。输血和全肠外营养也属于此类。
Ⅲ	a. b.	需要手术、内镜或放射介入处理: －不需要全身麻醉 －需要全身麻醉
Ⅳ	a. b.	危及生命需要重症医疗的并发症(包括中枢神经系统并发症): －单个器官功能障碍(包括透析) －多器官功能障碍
Ⅴ		死亡

既然谈到了实用问题,我们会对并发症提出哪些问题呢?

一、原因是什么?是判断失误抑或技术失误?

为一名朝不保夕的终末期癌症病人开刀,提示你的判断力处于一头雾水状态。反之,为一位腹腔镜胆囊切除术后出血的病人再手术,提示在初次手术中胆囊床的止血不完善——技术失误。**不过,请注意**,这两种失误往往兼而有之:缺血性肠坏死病人死于手术耽搁(判断力差)和结肠造瘘口回缩、肠内容漏入腹腔(技术差)。要明确区分一桩技术性并发症（如吻合口漏）是技术差所致还是病人情况差（如：营养不良或长期服用类固醇激素）所致往往有难度。

二、是治疗过度还是不作为？

在一位缺血性肠坏死病人，如果你手术做得太迟，或者根本没有动手术，这是**不作为**；但是，如果你手术做得太早，或者根本没有必要做，这就是**治疗过度**。在手术后的病人，也可能会发生这种情况：没有对脓肿做再手术（**不作为**），或者在可以选择经皮穿刺引流的情况下做了再手术（**治疗过度**）。与治疗过度相比，人们的"下意识外科心理"似乎更愿意把不作为这种失误看得更重一些；人们对治疗过度的看法往往带有恻隐之心："是的，回过头来看可能是不需要手术，但是，至少为我们的下一步治疗指明了方向……"

三、初次手术（与该并发症有关的那次手术）的指征是否明确无误？

一定要做一个取舍：如果我不开刀会怎样？保守处理（expectant management）潜在的结局越严重，高危手术后的不良结局就越容易被接受；反之，病人的病情越轻，手术的风险程度就越高。

"手术适应证越小，并发症就越大。"我们很欣赏这句格言，但是，不知道其正确性如何。**不过，我们知道，在一次没有必要、也无适应证的手术后，一桩严重并发症就是一大悲剧。**无症状胆囊结石病人胆囊切除术后的胆总管损伤就是这种情况，病态肥胖病人的微小切口疝修补术中肠襻损伤未被发觉导致病人死亡也是如此。有些学者认为在这个世界上有高达 1/3 的手术是不必做的。这个数字在不同的国家和地区之间存在差异，取决于多种因素——我们坚信最主要的因素是**利益驱使**[不必做的手术在实施"按医疗服务收费"（fee for service）制度的地区以及外科医生密度高的地区更常见]和功能性兴趣[1]使然（外科医生常说：要想成就炉火纯青的技艺，要想练就赖以生存的本领——就得开刀！）。在教科书中，你不会见到太多不必做的手术。你也很难在公开场合听到外科医生谈论这个话题。在有些场合，如并发症与死亡讨论会上，你基本不会见到有人质疑所讨论的那例并发症病人的手术适应证。例如：一例主动脉人造血管移植物发生感染时，人们会把讨论焦点放在该病的病因和处理上，但是，往往会忽视这是一位 91 岁的耄耋老人，腹主动脉上的动脉瘤很小，直径只有 5cm，根本不需要手术。**事实是，在许多地方，人们对毫无依据、漫无目的、多余手术这个题目的讨论依旧无声无息**——因为在外科医生及其"经理人"眼里这是大忌。为什么？因为，主流氛围要求我们一如既往地多做手术，为医院、为团队，也为我们自己多挣钱，来证明我们的存在和我们的收入是合理的。但是，请注意那些律师，在咨询了外科专家后，这个问题就不难了；他们会问你："大夫，你为什么选择 Nissen 胃底折叠术？有没有考虑过保守

---

① 译者注：功能性兴趣（funktionslust）是一个概念，是指从新近发展的功能或技能的训练中产生的乐趣。唐纳德·赫布和罗伯特·怀特指出，在能力获得时人类似乎有一种立足自身的内在愉悦或自我奖赏。

治疗?"你那些苍白无力的辩护词——"病人要求做"、"家属逼迫我做"以及"他们签署了知情同意书"——根本无法打动陪审团成员……。所以,每次手术都要考虑适应证问题,避免做不必做的手术!(➲第二章)。

四、该并发症需要上报吗？

越来越多的医院、健康组织和证照审核机构列举出了形形色色的并发症要求上报:根据法律,围手术期事件必须"亮红牌"或"贴上标签",然后向"老大哥"汇报。这些举措在理论上有其可取之处:衡量医院和每个外科医生的品质(淘汰那些屡教不改的家伙),并采取整改措施,改善医疗服务的品质。但是,除了能在口头上应付公众的需求外,在日常工作中,这些举措毫无用处。其中有几项条款是"需要上报的严重不良事件"确实需要引起重视(有时,还能成为电视的大标题)。例如:手术做错了肢体(是截肢!)或将异物(如:器械、纱布)留在病人的腹腔或胸腔内①。但是,至于其他一些要求上报的并发症,即使有些意义,也不那么大。我们看到感染控制科的护士整天搜寻每个外科医生的、要求上报的伤口感染病例数,编写清单;但是,他们对伤口感染的界定、对伤口感染评估的正确性如何呢,尤其在当今,大多数伤口感染发生在病人出院后数日(在病人家中),是在病人随访期间、在外科医生的办公室得到诊断的,因此,这些切口感染很容易被忽视——逃脱监控。还有一些要求上报的事件其效果会事与愿违、适得其反,如:"非计划再次手术"。我们曾见到过一些外科医生,由于害怕被"亮红牌",会推迟救命的急诊手术!由于我们必须在这种管理体制下生存,我们就应该认识到那些要求我们上报并发症的举措对我们或我们的病人是毫无价值的。**与其花大量人力物力来记录那些有疑问的"差点出事"**(near-misses),还不如想方设法去避免并发症。

五、这个并发症是谁的责任？

责任人的认定(culpability)并不是主要问题。但是,我们希望知道整改动作或进行教育的目标是谁。以前,外科医生一直是诊治病人这条船上的船长,他对病人医疗的各个方面负责。但是,最近几年来,这一情况正在发生转变,如今,我们有了这个制度。有些制度根本不起作用,如果没有我们做大量工作的话,甚至对病人有害②。

正应了 Leo A. Gordon 的一句话:"唯一比人类疾病还复杂的事情就是我们制定的人类疾病诊疗制度。"③复杂的制度难以起作用,也容易出错或出问题。**在许多情况下,并发症**

---

① 译者注:手术部位或左右出错、做错手术、开错病人、不准备留在体内的物体被留在了体内,以及 ASA Ⅰ级病人在术中或术后即刻死亡是五类不该发生的事件(never events)。

② 在美国,其实每发生一例手术并发症,医院就能平均多挣 30 000 美元;制度的"并发症"越多,就越有事干,挣的钱就越多!

③ 译者注:例如:我们现在有结核病的诊疗制度,结核病的诊断和治疗统一由结核病医院的医生负责,其他医院的医生无权开具抗结核药物。我想问一句,结核病医院的医生能诊治骨结核和泌尿系统结核?! 此外,献血制度和抗生素管理也存在这样或那样的弊端。

是"制度衰竭"所致，这种衰竭其实就是行政管理系统失灵，或者存在组织、监视、教育、道德品行和文化方面的缺陷。例如：一位老年妇女在急诊室待了数小时，病情每况愈下，医生的观察敷衍了事，最终，有人打电话请你为这位腹胀病人会诊。你申请做一次 CT 检查，但是，排队做 CT 的人太多，数小时后才轮到她。期间，她的静脉输液部位有外渗，你下达的输液医嘱未能完成。输液不足，加上静脉用造影剂，都会对病人的肾脏造成伤害。你想与放射科医生共同讨论一下 CT 结果，但这位放射科医生去吃午饭了。等到你最终把病人送入手术室（你不得不等待当日所有的择期手术做完）时，已经是好几个小时之后的事了，此时，你又发现你医嘱的抗生素未用上，等等，等等。可能的"不巧"层出不穷，一位患外科急腹症的耄耋老妪能承载多少此类"不巧"。

医院是一个危险的地方！——我们每天都亲眼目睹。诚然，人们希望把医院变成一个较为安全的地方的努力矢志不渝——"向民航业学习"。但是，医院不是波音 777，病人的情况远比 A380 空中客车复杂，不可预测性更大。人们常常把我们外科医生与飞行员进行比较，要求外科医生把病人从死亡的边缘拉回来飞向康复。但是，外科医生正在逐渐变得渺小，缩成了那巨大机器——那个制度——中的一个不值得一提的齿轮牙，其转动完全受制于他人（包括政治人物和咨询公司），这些人的目标和优先项与我们并不完全一致。**那么，到底是谁应该为这位老妪的死亡**（她在术后一周最终发生了多器官衰竭）**事件负责呢？**你能责怪那位护士忘了某件事？你能把责任推给那位住院医生未注意到血红蛋白下降吗？你能指责那位护士长或那位全能 CEO① 脑子有屎运行这种制度吗？当然不能！临了，是你不得不承受这一指责：这会在你的手术死亡率记录上添上一笔，还会在医院的质量保证委员会以及并发症与死亡（M&M）讨论会上进行讨论。不过，但愿不会涉及任何法律纠纷，也不会上法庭。

虽然"制度"往往是问题的源头，但是，你必须把握它，把它用得游刃有余。你不仅要治疗你的病人，还需要为他们提供保护，以免遭受他们周围那一大群人的伤害；一般说来，这些人并无恶意，但是，他们具有潜在的危害性。例如：不要假设那位护士会告诉你病人的尿量在减少，相反，你应该不时地通过电话询问她。不要想当然地认为放射科技术员会注意到你的申请单上写着"勿用静脉造影剂"，反之，你应该直接告诉他。让制度为你所用是一场博弈，在这场无休止的博弈中，你一定要保持积极主动、机警。列宁（Vladimir IlyichLenin）有句名言："信任固然好，监控更重要！"

六、这个并发症能预防吗？

这个问题既重要又实际。在研究了案例的细节后，一位经验老到、知识渊博的外科医生应该能给出一个既切题又专业的答案："能"、"不能"、"或许能"。无论对对立双方的哪一方来讲，这项评估都是法定专家证人的主要任务；在一个梦幻世界里，这个问题会纳入质量保证委员会或许可机构对"问题病例"的评估之中。从教育的观点来看，这也应该是 M&M

---

① 译者注：CEO（Chief Executive Officer）是首席执行官（在一个企业中负责日常事务的最高行政官员），又称行政总裁、总经理或最高执行长，在医院就是院长。

讨论会上提出的主要问题。例如：

> 一位 90 岁的老年男性在破裂性腹主动脉瘤手术后一天死于大面积心肌梗死。

你的看法如何？这位病人的死亡能否预防？属于"或许能预防"的死亡吗？好了，当你读到本书的末尾时（⮕第二十二章），你就会体谅到为何任何一位血管外科医生在被问到这一问题时都会毫不犹豫地答道："该病人的死亡乃命中注定——**无法预防！**"

再看下一个例子：

> 一位 45 岁的女性因胆道运动障碍（即：非结石性胆性疼痛）在腹腔镜下行胆囊切除术，术中发生严重胆总管损伤。外科医生在手术记录中写道：手术顺利。

你有何高见？显然，**这是一桩本来可以避免**、对人体潜在伤害极大的并发症（⮕第十六章）。

浏览后面几章内容后，你会发现在"显然无法预防"的并发症与"显然可以预防"的并发症这两个极端之间，存在一个宽广的灰色地带，需要专家来进行细致分析。由于手术中的几乎每件事情都取决于多种因素，"或许能预防"这个词就被蒙上了一层不确定性的面纱，往往显得模糊不清、饱含争议、意见不一和难以解读。因此，通常情况下，"制度"就会把这种并发症放入"无人区①"。但是，这不应该妨碍你的反省：在自我分析时，你往往能得出这样的结论：那些人耸着双肩认定的"任何人都可能遇到这种事"其实是你的失误，并且可以预防。**只要及时中转开腹，许多腹腔镜手术并发症都能避免**，此话当真？（⮕第九章）。分析并发症的方法之一是**通过案例复习，从一项关键决策查到另一项关键决策**（与行动有关的术前决策和术中决策），了解外科医生在拟定决策时掌握的信息，评估采用其他决策的合理性（一定要根据**当时**掌握的信息）。当然，法律审议时人们往往不会这样分析，此时的裁决会被举世公认的后视偏倚②现象所左右。在后视偏倚现象的作用下，有关最终结局的知识会下意识地影响专家的意见。

七、是一桩真正的并发症，抑或一个"小插曲"?

谈这个问题离不开上一个问题。许多外科医生会对把某些情况定义为"并发症"提出质疑，认为这些情况其实不过是一些被人们认可的事件，或有可能发生的小灾小难，这些小灾难是某些术式与生俱来的、特有的，不足为奇。例如：

---

① 译者注：无人区（no-man's-land）是指两军交战的无人地带，即双方要争夺的区域，又称三不管地区。

② 译者注：后视偏倚（hindsight bias）又称事后聪明式偏差或"我早就知道"效应。后视偏倚是这样一种倾向，它将已经发生的事情视为相对不可避免和显而易见的事情，却忽略了自己的判断实际上已经受到已知结果的影响。比如让一些人预测一场足球比赛谁将获胜，大家猜测 A 队获胜的概率很高，结果 B 队胜了，事后让大家回忆自己当初估计哪个队获胜，很多人认为自己当初就认为 B 队能胜。后视偏倚是一种真正的记忆歪曲，说明个人在社会知觉中不由自主地倾向于认为自己的判断是正确的。

> 　　一位急性胆囊炎病人，在"高难度"腹腔镜胆囊切除术后，血红蛋白从 133 g/L 降至 88 g/L。病人恢复良好，术后 3 天出院。

　　这个胆囊外观炎症严重，分离过程中确实"有些出血"。手术医生尽了全力——丢失血液是某些手术的必然组成部分吗？你肯定会说这不属于并发症。但是，如果病人的血红蛋白降到了 62 g/L，需要输血，又该当何论？如果病人因为输血发生了严重溶血反应，又该当何论？如果病人出现了心脏衰竭呢？难道这些不是腹腔镜胆囊切除术出血导致的直接后果吗？

　　再看下面一个例子：

> 　　在粘连性小肠梗阻剖腹手术中，因分离致密粘连，你造成了小肠损伤。你发现了肠管上的破口，并做了修补。病人恢复顺利。

　　有人会说，这肯定不是并发症，甚至未达到 Clavien 的 I 级并发症（表 1.1）。这种情况每个医生都可能发生！但是，如果这个病人发生了缝合口漏，该当何论；如果病人发生了严重术后腹膜炎或肠-皮瘘，甚至死亡，又该当何论？毫无疑问，现在它就是一种令人生畏的并发症（Ⅲ级或Ⅳ级）了。

　　现在，你该明白真正的问题在于结局了吧。倒霉的事每时每刻都会发生，即使是最棒的外科医生也会发生，它成了我们生活的一部分。关键的问题是，我们是否有常备不懈、随机应变对付突发事件的素质（在这个病人，就是能否将肠管上的破口仔细补妥），是你的素质决定了这个案例是一桩无关紧要的、可以被忘却的事件，还是一件真正的并发症，以及是否会被诉诸法庭。

　　如你所知，定义的界限并不清晰，其间存在一大片灰色地带。不过，还是让我们用一个**广为认可的理念**（很实用）为本章做个了结吧。

"屁"漏[①]该出，还是不该出。[②]

　　很抱歉，我用了这一粗俗字眼。但是，饱经风霜、"以战壕为家"的外科医生会经常遇到这类层见叠出的难题——如何看待和分析并发症（不管这些并发症是他们自己造成的，还是同事造成的）。并发症不外乎两类：一类是该术式的已知结局或可能结局，也就是说本来就无法预防（**"屁"漏该出**）；另一类恰恰相反——**"'屁'漏不该出"**。任何并发症只能是其中的一类。每个案例都应该做个体化分析，有些案例可能依旧找不到答案。

---

　　① 译者注：这句话的原文是"shit happens/should not have happened"。在英语里"shit"是极不文明的脏话，意思是"屎"，"shit happens"的意思是"倒霉的事发生了"。在本书中，"shit"自然成了"双关语"，既代表肠内容物，又代表"纰漏"，为此，本人有意将其翻译成"屁漏"。

　　② 在 SURGINET 网站上，澳大利亚的 Barry Alexander 医生在点评一桩玩忽职守案例（来自另一个国家，病人因自发性气胸行胸腔镜手术，结果发生了一侧膈肌瘫痪、Homer 综合征和乳糜胸）时谈到："除了'屁'漏没有出来，什么东西都出来了——膈神经损伤、交感神经损伤和胸导管损伤，每一个部件损伤都堪比'屁'漏，三者合起来简直就是拉稀。"

本书的其他章节会有助于你减少"出'屁'漏"的概率；并且会教你，一旦发生了这类破事，应该如何应对。

> "在出现误诊后，你会感觉到在你体内……有毒瘤和品德坏死灶，这就是你的自尊……，请用刀和电刀来把它割除。"

（汤文浩　译）

第二章

预防 M&M[①] 的通用原则

Moshe Schein　Paul N. Rogers　Ari Leppäniemi　Danny Rosin

外科是法治社会最具风险的活动。

P.O. Nyström

报喜不报忧。外科医生通常喜欢夸大自己的手术经历,同时缩小并发症发生率(图 2.1)。显然,这是一种防卫心理——否认。但是,即使那些一贯否认自己出过"任何问题"的外科医生,也知道通向漫长幸福外科之路的关键之策是尽可能多地避免/预防 M&M。

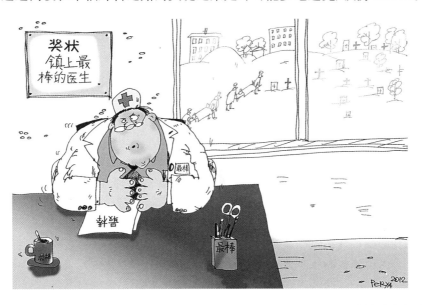

图 2.1　镇上"最棒"的外科医生:"见鬼!那不是我的病人,是 **Kumar** 医生的。我的病人都在夜深人静时下葬……"

凡"说得过去"、在临床上有 20 年以上的"摸爬滚打"经历的外科医生,对本章讨论的所有原则都不会陌生。他们对这些原则的理解既有直观的成分,又有深思熟虑的成分——这些原则已经完全融入他们的血液之中。我们希望这些原则也能流入你的静脉,当然不是从现在起 20 年后,而是从读完这本书后立刻融入。本章谈论的是适用于外科各领域的通用原

---

①　译者注:M&M(morbidity and mortality)是"并发症与死亡"的英文首字母缩略词。

则,这就是为什么本章是这本书中最冗长的一章的缘由。烦请耐心往下读。

一、M&M 的决定因素

我们承诺过,不会谈论百分比、率、单因素分析、多因素分析以及 p 值之类的话题。我们会把重点放在常识和已有的事实方面。**下面是 M&M 的几个无可争议的决定因素——与每例手术都有关:**

- **病人的一般健康状况**:年龄、内科夹杂症、体能容量[①]和器官状态。"一般来讲,病人耐受一次大手术的能力与他能对社会做出的贡献呈正相关关系。"也就是说:"没有什么能比大手术更能反映病人的真实年龄了。"
- **手术特定适应证**:你拟行治愈手术或姑息手术的到底是什么病? 正如 Mark M. Ravitch 所言:"切除正常组织的死亡率最低、并发症最少。"[②]
- **手术的程度(大小)**:你干的活越多,风险就越大,出现并发症的可能性也越大!
- **你做手术的操作技巧**:Max Thorek 说:"外科学上有两大不可宽恕的罪过,第一是做不必做的手术,第二是做自己不具备技术能力去完成的手术。"
- **你和你的"制度"处理并发症的能力如何**。不过:"一盎司预防等于一磅治疗"。
- **交好运!** 有些人相信"比运气好还好的是干得更好,也就是说,如果你能做得更好,你就会更幸运。"

一般来讲,病人的命运取决于你考虑问题的周全程度和你手上的活——包括术前、术中和术后。下面,以及在以后的章节中,我们都会按照这个顺序讨论问题。

二、术前考量

约翰内斯堡的 George Decker 教授(Moshe Schein 的老师)向来要求我们在把病人送入手术室前要逐一回答下面三个问题。

> - 手术适应证是什么? 如果这个病人有手术适应证!
> - 与适应证相匹配的恰当术式是什么?
> - 病人能承受拟定的手术吗? 如果不能,替代术式是什么?

要不时地询问和回答这三个问题。客观地、不带任何偏见地、正确回答这三个问题是你成长为一名成功外科医生的关键。

毋庸置疑,明确手术适应证、依据病人及其病情选择最恰当的术式是外科医生主要的脑力劳动——即使不比外科医生的手技重要,至少也是同等重要。 切记:我们第一步是学

---

① 译者注:体能容量(functional capacity)是指病人参与体力活动的能力,可以用①ASA 分类、②日常活动情况(ADLs)或③运动代谢当量(metabolic equivalent)来衡量。

② 译者注:Mark M. Ravitch 先生是一位极为睿智的外科前辈。他这句话的意思是:这个病人什么病都没有(根本不必手术),切了一丁点正常组织送病理科,白白地挨了一刀,何来死亡率或并发症。

会如何做手术,第二步是学会什么时候做手术,最后是学会什么时候不做手术。这就是判**断力:既能为病人选择恰到好处的术式,还能为术式选择恰如其分的病人。**

> 判断力打了折扣,手术一定糟糕透顶,包括该做的手术未做、做了不该做的手术或多余的手术,以及做的手术未起到应有的作用、有瑕疵或选错了术式。
>
> **Charles F.M. Saint**

外科疾病的种类繁多,每种疾病都有其特定的手术适应证,适应证对外科确实有帮助,不过,适应证已不属于这本小册子的讨论范畴。但是,一般而论,我们应该尽力避免做依据不足的、徒劳无功的、过度的手术——在没有必要的情况下,把病人置于风口浪尖上。处罚(手术)要与罪行(疾病)和罪犯(病人)相适应(罚宜当罪):

> 仅当成功机会"说得过去"时才能建议手术治疗。没有胜算把握就下刀,就是毁坏外科学这门精美艺术和外科学这门科学。
>
> **Theodor Billroth**

很显然:外科学的一切都可以归结为风险和获益!

任何手术相关性 M&M 的一般风险可以用下面的简化方程式表示。

$$M\&M = \frac{手术的复杂程度^* + 病人的风险因素 + 急慢性健康}{外科医生的判断力、手术技巧以及当地卫生制度的品质}$$

* 复杂程度:参见本章"三、术中考量"一节

(一) 如何衡量病人风险?

在这里,我们不想惹你厌烦,不会再现那些精心设计的规约和流程图(这些对你来说或许已经烂熟于心),我们会强调基本功。要想确定病人的风险,你就必须了解你的病人。在你为任何一个病人做手术前,你都必须亲自熟悉病人现在情况和既往史的方方面面。没有哪个人会比病人的手术医师了解得更多!

1. H & P[1] 至关重要

即使一位大牌内科医生刚刚为这个病人做过 H & P,你也应该再查一遍。为某人做手术,但是不熟悉这个病人的现在和过去医疗史细节,或者说你没有对他做过全面的检查,就好像登上了徒步穿越浩瀚沙漠的征程,但没带指南针、地图或 GPS[2] 一样。

> 与其他问题相比,未做体格检查、体格检查不全面、做了无法重复的体格检查(就是你做的检查结果不正确——译者注)给你和你的病人添加的烦恼会更多。

2. 复查以往的旧记录

借阅以往的旧记录。不查阅 20 年前的手术记录,你怎么会知道在那次手术中 Mayo 诊

---

① 译者注:H & P(history and physical examination)是"病史与体格检查"的英文首字母缩略词。

② 译者注:GPS(Global Positioning System)是"全球定位系统"的简称。是借助卫星进行定位,主要目的是为陆海空三大领域提供实时、全天候和全球性的导航服务,并用于情报收集、核爆监测和应急通讯等一些军事目的。

所的外科医生是直接将一张 Marlex® 补片铺在肠襻之上来修补这个病人的腹壁疝的？从而给你的手术方案构成威胁。如今的 EMR① 能方便我们查阅医疗文档，但是，在这里我们还要再强调一次，它少不了人的因素：**即使是电子文档也需要人——就是你自己——去搜索、打开、阅读**。我们不止一次地看到只需要按一下鼠标的事，外科医生且忘了去做。如果飞行员是一位马大哈，再先进的飞机也无济于事。

3. 年龄

如今人们认为重要的是**生理年龄**而非**实际年龄**。这种思路在很大程度上是符合事实的：有些人 60 多岁已经"满脸皱纹"，而有些人 80 多岁还能跑马拉松。虽然如此，你还是一定要对上年纪的人予以重视。年龄越大，生理储备就越有限——不仅是能否熬过手术关，还要考虑能否渡过各种可能发生的并发症关（这一点甚至更重要）。老年人就像一幢纸糊的房子，勉强地支撑着各系统的运转……直至平衡被打破。外科期刊上不断有人吹嘘"八旬老人胰腺切除（或半肝切除术）100 例无死亡"之类的报道，千万不要把这些回顾性研究当回事。可以肯定的是就在这项研究划定的时段之前或之后，他们就死了几个病人，由于时间段的划定，这几个死亡病例被剔除了。这种年龄组病人要获得如此超满意结局，无论如何都是天方夜谭。不要犯傻，要持怀疑目光看问题。

4. 预测寿命

根据你的判断力或精准寿命表（上网可以查到）来计算老年病人的期望寿命。你会发现 90 岁老妇女（即使看上去很健康）的期望存活年限为 4～5 年。你仍然会采用腹腔镜为她做疝修补术吗，因为这种方法微创？**请记住，人与统计学是两回事**，不要低估人生最后哪怕是几个月的价值（如：在腹腔内癌瘤种植的情况下，有时，解除肠梗阻也是可能的）。这或许可能是他们生命中最重要的几个月。与这些病人进行交谈，尤其在老年人，他们的清晰思维往往会令人惊讶，他们会告诉你他们的想法和要求，以及对生命的大致看法。

5. 内科夹杂症

要注意内科夹杂症，尤其是重要合并症或晚期合并症。你一定对择期手术的禁忌证了如指掌了吧，诸如：Ⅳ级 COPD（慢性阻塞性肺病）、未控制的充血性心衰竭、晚期肝硬化（Child C 级）和未控制的糖尿病。

6. 药物

我们想这不需要提醒你：使用类固醇激素或其他免疫抑制剂的病人伤口愈合能力差，容易发生感染。如今，我们几乎很难见到不用"薄血"（blood-thinning）药物［如：阿司匹林、氯吡格雷（波立维®）或华法令（香豆定®）］的老年病人，这些"薄血"药物会增加术中或术后出血的风险（◐第三章）。

7. 肥胖

2 000 年前，希波克拉底（Hippocrates）就说过："天生极度肥胖的病人比苗条的病人死得早。"他讲得太对了。在极度肥胖的病人，做任何手术都比瘦的病人难度大。处理并发症也是一样。用补片法为病态肥胖病人做脐疝修补术对你来讲似乎"没啥大不了"。然而，事

---

① 译者注：EMR（electronic medical record）是"电子病历"的英文首字母缩略词。

实是,腹壁缺损被像裙子样挂下来的大块脂肪挡住了,你很难显露缺损,修补手术发生了感染,最终不得不将补片取出! 不过,太瘦(BMI<18.5)也是围手术期 M&M 的主要风险因子。**就像生活中的任何事情一样:任何事物太多或太少都不是好事。**

8. 营养状态

在这个世界的我们这片地区("发达地区"),存在的问题是营养过剩而非营养不良。在其他地方就不是这种情况。凡能影响进食和/或消化机制的任何疾病都会导致营养不良,有足够文献证明营养不良不利于组织愈合。**其实,血清白蛋白值就是一项极好的预测指标:**它不仅能反映病人的营养状态,还能反映急性疾病或慢性病急性发作的严重程度。白蛋白值越低,病人预期的 M&M 就越高。例如:某病人手术时的白蛋白值是 15 g/L 或更低,你就应该明白你的手术应该尽可能小做(如:尽可能不要做肠管缝合),并且应该预计到术后很可能会出现麻烦。反之,如果病人的白蛋白值>35 g/L,你心里就踏实了。任何大手术前必查白蛋白;营养不良病人的择期手术应该停止或延迟。如何改善病人的营养状态,你应该清楚了吧。

9. 体能状态

日常生活中的体能状态反映的是病人的生理状态和生理储备,并且可以用来预测病人能否渡过拟定的手术关。体能容量的评分系统有多种,其中以 **Karnofsky 体能状态评分**最为著名。但是,如你所知(你马上也会发现),所有这些评分系统都处于研究阶段,在实践中,除了在病人的病历中增加几页花哨的表格、满足管理人员和政客的欲望外,毫无用处。反之,向病人和/或其家庭成员问几个病人日常活动的问题,才是你必须做的。一位老年男性,如果能铲除其车道上的积雪,提示他能承受任何手术;如果爬一次检查床就累得气喘吁吁,则提示局部麻醉下的理发他都难以承受(抱歉,我们稍有夸大其词)。

10. 行走/爬坡试验

偶尔,通过病史很难对手术风险做出评估。此时,请你用手搀着你的病人与他一起走几步。沿着医院的走廊前行,在感觉他似乎能够耐受的情况下,尽量加快步伐,并带领他爬1~2 层楼的楼梯。凡能耐受如此体力试验的病人,说明他的心脏和呼吸系统能够耐受任何大手术。只要有依据表明病人的体能状况"说得过去",就不需要进一步做那些昂贵、神奇的评估试验(诸如:肺功能试验或铊负荷试验)。

11. 用眼睛打量病人——床尾"相面"①

完成以上几步需要 25~30 分钟,其实你不必花这个时间,只需要用眼睛打量一下你的病人——注意"他的眼神和握力"。当然,如果你在"打量"时发现了可能存在的问题或拿不定主意,或者某一脏器(如:心脏)需要在手术前做进一步调整(抑或决心小心翼翼地"走着瞧"),然后,想方设法**请相应的专科医生**(如:心脏科医生或内分泌科医生)会诊,对病人做进一步评估。

12. 依据评分系统对病人进行风险分层

这类评分系统正如雨后春笋层出不穷,并且在不断地"修订"或改良,目标是提高术前

---

① 译者注:床尾相面(the 'end-of-the-bed' test)是指医生站在病人病床的尾端看一眼,对病人的情况做一粗略判断。

评估的客观性(还能给作者的 CV① 增添内容)。这类系统的另一个目标是提供一种"共同语言",要求你把病情说得更正确、意思更明了:"这个病人是Ⅳ级!"而不是说:"这个病人病情重笃。"ASA② 提出的风险分级比较简单,因此,在全世界被广泛采用(表 2.1)。但是,ASA 风险分级也存在许多不足:第一是不够明确清晰,不同的医生对同一病人的分级划定可能会不一致;第二是人们对"全身性"这个词容易发生误解,以心肌梗死或晚期 COPD 为例,它们究竟是局部疾病还是全身性疾病? 第三是"局部"疾病(如肠缺血)也可以危及生命,但是该分级未予考虑;第四是该分级系统未考虑慢性健康状态。因此,ASA 分级对我们来讲没有什么大用处,还是留给我们的麻醉同伴用吧。一种更为精确的风险分层系统是 A-PACHE Ⅱ③评分,该评分系统涵盖了病人的**急性疾病**[可以是内科疾病(肺炎),也可以是外科疾病(腹膜炎)]严重程度、**慢性健康**和**年龄**三大项。APACHE Ⅱ 的正确性已经得到了大量临床资料的证实,包括**急性**内科病和外科病,也包括 ICU 条件和非 ICU 条件。一般可以将其风险分为三个层次:

- **低危**(评分<10)提示预计术后结局理想。
- **高危**(评分>20)表明病情重笃,预计术后结局差、有并发症。
- **中危**(评分 11~20)提示"凡事皆有可能"。

表 2.1　ASA 分级系统

ASA 分级	说　明
1	正常的健康病人。
2	有轻度全身性疾病的病人。
3	有严重全身性疾病的病人。
4	严重全身性疾病、随时有生命危险的病人。
5	病人的病情很重,如果不采取手术治疗,估计不能存活。
6	宣布为脑死亡、可以作为器官移植供体的病人。

但是,我们还是要再次强调,虽然 APACHE Ⅱ 评分有利于研究组之间和医院之间的比较,也有利于统计报表(audit),但是,对某个病人而言,这种评分的价值不大:无论病人是 APACHE Ⅱ 7 分,还是 25 分,其治疗方法不变,难道不是? 至于 APACHE Ⅱ 的计算方法,你可以从互联网上查到(http://www. mdcalc. com/apache-ii-score-for-icu-mortality)。P-POSSUM评分系统主要在欧洲使用,主要适用于评估普外科病人的 M&M。尤其在低危病人,该系统往往会高估病人的风险。手术的"风险"越大,该评估系统对风险预测的正确度越高。该系统的计算方法也可以在互联网上查到(http://www. riskprediction. org. uk/pp-index. php)。

13. 心脏风险分层

心脏科医生采用形形色色的规约来估计非心脏手术病人的心脏并发症风险;最常用的

---

① 译者注:CV(Curriculum Vitae)是"简历"的英文首字母缩略词。括号内的这句话有些调侃意味。

② 译者注:ASA(American Society of Anesthesiologists)是"美国麻醉医师学会"的英文首字母缩略词。

③ 译者注:APACHE(Acute Physiological and Chronic Health Evaluation)Ⅱ是"急性生理和慢性健康评估"的缩略词。

规约是 Goldman 和 Detsky 提出的心脏风险评估规约（http://medcalc3000.com/Cardiac-Risk_G.htm）。

> 在繁琐的评估和专科医生的分级后，**你必须再次用眼球打量一下病人**。切记，"某一专科的医生"（以心脏科医生为例）可能会因为"没有活动性心肌缺血表现"以及"心脏射血分数满意"而感到心满意足，偶尔，这是一种假象，就像汽车车身修理厂用新涂料把汽车上的陈旧伤痕覆盖起来一样。一旦遇到了事故（严重的碰撞事故），新涂的涂料就会开裂，陈旧的伤痕就会露馅。因此，对一位既往有充血性心衰竭病史、陈旧性 MI（心肌梗死）和代偿性 COPD 的病人来讲，承受一次血管大手术"不会有问题"（属"低危"组）。但是，如果手术中腹内出血超出预期，其病态心脏就难以代偿。**请多个心眼！**

（二）就某一病人来讲，需要额外考虑的问题

偶尔，病人有手术指征，根据评估病人的健康状况能承受手术，但是，**不推荐手术**。举例如下：

- **远隔感染源**：你不会愿意在存在感染的情况下（无论什么程度）为病人做非急诊手术吧？阴毛区的轻微毛囊炎可能造成上腹疝（应该是"腹股沟疝"——译者注）修补术中补片的感染。尿路感染所致的一过性菌血症，其细菌可能会在你的髋关节假体中定居下来。**要先治疗感染灶**，只有在消除感染后，**方能实施计划性手术**。
- **"惹不起"的手术野**：有些病人手术指征明确，显然也能耐受手术，但是由于**局部解剖条件所限**，属无法手术病灶。例如：巨大切口疝多次修补后复发，估计有数张补片与腹壁和内脏粘连。你肯定不愿意为这种病人开刀，除非已形成了**绞窄性疝**。同样，在你决定对**腹膜癌瘤种植所致小肠梗阻或放射性肠炎所致小肠梗阻**的病人手术前，一定要三思。
- **预计失败概率**：病态肥胖病人患有腹壁疝伴疼痛，你本来是能够做修补的。但是这个病人太胖了，术后复发的可能性很大。因此，手术前应该嘱病人先降体重或做减肥手术。

如果病人有特殊禁忌证，你的选项有：取消手术、推迟手术、选择其他术式或采用其他入路。

（三）特殊术式的选择

> **令人茅塞顿开的几条格言：**
> - 说一千道一万，外科学就是病人选择问题——M&M 的主要决定因素。
> - 罚（手术）宜当罪（适应证）。
> - 没有什么比大手术更能让病人显示其真实年龄了。
> - 高危病人应该采用低危手术。
> - 在外科王国里：生物学是皇帝，术式选择是皇后，技巧手法是皇太子。

结语：选择是指为术式选择合适的病人，为病人选择恰当的术式。**病人的病情越重，他的生理伤害就越重，手术创伤的程度就应该越小**。

在实施任何手术之前，你都应该估计风险/收益比，该比值最好能小于 1——越小，越好。**要不时地问自己**：如果手术成功，我的这个病人能从中获益多少？风险是什么？我是否应该继续往前走？如果这是我的妻子或父亲，我会给他们做这个手术吗？如果病人是我本人，我会接受该项手术吗？研究表明，与其他人群相比，外科医生及其家属更不愿意接受手术。

我们屡次三番见到病人术后未能康复，其原因是选择的术式不当。如：间歇性跛行选择了主动脉-双侧股动脉旁路术，其实血管内术式已经足够（或根本不需要做任何手术！）；又如：局部晚期胰腺癌选择了劳而无功的 Whipple 手术。

（四）获取手术路线图

现代影像手段可以提供手术路线图，常常能为手术提供帮助：

- **选择（或摒弃）某一特定术式**：如果 CT 示胰腺肿瘤伴肝脏转移灶，我们就不会推荐做胰腺肿瘤切除术。
- **入路和切口选择**：如果你知道了病灶的确切位置，你就不必做一个长长的腹壁正中"探查"切口（请听从芬兰外科医生 Hannu Paimela 的一句名言："当切口直接位于拟切除器官上方时，手术会变得简单易行。"）。
- **避开腹腔内的陷阱**：例如：在主动脉-双侧股动脉旁路手术前做一次 CT 检查会提醒你异位（主动脉后）左肾静脉，从而避免术中发生意外。

因此：在任何手术前（无论是择期手术，还是急诊手术），都必须亲自阅读所有影像图片。要养成与放射科医生共同阅片的习惯。往往会有这样的情况，你的出现以及你提供的额外临床信息，使得放射科医生的目标更明确，看问题更深入。**仅仅依据放射科书面报告做手术的外科医生就像一名没有仔细阅读地图的海员开始远洋一样**。在手术时，把病人的 CT 片带入手术室是个好主意，这样你就不需要去记忆了！

（五）何时手术——时机？

至此，手术适应证已经明确，你已经拟定了手术术式，而且你也知道病人的体质能承受该术式。现在就把病人推入手术室？你太着急了！手术时机合适吗？

请考虑下面几个问题：

- **一般来讲，与急诊手术相比，择期手术和限期手术病人的全身情况要好一些**。在工作日做手术时，外科医生得到了很好的休息，手术团队的体能和品质也处于最佳状态，比深更半夜仓促手术安全多了。因此，大多数阑尾切除术可以推迟至翌日清晨进行[1]（➡第十七章）。
- 有些外科急诊在手术前最好能**冷却**一下[2]。例如：在急性胆囊炎出现临床表现后 3～

---

[1] 译者注：我对这种观点不敢苟同。急性阑尾炎是急诊，手术是否可以推迟需要依据临床情况。这需要依据病人的情况和医生的判断能力。

[2] 译者注：急性炎症的特点之一是"热"：局部热、全身热。这里的"冷却"就是等炎症消退。

4 天,就不建议急诊做腹腔镜胆囊切除术(➲第十六章)。

● 在有些病人,为了使手术更安全,就需要**推迟**手术(如:改善营养状态、戒烟、降体重以及停用"薄血"药物)。

● 即使在急诊情况下,你也应该在手术前**优化**病人的生理情况(参见下文)。

因此,不要匆忙!(只有一种情况需要跑步进入手术室,那是大出血需要你进行控制)。即使你明天或下周没有刀开,也不要这样着急。此外:"绝对不要把择期手术病人从门诊直接送入手术室开刀"。

当然,为了避免"法律性并发症",你必须与病人及其家属签署详细的知情同意书后才能进行手术(➲第十章)。

(六) 最后的问话

你能肯定你是做这项工作的最佳人选吗?

Francis D. Moore

在任何手术开始前,你都必须问一次自己这个问题:你是拟采纳的这种手术的合格人选吗?坦白地讲,在你周围(你所在的城镇或地域)是否有人比你做得更好、更安全?如果答案是肯定的,你能请他来帮你吗?如果他不能来,你能把病人转出去吗?做一个自我否定者!谨防外科"自以为是"心理,要有同心协力的团队精神!(永远"夹着尾巴"做人!——译者注)

不要被**功能性兴趣**[①]所左右:我们一而再、再而三地见过外科医生(甚至是一些大牌外科医生)因功能性兴趣使然而深陷窘境。下面一段引文很好地说明了这个问题:

功能性兴趣是指渴望做某一技巧含量高的操作,理由是我们对这项技巧很拿手……,能从中获得愉悦和自我炫耀的资本。功成名就的音乐演奏家、才艺超群的运动员以及身手不凡的外科医生都理所当然地会为他们自己的技艺而骄傲,通常都热衷于他们所从事的技艺。但是,功能性兴趣有时也起反作用。它会让外科医生鬼使神差地追求做大手术,其实,一个比较小的手术完全能解决问题。功能性兴趣还会妨碍外科医生学习新技术(假如这项新技术不那么哗众取宠)。功能性兴趣可能使得外科医生不愿意把病人转给其他专家(可能是转过去做非手术治疗,也可能是转过去做其他不同术式)。

Roger S. Forster

1. 你们医院是这种拟定手术的正确选择吗?

即使你对自己实施该术式的能力足够自信,你会在你们医院做这种手术吗?换句话说:如果你是这位病人,你希望在你自己医院做该手术吗(也就是说,如果你能在当地找到一位与你天赋相仿的外科医生)?☺

你知道"回天乏术"(failure to rescue, FTR)[②]这个词吗?现在是了解它的时候了。

---

① 译者注:功能性兴趣(funktionslust)是一个概念,是指从新近发展的功能或技能的训练中产生的乐趣。唐纳德·赫布和罗伯特·怀特指出,在能力获得时人类似乎有一种立足自身的内在愉悦或自我奖赏。

② 译者注:也可以翻译成"救助失败"。

大手术后和严重创伤后的死亡率各医院间存在差异：有"低死亡率医院"，也有"高死亡率医院"。高低之间的差异很大，以美国为例，胰腺切除术后的死亡率在高死亡率医院可以达低死亡率医院的 13 倍。

值得注意的（或许令人惊讶的）是，**术后并发症的发生率在最差的医院和最好的医院完全相仿**，因为，与医院的品质相比，术后并发症的发生率更取决于病人的品质（如：年龄、夹杂症、手术特性）。但是，**术后死亡率则取决于医院的品质**——医院实施某种手术的设备条件和经验积累。为什么会是这样？**因为一旦出现了并发症，高死亡率医院对这些并发症的认识和处理能力比较差——他们对出现这类并发症的病人无能力实施救助（FTR）！**

因此，即使你是一名在肿瘤外科学习过的外科医生，你会打心眼里希望在你的那所新的地区医院（没有现代 ICU）做胰腺切除手术吗？你会在一所私营诊所（没有住院的 ICU 医生或者没有 CT 设备）做全膀胱切除术吗？问题不仅在于你能否顺利完成这项手术，**还在于如果病人发生了严重并发症，你能否为这些病人提供救助**？这些都是你应该深思熟虑的！

（七）术前的优化-准备

显然，拟定择期手术的病人应该尽可能达到体质的最佳状态。你能够，也应该，依据需要花费数日（甚至数周）来优化这类病人，使之安然无恙地闯过拟定手术关。不过，拟定急诊手术的病人也必须进行优化。在有足够日间急诊手术容量（专用手术室）的大型医院，有些急诊手术（但不包括活动性出血、终末-器官[①]缺血或重症脓毒症）可以（也应该）放在日间进行，白天手术的优势是你眼明手快。再说一遍，必须把病人径直推入手术室的情况极其罕见——仅限于那些需要**紧急止血**（如血管损伤、动脉瘤游离破裂）的灾难性情景。**除此之外，在绝大多数病人，你都应该花费至少 3 个小时来优化病人的生理，使之能扛过麻醉和手术关。**

"为何、如何"做术前优化的简化版请参见《Schein 外科急腹症》第 1 版（英文第 3 版）（科学出版社© 2011 年）第六章，在这本书里，我们严格遵循"不拷贝/粘贴我们既往任何作品"的宗旨。不过，在此我要费几句口舌：主要目标是改善细胞的氧输送，因为细胞乏氧就意味着接踵而至的细胞功能障碍、全身炎症反应综合征（systemic inflammatory response syndrome, SIRS）、脏器衰竭等不良医疗结局。改善细胞氧输送的措施是提高动脉血的氧合和组织灌注。我们假设你对实现这些目标的手段了若指掌："最优化的原则：空气有进有出；血液不停地转悠；氧供满意。"

三、术中考量

至此，你的病人已经被推入手术室。**即使在护士把手术刀递到你手心之前，你还有许多机会避免失误和并发症的发生。**

让我们暂且假设你那组织架构优良、纪律严明的护理团队已经对患侧腹股沟疝或拟离断的患肢做了正确标记（我们科那些工作热情极高的护士甚至在胆囊切除术前标记胆囊的

---

① 译者注：终末-器官（end-organ）又称靶器官（target organ），是指机体另一部位的疾病无法控制所致的各种脏器（如肾脏或肝脏）损害。终末-器官损害往往会导致死亡。参见本书 308 页脚注。

位置,以防我们把胆囊错搞成左侧)。你可以相信术前标记的作用,也可以不信。事实是,尽管最近管理机构对**避免手术部位出错**一再强调,但是,美国全国每周"不该发生"[①]的不良事件依旧高达 40 起。因此,**事必躬亲,不要相信任何人!** 在麻醉师把病人麻倒之前,请你一定与病人取得交流——让病人用语言表达他准备做什么手术,在身体的哪一侧。

我要借此机会强调在病人麻醉后才进入手术室不是好兆头。匆忙进入手术室,找到那位已经被麻倒的、铺毕无菌巾单的病人,就为出错敞开了门户。理想的情景应该是在病人推入手术室之前你应该与病人见一面:在此,你可以从容地向病人及其家人重复一次这次手术计划的最后几项要点。此时,你还有机会见见该家庭的其他成员,或与之闲聊几句——在"风险管理"[②]方面再努力一把(➲第十章)!

（一）核查清单

在这里,我想没有必要重复"手术安全核查清单"了,这项清单正由世界卫生组织向全球推广,很可能已经被你们医院的手术室纳入常规("签入、暂停、签出")。你甚至可以下载这种核查清单的应用软件(在苹果店可以免费获得),把它存到你那款漂亮的手机中。我们反对在这本小册子中涉及麻醉问题,故此也不准备涉及麻醉的安全性及其可能发生的并发症。取而代之,我们把**切皮前预防并发症的举措**总结为"13P"(表 2.2)。

表 2.2　在切皮前预防术后并发症的 13 个 P

项目	说明
影像图像（**P**ACS[③]）	阅读(再次)影像片:考虑应该将切口做在何处
预防（**P**rophylaxis）	用抗生素预防(主要目的)切口感染 采取措施预防深静脉血栓形成(不管你们医院的规定如何)
留置（**P**lace）Foley 导管（或鼻胃管）	在长时间手术和/或大手术中监测尿量;或在盆腔手术避免膀胱损伤(如果病人的胃不胀,鼻胃管可以在病人麻醉后插入)
避免（**P**revent）发热（**P**yrexia）（和低体温）	我们的本意是要注意为病人保温,避免病人出现低体温,已知低体温会增加术后感染发生率
体位（**P**osition）摆放（**P**lacement）和垫衬垫（**P**adding）	你有义务帮助护士将病人在手术台上的体位摆放至理想状态,在可能受压的部位垫衬垫,避免皮肤和周围神经压伤(甚至骨筋膜室综合征)
触诊（**P**alpate）	现在是你对手术部位做最后一次复查的机会
准备（**P**repare）	确定皮肤准备的范围(和附加区域),你可以让护士准备手术野
计划（**P**lan）	在洗手时,再考虑一下你准备怎么做;在脑子里把你的计划再过一遍。有没有遗忘什么? 切记:"洗手池边的闪念拯救过无数生命。"[Neal R. Reisman]
祈祷（**P**ray）	做一个简单的祷告,祈求手术成功,即使你不是"一位信仰者"。但是,它说不定管用。"开刀前自然要做祈祷,不过,记住:上帝不愿意纠正一个错的切口。"[Arthur H. Keeney]
教授（**P**refessor）	根据情况报科主任批准、征求科主任的意见、或请科主任给予帮忙☺

---

① 译者注:手术部位或左右出错、做错手术、开错病人、不准备留在体内的物体被留在了体内,以及 ASA Ⅰ 级病人术中或术后即刻死亡是五类不该发生的事件(never events)。

② 译者注:风险管理(risk management)是指如何在一个肯定有风险的环境里把风险减至最低的管理过程。包括了对风险的量度、评估和应变策略。

③ 译者注:PACS(picture archiving and communication system)是"图像存档及通信系统"的英文首字母缩略词。

（二）手术

这不是一本外科手术学教科书，一些特殊的术中考量事项我们会在以后的各章中涉及，在这里，我们只谈几条公认的原则：

> 一个好的手术依仗：不失有效的保守作风，技术层面的简单易行，轻柔、灵巧、仔细、利索的操作手法，以及用最小的创伤换取最大获益的策略。

> **Charles F.M. Saint**

在你早年的实习医生期间，你就已经认识到手术的关键要素（无论是皮脂腺囊肿切除，还是半椎体切除）是：**暴露、止血和缝合**。仅当你能做到：**满意显露手术野、分离组织得心应手、能切除任何该切之物、避免污染、止住所有出血点、缝合修复肠管和血管、缝闭切口**，你才能成为一名自信的外科医生。你对这些技巧的掌握程度越娴熟，手术就越容易成功，结局也会越好。

> **做一名 4D 外科医生**——做**决策**（Decision-making）（是的，这个病人需要手术）、**决心**（Determination）（等待不可能使问题变得简单或让问题悄然离开）、**分离**（Dissection）〔在正常的组织间隙中分离，此时解剖知识至关重要；在遭受破坏（炎症或既往手术）的组织中分离，此时解剖复原是满意显露的金钥匙〕和**细致**（Detailed）重建（要求每一针都满意，切忌图快）方面的**大师**。

（三）复杂性

在本章的前文中，我们曾提到手术的复杂性是术后 M&M 的主要决定因素之一。这里，我们会细一点谈谈哪些因素会增加手术的复杂性，哪些因素能降低手术的复杂性。

"小"这个字的含义不够精确，你我都熟悉这样一句老话："小手术就是发生在他人身上的手术"。还有人说，"小（轻微）并发症就是发生在其他人身上的并发症"。甚至病人都知道有些手术很小或简单（例如：大多数局部麻醉下的办公室手术），有些手术则比较大或复杂一点（例如：腹股沟疝修补术），有些手术就更复杂（如：胆囊切除术）。许多病人还知道有些手术属于大手术或复杂手术，如：结肠切除术、胰腺切除术、肝切除术或食管切除术，这些都是名副其实的大手术。

1965 年，Small 和 Witt[①] 根据全美外科医生的问卷调查，采用下列变量设计了一种评分表来评价一个手术的大小（表 2.3）。

表 2.3 Small 和 Witt 评分

预计死亡率	择期抑或急诊	法律风险
可能死亡率	通常手术耗时	术后难点
创伤程度	所需的手术室设备条件	所需的特殊培训

---

① Small RG，Witt RE. Major and minor surgery. *JAMA* 1965；91：114-6.

续表 2.3

预计死亡率	择期抑或急诊	法律风险
手术分离的范围	麻醉的种类	
病人的条件	对助手的要求	

但是,Lewis S. Pilcher(《Annals of Surgery》的首任主编)早在 100 年前就有类似的表述。当时,有人提了一个问题:如何定义大手术和小手术。在回应中,Pilcher 如是写道:

> 我认为大手术包括需要全身麻醉的所有手术,进入大体腔的所有手术,在术中可能发生大出血的所有手术,病人生命危在旦夕情况下的所有手术,需要用到急救手法的所有手术,对特殊解剖知识和操作技巧有一定要求的所有手术……,你不难发现留给开业医生做小手术的领域依旧极其广阔。

Pilcher 心知肚明,手术走得越深,切开的组织就越多,切除、压榨或破坏的组织就越多,丢失的血液和需要补充的血液也越多,修复的工作量就越大,需要冒的风险也越大,完成上述工作所需的时间也越长——手术也就越复杂,结果,并发症的发生率越高。麻醉有点像飞行(只有起飞和着落需要倍加重视,其他时间完全形同游弋,除非哪里出了岔子)。与麻醉不同,外科手术有点像潜水:你战战兢兢地下潜,希望发现你想寻找的那玩意。一旦锁定了目标,为了预防并发症,你就开始全神贯注地按照常规干活。仅当你抵达水面时,才能松一口气。

外科学中一定存在小手术和大手术,同时,手术复杂程度的差异甚大;但是,为了减少并发症的风险、改善手术结局,**我们能够想方设法降低我们所实施手术的复杂性**。即使你的手术拟治疗(或缓解)的疾病或病情需要你实施一定复杂程度的手术,你还是有可能尽量降低其复杂性——这里有几个要点:

- 选择最简单的手术,只要能适合该特定适应证、病情和病人就行。**剥猫皮的方法有多种——最简单的通常就是最好的。**
- 不要提高手术的等级。“多干些活”充满着鬼使神差的魅力,但是,睿智的外科医生懂得如何抵挡住“找事干”与生俱来的诱惑力。你干的活越多,你制造出来的伤害就越大——只做绝对需要做的事,不要画蛇添足。
- 避免出血。手术中的血液丢失量与术后 M&M 有直接相关性,任何手术都不例外。切记:**最好的凝血因子是外科医生!** 在应用第 14 项因素(缝合止血)时要毫不犹豫。
- 避免不必要的输血。即使输注极少量的血制品也会增加死亡率、伤口和肺部并发症的发生率以及住院时间。除非你的病人出血急速、处于休克状态,否则,在手术中最好不要输注血制品(➩第三章)。陈旧库血对人体健康不利。
- 尽可能避免术中污染。
- 爱护组织。“清洁”手术(如疝修补术)后伤口并发症的发生率在不同的外科医生之间差异甚大。为什么?原因是粗糙的外科医生造成的组织损伤重——把手术搞得更复杂。烦请善待组织!
- 手术入路。尽可能选择最直接、创伤最轻的手术入路。最好是微创入路(可以是开放的,也可以是腹腔镜的),只要你认为合适和安全即可,而不是选择大切口。
- 手术耗时。手术越复杂,手术耗时就越长。手术时间过长会带来一连串麻醉和手术相关并发症,诸如:肺炎、深静脉血栓形成、低体温和伤口感染。反之,手术仓促、着急就会伴随冲动和粗枝大叶。**你必须找到一个平衡点。**让我们引用 Danny Rosin 的一句话:"慢,很慢。它可以是缓慢、永不停顿、自信而正确的动作,也可以是不必要的重复、不正确而无效的举止。我认为前者完全无懈可击,而后者不值一提。"

上述所有措施的目标都是减轻局部和全身炎症,从而降低全身炎症反应综合征(systemic inflammatory response syndrome,SIRS)和多器官功能障碍(multiple organ dysfunction,MOD)的发生率,SIRS 和 MOD 是手术病人死亡的主要原因。在做任何手术时,你的座右铭应该是 **KISS**[①]! ☺

(四) 手术结束

1. 你心情好吗?

大多数久经沙场的外科医生(在他们的内心深处)在手术结束时就能预计该病人的术后过程。如果他们在步出手术室时面带微笑(乐不可支),这通常提示一切如愿,他们对手术过程满意,术后过程很可能平安无事。反之,如他们心情不好,如果在驱车回家的路上,他们喃喃自语道:"嘿,我当时应该……"或"我怎么会没有……",如果他们在术后当天三更半夜醒来牵挂吻合口——预示有发生并发症之可能。毫无疑问,外科医生的心情好坏与手术结局有相关性。**因此,你必须在手术结束前确保你的心情舒畅——不要太晚了!**

为了达到上述要求,你就必须走程序——**"手术结束"核查清单。**手术室的人员只会清点器械和纱布——其余的完全靠你。

2. 清点器械和纱布

在任何一家手术室,清点器械和纱布都是标准程式。此时,务请倾听护士的话:如果护士说少了哪件物品,你就得寻找。少掉的那块纱布可能在地板上,可能在剖腹单下面,也可能在盆腔里——一定要把它抠出来。清点工作可能会出错——请再点一遍。如果你无法找到遗失的物品,请推一台图像增强机(如果你们医院没有图像增强机,就推一台普通 X 光机)来照一张手术野照片。把器械、纱布或其他任何物品遗留在体内是绝对"不能接受的",即使是大祸临头的急诊手术也不行。把异物遗忘在体内一定会导致理屈词穷的诉讼。偶尔,你会特意将纱布或器械留在病人体内(如:肝脏出血的暂时性填塞),在这种情况下,你应该在手术记录上记载清楚。

现在,在你的脑海中,是继续按核查清单向下走,外科各专科的核查清单是不一样的。

我们的腹部外科"关腹前"核查清单如下:
- 止血满意否?
- 源头控制的目标是否已经达到?

[①] 译者注:KISS(接吻)在这里是"keep it simple, stupid!"(凡事应简化,蠢蛋!)的英文首字母缩略词。

- 腹腔"清理"彻底否？所有液体都吸掉了？
- 吻合口：密封吗？肠管活力好吗？吻合口无张力、位置满意？
- 可能发生内疝的部位都处理过了？
- 小肠都放在了横结肠下区？
- 把大网膜铺在肠管与切口之间了？
- 所有附加的筋膜缺损（如：trocar 孔）都缝闭了？
- 鼻胃管（必要时！）放到位了？
- 引流管（仅当有指征时！）放到位了？
- 是否需要留置营养性空肠造瘘？
- 腹部是全部缝合还是敞开？

切记：腹部外科有一条很著名的警句："腹腔打开后，它受制于你；腹腔缝合后，你受制于它！[①]"

吻合完成并不等于手术完毕；筋膜缝合后也不等于手术结束。**仅当病人推出手术室时才能认为手术结束了**。不重视皮肤缝合，让一位没有经验的年轻住院医生来缝皮，就有可能导致伤口感染，玷污了你那独门外科绝技的名声。甚至伤口包扎不当也会造成并发症，胶布拉得太紧就可能损伤周围的皮肤。因此，每件事情都应该在你的监视下进行（"放手不放眼"），直至手术结束，包括腹带（腹部手术后）或阴囊托带（腹股沟疝修补术后）的放置，或下肢抬高（足部手术后）。**再好的天赋也敌不过对细节的关注**。

四、术后考量

手术一结束，在你启程去办公室享受那杯梦寐以求的咖啡（还可以"打个小盹"，如果你运气好的话）或者去参加一个你不太愿意参加、但不得不参加的、毫无用处的会议之前，你必须立即完成三大任务：

- **首先是出手术室与病人家属交谈**。病人家属是你的最佳合作伙伴。你需要向他们投资。他们在焦急地等待，希望了解你干了些啥，他们那位心上人命运如何。不要让他们久等。顺便提一句，在冗长的手术之中，你也应该通过护士与病人的家属获得沟通，不时向他们通报更新的信息（➡第十章）。
- **开列术后医嘱**。如果你在手术前就开好了术后医嘱，你可能需要根据术中所见和术中事件做一些调整或添加：增加输液？抗生素的使用时间更长？病人需要转入 ICU？
- **口授或书写手术记录**。现在就写，趁着手术情节在你的头脑中记忆犹新，不要拖延。一份翔实的手术记录能够经受任何审查，也不怕被告上法庭。**没有什么未被记入！**一个月后或一年后，一切都被丢到脑后，但是，有记录在案就行；看到了案卷就等于见到了你和你的操作（➡第十章）。

---

① 译者注：腹腔打开后，主动权在你手上——你可以为所欲为，手术做大或做小；腹腔缝合后，主动权是它掌控着——你不得不看它的"脸色"行事，如：腹胀，你得处理；深更半夜血压低，你得从家赶来……

（一）病人能出院了吗？

如今，现代手术都是在"移动医院"（门诊）条件下进行的。尽早把病人打发回家的想法主要为了金钱——既收取了成本，又进一步充实了保险公司的腰包。但是，有些病人则希望能在医院住一夜，享用几个剂量的吗啡，而不是爬进汽车回家，上楼进入卧室。**切记：事实是，日程表上安排的门诊手术病人并不意味着手术后就理所当然地立即回家。**也就是说，如果你认为有必要（可以是医学理由，也可以是社会理由），你有权利和义务把他留在医院里。

即便手术一帆风顺，你认为病人在麻醉复苏后就可以立刻回家，**也请你常规在病人离开前去看他一眼。**他的生命体征正常吗？病人完全清醒了？伤口敷料帖敷完好、洁白干净？病人能站立走动、排过小便？腹部柔软？现在（在病人完全清醒的情况下）把手术情况告诉他，并详细交代出院注意事项（如：饮食、体力活动、洗澡……），并叮嘱可能发生的并发症，万一出现紧急情况、遇到问题需要求助时与何人联系。最好提供一张印制的出院信息单，不但含有上述信息，还有伤口的处理以及联系方式。当然，这是你的又一次机会去拍拍病人的肩膀，与其家人友善地寒暄几句——向他们展示你的细致周到。这不仅是为了避免医疗并发症和法律麻烦，而且会为你的声誉加分。

切记：如果你因为这个病人"心情不好"，请考虑把他留在医院里过夜。**在美国和其他一些国家，人们认为"计划外再次入院"就是并发症。**根据"制度"规定，这些病例会被标上红牌，提交质量保证委员会讨论。你不会愿意看到下午出院的那位腹腔镜胆囊切除病人夜晚因低血容量性休克再入急诊室吧。病人在出院时就存在心率快，本应该引起你的警惕——这个病人并非一切顺利。

（二）术后的过程

我们不准备把这本书写成重症医疗手册或术后处理宝典。不过，许多并发症可以通过理想的术后处理得以预防，这一点显而易见。下面是一连串的预防**原则**，我们会在本书的后文中对这些原则做进一步解释：

- **你个人对一切负责。**一旦你给一个病人动了手术，他或她就是你的病人！分担责任就等于没有人负责！亲自过问病人的术后处理（包括一些琐碎的细节）才能避免出错。要像鹰一样盯着你的病人（即使你的病人在 ICU！）。
- **氧气是好东西！**对术后病人的每个细胞来讲，理想的氧输送至关重要。务请保证细胞能得到氧气。看到病人被推出麻醉复苏室，面部或鼻孔没有氧气面罩或吸氧管，我们会勃然大怒。室内空气的氧饱和度是否满意并不重要，问题是病人的情况会在数分钟内发生变化。**低氧不仅会使汽车停下来，它还会损坏引擎。**
- **把氧带给组织。**"氧合、灌注和撒尿就是我们想得到的一切！"通过恰到好处的体液处理保证满意的血容量。不要因为输入的水分和盐太多造成病人的体重增加、组织水肿，把病人淹死。过量输液后病人就容易发生多种内科和外科并发症，包括充血性心衰竭、呼吸窘迫、伤口和吻合口的愈合延迟以及腹腔室综合征。其实病人所需的液体量只要能足以弥补非显性丢失（500～1 000 mL）加每小时 0.5 mL/kg（一般成人为每小时 30 mL）的尿量即可。额外丢失（如鼻胃管）应该根据具体情况选择性地补充，但是,下达一个医嘱"生理盐水 150 mL/h",然后去睡觉,就会使病人出现水肿。因此,正确度量病人的**出入量**至关重要。**Foley 导尿管是评估体液复苏和组织灌注是否满意的最佳监测装置!**

- **避免不必要的输血**(参见上文和 ⮕ 第三章)(在术后阶段也要注意这个问题)。对多数病人来讲,血细胞比容为 30% 已经相当满意。如果术后病人的血红蛋白在 70 g/L 以上,我们基本不会给病人输血,除非这是一位有心肺疾病基础的重症病人。**要把输血看成是一种潜在的有害物。**

- **止痛!** 几千年前希波格拉底就说过:"……人体遭受切割后通常会蒙受疼痛,医生应该尽可能缩短这种痛苦……"。但是,时至今日,许多被随机问到的术后病人都诉说他们的疼痛未获得满意控制。疼痛控制不满意就会造成病人的恢复延迟,并且会导致并发症(如:肺不张、肺炎、压疮)。疼痛使得病人及其家人焦躁不安、闷闷不乐。请把疼痛看作"第 5 项生命体征",常规、反复确保你的病人免受不必要的疼痛折磨。不过,毒麻药品是一把双刃剑——要学会这些药的安全使用。

- **将肺泡维持在开放状态**,鼓励病人做腹式呼吸功能锻炼!

- **下床活动!** 你越早催促病人下床走动,他就可能越早出院。卧床的病人容易发生一连串并发症,如:肺不张/肺炎、深静脉血栓形成、压疮、肠麻痹时间长等等。亲自督促病人下床,不要把这项工作交给护士,只有如此,你的病人才会尽早下床。最好在术后数小时就下床,任何手术都是如此!

- **去除电缆和管道!** 我们用来处理和监测术后病人的各种电缆和管道都会把病人束缚在病床上,限制病人的活动。每根电缆和管道都有可能造成医源性并发症。因此,无论是鼻胃管、静脉内导管、动脉导管,还是导尿管,只要不需要了,就应该考虑拔除。再说了,有些电缆和管道压根就没有适应证。

- **选择性地使用鼻胃管。** 相信鼻胃管能"保护"远侧的肠管吻合口,简直滑稽可笑。想想,在胃减压的情况下,胃以下的消化道每日的分泌液达数升。鼻胃管会给病人带来极大的不快,影响病人的呼吸,会腐蚀食管并导致胃食管反流。大多数剖腹手术后的病人都不需要采用鼻胃管减压——即使是择期上消化道大手术也不需要。不过,有些病人就应该留置鼻胃管引流,如:急诊腹部手术后、机械通气的病人、意识迟钝的病人以及肠梗阻手术后的病人。在术后翌日早晨考虑拔除鼻胃管,或在鼻胃管引流量减少时或腹胀消失时尽早拔除鼻胃管。如果心存疑虑,你可以在拔除前夹闭鼻胃管 12 小时,观察病人是否能耐受拔管。少数病人在拔管后由于术后早期小肠梗阻或肠麻痹持续需要再次插管(⮕ 第八章)。

- **让病人吃。** 不要让病人挨饿,也不能吃得过饱。只要有可能,就采用肠内营养——与肠外营养相比,肠内营养既安全,又价廉。征求一下病人的意见,他想吃啥,如何吃,这些病人最清楚。以前人们的习惯是在允许的范围内逐渐增加口服液体的量和稠度,这种旧习已经过时。如果无法实施肠内营养,也罕有必要实施全肠外营养,除非病人的禁食时间超过 7～10 天,或者病人在手术前就存在营养不良。

- **预防便秘。"当病人能进食、排气、排便时,就忘记了手术以及哪位是他的手术医师。"** 一些不会引起肠麻痹的手术,在手术后也会出现便秘,原因是卧床、使用阿片类药物以及排便动作加重了切口疼痛。肛门手术(如:痔切除术)后的便秘可能是灾难性的。

如果病人在手术前没有采取便秘的防范措施，就应该在病人出院时采取之。

● **不要处理发热**。"发热的真正风险不是热，而是引起热的毒素"[Augustus Charles Bernays]。**发热不是病——不需要对发热本身进行治疗**。术后发热反映的是病人对不同伤害（包括感染、创伤、输血等）发生的炎症反应（SIRS）。SIRS 不一定是脓毒症（脓毒症＝SIRS＋感染）。"发热不是因为没有使用抗生素而发生的一种疾病。"不应该本能地对发热采用抗生素；也不应该用解热药来降热，因为人们发现发热是有益于机体防御机制的。不过，发热是一种潜在的警示信号：关于这个问题请参见 ➲ 第四章。注意：如果在全身麻醉期间或之后，病人的体温极高，请一定考虑恶性高热[意料之外的发热＞40℃（105℉）、肌肉疼痛和僵硬……]之可能！这种情况极其罕见，我们之中的大多数人都从未见过。但是，如果你未能考虑到恶性高热、治疗有延误，往往就会导致不幸的结局，甚至病人死亡！**如果高热伴有谵妄的病人，应该考虑神经阻滞剂恶性综合征**[①]。

● **要清楚，问题通常都出在手术部位**。胃肠手术后第 5 天出现发热和心动过速不会是"肺炎"；抗生素不可能把你那吻合口上的窟窿堵住。

● **继续预防 DVT**（参见上文）。

● **术后适当应用抗生素**。不必要的延长抗生素使用时间并非无害（➲第四章）。

● **当你认为引流管没有必要时，应尽早拔除引流管**——这些引流管往往是多余的（➲第四章）。

● **永远提心吊胆**[②]。只相信自己，不要指望任何人来为你担忧。把你的乐观情绪深藏起来直至病人出院，最好是等到术后第一次复诊。只有在那时，你才能规划下一个有可能是最糟糕的问题。

　　无忧无虑之人都不会细致入微。我不希望一位不能细致入微的外科医生为我做手术。

J. Chalmers Da Costa

---

① 译者注：神经阻滞剂恶性综合征（neuroleptic malignant syndrome）又称抗精神病药物恶性症候群，是神经安定药物或抗精神病药物所致的一种少见、严重的药品不良反应——可能危及病人生命，临床特征主要为发热、肌强直、植物神经功能紊乱和明显的精神症状。

② 译者注：我遇到过一位 80 岁男性病人。因胃窦低分化腺癌行"根治性远端胃大部切除＋Billroth Ⅱ吻合术"。术后 3 天病人主诉心慌，24 小时腹腔引流出暗红色液 400 mL，T 38.5℃，P 86 次/分，Hb 65/L。术后 8 天右侧腹腔引流管有浑浊液引出，从原引流管内插入细管冲洗，以改善引流，白蛋白 19.1 g/L，继续用能全力肠内营养。术后 9 天吸入氧 5 L/分，SPO₂94%，P 74 次/分，R 24 次/分，BP 124/56 mmHg。术后 15 天腹胀明显，血常规基本正常，CT 示：胸腹盆腔积液，结肠扩张积气。术后 19 天面罩吸氧 8 L 情况下 SPO₂82%。术后 21 天心率 140/分，呼吸喘促（23～30/分），血氧饱和度下降，呼吸机提示气道内压增高。术后 27 天右侧腹腔引流管引出黄色液体，似鼻饲之营养液，全腹压痛明显，有肌紧张，遂在全麻下行剖腹探查手术，术中见腹腔及盆腔黄色脓液约 300 mL，小肠壁水肿明显，上腹部广泛粘连，左上腹肠管表面有明显脓液和脓苔，未见瘘口和胃肠液流出，予大量温生理盐水冲洗腹腔，并在左上腹脓苔处及盆腔各置入腹腔双套管一枚，并于中段空肠处行营养性空肠造瘘。再次手术后 12 天病人死亡。从该病人的情况可以看出术后第 8 天发现腹腔引流液浑浊，之后又出现氧饱和度难以维持，主刀医生一而再再而三地抱有幻想（典型的外科鸵鸟！），不敢直面吻合口漏，因而未采取进一步检查措施（如口服泛影葡胺造影或口服亚甲蓝）做鉴别诊断，延误了吻合口漏的诊断和处理，甚至在手术中也未做彻底检查！

（三）制度

在前一章中,我们对所谓的**制度**颇有微词:如今,制度已经成了一种疯长的怪物,它受一些为了捞取政治资本(往往不懂医学)、唯利是图的人物的操纵,以至于我们如何从事医学或外科学实践要听从制度。在许多时候,并发症和结局不理想的责任是制度运转失灵(制度的每一层次都失灵),而不是哪一位外科医生的责任。在凌晨 3 点迫不得已为一位病态肥胖症的病人做剖腹产手术,你唯一能找到的助手是一位受过很少培训的护士,不小心,膀胱被搞了一个窟窿,奇怪吗?但是这又能怎样?只要不是你的错就没关系。你不能埋怨那位护士,也不能埋汰那个制度(如果你这样做了,有人就会给你小鞋穿或把你当蟑螂踩)。制度有的是钱,有大量的律师可供使用,因此,它一定能赢。不幸的是,我们不得不去适应我们当地的制度,找到积极的方法来避免我们遭受伤害。为了生存,我们还得担起责任,即使那显然是制度的错误。**切记**:制度是从来都不会认错的,相反,它会找你的茬。制度也决不会成为被告或受到审讯,但是,我们会!

> 好结果并不是凭空掉下来的——是努力得来的!

（苗　毅　译）

第三章

止血与出血

Samir Johna　Moshe Schein

> 面对蹩脚的外科医生，麻醉中的病人的唯一反抗武器就是出血。
>
> **William Stewart Halsted**

本章的全部内容可以浓缩为下面几句话：

● 任何手术丢失的血量直接与其结局相关。

● 任何手术中，血液和血制品的需求量对后继并发症和死亡有重要影响（在癌症手术，血液和血制品需要量还对病人的远期结局有不良影响）。

● 血液丢失越多，输血就越多——术后感染和脏器-系统功能障碍的风险就越高！

● 优秀的外科医生一定是**一位善于止血的外科医生**！

● 一位睿智的外科医生应知道何时需要输血，输多少，输什么成分，同样重要的是，何时可以不输。

怎样才能成长为这种善于止血、睿智的外科医生（避免失血和输血）正是本章的着眼点所在。这不是一本血液学手册，也不是一本血库指南——如果你希望了解最新的凝血级联过程或想了解新面世的、处于实验阶段的止血剂，你或许应该查阅其他资料。我们这本书是强调基本功，讨论术前、术中以及术后你能（而且是必须）做些什么，目的是节省血源和治疗出血性并发症。**只有那些不开刀的人才永远不会遇到意外出血，只要你足够仔细就行。**

一、术前考量

你我都清楚"一盎司预防等于一磅治疗"。那么，在手术前你又能做些什么才能确保术中理想止血呢？

历经时间考验的**病史和体格检查**依旧是**识别出血倾向**的最可靠方法：既往手术中或手术后［如：包皮环切术、拔牙术或轻微外伤（如：剃须）］没有异常出血史都是好兆头，这些都应该在医疗文件中记录在案。

随着人口进一步的老龄化，如今已经很难找到不服用某种**薄血药**①的病人了——在我们的临床上，几乎每两个病人就有一人常规服用阿司匹林或氯吡格雷（波立维®）；许多病人

---

① 译者注：薄血（blood-thinning）药物分两大类：抗血小板药［阿司匹林、氯吡格雷（波立维®）］和抗凝药［肝素、华法令（香豆定®）］。这些药物是通过降低动静脉内血栓形成的概率来降低心脏病发作和脑卒中的风险。

因这种或那种疾病长期应用华法令(香豆定®)治疗(图3.1)。切记,非甾体类抗炎药(non-steroidal anti-inflammatory drugs,NSAIDs)也会增加出血的风险。许多病人对某些非处方药会影响止血机制并不知情,因此,他们不会主动告诉你服用了这类药物,除非你问及。方才,我们为一名十多岁的少年做了一侧腹股沟疝修补术,术中渗血不止。术后他承认:"昨晚我因为头痛服了几片阿司匹林……"一定要问清楚病人服用的**所有药物**,按下文所述采取对策。

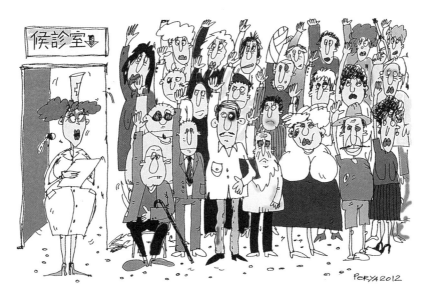

图3.1 "哪位服用了阿司匹林或氯吡格雷?"

许多研究表明,常规的**术前实验室凝血功能检查**仅在有出血病史或服用抗凝剂的病人有参考价值。尽管如此,有些麻醉师在将病人麻倒、做大手术前,依旧要求看一眼血小板数、INR和PTT。有些放射科医生在没有看到这些结果的情况下,甚至不愿意插PICC管①。这是"防御式"医学②的悲哀——我们所有医疗工作者都不得不在我们各自的工作环境中为之奋斗(一般不会有什么成效)。当然,若存在特殊适应证,做一些特殊的凝血试验也是必要的,如:用华法令的病人要监测INR。

(一)对服用"薄血药"的病人,怎么办?

这显然取决于具体情况。**手术的紧急程度如何?** 例如:是择期胆囊切除术,还是腹部穿入性损伤。正如你所知,有些病人十分紧急,有些病人仅仅是"急",有些"急诊"可以"冷一冷"(如:急性胆囊炎)。此外,这还取决于**手术的大小**:如果服用阿司匹林和氯吡格雷的病人需要做一个皮脂腺囊肿切除术,我们根本不会介意。但是,如果是结肠切除术,我们就会嘱咐病人在手术前停用这类药物。关于围手术期服抗血小板药和抗凝剂病人的处理

---

① 译者注:PICC(Peripherally Inserted Central Catheter)是"经外周静脉置入中心静脉导管"的英语首字母缩略词。

② 译者注:防御式医学(defensive medicine)是指在疾病的诊断和治疗中,医生的主要目标不是病人的健康,而是自我保护,努力避免可能发生的医疗失误和法律诉讼。

的详细指南在文献上和互联网上已经令人目不暇接。**在此,我们为你提供一个日常实践用的简化版——你会发现从本质上来讲一切都取决于外科疾病的特性,以及抗血小板药或抗凝剂的适应证。**

(二)择期手术

1. 抗血小板药

一般说来,手术前应该停用抗血小板药物;有些人认为需要停药 10 天,而另一些人认为 5 天足矣——我们认为取个折中,一周如何?一如既往,你可以运用一些常识(这就是你阅读本书的原因,难道不是?):以我们的经验,在服用全量阿司匹林/氯吡格雷的病人,做体表小手术(如:皮肤癌切除术)完全是安全的。所需的止血手段有缝合和/或电凝止血,以及**压迫片刻**。除了体表小手术外,都应该坚决停用这些药物——何必着急开刀呢?话是这么说,如果一位病人已经纳入手术安排日程(也就是说是一例择期手术),但是稀里糊涂地在术前 4 日服用了最后一个剂量——不要认为世界末日降临了。手术照常进行,只要在止血方面倍加注意即可,一切都会安然无恙。运用你的判断力,不要教条;我们很厌恶教条!但是,一定要意识到**在有些病人停用抗血小板药是存在风险的**。例如:你不会在未与心脏科医生取得联系前就对近期刚放置(或已经放置了一段时间)冠状动脉支架的病人停用氯吡格雷吧——许多这类病人的择期手术应该推迟(6 周至 6 月,取决于支架的材质)至抗血小板药能够安全停用。

2. 华法令

华法令是一种不省心药物,其适应证各异,绝大多数病人是维持量,以保证长期的抗凝作用。在有些病人,华法令适应证确凿无疑(如:近期发生的深静脉血栓形成),但是在另一些病人,其适应证就比较牵强——该病人的经治医生决定用该药的理由仅仅是他们认为终生抗凝或许"更安全"(不要笑,这种情况并不少见)。毫无疑问,大多数手术(一些皮肤小手术除外,即使在 INR 延长的情况下,这些小手术也可以安全施行)前必须停用华法令——推荐的时间是术前停用 5 天。主要的问题在于**哪些病人在 INR 正常化的 5 天里需要用普通肝素或低分子肝素**(low-molecular-weight heparin,LMWH)采取"过渡治疗"(bridging therapy)?

机械性心脏瓣膜置换、DVT 病史或心房颤动的病人应该考虑采用过渡治疗。但愿你们医院已经制定了"过渡治疗预案",不过,在这里,我们还是想简单提一下我们的做法。

病人发生血栓性并发症的风险各异,因此过渡治疗应个体化。"高危"组病人需要采取过渡治疗,而"低危"组病人则不必。**哪些病人为"低危"组呢?**

- 所用的**人工心瓣膜材质**不太容易形成血栓,也没有其他卒中危险因素(如:糖尿病、高血压、高龄)的病人。一定要请病人的私人心脏科医生或私人内科医生决定!
- 既往没有卒中或短暂性缺血发作(transient ischemic attacks,TIA)病史的低(**0~2 分**)**CHAD 评分**的**心房颤动**病人(你一定不清楚何谓 CHAD 评分?我告诉你:既往卒中/TIA 史=2 分,充血性心衰竭=1 分,高血压=1 分,糖尿病=1 分,年龄>75 岁=1 分)。
- 12 个月之前有 **DVT/肺栓塞病史**的病人,不存在"活动性"血栓栓塞危险因素(癌症、心肌病或血栓形成倾向)的基础。

凡不属于"低危"组的病人都应该常规采用过渡治疗——绝大多数是采用皮下注射 LMWH(依诺肝素),在术前 12～24 小时停用。极少数病人(极高危病人)的过渡治疗方法是应用普通肝素输注,在术前 4～6 小时停用,术后重新启用。

你一定要熟悉过渡治疗的手段,**但是,切勿擅自决定哪位病人不必用过渡治疗**。就在几个月前,我为一例盲肠癌的妇女(有慢性心房颤动病史)做了一个右半结肠切除术,手术很顺利,她的 CHAD 评分是 1 分,根据她那位私人内科医生的意见,我们未用过渡治疗。术后 3 天,她发生了大面积脑卒中,死了。可见,对某一病人来讲,没有哪个评分系统属"完美无瑕"。我们的心被深深刺痛了。不过(至少),不采用过渡治疗不是我们的决定……。诚然,慢性心房颤动基础上的脑卒中压根就无计可施。

(三)急诊手术

如果病人用了"薄血药"又需要急诊手术怎么办?

1. 抗血小板药

仅服阿司匹林的病人,其手术出血风险平均增加 1.5 倍。如果病人在阿司匹林的基础上又加了氯吡格雷,出血的风险就更高。但是,如果手术无法推迟,你就别无选择,不得不硬着头皮向前走——像阿拉伯人那样祈祷:"愿真主保佑!"——外科学之所以有今天就是不断地冒险,我对所做的每件事都进行风险/收益评估。但是,如果你能等待,如果你能安全地把急诊的"热度"降下来使之成为半急诊,你就可以等待;等的时间越长越好。请注意,氯吡格雷的血清半衰期很长,循环残存药物会很快使输入的血小板失去活性。**在这种情况下,输血小板的价值就存在极大疑问。但是,由于我们不能肯定(永远无法肯定)病人对治疗的依从性,因此,似有必要输一次血小板试试,尤其当病人在出血、循环中的残留氯吡格雷正在减少时**。在 70 kg 的成人,输入 1 单位的机采血小板①(取自单一供体)应该能提升血小板值 $30 \times 10^9/L$～$60 \times 10^9/L(30\ 000～60\ 000/\mu L)$。因此,2 单位就达到了止血所需的血小板数(如果你们医院还在使用"旧制"单位,那么,每单位约可以提升血小板值 $5.0 \times 10^9/L$,输入 6～8 单位是常规……)。

2. 华法令

如果病人的 INR 大于 1.5,大多数外科医生都不愿意下刀。因此,如果手术不能推迟,等到华法令被代谢掉或采用过渡,你就不得不想方设法**逆转华法令的抗凝作用**。在令人毛骨悚然的急诊,你可以用**鲜冻血浆**(fresh frozen plasma, FFP):在成人,每输入 1 个单位的 FFP 可以将凝血因子提升 3%～5%。推荐剂量是 10～20 mL/kg(体重),在 70 kg 的成人,约为 4～6 单位。如果你有比较长的时间可以等待,就可以考虑使用**维生素 K**:单次口服维生素 K 2.5 mg,口服后约需 24～36 小时才能起效。也可以静脉用维生素 K,单次剂量为 1.5 mg,起效时间是 6～8 小时,静脉用维生素 K 的缺点是极少数病人会出现过敏反应。

---

① 译者注:机采(apheresis)又称单采,是一个医学术语,是指献血者或病人的血通过一个特殊仪器,将所需的成分留下来,将其余成分输回循环。单采血小板的质控要求是血小板数等于或大于 3.0×10^{11}(相当于随机血小板 6～10 单位),在 5 天内使用。

3. 石破天惊的新生事物!

近年来,达比加群(Pradaxa®)的应用越来越广泛,这是另一种预防脑卒中的药物,适应证是心房纤颤(不是心瓣膜病)加至少一项额外卒中风险因素(充血性心衰竭、高血压、高龄、糖尿病和既往卒中史)的病人,该药也用来预防深静脉血栓。达比加群的作用是直接抑制凝血酶。在低危出血手术,该药至少应在术前 24 小时停用;而在高危或中危出血手术,最好能在术前 2～4 天停用。要避免采用神经轴麻醉①。至今还没有该药的拮抗剂,因此,该药的应用与现代创伤和/或急诊外科的死亡相关。《纽约时报》甚至如是写道:"这是一种极具前景的药物,美中不足的是……"有位外科医生说道:"你只能无奈地仰天长叹……"另一些外科医生则称之为"心脏科医生的宠儿,ICU 医生的烦恼,创伤外科医生的噩梦!"此外,它还是现代内科学中光彩夺目的一章……

二、术中考量

腹腔内的出血就像船上失火一样——你需要匆匆赶往现场。

Jeffery Young

你一定很清楚,有些手术容易发生出血,而另一些手术出血就少得多;这都取决于手术的部位、范围以及适应证。站在自己专科的立场上,外科医生就应该知道哪种术式出血会多,从而在术前做好交叉配血。**不过,出血的程度和输血量还是取决于不同的外科医生。**在你的外科培训阶段,以及为其他外科医生当助手的时候,你一定见过**各种不同"水平"的外科止血**。其中一种极端是(你的内心或许会极其郁闷,并且需要自我克制)有强迫意念的超级书呆子——追逐每个红细胞、缝扎每根毛细血管、用电刀把脂肪烤出油来、用氩气凝血器(argon beam coagulator,ABC)的电火花把没有出血的肝床(在胆囊切除后)烧成焦痂一片。另一种极端是(或许是你乐意见到的)"屠夫"式的外科医生——这类外科医生以在鲜血涌动的血泊之中做手术而感到满足。他们往往把自己看成"纯爷们",勇往直前,全然不顾血流如注的场面。他们的信条是"所有出血终究都会停止"。他们的信条往往是正确的,因为大多数病人有着健全的凝血机制,但是,这些病人所付出的将是失血及其并发症。我们深信这两种极端的外科止血对你来讲不足为奇,请你选择一种处于这两个极端之间的止血方式——你自然明白在无血视野中操作的重要性,也清楚哪些出血点可以不必止,哪些出血点需要止血、如何止血。下面是几条通用要诀:

- **是外科出血抑或内科出血?** 大多数病人的出血是外科(技术性)出血,但是,偶尔也会遇到因**凝血功能障碍**所致的所谓内科出血。**需要大量输血的严重外科出血可能最终会形成凝血功能障碍。**
- 手术野内外弥漫性渗血提示病人存在先天性或后天性凝血功能障碍,未得到重视。手术野的出血难以定位,迅速积聚,一般是**静脉损伤**所致。反之,鲜红色的血液飚向天花板,那一定是**动脉损伤**。

---

① 译者注:神经轴麻醉(neuraxial anesthesia)是指阻断中枢神经的局部麻醉,如:脊髓麻醉(又称蛛网膜下腔麻醉)和硬膜外麻醉。这类麻醉有出血风险。

- 最好的凝血因子是外科医生！仔细分离是良好止血的关键之举。在解剖知识的基础上，利用正确组织间隙进行分离可以使出血降至最低。一旦在择期的、不仓促的手术中，你掌握了正确的分离技巧，你就可以根据需要迅速完成手术；这依仗的就是扎实的解剖知识和一丁点实践体会。分离的"第三"阶段是指在正常（处女）解剖遭受破坏（由于炎症或既往的手术）的区域进行手术。此时的关键问题是寻找组织间隙（组织间隙客观存在着——你的手指是最安全的分离器械！），要对以前的解剖情况进行复原后才能考虑尝试重建。**你一定要反复检查创面，控制所有出血点。即便是微"泵"出血，如果你的手术持续了数小时，失血量也极为可观。**对麻醉师的失血评估不要有抵触情绪，即使这有损你的自尊。切记，在止血过程的初始阶段，部分分离断的小血管无法像我们预想的那样发生回缩。请不要让你的助手用纱布擦伤口，以免将最初的血小板止血栓擦掉——只能轻蘸出血点。

- 如果病人是因为大出血手术，或者是你惹出来的大出血，请暂时把血止住，随便用什么手段，只要你认为对这种情况合适都行。此时，请千万要沉住气。用手指或纱球［用血管钳夹纱球（"sponge on a stick"）甚至可以堵住下腔静脉上的破口］直接压迫止血。**请保持冷静：**惊慌失措的外科医生会手忙脚乱地想方设法控制出血，但是往往会失去他们的病人。有一句格言说得好："每当你遇到大出血时，首先请记住：那不是你的血[①]……"［Raphael Adar］。

- 与麻醉师和手术团队沟通。让麻醉团队及时了解失血量，准备所需的血制品。改善照明条件（如：头灯），再要一个吸引器，如有可能再请一位高手上台帮忙。**把你的作战计划与在场的所有人分享。**只有在此时才埋头干活，设法把出血部位补住。外科医生歇斯底里地无休止叫喊，对那出血点紧追不舍，一定会劳而无功，与此同时，那位病人且在滑入**死亡三联征**（酸中毒、低体温、凝血功能障碍）的深渊，这种情景是如此的屡见不鲜！**武林宗师的忠告**：出血越多，外科医生就越需要沉着冷静。把局面控制住！

- **出血的来源一般不会出乎你的预料**。如果情况不是如此，**请到其他部位寻找**：在结肠切除手术中牵拉大网膜可能会扯裂脾包膜；为了显露十二指肠用拉钩牵拉肝脏可能会损伤肝脏。对知名血管损伤，你往往需要同时控制损伤血管的近断端和远断端——你可以对损伤的血管进行修补，也可以结扎，对损伤的血管到底应该如何处理则取决于具体情况，这显然已经超出了本书的范畴。在大多数情况下，结扎、缝扎或金属止血夹（加/不加电凝）足矣。如果有条件，你也可以采用**更先进的能量发射器**（如：超声刀、ABC）。有时还可以用**辅助局部止血药**，如：明胶海绵、氧化纤维素止血垫、胶原止血网、外用凝血酶、纤维蛋白密封剂/合成密封剂。

- **你应该深谙几种（与你所做的手术有关的）特殊的节省血源的手段。**这些手段可以依据具体情况常规使用，也可以选择性地使用。**例如**：在肾切除前先初步控制肾蒂；在肝实质离断前采用 Pringle 手法；在肝硬化、有可能发生胆囊床出血的病人选择**胆囊次全切除术**（或胆囊造瘘术），而非胆囊切除术。还要考虑你的麻醉师能为减少出血

---

①　译者注：这句话是想传递这样一个信息：当遇到大出血病人时，你一定要处变不惊、沉着镇定，千万不要惊慌失措，免得因为城门失火而殃及池鱼。

做些什么——例如:研究表明,在大块肝切除术中使病人"不出血"[目标是中心静脉压(central venous pressure,CVP)为零]可以明显减少出血量!我们不打算在此细述自体输血和"自体血回输机(cell savers)"问题……

● **在关腹前仔细检查**,避免遗漏延迟性出血点(在手术时血管有痉挛)。你可以将拉钩松开后观察创面是否有出血;在腹腔镜手术中,你还可以不时地将气腹放掉观察是否有细微出血。在皮下有大片创面的手术中(如:"腹壁结构分离手术[①]"),我们会用过氧化氢溶液冲洗。这可以使渗血停止,使得小的、需要做电凝的出血点变得清晰易辨。切记,用过氧化氢溶液冲洗密闭腔隙的不良效应是有可能造成静脉气栓。

● 无论你怎么做,都不要忘记"损害控制"这条原则,如今,它已经成了处理复杂手术病人或创伤病人的标准措施。对顽固性创面渗血或静脉出血,应毫不犹豫地填塞止血,择日返回来再次大战。

● **注意,出血(和/或休克)的源头可能远离你的手术野**。我们正在全神贯注地修补腹股沟区刺破的股动脉,而麻醉师且在不停地为病人的低血压叫苦不迭。不管他,让他去叫吧……,我们继续补我们的血管,结果病人发生了心脏骤停。在复苏失败后,我们把病人翻过来,才发现胸背部有一个小的戳伤——病人因胸部损伤出血不止直至死亡,而我们且鬼迷心窍地在动脉重建术上精雕细琢。**一定要跳出这个框框来思考问题,倾听旁人在谈些啥!** 除此之外,休克的其他"远隔"病因还可能有心包压塞和张力性气胸。**一般来讲,你需要不时地停下来,把注意力从狭小的手术野移开,去关注一下病人的全身情况。**

● **请熟记止血的 14 P**:参见表 3.1。

表 3.1 外科止血的 14 P:如果病人依旧出血怎么办? 由 Ahmad Assalia 发明,《Schein 外科急腹症》第 1 版(英文第 3 版)(科学出版社© 2011 年)第五十六章的基础上修改

首先考虑	然后考虑
用纱球(**P**ACKS)或纱垫(**P**ADS)压迫止血(**P**RESURE)	输血小板(**P**LATELETS)
耐心(**P**ATIENCE)	输鲜冻血浆(fresh frozen **P**LASMA)
用普理灵(**P**ROLENE)(或其他缝线)缝合止血	输鱼精蛋白(**P**ROTAMINE)(逆转肝素的作用)
	以及袋装红细胞(**P**ACKED cells)(如果仍然有出血)
	请科主任(**P**ROFEZDXOR)帮忙
	对上消化道出血病人加用质子泵抑制剂(**P**PI, **p**roton pump inhibitors)……
	对骨盆骨折出血病人用气压抗休克衣(**P**ASG, pneumatic anti-shock garment)
	最后一招:祈祷(**P**RAY)病人不死(**P**OST-MORTEM)

我深知控制来自门静脉背侧的出血远比着落一架引擎失火的 737 飞机还难。

Richard C. Karl

---

① 译者注:腹壁结构分离手术(component separation)主要用于腹壁缺损范围很大的情况下(巨大切口疝)。

三、术后考量

（一）术后出血

"不过,在关腹的时候,可是干干净净的呀……",这种陈词滥调对我们来讲已经不足为奇!永远一成不变的是:无论何时我们撑开伤口内的血肿或因腹腔内出血行再探查术时,我们都会不由自主地大呼:"他××的,在关腹的时候,可是干干净净的呀!"其实,在许多病例,术野并非我们所认为那样"干干净净";不过,无论是干净还是不干净都不重要了,眼下的主要问题是我们如何面对这一并发症。

术后出血可以表现为**可见的**(罕见)出血,也可以是**看不见的**(比较常见)出血。可见的出血是从伤口,或从引流管流出——**注意:从引流管引出的血会引起人们误解;所引出的往往只是冰山一角**(参见下文)。可见的出血是明摆着的事,是否需要行再次探查、寻找、控制出血点,完全取决于出血的量和速率。

不同的是,**看不见的体腔**(腹腔、腹膜后、胸腔等)**出血则比较阴险**。其临床表现往往比较模糊,缺乏特征性;加之天生不愿意认错的"外科式傲慢",在诊断和决策层面出现举棋不定当是自然。就我们在并发症与死亡讨论会以及"法律诉讼"案例方面积累的经验,我们完全可以就术后**出血死亡**(当事外科医生未能及时再手术)的个案专门写一章。每个病人的故事迥异,都同样刻骨铭心,得到的教训且很简单(就是下面一句话——译者注),值得我们一而再再而三地强调:

智者千虑,请永远持有担心和怀疑的心理!

我们最近的一个病例,介绍如下:

> 一位妇女因急性胆囊炎做了速战速决的腹腔镜胆囊切除术。术后数小时,我打电话给那位当班护士,询问病人的情况。
>
> "哦,大夫,她不错,生命体征正常,喝了点水,一点都不疼。"
>
> "她解小便了吗?"我问。
>
> "是的,但是,在去厕所的路上有些头晕,差点晕倒。血压降至 90/60 mmHg。我快速给她输了一些 Ringer 溶液,不知道是否需要用一些升压药;你知道她一直在用 β 阻滞剂吗?"
>
> "引流管引出的是什么东西?"
>
> "病人从手术室出来时,我把引流袋倒干净了……,引流袋内是 25 mL。后来我没有检查……"

> "好的,我 10 分钟内赶到!"
>
> 我见到病人躺在床上朝我微笑,心率是 100/分钟。我掀起床单看引流管:引流管内一半是气泡,一半是鲜血。我随即把病人推入手术室——她肚子里全是鲜血。就像我们经常见到的情况,我们没有找到"明显"的活动性出血;胆囊床与大网膜粘连处可以见到不断有渗血;出血的原因或许与术前用依诺肝素有关。

请不要嫌我唠叨,我要简单谈一下低血容量性休克的征象和分级——像心率轻微加速(如果病人没有使用 β 阻滞剂)一样,体位性低血压也是一项早期特征;尿量反映了容量状态;在失血后数小时血红蛋白/血细胞比容才会出现变化(除非是大出血)。不过,我还想提醒你,不要被"引流管的流出量不多"所愚弄——新鲜血凝块会堵塞引流管,从而使得引流管无法反映失血的真实情况。

在怀疑病人存在看不见的出血时,应采取何种行动,这一决策的拟定并不容易。要点如下:

- 做一次输液试验。快速输入晶体液 1 L,观察先前的低血容量征象能否得以纠正。如果纠正得不满意,提示病人的某个部位存在容量丢失。
- 重新评估病人的既往医疗史。例如:病人既往有下壁心肌梗死病史或使用 β 阻滞剂史,则病人就不会出现心动过速表现。切记,术后低血压并不一定都是血液丢失:麻醉药(anesthetics)(无论是全身麻醉,还是硬膜外麻醉)和麻醉性镇痛药物(narcotics)的持续效应可以导致低血压。长期使用类固醇激素的病人和急性肾上腺功能不全(Addisonian 危象)的病人容易发生低血压,这类病人使用皮质类固醇一般有效。
- 病人有深度休克,血腹导致腹部极度膨隆伴腹腔室综合征,其诊断不言自明!你应该火速将病人推入手术室,打开腹腔。如果病人的临床表现不太显著(就像我们上文提到过的腹腔镜胆囊切除后的那位病人),并且血流动力学稳定,你可以依据病人的具体情况进行处理。选择病情稳定的病人做 CT 检查,CT 能显示腹腔内游离积血量——如果积血量不多,可以暂时不考虑再探查术。
- 考虑凝血功能障碍存在的可能性(参见下文)。

切记:头脑中要永远对病人"某一部位"存在出血持有戒备心理。不要在电话里对这类病人下达处置医嘱。要求你在病人床边做出正确决策(是再探查还是等着瞧)。鼓励你的同事发表他们的中肯看法,因为你的情感和自尊有碍你做出正确决策(中国有句古话:当局者迷,旁观者清——译者注)。在外科界,几乎没有哪件事比术后出血死掉病人更糟糕了——你应该适当降低再手术的门槛!

(二)何时恢复用抗血小板药?

抗血小板药(阿司匹林和/或氯吡格雷)在手术后就可以立即重新启用,尤其在血栓栓塞的高风险病人(如:冠状动脉原位支架)。过渡治疗应该在术后 24 小时内(手术当天傍晚或翌日早晨)重新启用,直至华法令(华法令在病人能够口服时重新启用)达到治疗水平。在术后出血风险比较高的手术(如:心脏手术、大的肿瘤手术、肝脏手术等),或者当你对止血的妥善性心存疑虑时,可以等待 48～72 小时才重新启用肝素。这项建议并非一成不变,主要依赖你的判断力——这就是灰色区域的科学……

(三)创伤出血怎么处理?（另见➲第二十四章）

创伤病人的出血是一头怪兽——与众不同!与择期手术出血不同,创伤病人还存在其他一些不利因素,因此出血就会使情况更为糟糕。因此,在创伤急救室我们往往会迫切地向急救人员询问尽可能多的现场信息。

"当时他的身体被卡住了吗?"

"解救花了多长时间?"

"他被弹射出去了吗?"

"现场有大量血迹吗?"

伤员处于醉酒状态的情况并不少见。酒精使得周围血管扩张,长时间暴露于室温下,就会发生低体温。低血压加低体温,紧接着就出现了酸中毒,众祸齐至,就形成了天劫——死亡三联征。

尽管创伤救治的进展神速,但是,未控制的出血依旧占创伤相关死亡的 1/3,在**或许有可能预防的早期院内死亡**中位居首位。因此,不难想象,在出血未得到控制的创伤病人,成功复苏的前提就是对潜在出血灶的早期识别,并及时采取相应措施,达到下列三大目标:

- 最小的出血量。
- 恢复组织灌注。
- 获得血流动力学稳定。

切记,一定要对与出血不止有关的夹杂症和用药史做出早期评估。

(四)怎样才能成为一名优秀的创伤外科医生?

有一个好办法就是从如何更好地掌握"**黄金时段**"[①]的识别做起。如果你希望把病人从死亡线上救回来,你就必须完成评估,估计出血的程度,判断出血的来源,拟定决策是否进行干预,并在黄金时段内实施全部计划。我建议你读一下**美国外科医师学会**制定的**高级创伤生命支持分类**(用于指导临床医生评估出血的严重程度)。除非早期复苏的成效显著,所有处于休克状态的、出血来源已经明确的创伤病人都需要做紧急干预,完成止血。病情稳定的病人可以依据临床评估先除外胸腔大出血或不稳定性骨盆骨折。创伤腹部超声重点筛查(focused abdominal sonography for trauma, FAST)是判断腹腔内出血的一项绝佳诊断工具,只要你在超声检查方面有一定的经验,就能在创伤急救室迅速完成这项检查。有些病人可能还需要进一步做 CT 评估。新一代的 64 排 CT 完成一次全身扫描的时间不会超过 30 秒! 在将病人送去做 CT 检查之前,一定要确保病人的情况稳定,尤其当 CT 检查室远离急诊室时。多次亲眼目睹这种混乱的场面后,我们意识到 CT 检查室不是挤压伤病

---

① 译者注:创伤后数秒至数分钟为第 1 死亡峰,占创伤死亡数的 1/2,主要死因是大脑、脑干、脊髓、心脏、大血管撕裂伤或窒息,这种病人罕有获救。创伤后数分钟至数小时为第 2 死亡峰,占创伤死亡数的 1/3,其中半数死因是中枢神经系统损伤,另半数是胸或腹部大出血,或多发伤引起大量失血。人们把创伤后的第一个小时称为创伤救治的"黄金时段"(golden hour)。

人复苏的理想场所。因此,千万不要让这种混乱场面发生在你的病人身上!

(五) 你已经断定病人眼下不需要干预,接下来如何处理?

最好让病人住院动态观察体格检查方面和实验室检查方面的变化。**其实,许多这类创伤病人住院了,但疏于随后的观察**(留观,留观,留而不观的情况在我们外科界司空见惯——译者注)。住院部的医生往往由于工作繁忙,未能履行动态检查,结果完全没有发现病人的临床情况出现了显著恶化!有时,外科医生将赌注放在动态血细胞压积检测这项指标上,来监测病情的进展情况。这项指标的最大缺陷是受复苏措施的混杂影响;在静脉输液和输红细胞的情况下,人们很难对血细胞压积的变化进行解读。因此,不应该单独用动态血细胞压积检测这项指标来判断出血是否继续。还可以测定血乳酸值和碱缺失值(通过动脉血气分析得到),间接反映全身酸中毒情况(提示组织灌注不良)。

(六) 如果眼前的病人需要紧急止血怎么办?

在手术中,如果麻醉师问你失血量是否多,通常预示情况不妙;尤其当出血并不多时。

Michael Hoffman

一旦发现了出血点,就需要采用恰当的处理手段。对骨盆环骨折伴失血性休克的病人,应该立即对破裂的骨盆进行固定。此时,你不一定要找一位老到的骨科医生来挽救病人的生命。你可以因地制宜用床单来捆扎骨盆环对骨盆骨折进行固定(先将床单横铺在推床上,然后把病人搬至床单上,包扎),从而将"开书型"骨盆骨折合拢。这种方法往往足够将骨盆出血止住或使出血减缓,与此同时,你可以组织了断性(definitive)治疗。请介入放射科医生动员他的团队,是否可能采用血管栓塞止血。如果你工作的场所根本没有血管栓塞术的条件,或者病人是**开放性骨盆骨折伴出血**,只要有可能,你就应该进行手术探查,通过手术直接控制出血。偶尔,病人面临上文提到过的"死亡三联征",我们会发现自己陷入一潭血泊之中。此时,你必须采用"损害控制"手术——**盆腔填塞**,既为你"金蝉脱壳"提供了机会,又能挽救病人的生命。不要忘记固定骨盆环(采用骨盆兜带或骨盆 C 形夹),可以请骨科医生来固定,你也可以自己做固定。

(七) 如何处理创伤病人的非外科出血和凝血功能障碍?

1. 血液和血制品

除非你的病人即将因活动出血而死亡,最好的办法是不输任何血制品……,(不过)当然,如果病人的出血速度很快、处于休克状态,就应该输入红细胞、血浆和血小板。

John B. Holcomb

切记,仅当绝对需要时才输血。无论是输血还是输血制品,都应该考虑到输血风险的存在,诸如:输血反应、变态反应、溶血、感染性疾病的传染、免疫力下降、癌症的结局恶化、充血性心衰竭以及输血相关性急性肺损伤(transfusion-related acute lung injury, TRALI)。大量的证据表明输血对病人的潜在伤害极大。例如:有研究表明,经受心脏手术的耶和华见证人[1](以及拒绝输血的人)其临床结局比接受输血的人好。你应该对输注每个单位的血三思而行。

血红蛋白处于什么水平才应该考虑输血？人们对这个问题一直存有不同意见。红细胞除了其携氧作用外，在凝血方面也起重要作用。人们普遍认为，对大多数创伤病人来讲，把血红蛋白值 70～90 g/L 作为输血的靶值是合适的。但是，也有学者认为，这一低靶值主要适用于 ICU 病人，对急性创伤失血病人或外科(如：胃肠道出血)病人来讲，靶值还应该提高一些，100 g/L 比较合适。

在大量失血病人或大出血并发凝血功能障碍(PT 延长、aPTT 超过正常值的 1.5 倍)的病人，或已经服用抗凝剂(维生素 K 拮抗剂)的病人，就应该考虑输用凝血酶原复合物(prothrombin complex concentrate，PCC)。如果没有 PCC，就应该输注解冻的 FFP，初始剂量是 0～15 mL/kg 体重。必要时可以重复输注。

就**血小板**来讲，如果血小板计数在 50×10^9/L 或以上，就不应该考虑输注血小板，除非病人是大量失血、弥漫性血管内凝血或纤溶亢进(此时要求血小板计数在 75×10^9/L 或以上)。在严重头颅外伤病人和颅内出血病人，要求血小板计数在 100×10^9/L 或以上。起初，你可以输入血小板 4～8 单位或机采血小板 1 袋。必要时可以重复输注。

在先天性或后天性低纤维蛋白原血症(低于 1 g/L)，你也可以考虑输用冷沉淀或浓缩纤维蛋白原。起初，你可以输注 3～4 g，必要时可以重复输注。

2. 大量失血

> 如果有三位或多位麻醉师同时出现在一个手术间，且没有人在读报纸，通常预示大事不妙。

Michael Hoffman

如果病人在数小时内的失血量达到其全身容量(约 5 L)，就称为大量失血。很显然，这种病人是"摊上大事了"，同样，就需要**大量输血**(24 小时输红细胞 10 U 或更多)。

复苏的理想目标是组织有血液灌注、休克解除、病人未出现高容量血症的并发症(如：肺水肿、充血性心衰竭、腹腔室综合征、稀释性凝血功能障碍)，严重者甚至会发生包膜器官(尤其是肾脏)的腔室综合征[2]。

最近的经验(尤其是伊拉克和阿富汗战争中的经验)表明，在创伤情况下输全血的结局远比输红细胞好。**如今的策略是：在战地 MASH[3] 和军队医院，在可能的情况下，输用新鲜全血(fresh whole blood，FWB)，或者按"1∶1∶1 的比例"输入红细胞、鲜冻血浆和血小板。**按这种比例输注血制品的另一优点是减少了其他复苏液的输入，从而减少了大量晶体液输

---

① 译者注：耶和华见证人(Jehovah's Witnesses)是基督教的一个分支教派，发祥地在美国宾夕法尼亚州。其教义最大特点是反对主流基督教的圣父、圣子和圣灵三位一体的教义。他们讨厌偶像崇拜，拒绝向上帝以外的任何偶像致敬，甚至对美国国旗也不例外，并且拒绝服兵役；相信世界末日在即。与本文相关的一条生活准则是禁戒血，包括不食用血或带血的肉(没放血的肉)，不捐血也不接受异体全血输血(也不接受血的四大成分——红细胞、白细胞、血浆和血小板)。

② 译者注：包膜器官的腔室综合征(compartment syndrome of encapsulated organs)是指器官因为肿胀导致内压力过高，发生功能障碍。

③ 译者注：MASH(mobile army surgical hospital)是"流动陆军野战医院"英文首字母的缩略词。

入所致的并发症。晶体液既无携氧能力,也不含凝血因子。这项策略正在逐渐被民伤[1]救治实践采纳。

四、结语

既然你已经学习了止血与出血,我们要强调:诚然,为了能恰当止血和处理出血,有些知识和技术必不可少,但是,这还远远不够。你必须有积极向上的态度将所学的东西付诸行动。如果你不把学到的知识和学会的技巧转化成积极的行为,一切都是"白搭"。**让我们举例说明**:我们在医院当班,此时"蓝色警报"[2]响起。当我们抵达现场时,见到许多专业医务人员,包括内科医生、在医院工作的全科医生[3]、麻醉医生以及外科住院医生。所有人都目不转睛地盯着一个病人,这个病人在当天早些时候做了全甲状腺切除术。很显然,这个病人是出血,形成了一个巨大颈部血肿。就在他们手足无措地为这位病人进行气管插管的同时,就在这些专业人士的眼前,她的脸色变紫了。这些专业人士中至少有半数人知道需要干的是什么事,其中有几个人还实实在在地受过培训如何应对这类情景。他们具备迅速敞开切口、清除血肿的知识和技能,但是,所有人的神经都搭错了,没有人这样做。这种良好的知识和技巧又有何用? 我们仅用了数秒钟就把她的命救了回来!

> "你们应当刚强壮胆,不要害怕,更不要畏惧……"
>
> 申命记[4]**31卷,6页**

（汤文浩　译）

---

① 译者注:民(事损)伤(civiltrauma)是与战(事损)伤(war trauma)相对而言,指非战事情况下(和平时期)的外伤。

② 译者注:蓝色警报(code blue)是指出现了紧急医疗事件,病人需要紧急复苏处理。蓝色警报也可以通过无线电呼叫。

③ 译者注:在医院工作的全科医生(hospitalist, a hospital-based general physician)是住院病人的初级医生,为住院病人提供基础医疗。其模式是几名全科医生组成一个开业团队,全天候地照看这些住院病人。这些人经过医学教育,又经过大内科、普通儿科和家庭医生培训(也可能经过其他医学专科的培训)。优点是提高了病人管理的效率,缩短了住院时间。缺点是减少了个性化的医生-病人接触。

④ 译者注:申命记是圣经旧约全书中的一卷。

第四章　术后感染

Moshe Schein

　　每例外科手术都是一次细菌学实验。

Berkeley Moynihan

　　脓毒症是对外科大男子气息的一种蔑视。

John Alexander-Williams

　　在 19 世纪之前,在 Louis Pasteur 和 Joseph Lister 认识到细菌学和无菌术的重要性、从根本上改变外科的面貌之前,每例手术都被感染所致的死亡阴影笼罩着。在那个年代,外科实践就是搞出脓来! 其实,Hippocrates 就认为脓液的形成是好事:"伤口正确处理方式是应该让它尽可能快地形成脓液。"即使在今天,术后感染依旧威胁着我们所做的每例手术的结局。也就是说,外科医生一如既往地治疗着形形色色、由微生物(主要是细菌)所致的感染性疾病。

　　术后感染不仅增加了术后并发症发生率和死亡率,还造成了巨额经济负担。据估计,1999 年,美国为住院病人的(仅)手术部位感染的治疗所支付的医疗费就超过 12 亿美元! 任何手术后发生感染都会玷污我们的声誉:疝修补手术后病人发生补片感染,就不得不再次手术将补片取出,如此,原来的缺损依旧,或许更大了,在两次劳民伤财的手术后,难道"运气不好……"这句话能把病人打发了?!

　　"外科感染"这个词是指任何应该或能够采用手术方法处理的感染,以及任何在手术后形成的感染(包括内科感染和外科感染)。显然,这一章根本无法像教科书那样囊括外科感染的全部内容。因此,在这一章里我们只想就原则性的问题进行叙述——为进一步熟悉术后感染的预防与处理提供一个框架。在以后的章节里,你会读到与本章主题相关的各种感染性并发症,在这里,我们的重点是概述。

一、毋庸赘言的必备常识

　　我们认为有些背景信息对了解术后感染至关重要,还是让我们先谈谈这些信息:

- **局部炎性并非都等同于感染!** 一定要明白,手术后局部炎症所致的症状和体征并不提示出现了局部感染,尽管局部炎症和局部感染这两者在临床上很难甄别,就像静脉输液部位的无菌性血栓性浅静脉炎与金黄色葡萄球菌所致的化脓性静脉炎很难区别一样。同理,并非每例外观不舒服的伤口都能诊断为伤口感染(唉呦,怎么回事?"伤口感染"这个词已经被淘汰,现在应该称 SSI[①]⋯⋯,我且忘了)。使局部炎症成为局部感染的前提是有微生物(通常是细菌)存在!

- **SIRS[②]** 也不等同于脓毒症!很奇怪,自从 Roger C. Bone 对 SIRS 和脓毒症下明确定义以来,已经 20 多年过去了,人们依旧对 SIRS 和脓毒症混淆不清。我们依旧会读到一些大名鼎鼎的外科教授在发表高见时混淆这两者的概念。例如:一位病人在大出血后 1~2 天死于多脏器衰竭(multiple organ failure,MOF),他们说是死于脓毒性休克(即:感染性休克)。完全是一派胡言。诊断脓毒性休克的前提是存在感染证据。其实,这种病人是死于休克所致的 SIRS,是 SIRS 导致了进行性多脏器功能障碍(multiple organ dysfunction,MOD),然后进一步发展成 MOF。**你一定要搞清楚无菌性炎症(无论是局部炎症还是全身炎症)与感染(或脓毒症)的区别;否则,我劝你甭干外科这一行当了(也甭干医疗损害律师☺)。**

借此机会,我们谈几个(简化)定义:

- **SIRS**:发热($>38℃$),心率速($>90/min$),呼吸快($>20/min$),白细胞增多($>12×10^9/L$)。这种诊断标准[③]太不具特异性了,覆盖面甚广,不怪有人说纵欲也会出现 SIRS ☺!尽管如此,如今的外科医生(你!)必须对外科病人的严重状态有一个正确的看法,是炎性、感染性抑或创伤性?因为,急性疾病产生的炎症介质都会导致病人出现炎症表现。炎症越重,病人的病情就越重,预期的并发症发生率和死亡率也就越高。必须认识到你所采纳的一些治疗措施的本意是希望终止病人的炎症反应,然而,事实且适得其反——是在炎症的火焰上添油,诸如,手术过度、所做的手术不当或手术太迟,恰恰是为 SIRS 助一臂之力。
- **脓毒症**:就是机体对感染的全身炎症反应,即:SIRS+证据确凿的感染灶。
- **重症脓毒症**:在脓毒症的基础上存在脏器功能不全或组织低灌注(表现为乳酸酸中毒、少尿或低血压——如果病人合并有低血压,我们就称之为脓毒性休克)。
- **多脏器功能障碍综合征(multiple organ dysfunction syndrome,MODS)**:急性疾病病人或创伤病人出现脏器功能改变(如:呼吸窘迫、肾功能不全等)。

那么,这些与术后病人又有何关系呢?强调这些定义的原因是什么?强调这些定义的出发点是让诸位明白并非每个有感染症状和体征表现的病人就是感染。也就是说,并不是每个病人都需要按照感染来治疗(如抗生素)。

例如:

- 外科创伤就会造成严重 SIRS——参见下文的术后发热。
- 肺不张会引起 SIRS,但(通常)并不是肺炎。
- 任何严重创伤都会引起严重 SIRS 和 MODS,但是,除非有证据确凿的感染灶,这就不是**脓毒症**。
- 重症术后胰腺炎的临床表现可以宛如全身重症脓毒症,但是,通常就是一种**无菌性疾**

---

① 译者注:SSI(surgical site infection)即:手术部位感染,是指手术后发生的手术入路任何部位的感染。

② 译者注:SIRS(systemic inflammatory response syndrome)即:全身炎症反应综合征。

③ 译者注:其实,Moshe Schein 医生在文中没有注明 SIRS 的诊断标准。SIRS 的诊断标准:病人达到 4 项指标中的 2 项或 2 项以上。

病,根本谈不上脓毒症!

搞明白了?☺

不时地思考这些定义。在术后病人,一定要考虑感染存在的可能性,设法排除感染。不过,也不要总喊"狼来了"!

在继续往下走之前,我要提醒诸位牢记我们在前文中提过的关于并发症预防的通用原则(➦第二章),纵然这些原则在预防术后感染方面不会比我们下文叙述的内容更重要,但起码同样重要。现在,让我们以腹部手术为例,按术前、术中和术后分别对感染性并发症的预防和处理进行细述。

二、术前考量

如果你做的是感染性手术,你得到的就是感染。

在复苏不满意的情况下对腹膜炎病人进行手术,就好比将绳索的两头都扔给溺水者一样。

在➦第二章中我们已经奉劝你在远隔感染灶未得到满意控制之前不要贸然实施择期手术,你不会希望伤口被污染,也不会希望定居于机体其他部位的细菌在你的手术野发生种植吧。很自然,病人的全身情况越好(包括营养状态),他的免疫系统就越健全,抵御感染的能力也越强。**你还要记住:术前、术中和术后将糖尿病控制在理想水平的重要性:血糖控制不满意,病人就容易发生感染,还会影响伤口愈合!最后,术前尽早戒烟能降低感染风险和改善机体的愈合能力。**但愿你在临床实践中能听从我们这些苦口婆心的忠告!

我想在此重复无菌术的重要性已经毫无必要,我们坚信你们医院的手术室护士会严格履行"感染控制策略",恪尽职守保持手术室环境整洁以及手术中的"无菌操作",目标是把感染率降至最低程度,以便医院在认证机构的督查时有一个良好的形象(至少在报告上)——你们国家也存在类似情况吗?

常识告诉我们臭气熏天的病人在手术当天的早晨不允许再有臭气散出(至少散出的气味应该轻一些)。试想,腹壁脂肪像裙子一样下垂,遮盖在腹股沟前方,使得腹股沟区潮湿,根本无法得到微风或阳光的惠顾——简直是一个培养蘑菇的绝佳场所,为这种病人做疝修补术就等于为切口感染开启了方便之门。务必请这类病人好好洗一个澡后住院,否则,就应该让护士在手术日的早晨好好地为之做一次清洗。有文献表明,术前用葡萄糖酸氯己定(洗必泰)沐浴可以减少伤口感染率。

在家中①用剃须刀进行手术部位的**剃毛**的结果事与愿违,这一点在今天已经尽人皆知,剃毛会把毛囊深部的细菌挖至皮肤表面②,从而增加了伤口感染发生率。取而代之,现在人们倾向于在手术室(在手术前即刻)使用一次性电动剃毛剪(电动毛发推子)剪毛,而不是用剃须刀剃毛。细心的外科医生会亲自剪毛——手术区域留了一撮长毛会令你气不打一处

---

① 译者注:与中国大陆的医疗情况不同,在西方发达国家,病人往往是在手术前一日或手术当日才住院,因此,术前的手术区域"备皮"往往在病人家中进行。

② 译者注:这是一种西方式的调侃表达方式。其实,剃毛后之所以切口感染率高,其主要原因是剃须刀剃毛会造成皮肤的轻微刮伤,伤口有浆液性渗出(肉眼可能无法见到),损伤和浆液性渗出都有利于细菌繁殖。

来,但是,如果你把"剃毛、消毒、铺巾"工作交由其他人来做,这种情况就往往会发生。

我们会跳过术前肠道准备这个专题(有关这个问题业内还存在不同看法),留给我们的结直肠专家在有关章节(➲第十四章)叙述。剩下的、需要在这里进行讨论的术前准备措施是预防用抗生素问题。

(一)预防用抗生素

老到的外科医生是最佳的预防用抗生素制剂。不过,明智的预防用抗生素能显著减少围手术期感染发生率。请注意,尽管预防用抗生素在降低**伤口感染**(SSI)率方面的价值毋庸置疑,但是,在预防术后**腹内感染**方面的优势则不太显著(由于腹内感染的发生率比切口感染低,因此,人们对预防用抗生素在腹内感染方面的研究结果不太容易出现显著性)。

显然,感染的风险越高,预防用抗生素的适应证就越大。在绝对"清洁"的手术(如:乳房肿块切除术、下肢静脉曲张手术),伤口感染的风险可以忽略不计,预防用抗生素的价值就不大。不过,在"污染"手术(如:结肠损伤),预计感染风险就比较高,预防用抗生素也就顺理成章了。根据定义,"污秽"手术(如:阑尾炎穿孔)就是脏,就是**感染**;在这类手术,应用抗生素的目的不仅是预防,还有**治疗**意义!文献中通常把"清洁-污染"和"污染"分开叙述,但是,我们发现这种区分是随心所欲的、不正确的,也毫无用处。在下一章"伤口"(➲第五章)中,我们会对这种分类方法做进一步解释和拓展。提醒你:在所有污染手术和**有选择的清洁手术**,预防用抗生素是有价值的。

大多数医院都制定了**围手术期预防用抗生素预案**。

但是,我们要在这里提醒你:

- 所采用的抗生素应该**针对**手术部位预计菌群(如:结直肠手术的大肠埃希菌,疝手术的葡萄球菌)。
- 尽可能选用**最廉价、抗菌谱最窄的抗生素**(如:选择第一代头孢菌素,而不是花俏-奢侈的 X 代头孢菌素)。
- 目标是在皮肤切开时达到**最高的血浓度和组织浓度**——伤口是最容易发生感染的部位,因此,请在手术台上用抗生素,不要在术前数小时就把抗生素挂上去。
- 肥胖病人、休克病人以及出血病人需要**更大剂量的抗生素**才能获得满意的组织浓度。
- **在整个手术期间要维持药物浓度**。如果手术时间长或药物的作用时间短,你就需要追加剂量。
- **不要延长预防用抗生素的时间**。许多研究表明,在大多数病例,单次剂量已经足够。如果你希望在术后再用 1～2 个剂量,我们也不反对。但是,逾越这一界限的任何用药都是徒劳的,也是不合适的。**伤口的命运是在手术中被尘封起来的,不是在手术后**。切记:长时间预防用抗生素是有风险的,如:难辨杆菌性结肠炎和抗生素耐药菌株的出现。

Ronald L. Nichols 恰如其分地总结道:"在过去,抗生素应用中最常见的错误是在清洁手术广泛采用预防用抗生素,以及应用时机不当。如今,最常见的错误是在最大获益时间过后还在继续用抗生素。"Owen H. Wangensteen 是明尼苏达州一位已故的外科巨匠,很多年前他就说过:"预防用抗生素可能会把一名三流外科医生提高到二流,但绝对不可能把一名二流的外科医生提升至一流水准。"我们举双手赞同。

（二）污染与感染

在回到手术室的话题之前，先让我们谈谈一个重要概念：**污染与感染的区别**——许多外科医生都不知道这两者的区别，也不想知道，并且这两者的区别还影响着病人的术后过程、治疗和结局。

污染是指组织中存在微生物，但还没有发生炎症反应（例如：在肠管戳伤后腹腔被富含细菌的肠液搞脏的即刻）。在胃肠道的常规择期手术中，腹膜污染是常事。在损伤的软组织中有细菌存在就称为污染——仅当形成蜂窝织炎时才能称为感染。同样，在阑尾切除术过程中，有几滴粪水滴入盆腔，这就是污染——不是感染。污染的处理是采用机械方法来对受累组织进行清洗，剩下来的细菌则**听天由命**——留给人体的天然防御机制；在污染，围手术期预防用抗生素足矣。根本不需要延长预防用抗生素的时间！

感染是污染的继续：受累组织既有微生物（及其毒素）存在，还有**炎症反应**（如：腹膜炎、脓液形成）。显然，避免污染就能预防感染。

三、术中考量

可以肯定的是，我们不必在此教你如何洗手、洗多长时间，以及采用何种液体做手术部位的皮肤消毒了。目前人们的共识是：口罩的真正作用是保护你自己免受病人血液和体液的污染，而不是保护病人免受你口腔细菌的污染。既然如此，在手术中，在预防手术部位感染方面，你还有哪些事可以做呢？

这完全取决于你做的是哪类手术。如果这是一例"清洁"手术（如：腹壁疝修补术），那么，关键问题就是不遗余力地**避免污染**。如果这是一例"污染"手术（如：结肠切除术），那么，关键问题就是最大限度地**减少污染**。但是，如果这是一例已经感染（"污秽"）的手术，那么，关键问题就是**源头控制**——治疗感染、避免感染持续或复发（参见下文）。

诚然，还有一些其他术中因素是各类手术共同存在的，为了降低术后感染的发生率，我们应予以重视：

- 应在术中优化**组织灌注和氧合**。在缺血的组织中，细菌会疯长，而抗生素则很难进入。
- **手术耗时**。手术持续时间越长，组织暴露的时间就越长，感染的风险就越高。你做手术应该细致，但是，也不要慢吞吞像一只乌龟爬行。
- **低体温**。中心体温低下，感染发生率就会上升。保持病人的体温：给病人盖被褥，为暴露的部位加温，给输液加温。在自然情况下，手术时间过长会导致低体温。
- **失血与止血**。我们都知道，失血及其后继的输血与术后感染呈正相关。血肿是细菌生长的理想培养基，因此，要细致止血，通过清空积血来预防血肿形成。有一条西班牙谚语：鲜血岂能与大粪混为一"潭"。
- **善待组织**。除了污染/感染的程度之外（或者说，在没有污染/感染的情况下），**可以肯定，在预防（或导致）感染中最重要的因素是外科医生**。即使同样在一个科室工作，有些外科医生的感染并发症就高，而另一些则明显少。如果你希望成为前一组外科医生,就必须搞清楚你在干什么,把事办好——简而言之,就是沿解剖间隙仔细分离减少组织损伤——这些组织能助外科医生一臂之力。因此,请温柔点!好好止血(没有必要把一切变为焦炭);用(省着用)现代缝线(不要用丝线!)做缝合;不要留置引流管,除非绝对必要(通常没有这个必要!)。

- **环境**。手术在什么地方做很重要。教学医院里的感染率通常比私营的非教学医院高。只要到任何一家大型的大学医院的手术室去看一下,你就会明白根源在哪:手术室不时地有人员进进出出;学生和参观者站在高高的脚凳上俯视手术台;不是住院医师在做着手术,就是高年资医生在慢吞吞地做示教。而在一所小型静谧手术室,由一位经验老到的外科医生与同样的护士共同来完成同样的手术,其感染发生率低就不足为怪了。
- **其他陈规陋习**。外科医生在临床上依旧用来预防感染的还有许多其他陈规陋习,其中大多数没有科学证据。诸如:在术中更换手套,用粘性薄膜贴在伤口四周,伤口保护套,还有用刺激性液体冲洗伤口……(参见下文)。

正像外科和内科领域的许多其他事情一样,单独评价上述这些手段的重要性和有效性往往是不可能的,但是,把上述手段捆绑起来,他们确能预防感染,堪称"优质操作规范"。

现在,让我们重点谈谈清除感染的操作原则:源头控制和清理腹腔。

(一)源头控制

源头控制的意思是控制污染/感染源。**清除感染的源头是一项关键步骤,任何外科感染都是如此**。为了治愈伴有感染的糖尿病足,你就必须去除感染的骨骼(骨髓炎);为了治疗人工植入物感染(疝补片、假体),你就必须将植入物取出;为了控制坏死性软组织感染的扩散,你就必须切除所有失活的坏死组织;为了缓解脓肿的临床表现,你就必须引流脓液——有脓液,就得给出路![①]

诚然,源头控制在腹内感染治疗中的地位举足轻重,其目的是阻断细菌及感染佐剂(胆汁、血液、粪渣、钡)进入腹腔。这往往只要做一个比较简单的手术就行,如:急性阑尾炎做阑尾切除术。有时,则需要做一个大手术来切除感染灶,如憩室炎穿孔需要做结肠切除术。一般来讲,术式的选择——结肠切除后的两断端是做吻合还是做外置(即:做结肠造瘘),完全取决于感染的解剖部位、腹膜炎症的程度和 SIRS 的程度,以及病人患病前的体能储备情况。偶尔,由于切除原发灶需要付出的代价太大,我们压根无法做到理想的源头控制,只能选择比较保守的术式,如:转流术(如:损伤直肠近侧的结肠造瘘术)或引流(如:十二指肠残端漏的引流)。

(二)清理腹腔

去除感染源头后,下一步就是清洁组织,尽可能减少组织上的细菌量和感染佐剂。清洁腹腔的方法在近几十年来毫无进展,不外乎两大方法:"剔除/剪去粪便"以及"对污染的

---

① 译者注:"有脓液,就得给出路"源自拉丁语"Ubi pus, ibi evacua",这句话在西方医疗界的引用率甚高。它告诫临床医生:当体内有脓液积聚时,就应该开一个洞让脓液流出来。因为,抗生素往往很难进入高压的脓腔,加之脓液的pH 低,抗生素很难起作用;引流不仅去除了脓液,还去除了细菌和毒素,更重要的是解除了脓腔内的高压!

液体进行稀释(冲洗)。"出现了一种广为传播的教条——在手术结束时,无论是清洁手术、污秽手术,还是污秽手术,必做一次彻底冲洗。尽管对这一教条进行科学论证并非不可能,但是会有难度。冲洗用的液体量取决于局部情况和每位外科医生的信念-强迫意念,少则数毫升,多则数升(直至外科医生感到内裤湿了才会停止)。有些外科医生还会在冲洗液中加入抗生素;有些外科医生甚至加入消毒剂。骨科医生以及其他一些专科的医生推荐对污染的软组织进行高压冲洗。

与其他情况相比,人们对污染或污秽腹腔手术中清理手段的研究更为广泛。污染的液体和感染性渗出物应该吸尽,腹膜面的颗粒状物应该用湿的剖腹纱垫擦除或拭去(遗留这种颗粒物就等同于遗留了污染的异物!——译者注)。虽然术中腹腔冲洗给人以感官的满足,深受外科医生青睐,但是,在接受恰当抗生素全身治疗的病人中,尚没有科学证据表明术中腹腔冲洗能减少死亡率或感染性并发症的发生率。同样,用抗生素进行腹腔冲洗也不具优势,在冲洗液中加入消毒剂会引起局部毒性作用。因此,如果你愿意,你完全可以做"反复冲洗"(这个词在美国外科医生之间很常用)。但是,你一定要明白反复腹腔灌洗的效果不大。你自己的眼睛是你的最佳向导:**看上去干净就行**。尽量把冲洗的范围限制在污染区——不要把粪便冲得到处都是,并且要记住一定吸尽所有冲洗液。有良好的证据表明,将冲洗液留在腹腔内,会稀释巨噬细胞,干扰腹膜的防御机制。**细菌或许比巨噬细胞善于游泳!** 不管怎样,你甚至可以做一次"象征性冲洗",让你的护士高兴一把,也表示你在预防感染方面尽力了(如果你在手术记录上有所记载)。不久前,我被一位病人起诉,这位病人因为肘部软组织撕裂伤发生了化脓性关节炎。在法庭上,"我的"专家证人引用了手术记录上的记载,强调我已经对伤口做了仔细的清理和冲洗……,原告毫无胜算机会!

(三)引流管的作用如何?

你需要在手术结束时留置 1 根或多根引流管来预防感染或加速病人康复吗? 嘿,要看情况……,取决于病理情况和病灶位置。本书后面的章节在讨论相关问题时会提到引流,在此,我们仅谈一些基本原则。

引流管分两种:预防性的和治疗性的。

预防性引流的适应证是:

● 通过清空残余的血清、血液以及手术部位和残留死腔的碎屑(如:在巨大软组织血肿引流后),达到预防**感染**的目的。

● 控制可能发生的或预料中的吻合口漏,目的是建立一个控制性外瘘①(如:在结肠吻合口附近留置引流)。

● 预警并发症(如:在减肥手术后,引流管有助于胃漏的早期诊断)。

治疗性引流的适应证是:

● 在其他方法无法奏效时通过引流实施源头控制(如:引流十二指肠吻合口漏,建立一个控制性外瘘)。

● 引流已经形成的脓肿或感染性液体集聚(如:软组织脓肿、胰腺脓肿、肝脓肿)。

---

① 译者注:"控制性"外瘘("controlled" external fistula)在本书中的意思是,将肠内容直接引流至体外,引流的隧道周围可能已经被纤维素封闭,从而避免腹腔其他部位被瘘口流出的液体所刺激或污染,但是,瘘道还未完全形成。

你一定要搞清楚，与其他部位不同，**腹腔内留置引流的合理性和必要性差异甚大**。与软组织不同，腹腔具有绝佳的局部防御机制，从而使得引流管（一些特殊情况除外——参见下文）无用武之地。在软组织就不是这样——在软组织，引流的主要作用是保持脓腔或死腔空虚，有利于腔隙塌陷、由内向外愈合。最根本的一点是，引流管妨碍脓腔口缘皮肤的愈合（在腔内依旧有污染/感染的情况下），从而避免了感染的持续/反复。

（四）腹腔手术的引流适应证①

腹腔手术的引流适应证简述如下。

预防性引流：

- **极可能发生胆漏或胰漏的情况**。在胆漏口或胰漏口（如：**Whipple 手术后的胰肠吻合口**）附近留置一根引流管既可救命，又有治疗作用。
- **高风险缝合口**——如：**十二指肠缝合口**（如：Billroth Ⅱ 式胃切除术后，容易发生漏的十二指肠残端）。位于**腹膜后的十二指肠**比其他小肠容易发生漏，因此，在其附近留置引流是合乎情理的，如：ERCP 后出血为了止血而行十二指肠切开。**食管缝合口**同属高风险缝合口，因此，人们也主张在其附近留置引流。**泌尿道缝合口**也容易发生尿漏，留置引流也是值得的（如：部分肾切除术后）。

如果预计有腹腔内出血的可能，为了尽早察觉腹内出血，避免形成血肿，能否留置预防性腹腔引流？有道是："如果你不得不留置引流管来观察是否会有术后出血，那就说明你的手术还没做完"，也有人说……，"引流是手术存在瑕疵的无言自白"[Howard Kelly]。

如果是为了能早期发现出血和渗血而留置引流管，那么其中大多数引流管是没有必要的，而且能起的作用很小；即使在大出血时，其能起的作用也很小——只能显示"冰山一角"，或完全被血块堵塞。也有人说，为了预防血液或血浆在局部集聚（如：在有难度的胆囊切除后的胆囊床部位，或直肠前切除后的盆腔），在有些病人，留置负压引流管 1~2 天可以预防感染性并发症——不过，即使对这种情况，人们也存在不同意见：

请记住这句老话：

> 无论从物理上讲还是从生理上讲，你都不可能引流全部腹腔。

Yates JL，～ 1905

治疗性引流（在腹腔手术）：

- **作为一种源头控制手段：这是留置引流的主要适应证**！正如我们在前文强调过的，如果因为解剖或技术所限，污染/感染的源头无法根除，就应该留置引流以建立控制性外瘘。
- **引流已经形成的脓肿**。许多外科医生仍然坚信脓肿壁完全形成后就应该留置引流管，尤其当脓肿壁不会塌陷时，即：厚壁脓肿。**不过，我们坚信，与肝脓肿等实质性脏器内的脓肿相反，在腹腔内不会塌陷的脓肿极为罕见**。大多数病人在脓液引流后（如：阑尾炎穿孔后的阑尾周围脓肿），邻近组织会填充已引流的腔隙，通过源头控制（阑尾切除术）和围手术期抗生素应用，就能治愈感染。引流管根本不会给你带来任

---

① 《Schein 外科急腹症》第 1 版（英文第 3 版），科学出版社ⒸⒸ 2011 年：第 42 章。

何好处！

有效引流游离腹腔是不可能的,尽管老话是这么说,在临床上,引流依旧很常用(滥用)。在国际(外科)游历期间,我们常常会见到(在腹膜炎手术后)病人的腹部酷似豪猪——每个象限都"长着"一根引流管。这意味着外科医生依旧坚信广泛腹腔引流有好处。但是,广泛引流不可能给你带去任何好处！留置在游离腹腔内的引流管会很快被粘连隔开。引流管迅速被皮肤菌群污染,引出的液体量极少(其实是来自引流管窦道的感染)——1～2天后,这些引流管就只能引流管子的窦道了！此外,引流管还会造成一连串的潜在并发症,参见表4.1。

表 4.1　引流管的潜在并发症

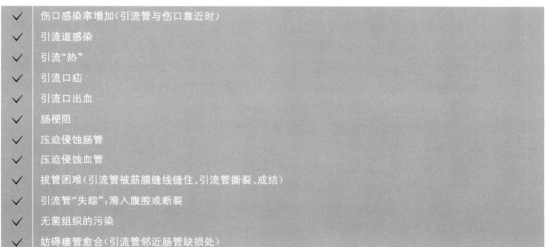

✓	伤口感染率增加(引流管与伤口靠近时)
✓	引流道感染
✓	引流"热"
✓	引流口疝
✓	引流口出血
✓	肠梗阻
✓	压迫侵蚀肠管
✓	压迫侵蚀血管
✓	拔管困难(引流管被筋膜缝线缝住、引流管撕裂、成结)
✓	引流管"失踪":滑入腹腔或断裂
✓	无菌组织的污染
✓	妨碍瘘管愈合(引流管邻近肠管缺损处)

与其说不知道如何留置引流管,还不如不留置引流。

William Stewart Halsted

（五）腹腔和伤口的缝合

在腹腔感染手术结束时,最常见的两难之选:这个感染的腹腔是"缝闭还是不缝"？至于关腹有哪些并发症需要**预防**,腹腔开放又会**出现**哪些并发症,所有这些细节烦请参阅我之前的那本书①。关于在手术结束时将切口敞开,请参见下一章(➲第五章)。

四、术后考量

你的愿望不外乎:
● **预防术后感染**。
● **治疗**已经存在的感染。
● 诊断与治疗**复发感染和持续感染**,以及新出现的感染性并发症。

---

① 《Schein外科急腹症》第1版(英文第3版),科学出版社ⓒ 2011年:第52章。

（一）预防术后感染

➲ 第二章中列出的预防原则同样适用于此处：

● 早期下床活动和及时拔除鼻胃管可以减少肺不张和肺炎的风险；及时拔除静脉输液管和导尿管分别可以降低血栓性静脉炎和尿路感染（urinary tract infection，UTI）。简而言之：尽早去掉那些塑制品带来的负担！

● 请不要讨厌我们重复：理想的氧合、组织灌注、血糖水平控制和避免（不必要的）输血在感染的预防中有重要地位！

● 恰当术后营养也很重要。**尽可能采用肠内营养，因为，与肠外营养相比，肠内营养能强化人体的免疫功能，营养相关性感染率比较低**（价格也比较便宜）。当然，如果病人不能口服进食，依旧可以（也应该）采用肠内营养。在这种情况下，你可以直接将营养管插过吻合口进入小肠进行喂养，也可以在术中做营养性空肠造瘘——你必须在手术中就盘算这个问题！**切记，一位术前营养状态良好的病人可以耐受 7～10 天的术后饥饿**，除了静脉维持液中的盐、糖和电解质外，不需要另加任何东西。如果病人出现了肠麻痹时间过长、胃肠道外瘘、需要再次手术或其他并发症，在术后第一周之后仍然不能进行肠内营养，就应该考虑增加肠外营养（经外周静脉或中心静脉）。

● **抗生素**。预防用抗生素可以预防感染，但是一定要在术前和术中应用，不是在术后用！术前单次剂量足矣！不过，有些惊弓之鸟的外科医生认为"延长预防用抗生素"有好处，他们会对一些高危病例（如：糖尿病病人用人造血管行动脉旁路手术后，或免疫抑制的病人用补片行疝修补术后）加几个剂量，多用一天。对这些，我们无可非议。话虽这么说，在择期"清洁"手术（如：乳房切除术）或"污染"手术（如：结肠切除术），**延长预防用抗生素的使用时间应该受到强烈谴责**。在此种情况下，它正应了这样一句话："成事不足，败事有余"——只会增加耐药菌株、费用和并发症（如：难辨杆菌性结肠炎、药物热）发生率。是的，我们此前也有谈过。

（二）处理已经存在的感染

你已经明白你刚才完成的源头控制在根除感染中是最重要的一步。现在，你应该继续提供理想的支持治疗、治疗用抗生素（目标是根除手术部位的残余细菌），并且像鹰一样地盯着你的病人（参见下文）。

关于**术后治疗用抗生素**的几句话：再强调一次，如果感染源未得到控制，或者说复发感染/持续感染未得到诊断和引流，抗生素不会有用。**如果手术所见提示存在感染，而非污染。除了围手术期的预防用抗生素外，手术后还应该继续用抗生素。**

人们对术后抗生素的持续使用时间依旧存在一些不同看法，但是，以前那长时间（如：使用 7～10 天）使用抗生素的陈规陋习已经被淘汰。具体的持续使用时间应该根据各个病人的具体情况决定，包括术中所见以及病人的条件：

● 如果源头控制手术似乎能完全根除感染［我们称之为**"可切除性感染"**（如：坏死性胆囊炎、肠管坏疽）］，并且在感染源切除后，其他部位没有发现感染（脓液！），那么，术后用 1～2 天抗生素足矣。

- 然而,如果除了感染源外,发现其他部位还有感染(如:内脏穿孔、局限性或弥漫性腹膜炎),那么,就应该使用比较长时间的抗生素。
- **就腹内感染来讲,抗生素的持续使用时间一般不超过 5 天**,除非有持续感染的证据,或者怀疑源头未得到妥善处理。
- 过去的清规戒律认为抗生素应该用至体温和白细胞计数恢复正常。这种策略往往会导致抗生素过度使用,因为,在感染灶清除后,SIRS 会依旧存在。因此,轻微的热峰或白细胞计数增高依旧不应该妨碍你停用抗生素。请停下来观望!(参见下文)。
- 在病人能够进食时,就可以**将静脉用抗生素改为口服**,必要时,回家继续口服。

(三) 微生物培养的地位如何?

事实上,外科医生所做的大多数微生物培养是巨大的资源浪费,因为,培养的结果基本不会对我们的治疗和病人的结局构成真正影响。究其原因,是因为外科感染的微生物学大多是可以预计的。就拿继发性腹膜炎的细菌学来讲,经验性广谱抗生素应用往往有效,在手术前就开始使用,只要对 Gram 阴性菌(如:大肠埃希菌)和厌氧菌(脆弱类杆菌)有效就行。总之,大多数病人的细菌培养结果只有在抗生素的疗程完全结束后才能出来。你见过哪位内脏穿孔的弥漫性腹膜炎病例的术中培养结果对术后抗生素选择产生影响了吗?我们从来没有遇到过。

不过,在下列情况,腹腔液培养还是有意义的:

- **原发性腹膜炎**:此时,腹腔内不存在感染的源头,腹腔液所含的微生物是从机体其他部位迁徙而来。
- 住院病人发生**继发性腹膜炎**的典型例子就是术后腹膜炎,往往是机会性感染。
- **免疫功能低下**病人(如:AIDS)以及那些已经用了抗生素病人的腹膜炎。

在**软组织感染**,做细菌培养的理由就更充分一些;主要原因是识别耐药菌株(如:MRSA[1]),这些菌株需要特殊抗生素治疗。

(四) 复发感染和持续感染,以及新出现的感染性并发症的诊断与治疗

> 腹腔打开后,它受制于你;腹腔缝合后,你受制于它。[2]

依我看,这是腹部外科最重要的格言。不仅如此,通常也适用于外科其他领域。因为,一旦你把切口缝闭了,无论你把什么东西留在了伤口里,这都成了一个"黑匣子",即使在如今的 CT 和 MRI 时代(至少在术后的最初几天),与以前相比也没有什么两样。因此,你必须永远保持高度的警惕性,持有高度的怀疑心态——哇,讨厌,又是这句陈腔滥调——目的是发现位于手术野深部正在"造势"的感染性并发症。**乍看,一条切口外观良好、愈合满意,看似"平安无事"**,且不知就在其下方藏着脓肿、吻合口漏或蜂窝织炎——犹如一颗定时炸弹。

---

① 译者注:MRSA(methicillin-resistant *Staphylococcus aureus*)是耐甲氧西林葡萄球菌的英文首字母缩略词。

② 译者注:腹腔打开后,主动权在你手上——你可以为所欲为,手术做大或做小;腹腔缝合后,主动权是它掌控着——你不得不看它的"脸色"行事,如:腹胀,你得处理;深更半夜血压低,你得从家中赶来……

如何对持续感染和复发感染进行诊断呢?

- 如果**病人术后的恢复出乎我们的预期**,请怀疑出了问题:腹腔镜胆囊切除术后的病人至少在术后第二天就可以回家,能起床走动,能进食和排气,疼痛几乎消失。结肠切除病人在术后第五天就笑容满面,在此前可能不行。如果病人的恢复缓慢,你就必须开始担心! 简而言之:"如果与手术前相比,腹部大手术的病人在术后第四天情况还不见好转,那么,一定是出了什么岔子。"[Ari]

- 如果病人在手术两天后**依旧有 SIRS**,你就应该开始有点紧张了! 持续心动过速提示肯定有问题! 诚然,心动过速的原因可以是非外科的(如:低血压、低氧血症、贫血、高热……),但是,你也应该考虑那忽隐忽现的外科不测,如:脓液未得到引流,有东西发生了缺血/坏死。

- 从前,**术后发热**一直是外科医生用来识别术后并发症的重要标志。术后发热的常见原因见表 4.2。不过,同样重要的还有热型。遗憾的是,光彩夺目的时代已成过眼云烟——你们中的大多数或许都太年轻,没有经历过体温单挂在每张病床后面墙上的那个时代。你能够立刻看出体温的**趋势**:你可以看出一切平安无事(体温正常,曲线基本平坦),也可能怀着忐忑不安的心情注视着或高或低的峰/谷状**脓毒性**热型。**术后早期低热**通常是生理性的,人称残余 SIRS,是手术创伤或局部炎症的结局(积血的吸收;脓液引流本身也都会引起发热!)所致。**术后中期低热**通常提示某处有感染在"造势"——你根本不清楚是什么样的感染,也不清楚哪里有感染。但是,不出 1~2 天,你就会见到是伤口感染或诊断为吻合口漏。当然体温也可能自行消退,一切相安无事——感谢上帝的伟大。**术后后期峰型热**往往提示存在未引流的脓肿!

- **白细胞增多**。白细胞数增高是炎症反应的组成部分。不要单独依据白细胞计数考虑问题,要结合全身临床病象综合分析。再强调一次,白细胞计数增高可能暗示存在感染。但是,在大多数情况下,增高的白细胞计数会自行下降。如果病人的其他情况都很好,唯有白细胞计数增高,千万不要疯狂地追逐,或用抗生素来治疗白细胞计数增高。我们经常会放一位白细胞计数很高的病人回家,嘱其一周后复诊,了解白细胞计数是否已经恢复正常。反之,如果病人的白细胞计数很低,你就应该提高警惕,这往往是脓毒症形成的迹象。

- **病人的全身情况远比体温和 WBC 计数重要!** 如果病人自我"感觉良好",肠麻痹在好转,食欲开始恢复,伤口在愈合,临床检查阴性,即便有几个热峰和 WBC 计数增高也不必忧虑。如果女病人涂了口红[①],男病人开始剃须(甚至重新燃起了对性的兴趣),你就一块石头落地了!

表 4.2 术后发热(SIRS)的原因

术后天数	原 因
1~3(早期)	**生理性:**SIRS 由手术创伤所致 肺不张

---

① 译者注:在西方社会,女性涂口红是一项很重要的礼仪。海伦·斯诺(《西行漫记》作者埃德加·斯诺的妻子)说过:"口红对美国女性来说是多么重要,什么都可以扔掉,口红得留着。"

续表 4.2

术后天数	原　因
4～6(中期)	肺炎、尿路感染、血栓性静脉炎(静脉输液部位) 伤口感染早期,原因是化脓性链球菌——特点是扩散快(罕见!) **外科并发症**的"发酵期"或"造势期"(参见下文) 深静脉血栓形成(deep vein thrombosis, DVT)#
7～10(后期)	**伤口感染**(化脓性的和包裹性的) **深部感染**(如:感染液积聚、脓肿、吻合口漏)

#许多文献都有这种提法。但是,我从未见过术后 DVT 病人有发热表现……

关于**特异性术后感染**的诊断和治疗我们会在以后的章节中讨论。眼下,我们只想强调:关键是持有担忧的心态——**永远怀有最糟结局的预感,当你的噩梦未成现实时,如释重负**。竭尽所能地经常对你的病人进行观察和重新评估,星期天早晨,在你去钓鱼或打高尔夫(有些人喜欢去教堂)的路上顺道到医院去绕一下。与其用抗生素把病人泡起来,倒不如运用你的临床判断力,有目的地加做几项影像检查——阴性给你安慰,阳性会引导你做出得体的处理(图 4.1)。

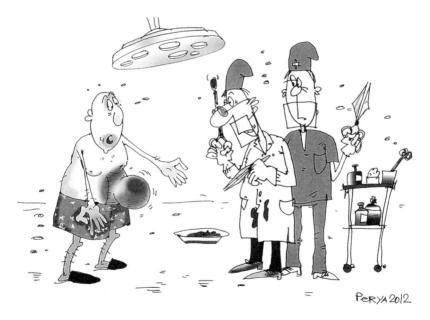

图 4.1　助手:"老师,那是一个脓肿!"**主刀医生:**"我不清楚此为何物,还是让我们给他用一个剂量的抗生素吧……"

是的,你应该考虑并除外肺炎、尿路感染和其他一些非外科原因所致的术后持续 SIRS。但是,你一定要不时地、一再地提醒自己**问题通常都出在手术部位!**

在外科病人,发热或脓毒症状态的原因通常都出在手术部位,除非有证据表明在其他部位。大多数外科医生都明白这个道理,但是,否认这一点的外科医生且不在少数。在 M&M 讨论会上和法庭证词中,我们时常会遇到这类外科医生——不仅有三级医院的,还有"象牙塔"医院的。下面这种情况十分典型,司空见惯,令人作呕:一位术后病人出现了 SIRS,逐渐形成脏器衰竭……,最终死亡,与此同时,手术医生一直在否认,未能针对其真实问题采取对策。有人称之为**鸵鸟综合征**①。

  Mark M. Ravitch 说过:"最后那位认为必须再手术的人正是那位为该病人做手术之人。"这句话往往是实际情况。不幸的是,在许多情况下,那些在周围晃悠的人没有哪位愿意接手这种病人,至少说服主刀医生做出正确抉择。

  不过,如今,我希望你,我亲爱的读者,在面对术后灾祸(不仅是你自己的病人)时能多一分自信——现在,你需要**"到伤口里去找肺炎!"**如果伤口没有问题,请考虑吻合口漏……

  术后腹内感染是普外科医生如坐针毡、夜不能寐的主要原因之一。不过,基于不想拷贝/粘贴我们最近发表的作品,还希望这本书能精炼,我们建议你参阅《Schein 外科急腹症》第 1 版(英文第 3 版),科学出版社ⓒ 2011 年:第十二章和第五十二章。

>   闭上双眼,双手作揖,反复默诵:"我应该不停地在手术部位寻找问题的根源,我不是一只鸵鸟!我要不停地找……"

(汤文浩 译)

---

  ① 译者注:鸵鸟被逼得走投无路时,会把头钻进沙子里,有"掩耳盗铃"或"视而不见"的意味,人称"鸵鸟心态"。"鸵鸟心态"是一种逃避现实的心理,也是一种不敢面对问题的懦弱行为。心理学研究发现,现代人在面对压力时大多会采取回避态度,明知灾难即将发生,但不愿意采取对策,结果问题更趋复杂,更难处理。

第五章

伤口,创面……

Moshe Schein   Paul N. Rogers   Ari Leppäniemi   Danny Rosin

SSI 发生率极低的外科医生一定是选择性健忘者。

Hiram C. Polk

手术伤口是病人能实实在在看到、你留给病人的唯一记号。他的家人或女友无法看到吻合口的愈合情况,但很可能会对外观良好的伤口念兹在兹(图 5.1)。我有个病人在结肠切除术后一周发生了脑卒中,气数将至,命悬一线;他的妻子看着他裸露的腹部说道:"大夫,你的手术做得真好。"(意思是说:"手术是成功的,但病人正在离我们而去……")要达到"看上去不赖"的要求,伤口就必须经历几近完美的愈合过程。不过,天知地知你知我知,绝大多数术后伤口都谈不上完美。谈论伤口时,每个人首先想到的就是伤口感染。其实,术后伤口常见并发症的种类繁多,所有这些并发症都是伤口的正常愈合过程出现了偏差。

作为衡量医疗质量的一个指标,如今,人们把目光聚焦在了**伤口感染率**上,从而催生了众多的"权威"审查机构和指南(有印刷的,也有发布在互联网上的),专门致力于 **SSI**[①](他们要求我们使用这一专业术语)这一专题。现在,你需要做个选择:愿意读那些冗长的文献(这里,我们为你提供一份 1999 年版[②]的互联网上的文献——《手术部位感染预防指南》),抑或读我们的简化版。

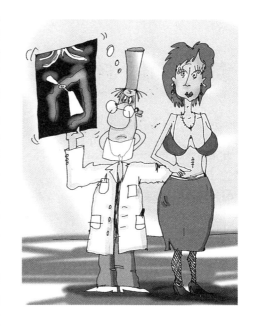

图 5.1 病人对外科医生说:"瘢痕看上去不赖,我非常满意……,我会把你推荐给每个人!"

在涉及实际问题之前,我们需要重温一下由"感染管理"政策的制定者创造出来的几个定义:

---

① 译者注:SSI(surgical site infection)即:手术部位感染,是指手术入路任何部位在手术后发生的感染。
② http://www.cdc.gov/hicpac/pdf/guidelines/SSI_1999.pdf.

- **切口浅部 SSI**：这就是我们谈论的典型切口感染。感染累及皮肤和皮下组织——往往就是**切口脓肿**。
- **切口深部 SSI**：感染累及深部软组织（如：切口的筋膜层和肌层）。当然，切口深部 SSI 比切口浅部 SSI 少见。我们这些外科医生通常喜欢把这种感染称为"坏死性软组织感染"，因此，其治疗方法就是清创、广泛引流和使用抗生素。
- **器官/腔隙 SSI**：只有上帝才知道我们为什么需要用这个名词（?）。难道我们不应该称这个宝贝为腹膜炎或脓胸（对"腔隙 SSI"来讲）；不能称呼肝脓肿或吻合口蜂窝织炎（对"器官 SSI"而言）？

在前一章中，我们承诺过会对手术伤口分类和感染风险进行拓展：这里我们在表5.1中兑现之。我想，现在你一定搞清楚"清洁-污染"与"污染"手术之间的区别是相当随意的（如果说不是主观的），几乎没有使用价值。你还会认识到不同研究人员所引用的感染风险数字（%）和感染实际发生率对你的某一病人来讲几乎毫无意义。**在实践中**，你只需知道清洁手术发生感染的风险很小，而污秽手术发生感染概率高。在两者之间就是污染手术——污染越重，感染的风险越高。

表 5.1　手术切口与感染风险分类

手术切口类别	标　　准	举　　例	感染风险
清洁	通常是择期手术，不存在潜在污染源（手术不涉及呼吸道、胆道、胃肠道和泌尿生殖道）	疝修补术 乳房切除术 血管手术	<2%
清洁-污染	需要切开呼吸道、胆道、胃肠道或泌尿生殖道、有极少量内容物外溢的（择期）手术	胆囊切除术 结肠切除术① 剖宫产	<10%
污染	有明显胃肠道内容物外溢的手术，胆汁或尿液有感染的手术，穿入伤早期	肠梗阻行肠管切除术，胆囊积脓行胆囊切除术，阑尾切除术	~20%
污秽或脏	所有针对明确感染灶的手术，穿入伤后期	阑尾炎穿孔……，各种原因所致的细菌性腹膜炎	~40%

　　在这里，我们会允许自己做一个（罕见的）略带讽刺意味的点评：我们从来就不太相信文献上的伤口感染数字。如果要我们相信，手术伤口的报表就必须由受过培训的独立观察者采用严格、正确的标准来管理——不是由外科医生或他们的追随者来管理。必须对所有伤口做直接评估和定期评估——图表分析和问卷调查都很不准确。此外，引用伤口感染的总发生率，不根据病人的特点（感染的风险因素）和所采用的特定术式进行分层，一切都毫无意义。即使在一个亚专科内，SSI 的发生率也随特定的术式而不同。例如：在结直肠外科，直肠手术就比结肠憩室病行择期乙状结肠切除术的感染率高。头颈部的伤口由于血供极为丰富，其伤口感染率就比腹部或下肢伤口的感染率低。此外，还要考虑手术方式：是腹腔镜手术（几乎没有感染），抑或腹部开放手术。**简而言之**：粗糙的 **SSI 总发生率不能作为衡量医疗质量的一项正确指标**。最后，如今绝大多数病人都是在术后数日出院，伤口并发症出现在病人的家里，而非医院里，其诊断和处理是在随访时在

---

①　译者注：我认为结肠切除术应该属于"污染"手术，但是，当我询问 Schein 先生时，他认为经过肠道准备的择期结肠手术应该属于清洁-污染类。

外科医生的办公室里进行的(因而没有上报)。你认为外科医生都愿意将每例感染或不良事件都公布于众?

一、术前考量

至于在手术前在预防 SSI 方面你能做些啥,我们在前一章中已经做了交待(如:控制糖尿病、戒烟等等)。然而,冒着重复自己的嫌疑,我们还想在这里把已知会增加 SSI 发生率的风险因素用表 5.2 的方式列出,再加上表 5.1 的手术切口与感染风险分类,我们想你应该能做出决策哪位病人需要预防用抗生素。

表 5.2　已知会增加 SSI 发生率的风险因素

局部因素	全身因素
异物(补片、人造血管、假体)植入 遭受过辐射的手术区域 邻近有潜在感染源(结肠造瘘) 手术部位欠卫生(你可以在深邃、湿润的皮肤皱褶中培养香菇☺) 留置引流管	肥胖 免疫抑制(使用皮质类固醇、HIV、肿瘤化疗、大量输血) 营养不良 ASA 分类＞2(美国麻醉学会分类系统;➲第二章) 糖尿病 近期手术 年迈或年幼

预防用抗生素的原则已经在➲第四章中讨论,借此机会,提一下我们的实用主义看法。我们早就说过:在感染风险可以忽略不计时,预防用抗生素并非必须——你不可能做到"锦上添花"。那么,预防用抗生素的适应证究竟是哪些呢? 显然是那些非"清洁"手术(表 5.1)。

1. 清洁伤口需要预防用抗生素吗?

● 在乳房切除术和切口疝修补术,预防用抗生素可以获益。
● 一旦出现感染性并发症后果极严重者(血管手术和神经外科手术),建议预防用抗生素。
● 留置了招惹感染的人工植入物(补片、假体)的病人,建议预防用抗生素。
● 存在其他特殊风险因素(全身性的或局部的;表 5.2)的病人,建议预防用抗生素。

2. 用哪种制剂?

关于这一点我们在➲第四章已经谈过。你的靶目标一定是手术野中假定的污染菌。在清洁手术,这个假定污染菌通常就是皮肤的常驻菌群——葡萄球菌,它也是污染手术后 SSI 的常见致病菌,而不是定殖于拟手术内脏的细菌。

在清洁手术,预防用抗生素的用法一般倾向于第一代头孢菌素单次应用。其实,在其他类别的手术也是如此。不过,我不希望让你成为众矢之的······,如果你决定在术后再用1～2个剂量也无妨,只要你记住在翌日(最迟)停用就行。请参考贵医院制定的预案!

现在,你应该明白,在临床上,除了低危病人的一些"绝对清洁"手术(如:下肢静脉曲张、软组织肿瘤切除)外,大多数手术使用预防用抗生素都是合理的,至少预防用抗生素在大多数手术来讲是"可选"之项——我们不是在大多数疝手术都采用补片吗?我们的病人不是越来越胖、越来越多糖尿病吗?然而,**例外和争议永远存在**。例如:有些研究表明在腹腔镜胆囊切除术(虽然这属于"清洁-污染"手术)没有必要预防用抗生素,因为这种手术后 SSI 的发生率可以忽略不计。到底该怎么办?还得由你来定——这是可选之项。

单次预防用抗生素没有害处:运用你的判断力——如果你认为这个病人存在 SSI 的风险,就选择预防用抗生素!

切记! 一定要在切皮前即刻给药!

二、术中考量

是否会发生伤口感染,在缝合伤口最后一针时就已经定下来了。

Mark Ravitch

在手术中,在预防切口并发症方面,你可以做的事很多:

- 避免切口污染。要达到这一目的,就有许多事要做(尤其在污染/污秽手术),包括:保护皮肤,在缝合筋膜和皮肤时更换"关腹器械盒"。建议在吻合完毕后,及时更换已污染的手套!
- 操作要有效、细致,切勿"虐待"组织。
- 分离是一切手术的关键所在,解剖知识又是无创分离的关键所在——大多数情况下,无血管组织间隙天生存在着,等着外科医生去分离!
- 不要过度使用电刀,把皮肤和皮下组织烤糊。
- 尽可能避免/关闭死腔。肥胖病人要加一层皮下缝合。
- 引流管会增加 SSI 的风险;只有在绝对需要时使用之。
- 皮肤缝合的方法事关大局。请用单股缝线缝皮,不要用害人的丝线;尽可能采用皮内缝合——皮内缝合的伤口比皮钉钉合效果好。多花几分钟来仔细缝合皮肤。请你自己缝皮,会有回报的。
- 千万不要将有污染的结肠造瘘从腹部的主切口中拖出来(难道还有哪位蠢蛋依旧这样搞?)。结肠造瘘口至少应该距主切口 5～10 cm。
- 毫无疑问,你的切口做得越长,切口并发症就越多。就阑尾炎穿孔来讲,长的正中切口肯定比右下腹横切口的并发症发生率高。
- 在皮肤缝合前,在切口内放入抗生素(粉剂或溶液)是另一种可供选择的预防措施。这可以确保药物在真正需要的部位处于高浓度。有些外科医生将这种方法用于清洁切口(如:疝修补术),来取代全身用抗生素。减少伤口内微生物量的一切努力都是合理的!

伤口是不缝,还是做延期缝合?

缝合的伤口愈合了,称为一期愈合;敞开的伤口自行愈合/瘢痕愈合,称为二期愈合。

对这些，我想你已经烂熟于心。让伤口敞开，数日后再进行缝合，这种伤口的愈合称为三期愈合（又称"延期一期愈合"）。按照定义，敞开的伤口就不会发生感染。你可以在敞开的伤口上泼粪，也不至于发生感染！因此，为了预防伤口感染，历代外科医生都不愿意缝合高危切口（大多数是在"污秽"手术后）。这种方法值得推荐吗？是否确实能获益？

嘿，这主要取决于你——外科医生，很少取决于病人。诚然，如果你把所有的伤口都敞开，你的 SSI 发生率一定是零。但是，病人会因切口敞开、需要局部治疗无法正常生活，伤口愈合后的外观也比较差（如果你不打算做延期缝合的话）。当然，延期缝合又是一次手术，需要局部麻醉……，还有其自身的伤口并发症。

与其说让病人切口敞开，无法正常生活，我们宁愿对所有污染伤口采取缝合处理。在显著污秽的伤口，本文第一作者（Moshe Schein）主张在伤口内塞纱条：用尼龙线间断缝合皮肤，在两根缝线之间塞入剪裁的 *Telfa*®① 纱布条至筋膜平面。塞纱条的作用是引流皮下层，72 小时后拔去。自从采用这种方法后，在阑尾炎穿孔开放阑尾切除术后的病人，Moshe Schein 已经不记得最后一次见到 SSI 是猴年马月了。他强烈向读者推荐这种方法！

再说了，即使哪天半路杀出个程咬金，一位污秽病例术后发生了 SSI，你也不必担惊受怕——参见下文。

三、术后考量

缝合的伤口顺利一期愈合属**无并发症伤口**，其他都属于**有并发症伤口**——这是常见情况（如果执意请独立观察员来评估的话）。然而，如果由外科医生来"上报"的话，这些并发症就变得"罕见"或"轻微"了，因为人类的天性是对不良结局"大事化小，小事化了"或"视而不见"。像外科任何并发症一样，伤口并发症也有轻微和严重之分：

- **轻微伤口并发症**是指伤口愈合偏离正常轨道，给人的心情带来不快，但是，对伤口的一期愈合未构成影响，如：血肿、浆液肿、微红、有少量浆液外渗、皮缘轻微坏死。感染与非感染的区分时有难度，并且，这种区分也无必要，因为绝大多数轻微伤口并发症能自行（或稍加局部治疗后）缓解。**缝线脓肿**（发生于缝线皮肤入口处的小脓疱）也属轻微伤口并发症之列，周围皮肤可以有些潮红，缝线拆除后就会消退，无需用抗生素。
- **严重伤口并发症**是指伤口的一期愈合受到影响，并且需要干预，如：需要清除大血肿或需要做引流的切口脓肿（是的，我们是指切口浅部 SSI）。

（一）术后能预防伤口感染吗？

外科伤口在缝闭后数小时就有了免疫力，甚至能耐受泼粪。但是，如果伤口有血液、血清、淋巴、胆汁或胰液外溢，它就会……被空气中的细菌和经手传播的细菌所污染。

Allan Pollock

---

① 译者注：Telfa 纱布是一种不粘伤口的敷料，揭取时无疼痛感，由 Kendall 公司生产。这种敷料的两面贴附了打孔薄膜，因此能透气，还有很好的吸湿作用。

因此，完整的伤口在数小时后就不会受环境影响了——你可以暴露伤口（如果你愿意，也可以用敷料盖起来），淋浴也不会有问题——在医院里，有些术后伤口仍然容易发生继发性感染。继发性感染的预防方法是恪守感染控制基本原则。最重要的是：你要勤洗手，让病人尽早离开海量细菌的医院（**Ari 法则**："对一名体质好的病人来讲，医院不是一个好地方！"）。

（二）伤口并发症的处理

罚宜当罪。轻微并发症应该观察——大多会自行缓解。因为伤口皮肤微红或"流泪"（一小滴浆液性物）而启用抗生素于事无补：如果伤口的命运注定会形成感染，无论你是否用抗生素，它都会照常形成感染。

因此，除非你的诊断是伤口**早期链球菌感染**〔每本书都会提到这一点，但是极其罕见（如果病人在术后最初几天出现高热和/或剧烈切口疼痛，请一定要考虑该问题）〕或伤口**坏死性软组织感染**（即：切口深部 SSI。这种情况同样极其罕见），否则，在术后 5～7 天内，你无需，也没有必要，对伤口做任何处理；只有在此时间后才会出现伤口感染，并可以做引流处理（参见下文）。

> 既然谈到了早期感染，我们就应该强调化脓性链球菌所致的早期感染往往会迅速形成坏死性筋膜炎、多脏器衰竭和死亡——如果未得到及时诊断和治疗。然而，由于坏死病程暗藏于皮肤之下（你所能见到的就是伤口皮肤发红和一些浆液性渗出），早期诊断谈何容易。为此，我们的建议如下：
>
> - 如果病人在术后表现为出奇严重的 SIRS 和切口疼痛，请一定怀疑化脓性链球菌所致的早期感染。
> - 显露伤口——揭开敷料看其下面，即便在术后 2～3 天！
> - 在上述背景下（出奇严重的 SIRS 和切口疼痛），如果伤口看上去"脸红脖子粗"，就打开它。取一些液体标本做 Gram 染色：如果你的诊断无误，就会见到典型的链状排列的化脓性链球菌。
> - 如果见到了化脓性链球菌：请彻底敞开伤口。剪去所有坏死的皮下组织。用恰当的抗生素。只要需要就进行重复探查和重复清创，可以多次进行。**拖延敞开会置病人于死地！**

伤口浆液肿和血肿除非很小、无症状，一般应该引流。如果不处理，就会形成感染。人们不主张对伤口巨大血肿采取保守处理（expectant management）。浆膜腔（如：腹腔）内的血凝块（陈旧血）会很快被溶解、吸收，而软组织内的血肿则吸收缓慢。清除血肿的方法则取决于血肿的大小（可以借助超声影像）和位置，以及血肿是否有液化〔液化的血肿可以用针抽吸（通过愈合的切口进行穿刺根本不会有疼痛）〕，有无血凝块。血凝块可以在局部麻醉下做一个小切口清除，也可以将伤口再次敞开。血肿清空后，如有必要，可以短期留置引流。

〔这可能是我们谈几句**四肢外伤后血肿**（常见于跌倒和钝性伤）的绝佳时机。社区医生往往会推荐保守处理策略，他们认为血肿会逐渐吸收。事与愿违，这些血肿往往不会吸收，反而会逐渐造成其表面的皮肤缺血。为了避免皮肤发生感染性溃疡和迁延不愈，我们建议你对所有大型（即：>3～4 cm）外伤后血肿早期做清除术。]

（三）如何处理伤口感染

1. 切口浅部 SSI

切口浅部 SSI 是我们最常见的"变脸"。其代表就是"壁完整"的伤口脓肿，周围的软组织很少受累。通常情况下，伤口脓肿在术后 2～3 天开始"造势"，表现为低峰热型和伤口潮红。此时，不要急于掀开或敞开伤口——那会妨碍伤口形成脓液。稍安毋躁，等上 1～2 天，等待感染自己宣告成熟。在术后 5～7 天，伤口开始"发热"和触痛，这是引流的时候了。

一个广为流传的错误理念是将伤口的全长敞开。通常根本无此必要：在感染最显著的伤口段拆除几针缝线或皮钉，将脓液引出，足矣。诚然，如果感染表现持续存在，可以在 1～2 天后将伤口的其余部分敞开。

引流后的治疗应尽可能简单，目标是让引流后的伤口自内向外愈合——任何脓腔都是如此。浅表的伤口敞开后，只要用干纱布覆盖就行，每天用水和肥皂清洗 1～2 次。深在的伤口可以用纱布轻轻填塞，目的是起引流作用，同时避免表层的组织提前闭合（新手常犯的错误是填塞过紧，造成愈合延迟），每天更换填塞一次；一周后一般就不再需要填塞。对敞开的伤口来讲，没有什么比淋浴或泡澡更好了。如果伤口潮湿，让微弱清风在其间吹过则更妙。

2. 局部处理与问题伤口

局部处理是大多数伤口感染都需要面对的。然而，有些感染伤口属于"问题"伤口——范围广、深、迁延不愈。护士和那些所谓"伤口医院"的"伤口专家"一直在推广一些精心筹划、价格高昂的伤口护理方法，目的是为他们的持续介入（和进账……）找到正当理由。局部应用消毒（或抗生素）溶液或软膏能杀灭微生物，同样也会破坏人体细胞，导致过敏，增加细菌的耐药性。这类企业还积极推广形形色色的真空创面治疗装置，声称这种负压装置的应用有助于伤口愈合。很显然，真空装置对深藏于脂肪之下的伤口或"高流量"伤口（如：位于腹壁缺损中央的肠瘘）不无治疗作用。但是，如果在一个微小的伤口上用一个价格高昂的真空装置确实荒谬可笑。

蜂蜜——这里不是指价格不菲的"医用蜂蜜"，是在超市购买的蜂蜜——既简便，又价廉。蜂蜜是本书第一作者（Moshe Schein）使用多年的唯一一种伤口护理剂，所有"问题"伤口（术后的和其他的）都采用蜂蜜。欲了解其细节，请参阅表 5.3（这是我们让蜂蜜治疗病人阅读的宣传册页）[①]。

---

① 译者注：你可以听从 Schein 先生的建议选择蜂蜜或糖对伤口进行处理——其实，"文革"期间，这些疗法在中国不胜枚举，并不新鲜，因为你太"年轻"，难怪没有见过☺。不过，请千万不要忘记你是外科医生，在伤口不愈的处理中最主要的目标是清除异物（包括坏死组织）、引流脓腔（主要在急性期）和改善局部循环。千万不要把自己看成是"救世主"——这个伤口是我换药治好的。伤口都是病人自己长好的！还是那句话："包扎是我的事，愈合是上帝的事。"

表 5.3 蜂蜜在创面的应用

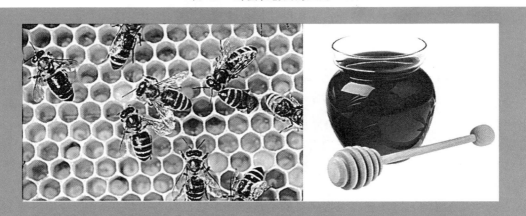

数千年前,人类就已经知道将**蜂蜜**放在感染伤口或"问题"伤口上,有利于伤口愈合。与许多"现代"商品相比,**蜂蜜**具有下列优势:
- **蜂蜜**能杀死开放性伤口上的污染细菌,以免形成感染。
- **蜂蜜**是一种高渗物质,能"吸出"创面的脓液和体液,从而起到清除脓液和减轻水肿的作用。
- **蜂蜜**不伤害病人自身的组织,因此,不会影响伤口愈合。反而有促进愈合作用。因此,绝对安全!
- **蜂蜜**的价格低廉,与其他相关商品相比,病人更有能力支付。

蜂蜜的临床使用方法
- 创面上蜂蜜的用量与创面渗液量对蜂蜜的稀释程度有关。敷料的更换频度则取决于蜂蜜被渗液稀释的速度。对大多数病人来讲,每日更换一次敷料足矣。
- 应该先将蜂蜜铺到有吸湿能力的敷料上,然后,将该敷料覆盖于伤口上。如果直接将蜂蜜滴在伤口上,蜂蜜会在敷料覆盖、固定前淌下来。用几块 4 × 4 纱布覆盖蜂蜜;用胶布或绷带固定敷料。
- 每天揭去敷料后直接通过淋浴冲洗伤口,直至将旧的蜂蜜冲掉。然后,再上新敷料。不要用棉球直接擦伤口,以免对伤口的愈合过程形成伤害。
- 不要让**蜂蜜**接触创面之外的正常(未受累)的皮肤。
- 创面的凹陷或创腔应该用**蜂蜜**充满,确保蜂蜜的抗菌成分向伤口组织弥散。
- 有些病人在敷了蜂蜜之后立即会有针刺感或"烧灼"感。这种症状会在 10～15 分钟消退。服一片泰诺(扑热息痛的一种品牌——译者注)即可。

3. 针对切口浅部 SSI 的抗生素有哪些?

任何单纯皮下脓肿的治疗方法就是切开引流,这同样适用于切口浅部 SSI:**抗生素并非必需**。仅当周围组织有蜂窝织炎表现时,以及(很显然)在切口深部 SSI 时,才是短程使用抗生素的适应证。然而,在有些国家(如:美国),外科医生很喜欢开具抗生素,即使简单的SSI。其原因还不甚明了,但是,一定包含防御式医学和病人期待("大夫,我不需要用抗生素吗?")这两种原因。

4. 伤口拭子? 伤口培养? Gram 染色?

如果地位卑贱的伤口脓肿不必用抗生素,细菌培养又有何用? 难道我们不清楚通常是哪种细菌在作怪? 能确定分离出来的微生物就是这桩感染的致病菌吗? 能肯定不是你领带上的或医院内任何物品表面的、毫无意义的污染菌? 事实是,大多数伤口培养是无用的,对治疗不起任何作用。但是,要再次强调,基于如今流行的观念和防御心态①("大夫,你为

---

① 译者注:防御心态(defensive attitude)或防御式医学(defensive medicine)是指在疾病的诊断和治疗中,医生的主要目标不是病人的健康,而是自我保护,努力避免可能发生的医疗失误和法律诉讼。

什么没有对这个伤口做一次培养?"医疗损害律师会问你……)，你还是做一次伤口培养为好;我们不能忘记微生物实验室本身也需要得到你的支持……

我们无论如何都必须强调 MRSA① 目前正在美国(和其他地方)流行,与术后伤口感染的关系也越来越密切。如今,人们广为接受的观点是:对 MRSA 所致的医院内 SSI 应该采用漏洞-特异性抗生素②。因此,如果你是在 MRSA 流行地区(即:那些地方存在抗菌药物滥用和过度应用……)行医,最好还是对感染部位做细菌培养。不过,要再次强调:如果病人的伤口是开放的、没有感染,即使培养出 MRSA 也无需治疗。

5. 其他种类的 SSI

正如我们在前面提过的,累及筋膜的**切口深部感染**已经超出"伤口感染"的范畴。**切口深部感染很少单独发生,大多数反映的仅仅是(感染)冰山的一角**——是更深位置(如:腹腔内)的感染源累及了筋膜(往往导致筋膜裂开)。根据 ➡ 第四章勾勒的原则,以及病人的影像检查,处理的方法有源头控制、积极清创、广泛引流和应用广谱抗生素。

器官/腔隙 SSI 其实与伤口无关……

早在 15 世纪,Ambroise Paré 就说过:"包扎是我的事,愈合是上帝的事。"如今,这句话的正确性依旧。因此,还是让上帝来完成愈合吧,我们不要干涉太多!

(汤文浩　译)

---

① 译者注:MRSA(methicillin-resistant *Staphylococcus aureus*)是耐甲氧西林葡萄球菌的英文首字母缩略词。

② 译者注:漏洞-特异性抗生素(bug-specific antibiotics)。Bug 在英文中的本意是臭虫、缺陷或损坏。如今,人们将电脑系统或程序中隐藏着的一些未被发现的缺陷或问题统称为 bug(漏洞)。对 MRSA 有效,就有"补漏"的含义。

第六章

胃肠道吻合口漏

John Hunter　汤文浩　Moshe Schein　Mark Cheetam　Caitlin W. Hicks
Jonathan Efron

本章分为下列 5 节：
1. 共性问题
2. 食管
3. 胃与十二指肠
4. 小肠
5. 结肠和直肠

第一节　共性问题[①]

Moshe Schein

> 别人的漏都是天方夜谭，自己的漏都是天公不作美。

胃肠吻合与外科医生的关系就好比降落伞与跳伞员的关系。两者都可能因为失败出现灾难性后果，两者的不同点如下：

- 降落伞打不开的概率极低，而吻合失败不少。
- 降落伞的打包和维护程序是千篇一律的，而吻合的变数极大。
- 打开降落伞的程式是简单的、标准化的，而吻合则有点复杂。
- 外科医生往往会因为对刚完成的吻合顾虑重重、彻夜难眠（我就是这样！见图 6.1）；而如果降落伞未能打开，有谁会提心吊胆呢。就我们外科医生来讲这也许是万幸，因为，在生死线上挣扎的是他人。
- 跳伞员死后除了他的家人，没有人会怀念他；而外科医生会记得每一个吻合口漏及其结局，除非这个外科医生心理变态。但是，如果他在吻合口漏的处理上不尽如人意，

[①]　本节末会对胃肠吻合口梗阻做扼要叙述。

66

法庭会让他回忆这件事！

除了术后大出血外，没有哪种并发症会像吻合口漏那样更令外科医生担惊受怕了。如果一位病人因术后发生心肌梗死死了，有人会说这是"上帝的安排"；但是，如果他是因为止血不善发生出血死亡（↪第三章），或者因为吻合口漏出现了令人毛骨悚然的后果死亡，那么，这位经治外科医生就成了众矢之的。因此，对于大多数外科医生来讲，吻合口漏这项议题并非一时心血来潮。

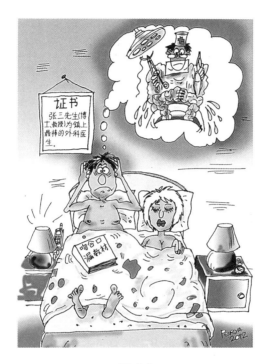

图 6.1

吻合口漏不仅意味着 3 倍的死亡率和术后早期并发症发生率，而且**后期并发症**的发生率也显著增加：

- 导致吻合口狭窄；
- 癌症手术后（肿瘤学）生存率显著降低；
- 病人不得不依靠造瘘（往往是永久性造瘘）生存；
- 最后，医疗费用大幅度增加。

由于吻合口漏的临床谱很广，以及吻合口漏的**不可预知性**，因此，吻合口漏对外科医生来讲是一项巨大的挑战。我曾经遇到过一例十二指肠吻合口漏，病人 24 小时不到就断气了；有些吻合口漏病人几乎没有腹部表现，仅有腹胀，这些病人看上去似乎"无大碍"，但是，逐渐出现了不可逆性多脏器衰竭，此时再手术已经太迟了。

在这一章中，会有多位作者参与**消化道不同部位吻合口漏**的撰写——从食管（这是整个消化道吻合口漏发生率最高的部位）、小肠（这是整个消化道吻合口漏发生率最低的部位）直至直肠（此处吻合口漏的发生率又上升）。**我打算在本节中讨论几个与人类空腔脏器吻合有关的共性理念。**

一、术前考量

胃肠道任何部位吻合口的愈合取决于 4 大因素:病人 因素、肠襻 因素、周围环境 因素和手术医生 因素。这 4 大因素都很重要,不过,毫无疑问,最后一个因素——你,外科医生——位居其他因素之上! 当然,你的技能能否完成一个安全的吻合口对病人的结局至关重要;但是,你我会发现比这更重要的是你的判断力——什么时候应该避免做吻合! 表 6.1 对这4 大因素做了详细罗列,可以作为后文讨论的框架。

表 6.1　影响吻合口愈合(或漏)的常见因素

病人因素	肠襻因素	周围环境因素	手术医生因素
营养(白蛋白值) 循环稳定性(休克) 呼吸状态(低氧血症) 尿毒症 长期服用类固醇激素 细胞毒性药物 服用非甾体类抗炎药(NSAID) 未控制的糖尿病 吸烟	水肿?（如:大量体液复苏,静脉回流减少) 炎症?（如:炎性肠病) 灌注不良?（如:脉管炎)	吻合口所在的腔隙感染(如:腹膜炎,积脓) 吻合口附近严重炎症(如:急性坏死性胰腺炎) 吻合口外露(如:腹壁缺损,腹腔开放术) 腹腔室综合征(肠系膜灌注减少)	吻合口张力太大(原因是外科判断力差!) 吻合口的密封性差(原因是技术差!) 吻合器吻合失败(原因有吻合器缺陷或使用不当)

　　病人相关问题必须在手术前就予以处理。请这样思考:任何对病人组织修复不利的因素都会增加吻合口漏的风险——伤口的筋膜是这样(已经在前面的章节中讨论),肠道的吻合口也同样如此。

　　我想再次打搅你,请你复习一下 ➋ 第二章的原则。现在,我希望你能够理解:

- 在极度虚弱的病人,**白蛋白值**已经处于底线时,无论做什么吻合(即使是小肠吻合!)都像手抓一顶顶篷有一个大窟窿的降落伞准备跳伞一样! **如果有可能,营养状态必须纠正!**

- 表 6.1 所列举的**与伤口愈合有关的因素**(贫血、低氧血症、尿毒症、恶性肿瘤、类固醇激素、细胞毒性药物、未控制的糖尿病)都不利于吻合口愈合。非甾体类抗炎药(**NSAIDs**),尤其是 COX - 2 选择性制剂,也会影响吻合口的愈合。因此,在手术前后请勿使用非甾体类抗炎药。

- **一定要确保吻合口肠襻的血供满意。**各种原因所致的**休克**(低血压)、**肠系膜动脉疾病**(包括结节性多动脉炎或其他胶原性疾病所致的血管炎)、**未控制的高血压**所致的动脉痉挛、术后腹内高压使得心排出量和肠系膜动脉血流量减少——所有这些都会影响吻合口愈合。

- **尼古丁**是一种血管收缩剂:在计划手术和吻合前,让病人尽可能长时间戒烟。

- **任何引起肠襻肿胀的因素都会增加吻合口的风险**——拟用缝线缝合或用吻合器缝合

的组织必须健康（你总不能把两块豆腐①缝在一起吧）。**请这样考虑问题：导致病人组织水肿的任何因素都会导致肠襻水肿**——例如：全身炎症反应综合征（SIRS）、脓毒症、积极体液复苏（如：创伤和出血后）、再灌注综合征（如：缺血肠襻在灌注恢复后）。刚才提及的**低白蛋白血症**就会导致全身性水肿——包括肠襻。还有一些**局部因素能导致肠襻水肿**——如：肠系膜静脉血栓形成、门静脉高压症、Budd-Chiari 综合征以及肠系膜扭曲。

遗憾的是，我们无法为你提供一个公式或一个计算机模型来衡量上述诸因素在吻合口愈合中的重要性和/或预测每个病人的吻合口漏风险大小。显然，并非上述这些因素都能在术前得到纠治，但是，**你的责任是尽你所能在肠吻合手术前将病人优化至最佳状态，以便吻合口有最佳愈合机会**。然而，在急诊病人，你根本无暇对病人做长时间的评估和最优化。你必须对照表 6.1 的风险因素进行考虑，采取对策。

二、术中考量

一分耕耘，一分收获。力做完美的吻合②。

David Dent

降落伞必须状态完好、仔细打包和使用——吻合口也必须完美无瑕。下面是对食管吻合和直肠吻合都同样重要的几条原则。

为了完美，必须遵循如下几大原则：

● **灌注：肠管吻合口的血供必须满意**。无论你取哪段肠管做吻合都必须仔细检查，保证吻合口血供满意。**用眼睛看**：肠襻是否红润？ 供应该肠襻的动脉分支是否有搏动？肠系膜或肠管断端是否有急速出血？ 如果这几个问题有一个是否定的，那么，你的吻合口很可能会有麻烦。

● 仅缝接**健康肠管**的断端：没有水肿，浆膜面完好，没有脂肪遮盖。

● **张力：吻合口张力过大就会发生漏**。由于局部炎症和肠麻痹，术后必然会有肠襻水肿和肠襻扩张，这会进一步增加吻合口张力，甚至将吻合口扯开。因此，在实施吻合前一定要确保吻合口的两端能轻松对合，不能像缰绳那样绷直，而应该像煮熟的意大利空心面那样松弛。

● **不透水/不透气**：吻合口的缝合要恰到好处，保证吻合口的密封性，必须不透水，也不透气。

（一）有最佳吻合技术吗？

理想的吻合口要求既不会漏，也不会梗阻——肠功能能尽早恢复。剥这只特殊猫皮的

---

① 译者注：原文是黄油（butter）。

② 译者注：本句话的原文是"As ye sew, so shall ye reap. Anastomoses 7：42."其中前面一句英语谚语的原意是："你怎样对待他人，他人就会怎样对待你"或"一分耕耘，一分收获"。在圣经中，7 的含义是完美结局，6 的含义是距离完美结局仅一步之遥。6×7 ＝ 42，象征着人与神（上帝）的联系。

方法有多种[①]，每一位久经沙场的外科医生都笃信自己的吻合技术"最棒"——得到当地某位大师的嫡传，或许还加上那么一点个人的天赋。诚然，胃肠道不同部位的吻合需要的技巧不同。但是，一般来讲，吻合不外乎下面几种类型：你可以用机械缝合，也可以用缝线缝合（缝线可以是单股、编织、可吸收或不可吸收）；可以用一层法吻合，也可以用双层法做吻合；可以做间断吻合，也可以做连续吻合。医疗器械商推广的还有许多其他吻合器（新型的或改进型的），如：挤压式免缝吻合环（sutureless compression ring），但愿你不要被他们牵着鼻子走。

（二）哪一种吻合方法或哪些联用方法最安全呢？

答：你可能采用上述任何一种吻合方法，前提是你能遵守前述几条**大原则**——因为所有这些吻合方法，只要使用正确都是安全的。采用你最拿手的吻合方法，就没有人能找茬。**但是，我们还得给出下面几句金玉良言**（在外科界，人们几乎对任何事都有不同看法，难道不是？）。

1. 狭窄/梗阻

与多层吻合相比，一层吻合不太容易造成狭窄/梗阻。用管形吻合器做端-端吻合比较容易发生狭窄（尤其当你用小尺寸的吻合器时）。

2. 技术失误

技术失误比较容易发生在采用机械缝合器吻合时[②]，除非你常规使用机械缝合器吻合。任何新器械使用中都存在学习曲线问题。在第一次使用某件最新款式的机械缝合器时，一边请助手朗读包装盒里所附的产品使用说明书，一边打开机械缝合器，然后击发，这种吻合口就容易发生漏。

3. 机械缝合器抑或缝线

这个争议已经解决。只要使用正确，两种方法都很好。摆在我们面前的问题是："赶时髦"的年轻外科医生在任何场合都喜欢采用机械缝合器吻合。但是，我们不能忘记，在机械缝合器误击发或解剖位置限制无法使用机械缝合器时，即使是机械缝合器的狂热分子也不得不使用持针器和缝线。因此，外科医生既要掌握手工吻合技巧，也应该能熟练使用机械缝合器，两者不可偏废。你还记得如何做手工端-端小肠吻合吗？

4. 肠管壁水肿或增厚

有证据（Ⅴ类）表明，在创伤病人，机械缝合器吻合比手工吻合容易发生吻合口漏。其原因被归咎于复苏后肠管壁水肿——机械缝合器无法对水肿的肠管壁进行"微调"，而外科医生打结的手却能做到。以我的经验，在肠管壁水肿时，用单股缝线连续缝合很少失败。似乎随着肠管壁水肿的消退，缝线会变松。因此，如今在缝合水肿的肠管时，我会采用比较

---

① 译者注："剥猫皮的方法有多种"是一句英语谚语，意思是"条条大路通罗马"或解决这个问题的方法有多种，但是最好的方法只有一种。

② 译者注：在 Billroth Ⅱ 式胃-空肠吻合术或 Roux-en-Y 食管-空肠吻合，如今人们往往喜欢用线形闭合器处理十二指肠残端。如果你在闭合后不做浆肌层缝合包埋，且断面黏膜下有出血，你就会用电凝止血。电凝烧灼会使断端坏死、"下缩"，结果吻合钉外露、脱落或融化，加上肠腔内的压力（尤其当输入襻有梗阻或不畅时），就形成残端漏。在用电刀对胃肠切端做止血时请千万注意！避免发生肠漏。

密的单纯间断缝合，一一打结，"既不太紧，又不太松"，目标是缝线既不切割肠管壁，又不会因水肿消退而松垮。"手工吻合与机械缝合器吻合的安全性和有效性是等同的，除非你没有……"[Thomas M. Haizlip]

5. 吻合口测试

完好的吻合口应该既不透气，也不透水，也就是具有防漏性。对比较容易做的吻合口（如：小肠吻合口或腹腔内的结肠吻合口），不必常规进行测试。但是，多数外科医生主张对可能"有问题"的吻合口进行测试，如：低位直肠吻合口、食管吻合口以及胃的减肥手术吻合口。直肠吻合口测试常用**漏气试验**：将吻合口近侧的肠管夹闭，盆腔灌满生理盐水，从直肠注入气体。如见到气泡外溢，就应该设法找到破口处，并进行修补——如果修补失败或存在疑问，就必须做近侧肠襻的转流性造瘘。其他部位（食管、胃）的吻合口测试通常是采用**蓝色染料法**，将蓝色染料稀释后经一根管子注入食管或胃内。这是给麻醉师找事做，会打搅他们看《华尔街日报》或《扬子晚报》……

6. 遮盖吻合口

不管是哪种证据等级，许多外科医生（包括我本人）都坚信用血供正常的组织（主要是**大网膜**）包裹吻合口是有好处的。常识告诉我们遮盖吻合口有助于对吻合口漏进行封堵，将吻合口漏扼杀在摇篮之中。

7. 引流管

特殊情况下的预防性引流管留置将在本章相关分节中讨论，这里谈几个通用要诀：
- 留置引流管的主要理由是逃避再手术之需。
- 引流管在"控制"液态漏（如十二指肠内容）方面比"控制"来自结肠的半固体漏效果好。
- 引流管给人以虚假安全之印象——事实上，引流管的意义微乎其微！

（三）放弃吻合？

一般来讲（尤其在外科实践中），决定"干某事"比决定"不干"要容易。决定不做吻合会使你的内心很纠结，因为这等于宣布这个病人需要做造瘘！但是，万一做了吻合，病人发生了吻合口漏，并且因吻合口漏出现了所有可能发生的并发症，那么，决定不做吻合就是救命之举。上文和表6.1列举了影响吻合愈合以及与吻合口漏有关的一些因素，请把这些因素记在脑子里，把它们整合到你的决策制定中去。**再说一遍**：没有方程式，也没有流程图能为你提供指导，你必须应用你那些基于经验的常识；如果你没有什么经验，你就需要请教你们科的大佬，正如你所知，这些大佬的头脑中一般都装满了自己的信条。**既然如此，还是让我们来分析一下影响吻合口愈合的**病人**因素、肠襻**因素和周围**环境**因素吧。你是一位刀王，我们一点都不怀疑……，做了一个有风险的吻合，确实，偶尔你会侥幸成功，但是，你不会老是那么走运。

> 如果你做了结肠造瘘，一定会有人问为何不做一期吻合？如果你做了一期吻合，肯定会有人问为什么不做结肠造瘘？此时，更糟糕的是只有一位总统候选人（你只能选其一——译者注）。

三、术后考量

手术后有什么办法能预防吻合口漏呢？除了优化术后治疗外，几乎没有什么好办法。腹腔缝闭后，吻合口的命运就被封存了起来；现在留给你的只有提供最理想的治疗，看看组织灌注和氧合是否满意（低血容量性休克病人的吻合口愈合显然不如循环稳定的病人），然后就是倾听病人那令人欣慰的肛门排气，宣布吻合口愈合在望。尽情欢呼吧！

"因为进食把吻合口搞出一个窟窿，完全是天方夜谭。"[RO. Nyström]。事实是：长时间禁食和精细的进食程式（从流质到半流质，再到普食……）并不能预防吻合口漏。常规留置鼻肠管也是同样的道理（即使在上消化道手术）。不过，你必须运用常识，根据吻合口的位置对每个病人具体分析具体对待。例如，早期的胃缝合口就可以因为急性胃扩张而使得吻合口漏的风险陡然增加。

最后：请牢记，有研究表明**术后使用 NSAIDs（如：双氯芬酸）与吻合口漏的发生率增高有关**。务请注意这种情况！

（一）吻合口漏的诊断与治疗

吻合口漏的诊断与治疗是对过度自我膨胀的外科心理的一记重击。吻合口漏带来的反应无论对病人还是对外科医生都是巨大的威胁，外科医生的自然倾向是启动**防御机制**，如：抵赖、掩盖或强词夺理。在临床实践中，在并发症和死亡讨论会上，或在查阅医疗纠纷案例时，我不止一次地看到（或观察到）病人吻合口漏的迹象已经十分明显，引起了脓毒症和多器官系统衰竭，但是，他们的外科医生就是视而不见，由于害怕面对或处理那明摆着的吻合口漏，他们的诊断技巧和对事实的感知能力一度失灵了——这需要什么样的勇气和自尊。有时，甚至会给我留下这样的印象：那位经治医生或许希望这个病人能尽快地死于漏——让他死于所谓的肺炎总比承认吻合口漏好！

不过，你不能视而不见。你的座右铭应该是：如果病人的术后恢复不如预期，也就是说病人的恢复未能达到正常的指标，一定要怀疑有漏，除非证明出现了其他问题。

（二）"病人的恢复不如预期"为何意？

先让我们来看一个因盲肠癌行右半结肠切除术、回肠-横结肠吻合的例子。你希望他在术后数日（3～5 日）体温降至正常、生命体征正常、停用阿片类镇痛剂、起床活动、恢复进食和肛门排气，甚至开始排便。提示一切都在如期恢复，肠麻痹在消退的一个绝妙征象就是食欲恢复（"我希望早餐能吃上火腿和鸡蛋……"）以及女性病人的"唇膏征"①。

与顺利康复相反的是病人依旧有疼痛、有 SIRS/感染的实验室依据，以及肠麻痹持续存在。

吻合口漏的诊断需要的是枕戈待旦！除非你亲眼目睹肠内容物从引流管中流出来或从切口冒出来（这属于"你能看见的漏"——参见下文），你只能怀疑漏的存在（疑似漏）。漏

---

① 译者注：女病人开始涂口红和梳头，男病人开始剃须，表明病人因手术打击造成的一过性精神抑郁已经缓解，病人恢复了憧憬、自我感知、自我想象和自尊，以及摆脱病态的心理。

的症状和体征没有特征性(如:发热和肠麻痹的原因很多),这些症状和体征可以被切口疼痛、镇痛剂、抗生素和病人的夹杂症所掩盖。这就是为什么除了查看**蛛丝马迹**症候群、永远对漏持有戒备心理外,你别无选择。再重复一次:**大多数吻合口漏病人的体征并不强烈!**腹部切口外观很好,其内且是 FOS(满肚子粪便)。

查阅吻合口漏(小肠、结肠或上消化道)死亡病人的病历,有一种现象反复出现在我眼前:病人术后恢复不如意:出现了多种"非特异性迹象(次征)"(如:发热、心率速、需要用阿片类镇痛剂、肠麻痹持续存在、白细胞计数增高或"某处"存在炎症/感染的其他临床表现)。手术医师及其住院医师(注册医生)尽职在其病历中记录"无腹膜炎征象";如果(除非)在术中留置了引流管,他们会记录:"引流管中流出物不多"。然后,请求多学科专家(感染科、心脏科、肾科等等)会诊,要求他们提供诊疗意见;这些人也顺水推舟地胡乱写着:"无腹膜炎依据",建议做一些不着边际的检查。**与此同时**,病人的腹腔内已经充满了肠内容物和/或**脓液,奄奄一息**。即使那些吻合口漏未得到控制,只要支持治疗给力,加上广谱抗生素(一般由神情紧张的医生开具,可能依据经验,也可能把这些征象解释为"肺炎"),病人往往也不会很快死去。但是,病人的脓毒症状态逐渐恶化,多个脏器开始功能障碍,随之发生衰竭——最后病人死了,毫无例外地会被归咎于其他死因,很快被人们忘却,或者被"回顾性研究"或所谓的"前瞻性研究"剔除。

我可以肯定就在你现在工作的场所你就能见到如出一辙的情况——甚至其中有个案例就是你的顶头上司所为。我希望现在你已经明白了,因而小结如下:

- 大多数吻合口漏病人并不表现为"急腹症"或"腹膜炎"。
- 即使引流管在位,大多数吻合口漏病人也不会有粪便或肠内容物从引流管中流出。
- 在大多数吻合口漏病人的额头上未写着吻合口漏的诊断。
- 吻合口漏的症状和体征通常都不强烈,因此,一定要持怀疑态度!
- 如果你回顾性地查阅吻合口漏病人的病历,你肯定会发现一些具有提示意义的征象:峰形体温、持续肠麻痹、白细胞持续增高等。但是,所有这些都被忽略了,未得到重视。

在读了这一章后,如果你唯独记住了这几点信息,我就心满意足了!(不过,请稍等,下文中还有几条重要信息在等着你!)

(三)吻合口漏的临床种类

至此,你应该清楚吻合口漏没有统一的临床表现。现在,我们希望对几种不同的漏分别进行细述。

1. 早期漏与后期漏

- 有些吻合口漏出现在"**早期**",约在术后 2~3 天。这种吻合口漏比较罕见,主要原因是吻合**技术失误**——吻合口在一开始就不合格。不是密封性存在缺陷,就是你在花生酱样的组织上做了缝合/击发了机械缝合器。这种病人的临床表现通常变化很快:由于在术后早期周围的结构还未能形成粘连,无法将漏"包裹"起来,因此,这种漏容易弥散,形成腹膜炎和临床脓毒症。
- "**后期**"漏也比较罕见,表现在术后 10 天之后。一般来讲,此时病人已经从手术中恢复,摆脱困境(和出院)或离出院不远了。我们认为起初的吻合口还是很满意,但是,慢慢地发生了吻合口漏,其原因或许是相对缺血,也可能是愈合机制受抑制(如:类固醇激素、既往放疗史)。由于此时局部粘连已经形成,漏得以"包裹",因此,病人的临床病象比较平静。一种常见结局是吻合口周围积液或脓肿形成。直肠低位前切除术后的吻合口漏就是"后期"漏的典型例子之一。

- 发生吻合口漏的**典型时机**不是早期,也不是后期——是在术后一周左右。绝大多数吻合口漏的表现时机是在术后 5~8 天。但是,山雨欲来风满楼。正如前文强调的,**它们可能早几天前就开始"造势"了!**有人称之为"**第 5 天心动过速定律**":在肠吻合术后第 5 天,病人表现为心动过速,其他检查未发现异常,此乃吻合口漏的第一迹象!

2. 可见漏与隐形漏

- 这个问题很简单!你看到了漏——肠内容物从引流管流出(罕见),或者见到伤口敷料浸透了或染有胆汁或粪便(并不罕见),使你惊出一身冷汗。这些病人通常已经出现了一些令人讨厌的症状和体征,而你选择了"观望"或未当一回事。尽管**可见漏**会给病人和他的外科医生带来心理负担,其实,我们还应该把它看做"好事":首先,其诊断不言自明;其二,这类漏往往都是"控制性"漏(参见下文)。

- 另一方面,如果这是一个**隐形漏**……,故事还在后面……,你一定要在第一时间把它诊断出来。

3. 控制性漏与未控制漏

- **控制性漏**的定义是:一个漏在皮肤上找到了出路[无论是经引流管,还是经手术切口(就是上文提到的**可见漏**)],所有肠道流出物**都**能经这条通道有效地排出,没有对周围间隙造成持续污染。这种漏如果不立即采取手术处理(通常也没有必要!)就会成为**控制性外瘘**。

- 但是,如果肠道流出物只有部分从皮肤表面流出(或者是**隐形漏**——一点都没有流出),这种漏就称为**未控制漏**——意味着邻近间隙有持续污染。未控制漏如果得不到治疗,那就是死亡判决书,外科医生的作用就是去除它(即:在可能的情况下,堵住漏口)或控制它(即:使引流更通畅)。这将在下文讨论。

- **吻合口与皮肤之间的距离问题**。位于颈部的食管-胃吻合口漏会通过邻近的颈部切口通向皮肤,自动形成"**控制性**"漏。反之,同样是食管-胃吻合口漏,但位于胸腔深部,就需要你的帮助才能形成"**控制性**"漏,这种帮助并非手到擒来,参见本章第二节。

4. 包裹漏与游离漏

吻合口漏污染范围的差异甚大,污染范围与临床病象、治疗选择以及预后又存在密切关系。吻合口漏的疾病谱很广,即使在下列某一类别中,也可以存在天壤之别:

- **游离漏**:吻合口裂开。流出的肠液/粪便在腹腔或胸腔内弥散开来。**如果未能立即予以控制,其预后仍然不寒而栗。**

- **包裹漏**:由于早期粘连、周围组织(大网膜、内脏和腹壁)和自身防御机制,这种漏被包裹起来了。这类漏的差异甚大,其临床病象和结局也大相径庭。可以是包裹性积液,也可以是局限性脓肿(如结肠旁脓肿),最后有可能破溃入肠腔,形成自家引流。但是,许多病人的唯一治疗方法是 CT 引导下的引流,甚至也可以仅靠抗生素保守治疗。

● **包裹漏**的极端例子之一是**微小漏**,这个词在文献中几乎见不到,原因是外科医生不太愿意承认"漏"这个词,除非这个实实在在的漏已经显而易见。这种"细微"的吻合口漏通常发生在术后后期,此时,吻合口已经被完全封住。病人的腹部症状有限,全身情况相对比较好——局部有些疼痛和触痛,以及轻度 SIRS。微小漏可以表现为"吻合口周围炎"——吻合口周围的一种炎性蜂窝织炎(CT 所见)。这种情况用抗生素往往能奏效。它也会导致术后早期**吻合口梗阻**(参见下文)。

（四）诊断步骤

如果吻合口漏已经显而易见,或仅仅是怀疑,其诊断步骤的选择则取决于吻合口的解剖位置,这些会在本章下面几节中详述。这里仅对**诊断原则**做一扼要概述。

1. 可见漏

● 对**可见漏**,病人的全身情况比较差,腹膜炎表现明显(腹部手术后),通常没有必要再做进一步影像学检查——诊断问题一目了然,剩下的应该就是治疗了——**开刀!**

● 病人是可见漏,但没有立即**再手术**的指征,你就需要对病人做一次影像学检查,明确漏的范围(**游离漏**?抑或**包裹漏**?),判断是**控制性漏**(采用非手术疗法?),抑或**未控制漏**(采用 CT 引导下的治疗抑或再手术?)。

2. 隐形漏

如果你怀疑有漏,但是没有见到,最好能明确诊断,并了解其范围,然后再考虑如何处理。把一位疑似漏的病人火急火燎地送入手术室并非上策,万一病人不存在漏怎么办,但有时又这是必需的(如:减肥手术后——➡第二十三章)。影像学检查主要是**胃肠道造影**检查和**增强 CT** 两项,我们会在本章后面几节分别讨论。

无论你选择哪种影像检查,请**牢记**:

● 请用**水溶性造影剂**——不要用**钡剂**!话是这么说,偶尔,"稀钡"能显示泛影葡胺®未能显示的漏。

● 你不需要看到造影剂从吻合口溢出来才诊断漏;事实上,**许多病例都无法见到真正的漏口**。你不得不依据那些**次要征象**(如:吻合口旁的气泡、积液),分析这些征象与临床病象的符合程度,才能做出最后诊断。

（五）吻合口漏的治疗

下面我会谈谈吻合口漏处理的几项大原则,因为特殊部位吻合口漏的处理会在本章后面几节中详述。一般来讲,任何吻合口漏的处理都应该依据下列原则进行选择:

● **解剖位置**(每个解剖部位都有其特定的技术要求)。

● **病人情况**(全身和局部对漏的反应)。

● **漏的性质**(包裹漏抑或游离漏,控制漏抑或未控制漏)。

上述几个参数的组合就构成了众多临床情景,都需要依据具体情况采取不同的处理措施。但是,其处理措施不外乎下列几种:

● **急诊再手术**:用于游离漏和未控制漏,全身反应严重者。

- **尝试保守治疗＋/－影像引导的经皮引流**：用于**包裹漏**，病人情况稳定者。
- **保守治疗**：用于获得良好控制的控制性漏——已经形成了外瘘。

在再手术中要干些啥，请参见本章后面几节。总的来讲，其目标是对漏做"**源头控制**"：切除漏的吻合口或改善引流。具体细节会在本章后面几节详述，但是，我要借此机会强调在吻合口漏的情况下重新做手工缝合或采用机械缝合其结局就是失败！任何再吻合其结局一定是再漏！用缝合法来修补缝合口或机械缝合口的漏口，必然会产生另一个漏！再次发生漏的病人其病情会更糟，其中许多病人会死去！**请不要对这些病人表示"抱歉"了事，而应该在可能的情况下为他们做造瘘。最重要的再手术是第一次再手术！**我们会在下文中一而再、再而三地强调尝试"修补"肠襻漏口的举措是徒劳的——如果这是读者在阅读本章后唯一能记住的信息，那么你就学到了其中部分精髓！（你还记得上文提过的其他信息吗？）

至于**控制性瘘的处理原则**请参阅本章后文小肠这一节。

切记：发生漏不足为奇——它是各种手术整体构成的一部分。置病人于死地和/或导致法律诉讼成功的是漏的诊断延误和治疗不当。

（六）术后早期吻合口梗阻

不提一下术后（早期）吻合口梗阻这个问题，这一章就等于未写完。与吻合口漏相比，术后早期吻合口梗阻的病情变化不那么剧烈，对全身情况的影响也不那么大，但是它毕竟是一种令人扫兴的并发症。为数不多的几篇研究表明：

- 这种情况主要见于**上消化道**（食管、减肥或胃十二指肠手术后）和**结-直肠吻合口**。小肠吻合或结肠-结肠吻合口则很少发生吻合口梗阻或狭窄。
- 与手工法一层缝合相比，术后早期吻合口梗阻的**发生率**在机械缝合器（EEA[①]）吻合和多层吻合比较高。
- 其**原因**和易发因素是技术缺陷、吻合肠管的灌注不良和组织遭受过辐射，从而影响了正常的愈合过程；结果形成"微小漏"，导致过度的局部炎症反应——水肿/肿胀阻塞了肠腔。
- **临床病象**明显：造影剂（请用泛影葡胺®！）和/或内镜检查示无法通过吻合口或通过迟缓，诊断不言自明。
- 几乎所有这些病人都应该选择保守治疗。**术后早期吻合口梗阻需要再手术处理者极为罕见**——如果你选择再手术，说明你缺乏耐心或者你是傻瓜一个！过一段时间（可能一周，也可能是数周），随着局部炎症的消退，吻合口就会开放。有时会遗留吻合口狭窄，其中多数病人可以通过内镜扩张解决。
- **胃部分切除后**的胃排空延迟往往容易与吻合口梗阻混淆：这两种情况滴入的造影剂都滞留于胃内，不能排入远侧[②]。内镜检查有助于明确诊断；不过，这两种情况都能在数周内自行恢复。我见过不止一名外科医生急不可耐地做再手术，带来了灾难性结局。**切记：胃部分切除后的胃排空延迟可能会持续数周！关键问题在于耐心。**

---

① 译者注：EEA(circular end-to-end staplers)是指"管型端-端吻合器"。

② 译者注：两者在口服泛影葡胺造影后的不同点在于：胃排空延迟的病人表现为胃蠕动减弱或消失，而吻合口梗阻的病人表现为胃蠕动增强。但是，Schein 先生认为在术后早期最重要的鉴别诊断手段还是内镜检查。不过，当我写信与 Schein 先生沟通时，他认为在术后早期"胃蠕动增强"难以见到，两者的鉴别非内镜检查莫属。

第二节　食　　管

John Hunter

　　食管是由肌肉疏松编织起来的。食管吻合就等于把根本无法缝合的······强拽在一起。

Ivor Lewis

　　食管吻合口漏是最令人毛骨悚然的外科并发症之一。这是一种常见并发症,约占食管吻合手术总数的 5%～25%。这种并发症往往是致死性的,其中胸内漏病人的死亡率约为 20%～30%,而颈部漏几乎没有死亡。过去,颈部吻合口漏的发生率比胸内吻合口漏高。但是,在如今的腔镜时代,颈部吻合口漏与胸内吻合口漏的发生率基本持平。这段引言给我们出了第一个问题:**如何预防吻合口漏**?

一、术前考量

(一)预防

　　谈到食管吻合口漏的预防,就应该先了解一下与食管吻合口漏形成相关的主要因素。可以肯定,漏的最常见原因是**管形胃的血供不良和/或组织氧合不良;其次是吻合口张力过大以及吻合技术缺陷**;其三是影响伤口愈合的其他因素,包括营养不良和药物(如:化疗药、糖类固醇激素)。

(二)组织灌注不良

　　吻合口氧合血血供不足最常见的几种原因包括吸烟、糖尿病、心血管疾病、术后低血压以及术后脓毒症。**如果病人在术前就存在前三项因素,我们一般会采取"缺血预处理"——在食管手术前 2～12 周离断胃底周围血管(胃短动脉和胃后动脉),同时用金属血管夹夹闭胃左动脉**。在食管癌诊断明确后,要让病人等待 12 周才做切除手术,这似乎太极端了。但是,采用诱导(新辅助)放化疗的病人往往需要在治疗前放置空肠造瘘管(J-管)。你就可以在做腹腔镜空肠造瘘的同时,做胃底周围血管离断。如果胃左动脉根部没有肿瘤侵犯,还可以在胃左动脉上夹一枚金属血管夹。实验资料和临床资料都证实了缺血预处理在血流改善和降低吻合口漏方面的优势[①]。然后,在 6 周疗程的新辅助放化疗一个疗程结束后 6～8 周做食管切除术,将胃拖入胸腔。

---

　　①　Reavis KM, Chang EY, Hunter JG, Jobe BA. Utilization of the delay phenomenon improves blood flow and reduces collagen deposition in esophagogastric anastomoses. *Ann Surg* 2005;241:736-45.

　　Perry KA, Enestvedt CK, Pham TH, Dolan JP, Hunter JG. Esophageal replacement following gastric devascularization is safe, feasible, and may decrease anastomotic complications. *J Gastrointest Surg* 2010;14:1069-73.

要尽可能避免术后低血压。一般来讲,对术后轻微低血压,好心的 ICU 医生会给予大量输液,但是这会出乎意料地引起肺脏和心脏损害,增加术后心房纤颤的概率。我们对术后输液采取中庸之道,可以用**小剂量去甲肾上腺素**将平均动脉压维持在 60 mmHg 或以上。我们的研究表明去甲肾上腺素确实能改善管形胃的血供,减少缺血。**组织低氧血症也会导致吻合口漏**。因此,将术后病人的动脉血氧饱和度维持在 90% 以上,同时避免用其他血管收缩剂(尤其是烟碱类药物)至关重要。食管手术前强制性戒烟对预防吻合口漏有很好的辅助作用。**如果病人在术前不愿意做至少一个月的戒烟,我们就不太愿意为他做手术。**

二、术中考量

(一) 吻合口的组织张力

如果管形胃太短,食管吻合口就会有张力。像所有其他手术一样,张力太大是吻合口漏的主要因素之一。我们发现有两个招数可以降低吻合口张力。**第一招是适当游离十二指肠和幽门**。十二指肠的游离易如反掌,只要做一个彻底的 Kocher 手法(从胆总管开始,环绕十二指肠第二部,止于十二指肠第二部与第三部交界处)即可。此外,幽门下的游离也至关重要。先在胃网膜血管弓外,从脾脏至幽门沿胃大弯游离,离断从脾脏至十二指肠第二部之间的大网膜。继续游离大网膜直至胆囊(或胆囊窝——既往有胆囊切除史的病人),如此,幽门就与结肠分开了,通常就可以在十二指肠第一部的背面见到途经的胃网膜血管。将胃向前(向腹侧——译者注)提起,离断胃窦后壁与后腹膜之间的附着组织直达幽门。此处的分离完成后,幽门就可以向头侧翻转,甚至可以上提至食管裂孔附近!如果你无法将幽门上提至距食管裂孔仅相差数厘米,你就应该做进一步的游离。

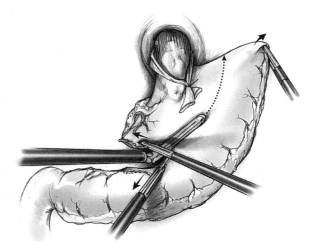

获取足够长度的管形胃,做无张力吻合的第二招是**管形胃的制作**。在管形胃制作时,你做的管形胃越细,你在提拽胃底时胃大弯的伸展性就越大,你的管形胃就越长。这里的问题是很窄的管形胃容易发生缺血,而宽的管形胃容易发

图 6.2　腹腔镜下管形胃的制作。 *Reprinted with permission from:Hunter J,Spight O,Sandone C,Fairman J,Eds. Atlas of Minimally Invasive Surgical Operations. McGraw Hill,in press.*

生排空障碍,为此,**我们要求将管形胃的直径控制在 3～4 cm**。在用切割缝合器制作管形胃时,我们把胃底拽向脾脏,把胃窦拽向胆囊。如此,我们基本都能制成一个长的管形胃,毫无张力地拖至颈部用胃大弯做吻合。尽管有些外科医生依然需要做一个腹部小切口来制作管形胃,但是,我们认为腹腔镜下制作管形胃并不困难(图 6.2)。

（二）做吻合

预防吻合口漏的下一个重要问题是吻合口的制作。到底哪种吻合方法的吻合口漏发生率最低,是手工吻合、一层吻合、多层吻合,还是机械吻合,这个议题会无休止地争论下去。在机械吻合中,也存在着 EEA 与 GIA[①] 的争议。由于吻合口漏的主要风险因素是吻合口血供差,而不是技术差,因此,如果不采用随机对照临床研究(RCT),就很难判断吻合口漏与吻合技术是否存在直接关系。不过,我要再次强调:**请严格遵守第一条原则——外科医生的主要任务是找到血供满意的那部分胃做吻合。** 由于胃底部的血供往往模棱两可,因此,**与食管行吻合的那部分胃最好是胃底稍下方的胃大弯侧,只要管形胃在做吻合时张力不太大就行。** 也就是说,我们总是将我们的吻合口从胃底起沿胃前壁(紧靠胃大弯)下移数厘米,目的是尽可能获得最佳血供。**这就允许我们用切割缝合器将瘀血或缺血的管形胃的顶端切去。** 尽管许多外科医生认为有必要在机械缝合的基础上再加一层浆肌层缝合包埋,我们认为通常无此必要。但是,由于管形胃顶端发生缺血的可能性很大,因此,在做颈部吻合时,我们通常都加一层 Lembert 缝合将机械缝合钉包埋。

对吻合技巧做全面调查后,人们得出如下结论:每个专家都有他自己的食管-胃吻合方式,在这些专家的手中,所有这些方式都不错。最简单的吻合方法是用 *prolene* 或单股可吸收缝线(如:PDS® 或 Maxon™)做一层连续缝合。香港大学的 Law 医生和 Wong 医生最推崇这种吻合方法,他们的吻合口漏发生率接近零!吻合方法的另一个极端是在颈部用机械缝合器做吻合,我本人就是这样。由于颈部吻合口漏对全身的骚扰比较小,加上该部位的暴露满意,因此我们在该部位都采用机械吻合。此外,食管切除的长度可以达到最大化,因此,该技术也可以用于远段食管癌和中段食管癌。**无论是做经食管裂孔的食管切除术,还是做经胸食管切除术,颈部吻合都能提供绝佳的功能结局。** 像许多外科医生一样,我们起初也是采用标准手工吻合技术做这种吻合,结果漏的发生率约为 20%(相当于全美国的平均水平)。正如 Mark Orringer 首次报道的那样,自从采用 GIA 做吻合后,漏的发生率就降至 5% 以下(图 6.3)。

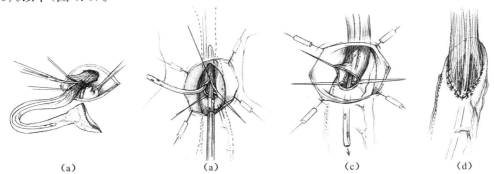

(a)　　　　(a)　　　　(c)　　　　(d)

图 6.3　颈部食管-胃侧-侧吻合。(a) 将管形胃上拽至颈部,横行切开颈段食管前壁,胃的切除部分依旧与之相连;**(b)** 在管形胃的大弯处做一个切口,用缝线将颈段食管与管形胃做缝合固定,插入一把侧-侧缝合器做后壁的侧-侧吻合;**(c)** 将鼻胃管插过吻合口;**(d)** 用可吸收线连续缝合加丝线间断缝合(两层)完成食管-胃吻合口的前壁缝合　*Reprinted with permission from:Hunter J,Spight D,Sandone C,Fairman J,Eds. Atlas of Minimally Invasive Surgical Operations. McGraw Hill,in press.*

---

①　译者注:GIA(linear cutting staplers)是指"直线型切割缝合器"。

三、术后考量

（一）食管吻合口漏的处理

1. 胸内吻合口漏的处理

- 如果一个病人在食管切除手术后 **10** 天内病情突然加重，其第一诊断就应该是食管吻合口漏。

- 如果那位年轻医生未怀疑吻合口漏，偶尔，病人的临床表现颇具欺骗性，因为，**吻合口漏的第一表现不是发热和白细胞增高，而是心动过速和呼吸急促，与肺栓塞（PE）相似。**

- **PE 或心肌问题**应该放在食管手术后病情突然加重病人病因鉴别诊断的第二位和第三位。

这种病情加重的病人需要采取紧急处理措施。如果诊断存在疑问（往往存在疑问），可以根据 PE 预案快速做一次心电图和 CT 扫描，尽可能缩短对再探查的拖延。如果见到胸管内有胆汁或肠液排出，显然 CT 检查就可以免去，而应该径直将病人推入手术室。尽管用胸管和**食管内支架**来处理食管吻合口漏会迎合人们的心理，但是，胸管可能会导致引流不畅，内支架或许不能恰到好处地挡住脓毒症的源头。**如果这个病人能耐受手术，到手术室去走一趟是处理这种并发症的最佳途径！**

在手术室，你应该采用右后外侧剖胸切口进胸，去除胸内所有纤维蛋白附着物。很容易就能找到漏口。**绝对不要试图去修补漏口；**但是，如果是小漏，你可以用一块组织瓣（如肋间肌瓣）将漏口盖住。修补完成后，在漏口附近一定要留置多根大口径的引流管。

稍大的吻合口漏则需要留置一根 T 管，你可以用两根胸管（一根粗一些的直角胸管和一根细一些的直胸管）自制一根 T 管，将细的直胸管插入粗的直角胸管内，细直胸管的头要从直角胸管拐角处的侧孔中穿出。然后，将这根自制的 T 管从吻合口的破口插入，一个臂伸入吻合口近侧，另一个臂插入吻合口远侧。然后，将这根组合式胸管从肋间戳孔引出体外（图 6.4）。偶尔，病人的病情很重，实在不能再入手术室处理吻合口漏，你可以考虑在内镜下放置覆膜支架来实施"源头控制"。如果 CT 扫描发现胸腔有积液未被留置在位的胸管引出，通常还需要加做影像导引下的穿刺引流。尽管放置内支架有救命之效，但是，内支架会逐渐向远侧移动，况且也不能将吻合口瘘完全控制住。

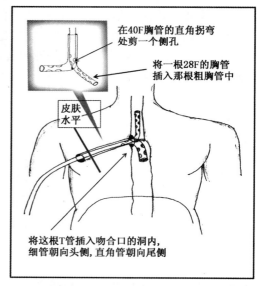

在40F胸管的直角拐弯处剪一个侧孔

将一根28F的胸管插入那根粗胸管中

皮肤水平

将这根T管插入吻合口的洞内，细管朝向头侧，直角管朝向尾侧

图 6.4 我们用自制 T 管处理胸内食管吻合口漏

如果管形胃已经明显坏死,就需要将食管与坏疽胃断开,用切割缝合器切除已经坏死的胃,将有活力的残胃放回腹腔。残留食管留在胸廓入口处,做一个颈部端式食管造瘘。如果之前留置了 J 管,你就可以缝闭胃残端,无后顾之忧,你也不需要在这节骨眼上再次进腹。然而,肠内营养通道的建立至关重要,如果病人之前没有留置 J 管,这次就应该留置(要开腹——译者注)。然后,彻底冲洗胸腔,在胸腔的低位留置大口径的闭式引流管。

2. 颈部吻合口漏的处理

颈部吻合口漏的表现是伤口感染、软组织积气或食管造影示造影剂外溢。对前两种情况,我们推荐把病人推入手术室做满意的颈部引流:将切口打开,去除所有脓液,用手指再次探查气管与颈部大血管之间的间隙。**绝对不要试图看一眼吻合口,将破口进一步扯大。** 取而代之,你应该在颈部的尾侧、在颈动脉与气管之间留置一根软的 Penrose 引流管,该引流管从颈部切口引出。颈部切口敞开,用纱布填塞;也可以松松缝几针,允许在缝线之间填塞纱布。

在颈部吻合口漏做了引流之后, 我们会等待直至没有唾液从 Penrose 引流管中流出,然后,让病人咽一口葡萄汁(或其他染料)做试验,最后做一次食管造影,证实漏已经愈合。漏口通常会在 1～2 周内闭合,除非漏口太大。

偶尔,病人会有大面积**皮下气肿,** 其原因通常是咳嗽撕裂了吻合口(特别是当管形胃内充满气体的情况下)。这种并发症偶尔还会导致颈部肿胀剧烈,影响气道的通畅性。如果病人有呼吸困难,就应该在床边敞开切口,以便气体排出;然后,很快将病人推入手术室进行探查和引流。

如果食管造影(通常在术后 7 天实施)示**吻合口包裹性小漏,** 病人完全没有症状,**伤口也没有感染,** 我们会先给予静脉用抗生素,然后改用经 J 管的肠内抗生素。病人禁食至吻合口漏愈合(每周做一次食管造影,直至食管造影证实完全愈合)。

至于**鼻胃管在吻合口漏治疗方面的作用,** 业内尚存在较大争议。有些学者认为在吻合口附近留置一根鼻胃管可以减少肠内容物进入瘘口,有利于瘘的愈合。然而,尚无足够的资料支持这一结论。一般来讲,这类病人的命已经够惨了,更何况鼻胃管带来的痛苦。简而言之,对一名被困在 ICU、命悬一线的病人来讲,我们会在管形胃内留置一根鼻胃管用于胃腔减压。如果病人的病情不是很重,尤其在颈部吻合口漏病人,我们不会留置鼻胃管,这可以让病人比较正常地在家中生活,等待吻合口愈合。

3. 全胃切除术、食管-空肠吻合后腹段食管吻合口漏的处理

胃癌行全胃切除术后最常见的重建方式是 Roux-en-Y 食管-空肠吻合。有些外科医生喜欢用直臂(即单纯食管-空肠端-侧吻合——译者注),另一些学者(包括我自己)则倾向于将空肠拐一个圈与自身再做一个吻合——创建一个"新胃",也就是用几把 GIA 创建一个"胃袋"。创建"胃袋"就需用上与远段食管管径匹配的 EEA。这种吻合的术中质量控制是在吻合器击发后检查吻合器切下之"面包圈"的完整性,并在手术结束时,从鼻胃管注入稀释的亚甲蓝做吻合口漏检测试验。尽管如此,吻合口漏还是会发生,并且,通常都是在心动过速和呼吸急促这些警示信号被正确解读为吻合口漏时才得到确诊。然后,才行 CT 扫描或食管造影进一步明确。

包裹漏且全身情况良好的病人可以采取非手术处理（使用抗生素），但是**全身情况比较差的病人就应该进手术室探查**（开腹或腹腔镜），引流所有积液。通常不需要拆除吻合口，**对漏口直接采用缝合修补一定不会有好结果，因为缝针处马上就会再形成漏！**——因为形成漏的主要原因并没有得到纠正（最常见的原因是血供差）。此外，缝合修补会形成额外的张力，通常会使得漏口更大。如果之前未做营养性空肠造瘘，病人的脓毒症表现和腹腔污染也都不严重，你可以留置一根营养性空肠造瘘管。食管-空肠瘘的愈合肯定会耽搁时间。如果在探查手术后瘘口引流液持续不断，就需要在内镜下放置覆膜内支架。有文献报道，对流量比较大的慢性瘘，可以在内镜下将 ERCP 导管插入瘘道，通过导管注入纤维蛋白胶，这有利于瘘道的闭合。

（二）吻合口漏的远期处理

经久不愈的瘘（尤其是胸内瘘）应如何处理，一直是困扰人们的难题。外科医生的首要任务，也是最重要的任务，就是确保控制所有脓毒症表现，才能谈到营养状况改善，否则在脓毒症造成的高炎症状态下病人的营养状态根本无法改善。只要病人的白蛋白和前白蛋白水平依旧在正常值以下，即使有满意的肠内营养，瘘口也很难愈合。白蛋白水平低通常提示病人处于高炎症状态，也就提示"源头控制"不满意。通过内镜在体内放入内支架管有助于分解代谢的改善，最终有助于瘘口闭合。偶尔，在内镜下将 ERCP 导管插入瘘道，通过导管注入纤维蛋白胶，会有利于瘘道的闭合（参见上文）。

（三）吻合口瘘形成后的食管狭窄

吻合口瘘闭合后发生吻合口狭窄的情况不少见。狭窄的程度取决于组织的缺失量，可能需要做多次食管扩张术，可以是内镜下球囊扩张，也可以用 Savary（导丝导向）硬质扩张器扩张。组织缺失越多，就越难维持吻合口通畅的满意度。对组织缺失造成的顽固性狭窄，我坚信每周扩张一次有效，偶尔还可以注射类固醇激素，直至达到满意的腔径。对顽固性狭窄、狭窄口的通畅性难以维持的病人，还可以让病人自己在家里进行扩张，不过，罕有必要。腹段食管的吻合口狭窄往往需要做**吻合口翻修手术**，胸段和颈段食管的吻合口狭窄则很少需要行吻合口翻修手术。此外，这些部位吻合口狭窄在翻修手术后效果通常也不理想。不过，偶尔（尤其当扩张导致食管穿孔时），则必须寻求其他手段。在这种情况下，最常用的方法就是取一段**左侧结肠**上提至狭窄部位重建食管。也可以采用显微血管技术取一段游离空肠，将这段**空肠间置**于管形胃缺失的部位（即狭窄部位——译者注）。

结语：治疗食管吻合口瘘的最好方法是预防。反复扩张狭窄对病人来讲肯定不是享受，但是，它总比威胁生命的吻合口漏好。一般来讲，与其他部位的漏相比，颈部漏比较容易耐受（无论是在术后早期，还是后期），因此，在做食管重建手术时，颈部吻合是我们的最爱。

第三节 胃与十二指肠[①]

汤文浩

胃的血供超级充沛,然而,在某些特殊情况下,胃的血供也会受到伤害……

一、术前考量

为了降低术后吻合口漏的发生率,我在初稿中对胃十二指肠病人术前全身情况的调整做了细致叙述,然而主编要求我略去。但愿他们在本书的前几章和本章第一节对这一重要议题做了恰如其分的阐述。不过,请允许我提一下我关心的胃手术特异性术前准备。

幽门梗阻病人的准备

慢性胃流出道梗阻(缘于胃窦癌或慢性十二指肠溃疡),胃内就会有**细菌过度生长**。其实,正常人的胃应该是无菌的。胃酸缺乏也会促使细菌过度生长,典型的胃酸缺乏见于胃癌,也见于长期使用止酸剂的病人。幽门梗阻病人的胃胀得像一只皮口袋,失去张力,其内充满宿食和粪水样酸臭液,你不会愿意为这种病人开刀吧。因此,每遇到胃流出道梗阻的病人,我都建议插一根大口径的鼻胃管,用温盐水对胃腔进行灌洗,直至洗出的盐水干净为止。然后,将鼻胃管接负压引流,每日 2 次用温盐水灌洗,连续 3～5 天。

这不仅是把胃腔洗干净、减少术中污染和术后感染风险,还可以解除胃扩张,有利于胃平滑肌张力的恢复。但愿在如此的胃"复苏"后,所建吻合口的安全系数更高,残胃发生术后胃排空障碍的概率更低。

不要忘记预防用抗生素！切记,病胃罕有处于无菌状态！

二、术中考量

(一)保护残胃血供,避免意外损伤

在整个胃肠道,胃血供的丰沛程度无与伦比,这是事实。但是,有时残胃的血供会受到影响从而危及吻合口的愈合:
- 在**既往有脾切除史**的病人或者部分胃切除手术中需要附加**脾切除**的病人(如:胃癌累及脾门或术中损伤脾脏),应该意识到残胃来自胃短动脉(脾动脉的分支)的血供已经不存在。此时,如果你在胃左动脉根部做了结扎,残胃就可能处于缺血状态。一定要确保残胃色泽红润,有源源不断的出血——如果情况不是这样,你就必须切除残胃,

---

[①] 有关减肥手术后的吻合口漏请参见第 23 章。

采用食管-空肠吻合术。

- 在游离十二指肠球部时,应将胃十二指肠动脉作为你停止进一步向远侧游离的标志——十二指肠远侧的游离不要逾越该动脉。J. E. Skandalakis 有一句名言:"桥下有水"不仅用于描述子宫动脉与输尿管的关系,同样可以用来比喻胃十二指肠动脉与副胰管(Santorini 管)的关系。人群中有 1/10 的人其 Santorini 管是胰腺唯一的引流管,一旦在处理胃十二指肠动脉的过程中意外造成了该导管损伤就可能酿成大祸。仔细保护胃十二指肠动脉的另一个目的是确保十二指肠球部的血供。

- 有些学者强调在**十二指肠溃疡大出血**手术中兜底缝合**胃十二指肠动脉**(或其分支之一)时,要注意缝针不能在十二指肠后壁扎入太深。他们认为缝针扎入太深就可能钩住胆总管。我认为这种风险仅仅是镜花水月,因为胆总管的位置偏外侧,除非病人是球后溃疡,或者是你的缝针距溃疡缘数厘米扎入或扎入太深达数厘米☺……

- **避免伤及胰腺**,尤其在游离胃底时或在附加脾切除时要避免伤及胰尾——避免发生创伤性胰腺炎或胰瘘和脾窝脓肿。胰液外溢还会影响毗邻胃肠吻合口的愈合。

(二)消化道重建(修补技术和吻合技术)

我不准备在此就举世公认的胃肠吻合原则(保留满意血供、避免吻合口张力以及保证吻合口的密封性)进行赘述,否则,肯定会被主编删除。因此,还是让我们直接谈论与本节有关的胃肠道连续性的重建吧[①]。

(三)溃疡病穿孔的修补

溃疡病穿孔修补最简单的方法是采用 **Graham 大网膜补片**——大网膜固定术。先通过穿孔破口的两缘预置数针"全层"间断缝线(预置的缝线要与十二指肠的长轴平行,以免发生十二指肠腔狭窄),暂时不打结。下一步,取一块血供良好的带蒂大网膜,翻上去盖住破口,然后在大网膜瓣上——打结(不要太紧,又不能太松)。请麻醉师从鼻胃管内注入数百毫升"有蓝色染料的生理盐水",确认大网膜补片修补的密封性。

有些外科医生完全误解了大网膜固定术的实施方法,他们做大网膜固定术的方法是:先用缝线将破口缝闭,然后再用大网膜盖住缝合口。问题是用缝线修补这种组织水肿、脆弱的穿孔口,很容易发生漏。还有些外科医生更是省略了大网膜补片,只用缝线修补十二指肠破口——这似乎成了腹腔镜外科医生的新潮。当然,在绝大多数情况下,他们都会侥幸"得逞",因为,单纯缝合在细小新鲜穿孔的成功率很高。但是,我认为,并且有证据表明,大多数修补术后的修补口漏(这种并发症并不少见——尤其在发展中国家)的主要原因是未能正确实施大网膜固定术。因此,不要抱有侥幸心理——务请在第一次手术时就把它做正确,如果你选择的是腹腔镜手术,也应该如此。是用大网膜堵住破口——不是仅做缝合固定!如果你不具备腹腔镜下正确做大网膜固定术的技巧,请开放修补之。十二指肠漏是

[①] 译者注:机械吻合器给吻合带来了方便,也给外科医生带来了好处——金钱和销售商赞助的形形色色"长见识的学术会议"(如果你对"别人嚼过的馍"情有独钟☺),还带来了新的并发症。我们发现用管型吻合器做胃肠端-侧或侧-侧吻合时(绝对不会发生在端-端吻合),加之吻合器的插入比较勉强,就容易造成肠梗阻,您可曾耳闻目睹?很可能从来没有,但总有一天会遇到。甫急,请参阅《普外科精要》第 2 版,科学出版社© 2010 年:第 13 章:210-211。

一桩令人毛骨悚然的并发症!

(四)胃十二指肠损伤(创伤性或医源性损伤)的修补

我们不妨把胃或十二指肠上破口的修补看成一个吻合口——容易形成漏——接着我就谈这个问题。

胃的活动度大,胃壁的肌肉也比较厚,血供又充足,因此,**胃损伤**的修补不难。你可以直接把破口缝起来,可以用一层缝合法,可以用双层缝合法,也可以采用机械缝合,无论你采用哪种缝合方法,胃的修补口都不太容易发生漏。切记,如果是穿入性损伤,你就必须循致伤物(无论是刀,还是发射物)的伤道进行探查。应该常规打开小网膜囊检查胃后壁,否则就可能遗漏胃贯通伤。我曾经见过一个刀戳伤病人,做了剖腹探查(当然不是我所为!),发现胃前壁有一个窟窿,做了修补。24小时后病人病情骤然恶化,再次剖腹探查见胃后壁有一个大窟窿被遗漏了,该病人很快就死了。遗漏上消化道穿孔在 24 小时就可能致病人于死地!

十二指肠的特点是壁比较薄,活动度差,与肝门三联和胰腺毗邻,还有胰液的不断"冲刷"(胰液中活化的胰酶极具腐蚀性),这些特点造就了十二指肠"这条鱼"与众不同——不是一条鲤鱼,而是一条鲨鱼! 十二指肠缝合口比胃缝合口容易发生漏。一旦形成了十二指肠缝合口漏,你就"摊上大事"了,其处理很困难。十二指肠损伤的严重程度差异甚大,多年来人们提出过各种各样的十二指肠修补方法,但很快就被人们丢之脑后——这通常都是一些"个案报道"或小样本的病例总结,未能做令人信服的评估和比较。但是,依据常识和我们的大量经验(如你所知,经验能优化你的常识,常识会使得你的经验更具正能量……),我们得出如下几条原则:

- 要特别注意受伤肠管壁的活力、毗邻结构(胆总管、胰腺、门静脉等)是否有损伤。
- **十二指肠的"简单"撕裂伤(无毁损伤)**,只要诊断和手术"及时"(约在 12 小时之内),完全可以在对肠管破口稍做修剪后,在无张力的情况下行一期修补。为了避免发生十二指肠腔狭窄,应该将修补口做成横向。
- **得到早期诊断的十二指肠损伤**,但是有组织缺损,就不适合做简单修补,而需要做**损伤段十二指肠切除**。如果在损伤段十二指肠切除后,两断端很容易拉拢,那么你就可以行十二指肠-十二指肠的端-端吻合。但是,如果十二指肠的两断端拉拢时存在张力(在十二指肠第二部和第三部有张力是常事),你就需要选择 Roux-en-Y 十二指肠-空肠吻合进行重建。后一种重建术是侧-侧吻合(如果十二指肠的缺损未达全周)或端-端吻合(空肠与切除后的十二指肠的近断端做吻合,远断端缝闭)。
- **延迟诊断**的十二指肠损伤(约超过 12 小时)通常都合并有腹膜炎,组织受到外溢消化液(混有胆汁和胰液,极具腐蚀性)的浸渍,就容易发生缝合口裂开。多少年来,人们提出过许多方法来"保护"这种脆弱的十二指肠缝合口,如:用带蒂大网膜或"浆膜瓣"(就是在一段健全的空肠襻上取一片浆肌层盖在十二指肠的修补口上)覆盖修补口。甚至有人用腹壁的肌肉瓣来覆盖缝合口。对**复杂十二指肠损伤**(损伤往往累及胰腺)来讲,还有一种处理方法,那就是"十二指肠憩室化"——缝合修补十二指肠破口、胃窦切除(加迷走神经干切断术,目的是减少吻合口溃疡的风险)、胃-空肠吻合术(即:Billroth Ⅱ 式)和管式十二指肠造瘘术(从十二指肠残端插入造瘘管)。有些外科医生笃信**十二指肠减压**理念,无论这个十二指肠的修补口是否属于高危(对有些外科医生来讲,十二指肠的缝合口无一例外地都属"高危"之列☺),他们会将一枚 T 管插入十二指肠第二部。更有甚者,还有少数"置管狂热分子"提倡"三造瘘术"——在十二指肠内放一根 T 管,做一个胃造瘘,再留一根营养性空肠造瘘管。我是一名"置管反对者":**我认为你在肠腔留置的管子越多,需要戳的窟窿就越多,导管周围出现漏的机会就越多。** 以我的观点,在"高风险"十二指肠修补口的现有处理手段中(如果不需要对毁损的十二指肠做节段切除),首推"幽门隔出术",我们会在下文(术后吻合口漏的处理)中对该术式做详细叙述。

- 极少数毁损性**胰腺-十二指肠复合伤**(根本没有好的组织可供修补)需要行胰十二指肠切除术。这种手术必须**分期实施**:第一期是"损害控制手术",第二期是对病人的全身情况进行优化,第三期是重返手术室做重建手术。

- 其他什么都不必做了,但是一定要**充分引流**十二指肠旁间隙,万一发生漏就可以使其成为控制性漏,免去再手术。当然,一定要考虑是否需要留置一根**肠内营养管**,依据情况可以是**鼻肠管**,也可以是**空肠造瘘管**。如果你认为有必要,就请留一根!有关十二指肠损伤的处理,请参见 ⮑ 第二十四章。

(五)部分胃切除术后吻合口漏的预防

在本节的初稿中,我曾经写了许多有关"吻合口漏的预防",但是,一半内容被主编删除了,他告诉我"这是一本有关手术并发症的小册子,不是一本上消化道外科手册……"。不过,我还是想简单提几句:

1. BillrothⅡ式胃切除后"高难度"十二指肠残端的处理

如果十二指肠正常,其残端的处理几乎不是问题:只要注意十二指肠的横断位置不要太靠近胰包膜就行——保留残端有足够的长度用于无张力下的缝闭(即使在你选择双层缝合时)。但是,如果十二指肠球部因**慢性十二指肠溃疡**形成了瘢痕,残端的缝闭就会有难度,并且容易发生漏。这种情况已经越来越少见了(至少在发达国家是如此),但是,在这个世界上有为数不多的特殊地区,市场上没有价格公道的质子泵抑制剂出售,这种溃疡瘢痕依旧能够见到。这种情况该如何处理呢?**最好的处理方法就是预防**:这是一种极为罕见的、需要通过胃切除(也就是说在十二指肠球部巨大溃疡穿孔时)来治疗的复杂十二指肠溃疡。既然病人胃切除的适应证绝对明确,为何不选择 BillrothⅠ式重建,如此不就没有十二指肠残端了?至于在十二指肠球部存在巨大溃疡的情况下,如何行胃-十二指肠吻合,我建议你参阅其他文献[①]。**简而言之,没有十二指肠残端,就不会有十二指肠残端漏!** 总有那么几位外科医生不信老人言,在局部条件不利的情况下,固执己见地采用 BillrothⅡ式胃切除术。经过几代人的努力,外科医生发明了一些以他们名字命名的缝闭十二指肠残端的"独门绝技"(如:**Bancroft 手术**——剔除胃窦黏膜后,将胃窦壁残端缝闭;**Nissen 手术**——将十二指肠残端的前壁与胰包膜缝合)。甚至有人为了避免形成十二指肠残端,提出将 Roux-en-Y 的空肠襻与十二指肠残端进行吻合——完全是把简单手术复杂化。**我的意见是**:如果

---

① 《Schein 外科急腹症》第 1 版(英文第 3 版),科学出版社Ⓒ 2011 年;第 17 章:105。

预期十二指肠残端漏的概率很大,就从十二指肠残端插一根粗的软管(Foley 导尿管就行),然后在导管周围缝闭十二指肠残端,做**管式十二指肠造瘘**(图 6.5),重建一个控制性十二指肠瘘。然后,在造瘘管附近、漏出液最初可能积聚的部位留置一枚引流管。在瘘道形成后,就可以将造瘘管夹闭,然后拔除。到那时,你或许可以考虑采用纤维蛋白胶来堵瘘道了(如果你对这些奇技乐此不疲)。

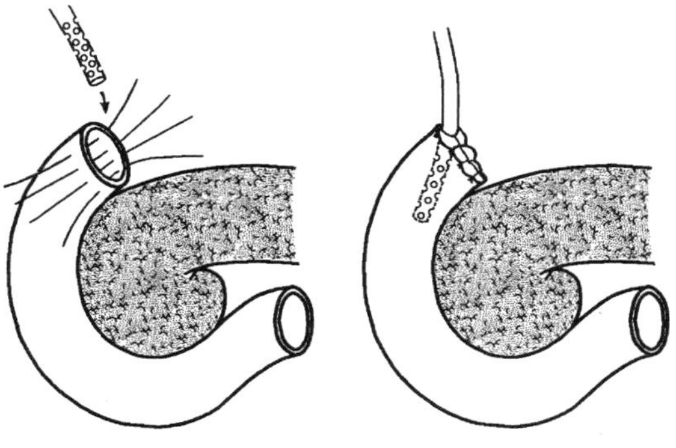

图 6.5　管式十二指肠造瘘术

2. 避免胃-空肠吻合口扭曲或成角

避免胃-空肠吻合口扭曲或成角(我喜欢将空肠的输入和输出襻分别在吻合口两端与胃壁多缝 2 cm,从而避免扭曲或成角),因为扭曲或成角会引起输入襻梗阻,造成输入襻肠腔内压升高,对十二指肠残端的闭合口构成威胁。

3. 留置一根细营养管

最好能在术中在空肠输出襻留置一根细鼻肠管,这有助于在术后早期就给病人实施肠内营养。在后壁吻合完毕后,请麻醉师插入鼻肠管,你在直视下将该管导入输出襻——不是输入襻。如果你估计病人会因为吻合口"出问题"(吻合口漏、胃排空障碍等)长期不能进食,或病人在术前就存在营养不良,我建议你留置一根营养性空肠造瘘管,以避免鼻肠管的不适、并发症或不慎脱出。

4. 引流管

大多数上消化道择期手术都不需要留置引流管,除非病人发生吻合口漏的风险很大(如:十二指肠残端缝闭困难、严重营养不良、意外胰尾损伤、食管-空肠吻合等)。此时,我们喜欢在吻合口旁和 Morrison 窝(肝肾隐窝)留置一根(被动)软的多孔扁管(Penrose 引流管)。在中国,依旧有许多医院主张留置大口径的双套管,这种引流管的最大缺点是压迫侵蚀肠管(压迫肠管造成肠管受压部位坏死)。据我所知,在西方发达国家,他们普遍使用的是小口径柔软负压管(如:JP 管)。我确实没有见过对这些引流管的前瞻随机对照临床研究报道☺。

三、术后考量

事必躬亲,手术医生——你自己(高年资外科医生)——要亲自用手触摸-检查你的病人,在术后早期至少应该每天 2 次,目的是在早期就能预测或诊断出并发症的发生,尽早采取措施,这一点至关重要。至于如何优化你的术后处理来保证吻合口愈合,本章的前几节已经做了强调。切记,其中很重要的一点就是营养——这就是为什么要在手术中插入营养管的道理!毋庸置疑,肠内营养大大地优于肠外营养。Ambroise Paré 是 16 世纪法国的一位伟大军医,他有一句名言,大意是"治疗是我的事,治愈是上帝的事",与中国人的"谋事在人,成事在天"如出一辙。

上消化道吻合口漏发生的时间可早,可晚,但是大多发生于术后第 5 天。其主要临床病象是意料之外的全身炎症反应综合征(请不要对我讲:"我从未听说过 SIRS 这个词")、腹膜炎以及引流液的量或性质异常。有些病人,尤其是极度肥胖的病人(请阅读 ➲ 第二十三章),其吻合口漏在早期可以完全没有腹部表现,这类病人的唯一临床特点是持续心动过速。**腹腔镜胆囊切除术或 ERCP 术中意外造成的十二指肠穿孔**其临床病象也往往如此——诚然,这两种情况都不属于"吻合口漏",不过,我们在这一章中也会讨论与吻合口漏相关的一些问题。因此,挽救这类病人的关键之举可以总结为三个词:**怀疑,怀疑,再怀疑!如果你今天没有怀疑漏的存在,明天就可能为时晚矣!**

对如何采用水溶性造影剂(利用或不利用 CT 扫描)来诊断、证实和了解吻合口漏,你已经了如指掌。你也已经理解少数吻合口漏在早期可以看不见,但是这并不意味着不存在漏:**有时你需要仅仅依据你的怀疑程度决定再手术!**

你手术的主要目标是"源头控制"——阻断对毗邻腔隙的持续污染。你可能会尝试把漏口封起来——缝几针,再贴一块大网膜补片——**但是,你也心知肚明这种手法通常会弄巧成拙:会再次形成漏!**与小肠吻合口漏或大肠吻合口漏不同,上消化道的脏器通常比较固定,很难做外置术或近侧转流术。因此,在大多数情况下,留置恰当的外引流(希望能形成控制性外瘘)就成了你的最佳选择和唯一"源头控制"的救命之举了。切记,你的目标是能形成控制性外瘘!在少数情况下,你也可以不必再手术,通过经皮穿刺就能达到这一目标(如果是"包裹"漏)。

将"侧"漏与"端"漏区别开来是处理上消化道漏时的重要理念(图 6.6)。侧漏是指胃或十二指肠壁上有一个"洞",此处有正常的胃十二指肠内容物(唾液、酸性胃液、碱性胰液和胆汁)通过。胃-十二指肠吻合口(Billroth I 式)漏、袖状胃切除术后的闭合口漏以及十二指肠意外穿孔都属于侧漏。端漏则不同,这种漏离具有腐蚀性的胆胰液比较远,Billroth II 式胃切除术后的十二指肠残端漏以及病态肥胖病人 Roux-en-Y 胃短路手术后的胃-空肠吻合口漏都属于端

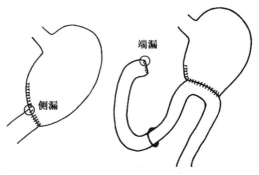

图 6.6　侧漏与端漏的区别

漏。**切记:**端漏在恰当的引流后很容易形成控制性瘘,自行愈合也在预期之中。反之,侧漏的控制则困难得多,而且这类漏自行愈合的可能性很小。**因此,如果你准备对侧漏病人再手术的话,请考虑把它变成端漏**,关于这一点,我会在下文细述。

(一)吻合口漏的处理

漏的诊断明确后,怎样去处理呢?

本章第一节已经谈过漏的处理原则:**包裹漏**或**满意控制的控制性漏**(经初次手术中留置的引流管外流),病人情况"**良好**"(轻微的 SIRS,没有腹膜炎表现),都可以采用保守治疗(一般是在 CT 导引下做经皮穿刺引流)。如果你万幸,在初次手术中就在空肠内留置了营养管,你就可以马上把它利用起来。如果病人还没有空肠营养管,并且这个漏在一周左右没有好转迹象,你就应该考虑通过吻合口插一根鼻肠管,在内镜的引导下,鼻肠管的插入

不难。

反过来看,如果漏的控制似乎不理想(SIRS 和腹膜炎依旧),不要犹豫,马上再手术!手术怎么做?原则有三:

- 更通畅的引流——创建控制性瘘。
- 如果没有在位的营养管,留置一根营养管。
- 把侧漏变成端漏。

现在,让我们谈得更具体一些。

1. 十二指肠残端漏

在**十二指肠残端漏**再手术时,你的绝招是做管式十二指肠造瘘(图 6.5)。是的,放一根大口径的局部引流管。你还要检查一下胃-空肠吻合口,确保输入襻没有梗阻。术前内镜检查也能排除输入襻综合征(十二指肠漏口远侧肠襻存在扭曲或成角)。

2. 十二指肠溃疡穿孔的修补口漏

在**十二指肠溃疡穿孔修补术后修补口漏**再手术,你有多项选择。如果病人得到的诊断"及时",肠壁组织外观也比较满意,你就应该按常规去做:做一个正确的大网膜固定术!确保缝合口的密封性,在缝合口附近留置引流管。**如果病人的诊断有延误,我的意见是做幽门隔出术(参见下文)。**我还必须提一下,有学者(来自印度)在大网膜固定术后出现漏的情况下,向破口内插一根 T 管进行局部引流,获得了成功。不过,至今还没有前瞻随机临床研究报道提示哪种方法"最好"——你必须依靠你的判断力和常识办事!

3. 胃-十二指肠吻合口漏有什么好办法?

胃-十二指肠吻合口(Billroth Ⅰ 式)漏的处理比较复杂。如前文所述,这是一种侧漏,如果病人及局部组织"稳定",病人的营养状态不差,我倾向于把它改成 Billroth Ⅱ 式:把原来的胃-十二指肠吻合口拆开,在十二指肠残端插入一根造瘘管,再做一个满意的胃-空肠吻合(切记,在组织水肿的情况下请采用手工吻合!),在吻合口附近留置引流管,最后,不要忘记把营养管插入空肠输出襻。**在病人命悬一线的情况下,**我建议你离断原吻合口,做一个管式十二指肠造瘘,把胃残端从切口拖出来做胃造瘘。这是不得已而为之的救命之举!数月后再考虑重返手术室,将胃残端与空肠接起来。

4. 胃-空肠吻合口漏有什么好办法?

幸好这种并发症比较罕见,原因是小肠和胃都具有良好的血供,活动度也比较大。我之所以说"幸好比较罕见",是因为一旦该部位发生了吻合口漏,这就是一种胃的"侧"漏,近侧小肠液就会通过漏口外溢,从而使得这种漏的处理极其困难。如果你再手术的是"早期"漏(也就是说,在初次手术后 1~2 天内),局部组织的情况还可以,或许你可以重新做一个新的胃-空肠吻合(最好是采用手工吻合)。否则,为了拯救这个病人的命,你的最佳选择就是**拆除原来的胃-空肠吻合口,**把胃残端从切口拖出来做胃造瘘,外置小肠,将营养管插入小肠远段。采用这种办法解决问题似乎有些过激,但是,如果你现在不这样做,你的病人就不会活下来,你也不会有机会做再手术了! 如果小肠襻漏的位置太靠近 Treitz 韧带,你就没有办法将小肠拖至皮肤平面做外置术,解决这个问题的办法详见下一节小肠。

5. 胃造瘘口漏或 PEG 管口漏有什么好办法?

在世界各地,这种造瘘管绝大多数都是用于消耗病人的营养支持,因此,这些病人的插管部位容易发生漏就不足为怪了。多数这类漏的表现是胃内容物沿导管外溢,这其实是小事一桩,已经超出了本章的讨论范围;但是,如果你怀疑漏出液进了腹腔内,该怎么办? 从造瘘管注入造影剂(＋/－ CT)进行检查。包裹漏可以采取保守治疗——将造瘘管留在原位做重力引流直至再次造影证实漏口已被周围组织封住,才能尝试管饲营养。像其他胃肠道漏的非手术(和手术)治疗一样,应该**给予病人抗生素**。如果是腹腔内游离漏,病人有SIRS 和腹膜炎表现,就必须手术处理。如果局部组织没有明显水肿,你可以围绕胃造瘘管再做一个荷包缝合,然后,再在造瘘管周围将胃壁与腹壁仔细缝合固定一圈。反之,就应该拔除造瘘管,仔细缝闭胃壁上的窟窿。根据病人的全身情况和腹膜炎程度,考虑是否需要留置营养性空肠造瘘管。

6. 幽门隔出术

在前文,我曾经承诺对"幽门隔出术"做一叙述。有些学者主张用线型切割缝合器横断幽门,然后做胃-空肠吻合。我们的做法是:紧靠幽门在胃窦部前壁近大弯处切一小口,将手指通过该切口触摸幽门环,用一把 Babcock 钳将幽门环抓至切口处。用粗的不可吸收缝线连续缝合法缝闭幽门环,边距要大(每一针都要钩住肌层,不要仅仅钩住黏膜,此处的黏膜很厚)。最后,提一段近侧空肠上来与胃的开口做胃-空肠吻合。不要忘记将营养管插入空肠输出襻。无论你采用何种材质的缝线缝闭幽门(有些外科医生喜欢用可吸收缝线),幽门会在 1～2 个月后自动开放(线型切割缝合器也是一样)。胃-空肠吻合口则会"永远"通畅,病人容易发生吻合口溃疡和倾倒综合征——除非你择期将胃-空肠吻合口缝闭。有鉴于此,有些外科医生主张在做幽门隔出术时不做胃空肠吻合术,而是经鼻腔或经胃造瘘口将一根细口径的空肠营养管通过幽门插至空肠上段,然后在营养管周围缝闭幽门,等待幽门自动开放。这个办法是否更好? 我不得而知。◖第二十四章会对幽门隔出术的优势存在与否给出近年来的研究结果。是的,这又是一个颇具争议的领域……

再加一点:在上消化道吻合口漏再手术时,一定要检查所有吻合口。一个吻合口发生漏(如:十二指肠残端),出现了感染/腐蚀的腹腔环境,其他吻合口(如:胃-空肠吻合口)也就容易发生漏。

(二)上消化道瘘的处理

谢天谢地,漏终于被你控制了,现在只剩下肠-皮瘘需要处理了。眼看你就要走出这片阴森森的森林,但是,请允许我引用温斯顿·丘吉尔的一句名言:这不是谢幕的开始,而是序幕的结束。各种肠-皮瘘处理的总原则都相同,我们会在下一节小肠中细述。这里仅就上消化道瘘的几个特点进行叙述。

巴黎的 Etienne Levy 医生不久前去世了,他生前在胃十二指肠瘘方面积累了丰富经验,我建议各位读一下他在 20 世纪 80 年代发表的文章。他强调十二指肠瘘出液的特点是极具腐蚀性,并介绍了控制它的方法。我成功地采用过他的办法(为数不多的几次):将一根软的硅胶管插入十二指肠破口。在十二指肠破口周围留置几根同样的硅胶管,一根管子用于大量生理盐水的持续冲洗,其他管子连接负压装置,使得沿十二指肠造瘘管漏出的腐蚀液被稀释/中和。数周后,随着十二指肠造瘘管周围组织的生长,负压引流管引出的就只有冲洗液了。此时就可以停止冲洗,从十二指肠造瘘管注入造影剂,确定无造影剂沿造瘘管外溢后,再一一拔除十二指肠造瘘口周围的引流管。再过一周左右,稍稍拔出十二指肠造瘘管,让该造瘘管停留在十二指肠壁外瘘道内,直至十二指肠造瘘管无液体引出时,才能完全拔除。**你必须确认(通过窦道造影)十二指肠造瘘管的头端已经离开十二指肠的破口,以免影响十二指肠破口的愈合!**

> 我们的做法是:在手术中,将一根(通常是两根)有侧孔的粗硅胶管留置在十二指肠漏口附近,目的是达到"源头控制",要仔细确认硅胶管未进入十二指肠破口,以免影响破口愈合。在瘘道形成后(约需要2周),将其中一根引流管剪短,每3天剪2 cm左右,直至见到第一个侧孔,才拔除。然后,用同样的方法剪短第二根引流管,最后拔除。当外部组织的压力大于十二指肠腔的压力时,瘘道就会闭合。即使瘘道不闭合,长期有液体外溢,由于瘘道比较长,你也可以在后期采用纤维蛋白胶等方法来处理。
>
> **Ari**

赢得战争的手段有多种。藉此,有幸献上本人的拙见,这并不意味着我的意见就是金科玉律,然而,你不妨一试。中国有句古话:"不要纸上谈兵。"因此,我必须搁笔动刀了。

第四节　小　　肠

Moshe Schein　Mark Cheetham[①]

令人惊讶的是文献中有关术后小肠吻合口漏的议题少之又少。如果你在 Google、PubMed[②] 或各种书籍中输入"anastomotic leaks"(吻合口漏)这个词进行搜索,你会发现大量有关结-直肠、食管和减肥手术后的吻合口漏的发病率及其处理方法方面的文章或章节名,但是,专门谈及小肠吻合口漏方面的文献则极少。为什么会这样?

- 与其他部位的吻合口相比较,小肠吻合口漏很罕见。原因是小肠血供好,活动度大,容易显露,因此,小肠的吻合比较简单易行,吻合口也不容易发生漏。
- 我们每个人的一生中都会有为数不多的案例,那是我们不愿意回忆的梦魇,会想方设法把它们忘掉! 小肠漏就是这种梦魇:你连续击发了几把缝合器,啪啪,既简单易行,又快捷。病人本应该在3~5天内出现肛门排气和排便,但是,这个病人的切口里却冒出了大量胆汁。哦耶! 如果你不能正确、及时地处理该病人,这个病人就可能死去。

由于缺乏小肠吻合口漏方面的报道,我们无法直接引用,我们的实践只能依据:

- 借用文献中结-直肠吻合口漏和上消化道吻合口漏处理方面取得的经验教训。
- 我们自己在小肠吻合口漏(但愿是其他人造成的)处理方面的经验。
- 他人的(大量)经验。坐下来参加"并发症与死亡讨论会"和查阅大量有关吻合口漏的

---

① Mark Cheetham 在本节中撰写了瘘(参见 94 页"肠-皮瘘的处理")
② 译者注:PubMed 是一个免费搜寻引擎,提供生物医学方面的论文以及摘要搜寻。

法律诉讼病历,我获取了众多案例——手术医生如何对小肠吻合口漏视而不见、逃避治疗……

在前面三节中,你已经读了不少"术前考量"。此外,我们也没有必要对如何做一个安全的小肠吻合口进行细述。还是让我们跳过这两个问题直接讨论"术后考量"吧。

一、术后考量

本章第一节有关吻合口漏诊断和处理的一般原则也完全适用于小肠,在此恕不重复。那些上消化道和结-直肠吻合口漏的情况也适用于小肠——形形色色的吻合口漏:有的是局限性漏,有的是包裹性漏,有的是"游离"漏。有些漏(通过引流管或切口)找到了通向体壁的出路,有的形成了控制性漏,有的则是未控制漏。因此,我们的治疗措施应该依据具体临床情况而定——非手术治疗、经皮引流,抑或剖腹手术,切忌千篇一律。在我们的另一本急腹症书籍中,我曾经写过一章有关小肠吻合口漏的处理[①]。我不希望被人指责自我剽窃,但是,对于那些手头没有我们那本书的读者来讲,我会扼要地将该议题的内容总结如下。

请注意我们的讨论内容不仅是小肠缝合口漏,还包括初次手术中的**意外小肠损伤未被发觉**所致的小肠漏。其原因有粗暴使用电刀或其他高能设备(腹腔镜带来的瘟疫!)、鲁莽使用拉钩、分离粘连造成肠管损伤或盲目插入腹腔镜 trocar——这些都是名副其实的人祸! 凡是术后发生的漏都属于漏的范畴——无所谓是吻合口漏,还是操作损伤引起的漏。

(一)关于小肠漏的诊断

正如你所知道的,"可见"漏是一种不动脑筋就能诊断的漏,而小肠"隐形"漏的诊断就比上消化道或结-直肠吻合口隐形漏的诊断复杂。从肛门或口腔灌入造影剂(**无论是否加做 CT**)通常都能对结-直肠或上消化道吻合口漏做出诊断,且很难对小肠漏做出诊断。事实上,口服造影剂 CT 检查对小肠漏诊断的敏感性和特异性极低! 大多数在再次剖腹手术(或尸体解剖)中证实的小肠漏,术前 CT 并未提示有造影剂自肠腔外溢——造影剂很快进入结肠并不能排除小肠漏。诚然,在术后最初几天(甚至几天后),在 CT 影像上见到游离气体和液体是常见情况,但是至少——在已经确诊为小肠漏的病人其最常见,并能导致诊断的 **CT 特征是吻合口附近有气泡和积液**。一般认为这些 CT 表现是非特异性的,正如我们在本章第一节中所述,如果这些非特异性表现见于一位疑似小肠漏,且具有小肠漏非特异性临床表现的病人身上,其指向往往很具特异性——这个病人就是小肠漏。**在多数病人,引流管是"干的"**(没有液体流出),等待引流管是否有胆汁或粪水流出,等待切口是否有肠内容冒出,等待造影剂是否会涌入腹腔,就好像是等待救星显灵——结果救星没来,等来的且是灾星(死神)……

---

① 《Schein 外科急腹症》第 1 版(英文第 3 版),科学出版社Ⓒ 2011 年:第 50 章:357。

（二）关于小肠漏的处理

再强调一句，如果这是一例**满意控制**（通过引流管或创口引出）的小肠漏，病人的情况"不错"，你也能排除漏出液在腹腔内积聚（或能通过经皮引流处理），你当然可以袖手旁观，等着处理肠-皮瘘（参见下文）。如果情况不是这样，**你就必须再手术，把漏控制住**。

如果你读了下一节结-直肠吻合口漏的内容，你就会有一个明确的信息：绝对不能，永远不要考虑再吻合。在本章前几节有关食管和上消化道漏的内容中，你已经学过：企图修补漏口或做再吻合是注定会失败的。在上消化道，做转流术或将吻合口拆除均非易事。因此，多数外科医生会尝试在漏口处贴一块补片，同时改善引流的通畅性——要知道，这种补片是不会起作用的，要不了几天，漏又会一如既往。我们的愿望/目的是形成控制性瘘，最终能闭合。**其他部位漏的规律同样适用于小肠；再吻合或修补是注定会失败的，失败就意味着灾难降临！**

我并非宣称"修补"漏口或做再吻合是绝对不会成功的，或者说一点余地都没有。我完全能理解外科医生的心理状态——极其渴望尽一切努力尝试恢复胃肠道的连续性！你切除了一段小肠（以 Meckel 憩室的肠段为例），手术相当顺利，但是，现在（几天后），你发现自己因为吻合口漏在实施再次手术。是做吻合口外置？还是小肠造瘘？你会怎样面对这个病人及其家属？所以，你在思索：见鬼，什么失败！我还是尽快把它补起来吧……，让我再试一次，让我抓住这个机会——使尽浑身解数避免高流量的小肠造瘘，避免病人长期处于病态。是的，我们每个外科医生都会有 1～2 例成功修补/成功再手术的经历，但是，**绝大多数的经验表明其失败率高得惊人**。在初次手术后数日，病人有腹腔感染的情况下，对肠襻上的漏口尝试进行缝合是一定会失败的。因为病人此时处于分解代谢状态、肠襻肿胀、白蛋白水平低下，在多数病人导致第一次漏的因素会进一步恶化，再次形成漏也就顺理成章了，再漏就意味着死亡。你可能会奇怪我们为什么会在这一章中喋喋不休地唠叨这一点（真恶心！）：这是因为我们见到外科医生一而再，再而三地犯同样的错误！

那么，哪些情况下才能做再吻合（绝对不要做单纯修补！）来迎合你的愿望呢？
- 如果这个漏发生在术后 1～2 天内——通常是由于技术失误造成的。
- 如果肠襻外观"品质良好"。
- 如果病人情况稳定，SIRS 轻微。
- 如果腹腔内环境良好（炎症或感染不重——译者注）。
- 如果白蛋白水平合适。

在这种极其例外的情况下，你可以将漏口或吻合口切除，重新仔细地做一个吻合——我采用手工缝合！

否则，你就只能选择救命的肠外置——无论哪段小肠都能拖出来外置。

（三）如何做肠外置？

把漏口拖到皮肤上来最简单的办法就是做襻式肠造瘘。不过，襻式肠造瘘有时并不简单。如果此时肠襻和系膜有水肿，肠襻就难以上提至皮肤平面。在如今肥胖人口逐年增多的时代，肠系膜内厚厚的脂肪也会增加襻式肠造瘘的难度。在这种情况下（腹腔高压——译者注），你的选择往往是不得不让腹部切口敞开（腹腔开放术），你的造瘘口一定要远离腹中央的缺损处——腹中央的缺损会进一步妨碍肠外置。有时,你解决该问题的办法是在肠襻离断后将两断端分别外置;也可以将远断端缝闭,近断端外置。如果漏的肠段依旧无法提到外面来,那么,你可能就得在漏口旁留置引流管,将漏口近侧的小肠襻提出来外置了(近侧转流术)。

如果肠襻能提至腹膜水平,但无法提至皮肤水平,另一个切实可行的办法就是做一个管式肠造瘘。将一根 Foley 导管插入漏口,用荷包缝合将导管固定在位,膨胀球囊(球囊不要胀得太大,以免造成肠腔阻塞),将导管从腹壁戳孔引出皮肤。在导管周围将肠襻与前腹壁缝合固定一圈。最后,在附近留置几根负压引流管,目的是吸去沿导管周围外溢的肠内容物。在适当时间(通常需要数周),在局部和全身脓毒症得到控制时,你就可以将导管拔除了——但是,一定要先做造影,明确导管周围不存在漏:**至此——你已经成功完成了一个控制性小肠瘘的创建!**

漏口肠襻无法提至腹壁水平的情况还见于:紧靠 Treitz 韧带的空肠漏。此时,你就只能即兴发挥了:向漏孔中插一根软管,在其周围留置多根负压引流管(再用大网膜包裹——译者注),目的是将沿软管周围溢出的肠内容物吸出,祈祷上帝,让它形成控制性小肠瘘。

(四)肠-皮瘘的处理

在我们的前一本书[①]中以及其他书中,我都写过该专题,因此,我很希望这一次另请一位专家(Mark Cheetam➡第十四章的作者)来写这个问题。

一周前你花了九牛二虎之力做了一个憩室切除术。今天一早你被护士叫来病房,原因是病人切口中有小肠内容物流出。无论对哪位外科医生来讲这都犹如五雷轰顶;你会怎么处理呢? 首先,不要急于再手术(我知道你是一位外科医生,外科医生就是开刀。不过,这里有一个好机会,开刀或许是下策)。让我们引用一句二次世界大战期间,英国政府的一句口号:"保持冷静,不断向前。"

SNAPP 是这种情况下有助记忆的一个词,可惜,这个首字母缩略词不是我发明的:

- **脓毒症(Sepsis)**。积极治疗脓毒症。其措施包括复苏和给予恰当的抗生素。**放低 CT 检查的条件**——在这种情况下,病人的脓毒症表现可以十分轻微。如果你发现腹腔内有积液,请不要动手术;先鼓足勇气去找放射科医生,设法留置一根经皮引流管引流积液。仅当病人有腹膜炎临床表现或经皮引流无法控制脓毒症表现时才考虑再手术处理。再手术很容易造成出血和进一步的肠管损伤——最初不过是一个"简单漏",结果肠襻上千疮百孔,不得不做腹腔开放术。
- **营养(Nutrition)**。出现脓毒症后,营养缺乏就成了威胁病人生命的最重要问题。以前,肠-皮瘘病人的营养一直是依靠静脉营养(顺便提一句,我不太喜欢用"TPN[②]"这个词,因为几乎所有静脉营养的病人都同时被允许进食)。请考虑这样一个问题:一个新做的回肠造瘘的排出量是 1 000 mL/日,你会对这个病人采用静脉营养吗? 当然不会,那么,远段小肠的吻合口漏不是同样吗? 许多肠-皮瘘病人都可以正常饮食

---

① 《Schein 外科急腹症》第 1 版(英文第 3 版),科学出版社© 2011 年:第 50 章:357。

② 译者注:TPN(total parenteral nutrition)是"全肠外营养"的首字母缩略词。

或采用肠内营养。对近段小肠瘘,尤其在肠管外置的情况下,你可以考虑将营养液滴入远段肠襻;并将近段肠襻流出来的肠液收集起来,输入远段肠襻。**毫无疑问,肠内营养的结局更好! 因此,请勿懒惰,要想办法。**

- **解剖(Anatomy)。** 了解解剖情况:这个瘘的源头在何处? 漏出液是否有积聚? 为了对解剖情况做精确了解,就需要在造影条件下(小肠造影和瘘道造影)做断层摄片。安排这种造影检查有时可能会有一定难度;如今的放射科医生似乎对乳胶管、孔口(包括瘘口、引流口——译者注)和人体的体液特别厌恶。你需要亲自把病人带到放射科去,手把手地告诉他们从何处注入造影剂,你希望看什么。千万不要把任务交给你的实习医生——你给这个病人搞出来一个吻合口漏,他绝不会"宽恕"你。但是,现在你亲自在场,他的满腹怨气会消一些。

- **保护(Protect)皮肤。** 小肠液含有蛋白水解酶,这种酶会很快消化瘘口周围的皮肤。你(和你的造瘘口护士——如果你们科有造瘘口护士)就应该用造瘘口软膏、负压吸引管和造瘘装置等来保护瘘口皮肤。有时还需要创造一些办法来保护皮肤,使其在一段时间内免受消化液侵蚀。偶尔,在你黔驴技穷时,你只能亮出底牌——逼迫你使出早期手术这一杀手锏,此时,切忌做聪明过头的事——一定不能做吻合。做一个近侧肠襻造瘘,马上结束手术(其实,在这个档口,能进入腹腔,并做一个造瘘已经很不容易了,况且危机四伏)。

- **为了断性手术做规划(Plan)。** 不要老惦记着尽早手术。只要你能按上述几项原则使病人"安稳"下来,你就不必着急。我们会等到病人的白蛋白水平恢复至正常值(在急性期,白蛋白并不是反映营养状态的好指标,但它是一项绝佳的广谱指标,提示结局不良)。这大概需要 6～9 个月。利用这段时间来为你的病人进行康复,复习病人的影像检查。许多这类病人可以回家治疗。是的,我清楚在这个世界的有些地方不具备家庭静脉营养和瘘口局部护理条件;我们也知道病人及其家属要求你能尽早恢复胃肠道的连续性。请你把皮球踢回去——不要屈服于他们的压力! 当然,如果你们当地的条件不理想,你可以把病人转到大一些的医院去,让病人在那里治疗。让其他医生来为你收拾残局往往是上策⋯⋯

诚然,并非每个病人都需要做后期了断性重建术。如果支持治疗得当,远侧肠襻没有梗阻,肠道的连续性存在(也就是说,没有做肠外置),**约 1/3 的术后小肠瘘会在 6 周内自行闭合。**那些在 6 周内不能自行闭合的小肠瘘则需要择期再手术。如果此时病人处于合成代谢状态、没有 SIRS 表现、腹腔的情况也不是一点招惹不起,那么,再手术就能恢复病人胃肠道的连续性,并发症的风险也不会太大。

切记,在术后肠-皮瘘的病人中(未对文献报道进行选择),死亡率约 1/3——绝大多数是因为腹内感染未得到关注。

最后:如果你对小肠漏做再手术,其实,你就是在处理**术后腹膜炎**。若要对这一议题进行恰当叙述(涉及腹腔室综合征的处理、如何处理那些经常遇到的腹壁缺损以及位于缺损腹壁中央的"外露瘘"),这本书还需要加几章内容。如果你希望了解我说的那几个问题,你可以参考我们以前的那本书。

第五节　结肠与直肠[①]

Caitlin W. Hicks　Jonathan Efron

结肠或结-直肠吻合术后吻合口漏的确切发生率很难确定,大约为 2%～20%。其难点在于如何确定病人发生了漏,是否需要有明显临床表现才能诊断为漏。漏的发生率远远超过外科医生的认可程度。结-直肠吻合口在性质上完全不同于结肠-结肠或小肠吻合口,因为其解剖和生理方面的差异甚大。对所有低位前切除病人进行研究后,人们发现文献报道的漏发生率高达 35%! 尽管外科医生从来都不愿意承认如此高的漏发生率,但是,我们认为有必要降低"疑似漏"的诊断门槛,结-直肠吻合口漏的相关死亡率高达 35%。我们希望能对漏采取有效的预防措施,在漏形成的初期就能得到诊断并进行处理,最终将这类多灾多难的病人的并发症发生率和死亡率降至最低。

一、术前考量

手术前应该对病人进行筛查,是否存在增加吻合口漏风险的内科合并症。与吻合口漏相关的一般因素在本章第一节已经有讨论。如果发现病人存在吻合口漏相关的风险因素,你就应该在择期手术前、在可能的情况下设法对这些潜在的风险因素予以纠正。我认为考虑下面几个问题,在结直肠外科尤其重要。

（一）免疫功能低下病人

免疫功能低下病人的伤口愈合能力差,一般来讲,这类病人最容易发生吻合口漏。在拟定手术计划时,要特别注意距手术一个月内做过化疗或用过类固醇激素和/或免疫调节剂治疗过的病人,确保他们在生理上和心理上适合手术。对使用大剂量类固醇激素（>40 mg 泼尼松）和免疫调节剂（如:英夫利昔单抗）的病人,要在可能的情况下术前停药至少一周。如果术前不能停药,我们**强烈建议做近侧肠襻转流**。

（二）肥胖病人

肥胖病人（BMI[②] >30 kg/m²）也应该特别注意,因为肥胖病人容易合并一些内科合并症（高血压、糖尿病、睡眠性呼吸暂停等）。因此,一般来讲,这些病人的术后并发症（尤其是吻合口漏）发生率比较高。对择期手术的肥胖病人来讲,应该劝病人在手术前实施减肥方案。但是,在一定的时间段内实施减肥并不都行得通,这一目标常常无论如何都无法达到。无论肠管的活动度多么好,肠系膜和肠脂垂上额外增加的脂肪重量会增加吻合口的张力,

---

①　参见第 14 章。
②　译者注:BMI（body mass index）是"体重指数"的英文首字母缩略词。

因此,在肥胖病人,应该考虑高位结扎肠系膜下动脉,以减少吻合口张力。**在病态肥胖病人（BMI＞40)还应该降低近侧肠襻转流的门槛**——不要忘记在肥胖的腹壁上做外置的造瘘口也会增加并发症(做这种手术岂不是有点像俄罗斯轮盘赌[①]?)。

（三）营养不良病人

体重明显下降(＞10％)和白蛋白＜30 g/L 的**营养不良病人**应该考虑在术前和/或围手术期实施营养支持。尽管营养支持并不见得会直接减少吻合口漏的发生率,但是,有依据表明营养不良的胃肠道癌症病人在营养支持后,病人的术后总体结局会改善。

所有外科病人都应该在术后启动早期肠内营养,对无法进行肠内营养的病人(尤其是那些营养不良者),应该做 TPN[②]。如果病人无法进行肠内营养(尤其是那些慢性病病人,如:炎性肠病),在择期手术前,要花 4～6 周时间纠正显著营养不良。

（四）机械性肠道准备

过去,人们常规在择期结直肠手术前,为病人做**机械性肠道准备**,认为这有助于预防吻合口漏及其他感染性并发症,但是,这一观念缺乏证据支持。最近的证据表明口服抗生素的肠道准备或许能降低切口感染率。不要为了降低吻合口漏的发生率而常规使用机械性肠道准备,尤其在开放性结肠手术;然而,机械性肠道准备或许有助于降低腹壁并发症发生率。低位直肠切除和腹腔镜手术前机械性肠道准备的价值如何,目前尚不清楚,因为缺乏这方面的资料;但是,结肠内粪便清除后,肠管变轻了,会有利于腹腔镜下的手术操作。在低位前切除病人,直肠和乙状结肠内的固体粪便清除干净后,会有利于机械吻合的实施。多项随机前瞻临床研究表明,机械性肠道准备与不做机械性肠道准备的病人相比,吻合口漏的发生率没有差异;但是,最近的资料表明,在结直肠切除手术前做机械性肠道准备加口服抗生素的病人手术部位感染的发生率比较低。因此,目前我们还是采用机械性肠道准备加口服抗生素。自从我们开始采用这种肠道准备方案后,我们发现我们的手术部位感染率确实减少了(至于这一问题处理办法的英国版本,请读者参阅 ➲ 第十四章)。

（五）病史

Crohn 病病史和切除区域的辐射史会增加吻合口漏的发生率。这类病人应该考虑做近侧肠襻转流。

二、术中考量

与吻合口漏有关的主要术中因素是**大量失血**(即:＞500 mL)和**低位吻合**。距齿状线 5 cm 之内的吻合与其上方的吻合相比,吻合口漏的发生率大约翻倍。有些专家认为凡腹膜

---

① 译者注:俄罗斯轮盘赌(Russian roulette)是一种残忍的赌博游戏。与其他使用扑克、色子等赌具的赌博不同的是,俄罗斯轮盘赌的赌具是左轮手枪和人的性命。其做法是在左轮手枪的任意位置中放入一粒子弹,每个人拿到手后对自己脑门开一枪;放空枪的话就轮过,实弹的话就呜呼了。

② TPN(total parenteral nutrition)是"全肠外营养"的首字母缩略词。

外吻合都应该归为高危吻合口。一般来讲,**腹膜外直肠切除后吻合口漏的风险与吻合口距肛缘的距离呈反比关系。**

(一) 吻合技术

多项研究比较了机械缝合与手工缝合,结果表明了两种技术是等效的。大多数低位结-直肠吻合采用的是机械缝合,因为在盆腔内手工缝合有难度。毋庸置疑,EEA 缝合器的发明(是的,我们必须借此机会对俄罗斯的机械缝合器前辈表示由衷的谢意⋯⋯)是外科治疗直肠癌领域的巨大进步。

(二) 转流抑或不转流?

在初次手术中是否应该做近侧肠襻转流术,以减少因吻合口漏所带来的并发症发生率,有关这一点业内的争议很大。虽然没有文献表明转流术能降低吻合口漏发生率,但是,有依据表明:在转流病人,因吻合口漏所致的并发症发生率和死亡率减少了。值得注意的是,在没有做转流的低位直肠吻合口漏,往往会有盆腔炎症和盆腔深部瘢痕形成(尤其在肛管直肠环附近)。这种瘢痕会对结肠-肛管或回肠-肛管吻合口的功能构成明显影响,加重"低位前切除综合征"病人的便急和便频症状。当然,造瘘本身并非没有风险(诸如:造瘘口周围皮肤刺激、脱水、肠梗阻),**造瘘口还纳术的并发症**也不少(诸如:吻合口漏、伤口感染、瘘管形成、出血和疝)。**一个病人在初次手术中到底应该不应该选择转流术,这里无法给出明确答案。**但是,从已有的信息我们可以认为对吻合口漏的高危病人做转流术是明智之举。如果试验发现吻合口有漏气或者见到吻合口有显而易见的缺陷,你对吻合口的完整性产生怀疑时,最好的办法还是**重新做吻合**。但是,结-直肠吻合口处于盆腔低位,重新吻合谈何容易,你的选择就只能是对吻合口补几针,然后做一个近侧肠襻造瘘。需要采用**手工结肠-肛管吻合**的疾病(如:超低位直肠癌病人、溃疡性结肠炎伴直肠黏膜发育不良的病人)也应该做近侧肠襻转流术。对齿状线附近的机械吻合口,如果发现吻合口存在缺陷,你往往可以通过肛门进行修补,这比从腹腔进行修补要简单得多;如果有必要,你就应该选择近侧肠襻转流术。

上文讨论过的术前考量、外科医生的经验和所采用的术式是你"是否做转流"决策的主要依据。**一般来讲,如果你认为这个病人或许要做一个近侧肠襻转流——这个病人很可能就需要做。**

回肠贮袋-肛管吻合术的吻合口漏发生率为 5%~10%。在使用大剂量类固醇激素(>40 mg 泼尼松)或生物免疫调节剂(如:英夫利昔单抗)的病人,该风险甚至更高,虽然对这一观点人们尚存争议。回肠贮袋-肛管吻合术的病人其吻合口几乎都会有一定程度的张力[①],鉴于吻合口漏的风险如此之高,凡采用回肠贮袋-肛管吻合术的病人一般都需要做转流术。一般来讲,我们在其他结直肠手术时推荐的那些原则也同样适用于回肠贮袋-肛管吻合:**只要你脑子里有近侧肠襻转流这一闪念,你就做。**通常情况下,所有免疫抑制病

---

① 译者注:J 贮袋-肛管吻合术之所以容易发生吻合口漏,除了本书所提出的张力外,我们认为更重要的是缺血和吻合器交叉所致的吻合钉碰撞。参见:Ischemia and Intersecting Stapling: the Achilles' Heel of the Problematic Low Rectal Anastomoses. *Tech Coloproctol*. 2013; 17(4): 463-4.

人,在做回肠贮袋-肛管吻合术时,我们都会加做近侧肠襻转流术。

(三)引流管与腔内装置的地位

其他减少吻合口漏的术中措施还有应用机械性腔内装置和盆腔引流管:

- 盆腔引流管在预防吻合口漏方面的作用存在争议,但是,我们还是在直肠切除、低位吻合后常规留置盆腔引流管。如今,还没有资料对这种用法表示支持或反对,我们的做法是对所有腹膜反折以下的吻合口常规留置引流管。如果引流液为浆液性,就常规在术后 2～3 天拔除。是的,我很清楚,许多外科医生根本不做盆腔引流。

- 腔内装置的种类有经肛门减压装置、腔内保护装置和生物降解保护装置,许多动物研究和非随机的人体研究表明这些装置可减少吻合口漏的发生率,但缺乏随机临床研究资料对这些装置的评估,而且,这些装置的应用往往耗时,且价格高昂。此外,人们对肛管内支架还心存一丝疑虑,担心其增加吻合口漏的总发生率。因此,我们目前没有胆量推荐任何机械性腔内装置用于吻合口漏的预防,任何新发明的器械装置在得到设计严谨的随机前瞻临床研究证实其优越性之前,我们建议外科医生们在应用时审慎。

三、术后考量

在结-直肠吻合口漏的处理中,最重要的术后考量就是早期发现、及时干预。

(一)时机

结肠或结-直肠吻合术后的吻合口漏常见于术后 5～10 天,最常见于术后 7 天。不过,最早的可以在术后 24 小时就发生,最晚的可以在术后 3 周。因此,外科医生在这个时间段一定要对吻合口漏保持高度的警惕性。

(二)症状与体征

吻合口漏的症状和体征差异甚大,从而增加了临床诊断的难度。病人可以表现为低热、心动过速、低血压或呼吸困难。偶尔,吻合口漏病人唯一使人"感觉不对头"的迹象是胸痛或心律失常。腹痛和腹部触痛可以是弥漫性的,也可以是局限性的,**但是往往很难与术后正常的切口疼痛进行鉴别**。因此,最好的鉴别办法就是将病人目前检查的疼痛情况与他/她之前该处的疼痛情况进行比较;疼痛或触痛从之前的局限性变为弥漫性就应该考虑吻合口漏的可能性,除非你有证据表明这不是漏。同样,疼痛程度与手术的大小不符合(例如:一位病人做了一个腹腔镜下的右半结肠切除术,主诉腹痛剧烈,不能下床)也应该高度怀疑吻合口漏。

有些吻合口漏病人表现为恶心、呕吐和腹胀,有点像**麻痹性肠梗阻**,而另一些病人则有持续肛门排气和排便。切记:肠功能恢复并不能排除吻合口漏的存在[1]。其实,如果疑似吻

---

[1]　我曾遇到过一例结-直肠吻合口全部裂开的病人,表现为大量腹泻,其实是感染性腹腔液经直肠吻合口的漏口外流[Moshe]。

合口漏的病人有肛门排便,外科医生就应该利用这一点检查大便是否有血:**便血、低热加心动过速几乎可以确定为吻合口漏**——要求你立即做确诊性检查并采取干预措施。

（三）诊断

病人有脓毒症加弥漫性腹膜炎体征时,就应该送入手术室做剖腹探查。而对那些有脓毒症表现,但临床病情稳定、没有弥漫性腹膜炎征象者,可以观察,同时进一步做放射学检查。对结肠-肛管或回肠-肛管吻合病人,轻柔的直肠指检可以证实或排除吻合口漏的存在。肛门指检会有不适感,但是极度不适和剧烈疼痛则应该高度怀疑吻合口破裂。在肛管指检结束后,要考虑脓液引流问题;对怀疑低位吻合口破裂、无弥漫性腹膜炎证据的病人,应该在麻醉下做肛管直肠检查,经肛管引流。

要注意的是,在免疫功能低下病人和肥胖病人,吻合口漏的诊断很困难,肥胖病人的难点在于无法做适合的腹部检查(腹围太大,进不了 CT 机——译者注)**,免疫功能低下病人的难点在于不能发生有效的全身炎症反应。**因此,对这两类病人,必须放低疑似吻合口漏诊断的门槛,以免延误诊断。这两类病人往往都需要通过放射学检查来帮助外科医生证实诊断,如果诊断依旧模棱两可,就应该趁早重返手术室。

（四）辅助检查

诊断结-直肠吻合口漏的金标准是泛影葡胺®灌肠检查。不过,静脉增强加灌肠造影情况下的腹盆腔 CT 已经越来越常态化,因为 CT 的敏感性比单纯的灌肠造影高。CT 还可以为周围解剖情况提供影像细节,包括是否存在脓腔,如果情况合适,还可以在 CT 导引下做经皮穿刺引流对脓肿做了断性治疗。在疑似吻合口漏病人的辅助检查中,你可以选择泛影葡胺®灌肠,也可以选择静脉增强加灌肠造影情况下的腹盆腔 CT。两种选择都是恰当的,具体选择哪一种检查手段则取决于设备条件、你们医院的专家意见和外科医生的偏好。**千万注意,在肠道吻合口漏的辅助诊断中切忌使用钡剂,因为钡剂会造成严重的腹膜炎症反应。**在低位吻合口漏病人进行这些检查时,外科医生必须确保用于灌注造影剂的导管头端的球囊未充盈膨胀,因为在低位吻合口漏病人膨胀后的球囊会挡住吻合口,使得漏口无法显示。**在做这类辅助检查时,外科医生最好能亲临现场,这对导管插入和观察影像都有好处。**泛影葡胺®灌肠是一种动态检查,需要实时观察其影像变化,以获得有用信息的最大化。许多教学医院都把这项任务交给年轻的放射科住院医生来处理,这些医生既缺乏经验,又缺乏解读这些影像所需的必备知识。其实,随着人们对 CT 和 MRI 的抬举,灌肠造影这项艺术正在逐渐消逝。

（五）处理

无论漏口的大小或范围如何,所有吻合口漏的病人都需要静脉用一段时间的广谱抗生素。如果病人是住院病人并且已经用了质子泵抑制剂,还应该在抗生素治疗方案中加入**抗真菌药物。除此之外,结-直肠漏的处理则取决于它是游离漏抑或包裹漏,是大漏抑或小漏,是有症状漏抑或无症状漏。**

1. 游离漏

游离漏伴有弥漫性腹膜炎和脓毒症时,就需要在短时间的血流动力学复苏后实施紧急剖腹术。术中要明确漏的位置,并判断是大漏(＞吻合口周圈的 1/3)抑或小漏(＜吻合口周圈的 1/3)。小漏的处理方法是**一期修补**、**近侧肠襻转流**(可以做襻式回肠造瘘,也可以做襻式结肠造瘘)加腹腔冲洗。修补漏口还要求漏口两侧的肠襻有生机、健康。此时,往往唯一的缝合方法就是采用大边距的单纯全层缝合法。强烈推荐**在修补口附近留置引流管**、清空脓腔。大漏的处理方法应该更积极,包括**完全拆除吻合口**、端式结肠造瘘、广泛引流和腹腔冲洗。如果发现远段结肠和直肠内有大量粪便,就应该做**直肠灌洗**,同时在直肠内留一根肛管用于减压。有时,在拆除吻合口以后,直肠远段炎症显著,残端无法用线性缝合器或缝线缝闭。在这种病人,可以经肛门留置一根粗的 *Malecot* 导管,并在盆腔内留置多根引流管经腹壁引出。然后,取一根粗的(1 号)铬制羊肠线①,外科医生往往能勉强把组织炎症严重的直肠残端的壁对合起来。

2. 包裹漏

包裹漏的处理方法是 CT 导引下的引流(适用于腹腔内漏的病例),也可以在麻醉下经肛门做引流(适用于腹膜外漏的病例),都需要静脉用抗生素。如果这些病人在初次处理后,疼痛加重,或脓毒症表现加重,就应该考虑剖腹,按照上述框架进行处理。如果在引流加抗生素治疗后,病人的情况有改善,单独观察足矣。**包裹漏在经皮穿刺引流后**有两种结局:自愈和形成**控制性瘘**。在病人的脓毒症消退后,就可以考虑做瘘管造影(可以在透视下进行,也可以做 CT 扫描)对瘘管的存在与否进行评价。在脓腔塌陷后(一般需要引流 2～3 周后),就可以考虑逐步拔出引流管,让瘘道自行闭合。如果在引流 6～8 周后,多次瘘管造影都未发现吻合口与腹腔之间存在交通,就可以拔除引流管。如果吻合口与腹腔的交通依旧存在,则建议继续引流,直至再手术处理吻合口缺损。**再手术的时间应该延迟至 6 个月后**,尽可能等至腹腔内炎症消退。**包裹漏往往会形成吻合口狭窄**。这种狭窄可能需要采用内镜下球囊扩张治疗,如果是低位吻合口狭窄,也可以术中经肛门进行扩张。一般需要多次扩张,如果多次扩张无效则需要再手术;如果病人需要再次手术,你可以考虑再次做结肠-肛管吻合术,并且术后肛门功能满意。

3. 无症状漏

约 10% 的结-直肠吻合口会发生**无症状漏**,这些漏大多数是在造瘘口还纳前的常规泛影葡胺®灌肠时才得到诊断。对这种病人,单纯观察一般已经足够,因为这类漏大多能自行愈合。

结语:尽管我们能考虑到与吻合口漏有关的所有术前、术中风险因素,在手术前想方设法纠正那些能够被纠正的风险因素,目的是避免发生结-直肠吻合口漏,但是,并非所有风险因素都能得到纠正,有些手术很难避免吻合口漏。对低位吻合病人和那些高风险漏病人就应该做近侧肠襻转流术,目的是减少吻合口漏所致的并发症。在术后最初两周,外科医生应该对吻合口漏保持高度的警惕性。任何疑似漏病人都应该做泛影葡胺®灌肠检查和/或静脉增强加灌肠造影情况下的腹盆腔 CT 检查。结-直肠吻合口漏的处理应该依据它是游离漏抑或包裹漏,是大漏抑或小漏,是有症状漏抑或无症状漏。结-直肠吻合口漏的死亡率从百分之几至 35% 不等。结-直肠吻合口漏的近期并发症是切口感染、肠麻痹时间延长、

---

① 译者注:如今,铬制羊肠线(chromic suture)在临床上已经很少应用,并且毫无优势可言。我建议改用微乔®线。

疝和辅助治疗的拖延（3 期或 4 期肠癌病人）。结-直肠吻合口漏病人的远期问题通常与肠功能有关——"低位前切除综合征"更常见。盆腔脓毒症后形成的纤维化造成的吻合口狭窄、直肠失去了其柔韧性，病人的便急、便频和失禁会加重。**由于肠功能不如意，这些病人中约 20%最终不得不选择永久性造瘘**。值得注意的是，直肠癌手术后的吻合口漏会降低远期生存率。

　　只要预防措施和处理策略得当，我们可以将吻合口漏相关的并发症降至最低，改善结肠或直肠切除术病人的总体结局。最后，在举棋不定时，请选择再手术。再手术毕竟能降低吻合口漏相关并发症的发生率和死亡率。早期再手术能救命！

> "吻合口就像你的孩子：在创造它的时候你会有欢快感，不过，之后它会极大地影响你的生活；你会为它的安全性和完整性担忧，并且，常常会在深夜把你搞醒。一旦它成熟了，既健康，又能发挥作用……，你会有无尽的自豪感和满足感。"
>
> **Danny**

（汤文浩　译）

102

第七章

腹壁切口裂开

Moshe Schein   Paul N. Rogers   Ari Leppäniemi   Danny Rosin

> 对外科医生来讲,没有什么事比见到不久前刚开过刀的病人腹部裂开、肠子跑出来更困了……

发生这种灾难的原因是你的腹壁缝合技术不当,或者这个腹部本来就不应该缝合。由于我们这些外科医生的水平都不赖,具备超一流的判断力,因此,在术后发生腹壁切口完全裂开的概率可以忽略不计。在过去20年里,我似乎没有再把腹壁切口裂开的病人重新推入手术室做腹壁切口再缝合。但是,我们不得不为其他手术医师(如:妇科医生)做这种事情,这也为我们提供了机会去深究他们的问题到底出在哪里,品尝那幸灾乐祸的滋味☺。

从发展中国家(如:印度)的同道和文献中我们获知,在某些贫穷落后地区,腹壁切口裂开依旧很常见,有些中心甚至有幸在4年中收集60例腹壁切口裂开。这显然反映了他们不得不在不良情况下(常常是缺乏适当材质的缝线,甚至缺乏得体的培训)对营养不良的病人动手术,或根本没有考虑到病人是否存在营养不良。

还是让我从**基本定义**谈起:像外科(和生活)中的每件事一样,腹壁切口裂开也存在不同的程度。

- **腹壁切口完全裂开**:是指筋膜和皮肤全部裂开。小肠襻(如果没有因为肠襻间粘连而固定于原位的话)脱出至切口之外,也可以完全外露于伤口裂隙的底部。
- **腹壁切口部分裂开**:是指切口的筋膜层裂开,内脏未脱出至切口之外,但是,在伤口裂隙的底部往往能见到内脏。筋膜裂口的宽度和长度各异——在有些病例,你能瞥见位于腹壁裂口底部的肠襻;在另一些病例,腹壁切口裂开的唯一征象是浆液血性腹水自切口外淌。

在有些文献中,腹壁切口完全裂开的病例数超过了部分裂开的病例数。不过,这是一种假象:前者的真实发生率不言自明,而后者未必。也就是说,腹壁切口部分裂开的病例确切数目是不清楚的,有些腹壁切口部分裂开因为皮肤完整而表现隐匿(有些外科医生宁可视而不见……),仅当出现切口疝后才得到确诊。就眼下看,腹壁切口部分裂开是"好事"——因为,你不必马上再手术;但是,就长远来讲,它会形成切口疝。这也为我们提供了一个讨论预防这种外科并发症的契机——许多外科医生甚至不认为这是一种"并发症",这种情况很常见;他们会耸耸双肩——意思是"见鬼了"。

腹壁切口裂开,无论是完全性的还是部分性的,都是严重并发症,并且有可观的死亡率。显然,导致腹壁切口裂开的原因有局部的,也有全身性的,但是,恰当的处理在减少这类并发症对人体的影响方面至关重要。

一、术前考量

为了预防腹壁切口裂开,你就必须了解其病因。腹壁切口裂开的病因不外乎下列三条中的一条或多条:

- **病人因素**——这似乎是主要问题。
- **缝线断裂**——罕有发生!
- **外科判断力差或手术技巧差**——并不罕见……

病人因素涉及多种全身或局部因素(参见表7.1),可以在术前就有所表现,也可以在术后才发生,最终出现了筋膜缝合处难以承受的张力。这些因素造成的结果不是组织愈合差,就是腹内压(intra-abdominal pressure, IAP)增高——使得缝线切割筋膜。你会发现切口裂开的病人都存在这些原因中的一项或多项。

表 7.1 腹壁切口裂开的好发因素

病人相关因素		外科医生相关因素
伤口愈合不良	腹内压增加	判断力
低白蛋白血症——营养不良 全身或局部感染(切口深部感染) 休克(腹壁灌注减少) 贫血 低氧血症 尿毒症 恶性肿瘤 皮质类固醇 未控制的糖尿病	肠麻痹或术后早期小肠梗阻 肥胖 腹水 慢性咳嗽 呕吐	筋膜是缝合还是让其散开?仅缝合皮肤行吗? **切口**选择:大多数切口裂开是正中切口! **缝线材质**选择 **缝合技术**不当 从主切口做**造瘘**或留置**引流**

正常情况下,上述一些病人相关因素是可以、也应该在择期手术前按照➲第二章的要求予以纠正的(包括戒烟)。但是,在急诊手术就无法纠正了,因此,急诊手术病人就容易发生腹壁切口裂开。除此之外,腹壁切口裂开还可以在手术室内进行预防……

二、术中考量

术中预防腹壁切口裂开的方法如下。

(一)选择"正确"的腹壁切口

与横切口相比,直切口,尤其是正中切口,容易发生腹壁切口裂开。原因之一是正中切口受到的机械拉力比较大,另一个原因一般认为是因为正中切口的"手术比较大",并且正中切口多在急诊情况下使用——病人的病情比较重。诚然,切口的长度也起着重要作用,因此,微创外科就不容易发生此类并发症。

因此,请仔细为每个病人选择腹部手术入路:我们能通过腹腔镜做这种手术吗? 我们非选择正中切口不可吗？我们不能用横切口做右半结肠切除吗？即使在腹腔镜手术中转开腹手术的情况下，你也可以不必匆忙选择正中切口。是的，以腹腔镜阑尾切除术中转开放阑尾切除术为例，将脐下的 trocar 孔与耻骨上的 trocar 孔"连起来"不仅看似方便，而且极具诱惑力。但是，右下腹肌肉分离切口发生切口裂开和其他并发症的概率要少得多（➲第十七章）。总而言之，"微创"理念也应该用于开放手术！①

（二）正确缝合腹壁切口

> 腹腔的缝合：如果看上去松紧适度，那就太紧了；如果看上去过松，那才是恰到好处。

Matt Oliver

每个渔夫都会告诉你：那条大鱼从你手中逃脱的原因不外乎渔线断了（对这样重的大鱼来讲，线不够结实，线有伤痕，或者你的手法不当）、结滑脱了（在鱼钩或诱饵连接处）或者是这条鱼挣脱鱼钩或诱饵而去。大鱼往往是在拖上岸的时候逃脱的。每一位喜欢钓鱼的外科医生（像 Ari 或 Moshe 就是；Danny 爱跑马拉松，Paul 酷爱高尔夫！）都知道这两种职业有许多共同的原则（如：耐心和注重细节）。这些原则同样适用于腹部切口的缝合。

如果你选择了一根理想材质的缝线，并能避免你的器械碰伤它；如果你懂得如何打"安全"结、打多少个结才足够，那么，**腹壁切口裂开的主要原因就留给承受缝线的组织了——病人因素**。关于腹壁切口"正确"缝合的详细叙述请参见我们之前的一本书②。在此，我们扼要叙述如下：

● **确保腹壁满意松弛**。请麻醉师帮助你把这条鱼拖上岸！不是用网兜去兜，是在关腹时注意病人是否完全入睡和松弛。有些麻醉师在知道你已经完成吻合或补好穿孔的窟窿后会从"瞌睡"中睁开惺忪的双眼（或放下手中昨日的《华尔街日报》），也决定把病人搞醒。其实，为什么一定要让他们守在手术台的一头，就是因为麻醉剂和肌松剂需要代谢，难道是让他们喝咖啡或为下一个病人做准备？但是，如果在肌肉未松弛的情况下缝合腹壁筋膜（病人此时就像一条被钩住的鱼上下翻滚），内脏会鼓出来……，这就会造成缝合口出现瑕疵或伤及下面的肠襻。出现这种场面时，请停止缝合，将你的双手从手术野移开，心平气和地对麻醉师说："我不会继续做下去了，除非腹壁松下来……"（在英国，我们这样讲："我说老伙计，你确信这个病人的腹壁是松弛的？"）其间，你可以与助手继续讨论钓鱼。

● **选择理想材质的缝线**。不要用快吸收材质的缝合线（如：铬制肠线或 dexon）关腹。也不要用编织的不可吸收缝线（如：丝线），以免形成久治不愈的感染性窦道。采用一层缝合法缝合正中切口时，你可以选用粗的不吸收单股缝线（如：尼龙或 *Prolene*®）或粗的"延迟"吸收的单股缝线（如：*PDS*® 或 *Maxon*™）。采用分层缝合法缝合横切

---

① 译者注：太对了！务实的作者！在中国，我常常会见到许多"大嘴"利用各种场合宣传腹腔镜的"微创"优势，甚至推崇"单孔"、"无孔"（自然腔道）；反之，在涉及开放手术议题时，还是这些人，又会大谈特谈"大切口"、"充分显露"、"big surgeon，big incision(大牌外科医生就做大切口)"。没有人为病人考虑，推崇恰如其分的切口。正如本书第二章所言，这些人的所言所为不外乎来自两种诱惑：利益驱使和功能性兴趣（自我渲染、自我膨胀）使然。

② 《Schein 外科急腹症》第 1 版（英文第 3 版），科学出版社ⓒ 2011 年：第 43 章。

口时,你可以选用上述任何缝线(我们偏向于使用可吸收材质的缝线),甚至可以选择粗的微乔®缝线。

- 用"**大块缝合法**"缝合正中切口。大块缝合怎么缝,请参见脚注①。
- 大多数外科医生喜欢分两层连续缝合**横切口**。第一层是腹膜和后筋膜(如果存在的话),第二层是前筋膜②。
- 请注意,如果筋膜缝合口存在缺陷,皮下层和皮肤的分层缝合能起到防止切口完全裂开的作用。皮下层的缝合(用可吸收线做皮下浅筋膜的间断缝合)和皮肤间断缝合(我们常规用 3-0 或 4-0 尼龙线做间断褥式缝合)为腹壁缝合提供了额外的支持和力量。即使当深面的筋膜层裂开时,表层完整也可以避免切口完全裂开,并且,往往可以将部分裂开神不知鬼不觉地掩盖起来(因为这是"闭式切口裂开"),直至形成切口疝。

> **Moshe Schein** 叙述了一个不久前的病例:一位妇科医生(为一位肥胖病人)通过腹部正中切口做了一个剖腹子宫切除术。他用 Prolene® 缝线连续缝合筋膜,用皮钉钉合皮肤。翌日病人出院回家,腹部未绑腹带。5 天后(在周末),她来到急诊室,急诊室医生怀疑是"切口感染"。遂拆除了几个皮钉,肠襻顿时涌出向他致意。然后,我被招呼来做腹壁切口再缝合术。

- 用腹带为腹壁提供支持。我们建议大多数病人应该在剖腹手术(哪怕是门诊手术)后穿戴 Velcro(又称尼龙魔术贴或"雌雄"扣)腹带 6 周。我们常规在手术室就为病人绑上腹带(在敷料外面)。显然,腹带的松紧程度要依据病人的腹围调整,不要太紧,以免形成腹内高压。腹带不仅对筋膜愈合有好处,而且大多数病人穿戴腹带后切口疼痛也可减轻。

(三)"减张缝合"在高危腹部切口缝闭中的应用

从前,当病人存在多种全身(如:晚期癌症)或局部(如:腹膜炎、肥胖)切口裂开的风险因素时,许多外科医生是采用"减张缝合"(也有人称之为"张力缝合"),如今依旧有外科医生采用。"减张缝合"是采用粗的缝线对切口做腹壁全层(包括皮肤)间断缝合,边距至少 2 cm,避免内脏脱出,但是,或许无法避免后期的切口疝形成。对大多数看上去令人倒吸一口凉气的腹壁切口来讲,这种缝合方法的有效性毋庸置疑——**但是,代价是什么**?

这种缝合法切割皮肤,导致腹壁损伤和难以入目的皮肤切口瘢痕。筋膜和皮肤缺血可能成为切口浅部感染及切口深部感染的原因。不过,最主要的问题还在于**在腹部膨胀的情况下,用力收紧腹壁的减张缝线往往会造成腹内高压**,其产物就是**腹腔室综合征**——一种尽人皆知的对人体生理伤害极大的状况。举个例子:如果你在腹部极度膨胀(也就是在张力极大)的情况下勉强缝合腹壁,当病人无法脱离呼吸机或出现少尿时,请不要感到奇怪。

本文第一作者(Moshe Schein)从来都不做减张缝合(其他三位作者则罕有用到减张缝合),因为他深信那些在用了邪门的减张缝合后恢复满意的病人如果不使用减张缝合恢复照常会满意;而那些使用减张缝合后恢复不满意的病人就应该留着筋膜层不缝。显然,随

---

① 《Schein 外科急腹症》第 1 版(英文第 3 版),科学出版社© 2011 年:第 43 章。
② 译者注:在右下腹的"阑尾切口",后筋膜就相当于腹横筋膜和腹横腱膜,前筋膜相当于腹外斜肌腱膜。

着人们对(本来应该敞开的)腹壁缝合后出现的不良结局的认识提高,外科医生以前那种使尽浑身解数都要把腹壁切口缝起来的传统强迫意念在最近几年正在降温。**在腹壁不能或不应该缝合的情况下**(表7.2),**建议你做腹腔开放术。**有关腹腔开放术的细节请参阅我们前一本书[①]。

表 7.2　不能或不应该缝合的腹壁

不能缝合的腹壁:
■ 在创伤或坏死性筋膜炎清创术后腹壁组织存在大块缺损时。
■ 严重创伤、复苏或大手术(如:腹主动脉瘤破裂手术)后,内脏或腹膜后极度肿胀。
■ 多次剖腹手术后,筋膜条件不理想。

不应该缝合的腹壁:
■ 计划在1~2天内再手术者。
■ 缝合后可能造成极高的腹内压(intra-abdominal pressure,IAP)者。

(四)仅缝合皮肤(一种"计划性"切口疝)

你刚完成了一例巨大切口疝小肠梗阻的剖腹手术,你切除了绞窄的小肠襻,完成了吻合。下一步是把鼓胀的内脏送回腹腔,设法把腹壁缝起来。你无法使用补片,因为手术野污染严重。但是,当你设法将两侧筋膜缘拉拢时,麻醉师(一位极有灵气的麻醉师!)告诉你气道吸气峰压(peak inspiratory airway pressure)大于35 mmHg——提示腹内压过高。这是"仅缝合皮肤"的标准适应证——既避免了腹内高压,也避免了腹腔开放术这个并发症。**仅缝合皮肤怎样做呢**:如果有可能,先将大网膜铺在内脏表面;用(加强型)微乔®缝线间断缝合皮下层,然后,用2-0尼龙线间断褥式缝合皮肤,边距至少1 cm。尽管在这种情况下不可吸收补片是禁忌证,你可以考虑在皮下铺一块可吸收补片;其目的不是预防切口疝,而是大幅度减少完全性切口裂开的可能性。术后穿戴腹带。**上帝的旨意:不要让任何人去碰或者拆除皮肤上的缝线。**至少三周后才能拆线。至于接踵而至的切口疝,那就另当别论了。不过,一个计划性疝总比筋膜裂开或腹壁开放术的日子好过得多!

三、术后考量

手术后,任何施加在筋膜缝线上的过大张力(任何造成腹内压增高的因素)都是腹壁切口裂开的危险因素。因此,要尽力避免剧烈咳嗽、干呕、呕吐、腹胀和便秘。但是,我们希望你的缝合足够结实,能耐受这种增高的腹内压。

有些学者认为切口感染容易发生筋膜裂开。我们还不能确定切口浅部感染是否确实如此,对感染与筋膜裂开之间关系的一种看似比较合理的解释是:感染与筋膜裂开这两种并发症的危险因素(如:营养不良、急诊手术等)相同。

然而,**切口深部感染**会破坏筋膜缝合口,导致切口裂开,这一点毋庸置疑。但是,就像不知道到底是先有鸡还是先有蛋一样,人们还不清楚切口深部感染与筋膜口裂开到底谁在先,因为在有些病例(那些"本来不该缝合的腹壁切口"——参见上文),很可能是因为筋膜

---

① 《Schein 外科急腹症》第1版(英文第3版),科学出版社© 2011年:第52章。

缝合太紧造成了筋膜"绞窄",因而容易发生感染。任何切口深部感染都可能伴有腹内感染；腹内感染往往容易被忽视,腹壁切口裂开就是其最初临床表现。

(一) 对警示征象的认识

告诉你的住院医师和医疗组成员(和你自己)如何认识预示着筋膜裂开的征象：**在术后第一周见到中等量或大量浆液血性腹水从伤口流出**。其实,流出来的不是脓液,而是腹内的液体。但是,这会令那些没有经验的医生丈二和尚摸不着头脑,他们认为这是伤口感染,会匆忙拆除"几针缝线"。1 小时后,那位护士又找上门来了："嗨,大夫,我看那个病人的肚子开了!"——"够悲哀的!"(图 7.1)

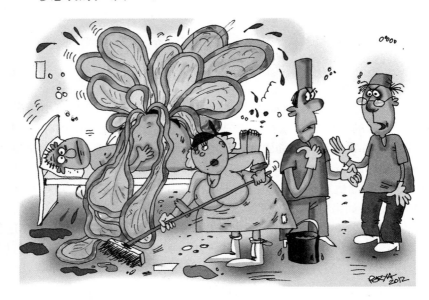

图 7.1　手术医师对同伴说："我真不明白是咋回事,我用了 PDS 2……"

一般规矩(不但适用于缝线,也适用于皮肤缝合钉、管道、引流管、输液管)：不要让任何人从你的病人身上拔除或拆除任何你留置的东西。如今,在我们这种健康保健业的现代虚假民主环境下,这种规矩的履行并不容易,但是,你一定要尝试。

(二) 腹壁切口裂开的处理

许多在线外科学教材都有这样一段话：

> 浆液血性液从腹壁切口流出是腹壁切口裂开(或许还会有内脏脱出)的早期征象。出现这种情况时,外科医生应该拆除 1～2 针皮肤缝线,戴上无菌手套,用手探查伤口。如果发现腹直肌鞘已经裂开,就应该将病人推入手术室做一期缝合。腹壁切口裂开可以伴有肠襻脱出,也可以没有。在肠襻脱出者,死亡率极高,可以高达 30%。

我们认为上述见解是完全错误的! 不过,遗憾的是,在其他一些现代外科学教材中也有类似的表述。根据上述推荐的方法进行治疗,病人的腹壁切口就需要用减张缝合法(参见上文)做再缝合。但是,死亡率如此之高的原因何在? **腹壁切口裂开本身并非是如此之高并发症发生率和死亡率的主要原因——正是导致切口裂开的因素加急诊再手术重新缝合切口导致了这种令人心寒的结局。**勉强把膨胀的肠襻塞回空间有限的腹腔会造成腹内高压及其所有那些对机体有害的生理效应,最终导致病人死亡。

我们认为,大体上可以这样划分,**切口部分裂开可以(并且应该)进行保守治疗,只有切口完全裂开才必须手术处理。**

1. 切口部分裂开

切口部分裂开的最佳处理方法是保守治疗。既然内脏未跑出来,为何匆忙做再手术呢? 据我们的经验,切口部分裂开的自然病程是通过肉芽组织和瘢痕愈合,并形成(罕有不形成)切口疝。反之,就是通过那脆弱的伤口、在病人处于病态的情况下进行再次手术,这就需要冒麻醉和再次进腹的风险,最终还是不能完全避免切口疝。如果切口部分裂开有肠管部分外露,我们会将皮肤拉拢缝合覆盖肠襻。如果皮肤无法对合,就可以让伤口敞开(➲第五章)直至愈合[1]。

2. 切口完全裂开

切口完全裂开则应该手术还纳脱出的腹腔内容物。腹腔内脏还纳后,下一步怎么办,则取决于你认定的腹壁切口裂开原因。**仅缝合腹壁,不对"深在"、潜在的病灶(如:引流脓液、外置吻合口漏)进行处理,就等同于为一个活生生的病人盖上棺椁!**如果腹壁切口裂开的原因是缝线断裂或缝合技术瑕疵,你可以对筋膜做再缝合(仅当局部条件允许做再缝合时——在没有太大张力的情况下,两侧筋膜缘可以对合,同时筋膜没有坏死、没有明显感染)。如果无法重新缝合筋膜,你就应该选择一种暂时关腹(temporary abdominal closure, TAC)法[2]让切口暂时敞开。如上文所述,仅缝合皮肤也是你的另一选项。简而言之,如果内脏脱出的原因依旧存在,或者你预期在接下来的几天里需要再次探查腹腔,就应该避免行腹壁切口再缝合。

我们希望你在读完这一章后,你能同意下面几点:

- 腹壁切口裂开是一种症状,并非一种疾病。
- 有时,腹壁切口裂开是腹内高压的一种自行减压方式,因此,不妨将其看成一种"有益的"并发症。
- 对腹壁切口完全裂开伴内脏脱出者应该手术处理。
- 腹壁部分切口裂开的最佳处理方法是保守治疗。

尽情钓鱼吧!

（汤文浩　译）

---

[1] 译者注:我对这一点有不同意见。外露的肠管(尽管你可以覆盖湿敷料或采用负压装置)很容易破裂,从而形成肠瘘,低位肠瘘对生命威胁不大,而高位肠瘘对局部和全身的威胁可想而知。因此,设法将肠襻与空气隔开至关重要。你可以选择"仅缝合皮肤"、暂时关腹或减张缝合。

[2] 《Schein外科急腹症》第1版(英文第3版),科学出版社ⓒ 2011年:第52章。

Moshe Schein

事实上,大多数术后早期小肠梗阻病人甚至在你没有搞清楚它究竟是机械性梗阻抑或"仅仅是"肠麻痹时就缓解了。

如果你能找到一种有效预防腹腔粘连的方法,或发明一种能预防或治疗术后肠麻痹的药物,你就可以获诺贝尔奖了! 在此之前,我们都得静下心来面对这两种给我们的外科生活蒙上阴影的、往往会惹我们气不打一处来的病情。你做了一个令人叫绝、滴血未出的腹腔镜右半结肠切除术,术后严格遵循"快通道外科"和"快速出院"的规约行事。哇,在术后第五天,你的病人——你曾经承诺两天内会让他回家、享用他钟爱的通心粉和奶酪的那位病人——依旧躺在医院的病床上,腹部鼓得像气球,鼻腔插着鼻胃管,用沮丧的神情看着你。多让人心烦意乱!

病人到底是 EPSBO 抑或"仅仅是"肠麻痹? 两者都有可能。在许多病人,正如上面的格言所述,我们永远得不到答案,在病人最终能排气时,它就与病人脱离了关系。在本章,我们不会涉及小肠梗阻或结肠梗阻的一般内容(这些内容在我们之前的书中已经述及[②]),我们会把重点放在**腹部手术后即刻发生的肠麻痹和 EPSBO** 上。

在有些国家,"ileus"[③]与"梗阻"描述的是同一种情况;但是,许多有识之士主张对这两个词的含义予以区分:

- **"ileus"这个词的含义是"麻痹性肠梗阻"**,见于腹部手术后的病人。整个胃肠道(从胃到直肠)的手术都或多或少地会发生术后麻痹性肠梗阻。**值得注意的是,肠麻痹也可以见于非腹部手术或创伤后,如:严重烧伤、脊柱骨折、大量体液复苏、重症脓毒症……**

- **EPSBO** 是指机械性小肠梗阻(术后早期的结肠机械性梗阻则极其罕见),主要机制有二:粘连和疝嵌顿。后者又分为**内疝**嵌顿(如:肠系膜孔未缝闭)和**外疝**嵌顿(如:trocar 孔疝[④])。至于何谓"早期",我们认为以术后最初 30 天比较合适。

虽然术后肠麻痹被看作一种生理现象,有些病人的肠管"不愿意动"就属"正常现象";

---

① 译者注:EPSBO(early postoperative small bowel obstruction)是"术后早期小肠梗阻"的英语首字母缩略语。

② 《Schein 外科急腹症》第 1 版(英文第 3 版),科学出版社© 2011 年:第 21 章和第 25 章。

③ 译者注:在德国等欧洲国家,人们把"腹胀"统称为"ileus"。因此,既有"肠麻痹",又有"急性肠梗阻"的含义。

④ 译者注:trocar 的汉语翻译名称有多种,早年翻译为套管针(主要用于血气胸引流或术中肠腔减压),腹腔镜问世后,又有翻译为穿刺器(锥)、戳孔器(锥)、撬可或鞘卡。但是,大多数人还是倾向于用英语原文 trocar。

但 EPSBO 则被看成是一种"并发症"。不过,如果肠麻痹的时间**过长**,超过了预期(与特定的手术不相称),就应该看作并发症。

一、术前考量

除了仔细选择术式和前面几章提到过的对病人进行优化外,关于肠麻痹或 EPSBO 的针对性预防,术前似乎没有什么可以做。

术后肠麻痹的预期持续时间大体与手术骚扰的程度和原发病的严重程度呈正相关。分离范围广、肠襻长时间挪出和暴露、腹膜面损伤和炎症、腹腔内或腹膜后残留脓液或血凝块,都与术后肠麻痹时间延长有关。我们一向都在知情同意书上列出术后肠麻痹的可能性,并在术前谈话时提到这一点:"你知道,在一帆风顺的阑尾切除术后,像你这样的病人大多数都能在术后一天饮水、进食,并可以回家。不过,偶尔,肠管会变得'不愿意动',可能是因为手摸过,也可能是阑尾穿孔……局部有脓液。在这种情况下,你的肚子会鼓胀,甚至可能需要在你的鼻腔里插一根管子留置数日。"如果病人及其家属认识到在腹部手术后肠管有可能"不愿意动",一旦术后出现了这种情况,就不会责怪你,而归咎为"见鬼了",他们会比较平和地接受长时间的肠麻痹。

虽然术后出现一定程度的肠麻痹当在情理之中,但是,**发生 EPSBO 就出乎意料了**。你应该在手术中想方设法预防这一并发症(参见下文),但是,在手术前,除了提醒病人在某些特定术式容易发生此类并发症外,你无计可施。**EPSBO 比较容易发生于小肠手术后,尤其是小肠梗阻**(small bowel obstruction,SBO)**手术后**,包括粘连性梗阻和恶性肿瘤性梗阻。

从长远来看,与开放手术相比,一般认为腹腔镜手术后粘连性 **SBO** 的发生率似乎比较低。这一结论似乎也适用于 EPSBO(尽管未得到证实)。有关腹腔镜减肥手术后的 EPSBO,请见下文。

二、术中考量

力争做一个完美的手术,避免发生肠麻痹和 EPSBO,是你的上上之策。

(一)肠麻痹的预防

你干的事越少,你对肠管的触摸就越少,病人的恢复就越好。**关键**在于:轻柔分离,善待组织,不要无故损伤腹膜,仔细止血,避免血肿形成,清除一切污染物,不要像使用火焰喷射器那样使用电刀。避免肠管长时间暴露——不时用温盐水湿润外露的肠襻,避免那位心怀好意、瞌睡中的助手用拉钩损伤肠襻。此外,要避免小肠襻从腹部一侧长时间下坠、变成紫色,而你却在一旁忙于其他事情,一无所知。**诚然,手术时间越长,肠麻痹的风险就越高。**麻醉师为病人做大量静脉输液也会造成肠麻痹——**水肿的肠管自然不愿意动!**

(二)EPSBO 的预防

在手术结束时,一定要注意把所有的系膜孔缝闭起来,以免小肠襻嵌入,形成内疝。当然,腹腔镜手术更需要注意这一点,为什么腹腔镜减肥手术后绞窄性 SBO 发生率高就是这个原因(第二十三章)。手术毛糙和腹膜面损伤不仅会引起肠麻痹,还会导致早期纤维素性粘连,从而引起 EPSBO。**切记**:你松解的粘连越多,新形成的粘连就会越多。**因此,应该尽可能少地做粘连松解**,只要能显露、能将造成梗阻的粘连解除就行——也就是说,如果你做的是 SBO 手术,要避免对慢性非梗阻性粘连进行松解,因为这些粘连已经将小肠襻"锁定"在通畅位置——松解这些粘连的结果只会适得其反。不要遗留"异物"①(如:"失落的"胆囊结石、不可吸收缝线的线头残留过长、误击发的吻合钉或金属血管夹),因为小肠襻会包裹"异物",形成粘连,最终发生肠梗阻。在腹腔镜手术结束时,**要仔细缝闭 trocar 孔**(>5 mm),包括深面的腹膜——术后小肠襻在腹膜缺损处嵌顿并不少见。**引流管戳孔部位**,如果你依旧在使用橡胶管被动引流(我会很诧异,为什么?),你的戳孔就不能太大,以免引流管拔除后肠襻嵌入筋膜缺损处。**造瘘口戳孔处**也存在同样问题。在手术结束时,将小肠放回腹腔、放"舒服"——使小肠形成优雅、柔和的弯曲,就像你把水管放进水桶里一样;记住,空肠是上腹部脏器,回肠属下腹部脏器☺。不要在大网膜上留下窟窿,以免肠襻钻入;必要时,可以将大网膜(或残留的大网膜)从与之粘连的腹壁离断,将大网膜覆盖在内脏表面,使内脏与腹壁筋膜的缝合线隔开。在缝合筋膜时,要注意缝针不能钩住下方的肠襻——不时将手指插入腹腔摸摸肠襻是否被一并缝入。这不禁使我们想起近年来一些医药企业向我们推荐的多种新型(但很昂贵)产品(如:X-型防粘连膜)能预防术后粘连。你有印象吗?

(三) 在手术结束时,你应该留置鼻胃管吗?

30 多年前,当我还是一名低年资住院医师时,我对这个问题的回答会很直截了当:"当然!"在那时,你不会见到哪位剖腹手术后的病人离开手术室时鼻腔里没有插鼻胃管。如果你胆敢省略鼻胃管,你就会被科主任钉在十字架上。幸运的是,近些年来人们取得了一些进展,外科医生认识到并非所有病人在腹部手术后都需要留置鼻胃管;我们只需要选择性地应用之(另见 第二章)。

这使我们反思**鼻胃管的真正作用——它在手术后完成了什么任务**?

- 预防吞气症——在术后肠麻痹的情况下,不断地咽入空气会导致空气在麻痹的胃肠道内积聚,引起腹胀。
- 积聚在麻痹小肠内或机械梗阻小肠内的肠液会反流入胃内,鼻胃管能使得胃腔得到减压,从而缓解了小肠扩张,否则,小肠扩张会引起肠麻痹。
- 由于扩张的胃腔得到了减压,从而避免了胃内容物被**误吸**入肺:吸入性肺炎是一种对人体伤害极大的并发症,有些术后病人由于没有能力保护自身的呼吸道(如:麻醉后反应迟钝的病人呕吐反射受抑制、机械通气情况下使用镇静剂的病人),就容易发生这种并发症。
- 我们之前已经谈过,现在再谈一次:鼻胃管并不能对远在的肠道吻合口起到保护作

---

① 译者注:近十年来,氟尿嘧啶植入剂在中国大陆地区广泛地用于恶性肿瘤(如胃癌、结直肠癌或乳腺癌)切除后的局部治疗。请注意,氟尿嘧啶植入剂是一种缓释剂,也就是除了 5-FU 外,它还有一个缓释骨架材料。这种缓释骨架是不能被人体吸收的多孔材料——一种异物(与在体内遗留一块纱布没有两样),周围会形成包裹和致密粘连,甚至会造成肠腔狭窄或梗阻。有细菌存在时则形成脓肿。就像不要将异物放入眼睛里一样,请勿将任何异物放入腹腔或伤口内!!!

用,因为我们只能做到胃腔减压,而胃远侧的消化道每日分泌的消化液达数升之多。

既然鼻胃管具有上述诸多作用,为何不常规留置呢? 因为:

- 许多研究表明**大多数病人并不能从鼻胃管获益**:他们的生理性肠麻痹时间不长,留置鼻胃管并不能进一步缩短。
- **鼻胃管会导致并发症**:干扰呼吸、导致肺部并发症、侵蚀胃壁、反流性食管炎以及导致体液/电解质失衡(还会引起副鼻窦炎——译者注)。
- **病人对鼻胃管极其反感!!!** 每个外科医生都应该至少亲自体会一次将一根管子从鼻腔插入的滋味——你尝试过吗?

那么,我们在手术结束时留置鼻胃管的适应证是哪些呢?

- **在急诊手术后**,依据术中所见,估计病人发生肠麻痹的可能性极大。例如:弥漫性腹膜炎、腹主动脉瘤破裂。
- 在肠梗阻(小肠或结肠)或肠缺血**急诊手术后**,这类病人术后肠麻痹或 EPSBO 的发生率极高。
- **创伤病人剖腹手术后**,这类病人术后很可能发生内脏水肿和腹腔室综合征。
- **择期腹腔大手术后**,是指分离范围广泛、肠襻翻动多和组织损伤重的手术——如:胰腺切除术。
- 任何没有能力保护自身呼吸道的术后病人(如:颅脑外伤病人),都应该预防胃扩张和误吸。
- **任何需要送入 ICU 进行机械通气的病人。**
- **某些上消化道手术**:①过吻合口留置空肠营养管者;②在高危缝合口(如:十二指肠的缝合口),目的是避免肠腔扩张。

如你所知,留置鼻胃管的问题并不是一件煞费苦心的脑力劳动,只不过是依据临床判断采取的一桩简单对策,上文列出的任何一条都可能存在不同意见,甚至在你读完前就已经产生了疑问。说到底,任何重大急诊剖腹手术后进入复苏室或 ICU 的病人都应该留置鼻胃管;反之,择期手术后的病人许多都可以省略鼻胃管。如果你犹豫不决,不妨留置一根鼻胃管,翌日早晨你一定能拔除之!

三、术后考量

现在,让我们回到本章开头提到的那个病例。这个病人现在是右半结肠切除术后 4 天,你曾经对这个病人承诺过让他两天回家、享用他钟爱的美味,然而,现在他依旧躺在医院的病床上,腹部鼓得像气球,鼻腔插着鼻胃管,情绪低落地看着你。他的家人急得像热锅上的蚂蚁。**现在如何办是好?**

当然,最大的可能还是**术后生理性肠麻痹**,这种情况会逐步自行缓解——小肠几乎是在术后立即恢复运动;随后(1~2 天后)是胃恢复运动;结肠最迟钝,恢复运动最晚。肠麻痹的程度是难以预测的,在有些病人可以看作没有这回事,而在另一些病人则比较明显;在有些病人仅仅有一丁点腹胀,而在另一些病人就表现为呕吐,需要插入(或再次插入)鼻胃管(如果之前没有为病人留置鼻胃管或鼻胃管拔除早)。

不过，如果病人在剖腹（或腹腔镜）手术后 5 天还不能进食、排气或排便就表明是持续-延迟性肠麻痹，你也应该开始感到紧张。现在，你需要确定这是否"仅仅是"肠麻痹，是否有潜在的问题使得肠麻痹的时间延长。还需要排除 EPSBO 的可能性。你必须做进一步检查以明确诊断：

- **肠麻痹与 EPSBO 的临床鉴别难度极大**。这两种情况都有腹胀和腹部触痛（扩张的肠襻是有触痛的！）。教条和教科书告诉你：在肠麻痹，腹部听诊是一片肃静；而在机械性肠梗阻，腹部听诊是噪声一片。遗憾的是，不久前刚做过手术的腹部肯定不会按教条和教科书来表现——腹部听诊的正确性犹如"算命"（不准的！——译者注）。并不是无人能告诉你这个腹部是一片肃静抑或噪声一片，而是无法正确鉴别到底是肠麻痹抑或 EPSBO。**如果病人在手术后曾经排过气、排过便，以后又停止了，那么，你面临的很可能是 EPSBO**。但是，总的看来，其临床表现不具特异性。

- 如果有证据表明病人的 SIRS 持续不退，你就应该考虑腹腔内可能存在并发症的"火苗在慢燃"。如：吻合口漏的次要迹象就包括肠麻痹（⊃第六章）。持续性肠麻痹是病情"不对劲"的一种警示信号——问题可能出在腹腔内，也可能出在腹腔外（如：肺炎）。

- **放射学**。肠麻痹在**腹部 X 线平片**上的典型表现是小肠和结肠都显著扩张、积气。而 EPSBO 则往往是"部分"肠管扩张，特点是小肠襻扩张、结肠腔内气体多寡不一。腹部 X 线平片罕能提供特异性诊断。**因此，在今天，在水溶性造影剂（经鼻胃管注入）增强下的全腹部 CT 是一种应该选择的诊断手段**。它不仅能对肠麻痹的可能原因做出诊断，还能除外肠麻痹的一些病因，为你鉴别肠麻痹（造影剂能抵达结肠）与 EPSBO（造影剂无法抵达结肠）提供帮助。如果你手头没有供你使用的 CT 检查条件，你可以经鼻胃管做**大剂量泛影葡胺®"刺激"试验**（参见下文）。

（一）这类病人应该如何处理？

> 腹胀的病人随时都会有呕吐。
>
> **Ivor Lewis**

- **插一根鼻胃管**（如果没有在位的鼻胃管）缓解腹胀、恶心呕吐、测定胃内残留液量。当然，病人对鼻胃管会极其反感和抵触，经过插管或再次插管，你得"承认失败"——病人的术后过程并不像你希望的那样一帆风顺。不过，因为对病人抱"怜悯"之情而拖延了鼻胃管的插入其结果只会适得其反。鼻胃管会立刻改善病人的症状，并且是处理延迟性肠麻痹和 EPSBO 的主要手段——很快就会使症状缓解。

- 我们在前文已经提过：**请寻找和纠正延迟性肠麻痹的潜在病因（如果存在的话）**。血肿、脓肿、吻合口蜂窝织炎或漏、术后胰腺炎、术后非结石性胆囊炎——都可能造成肠麻痹，且酷似 EPSBO。

- 检查和纠正电解质与体液失衡（如：低钾血症就可以导致肠麻痹。切记，若要纠正血钾水平就一定要先纠正低镁血症！）。

- 如果肠麻痹/EPSBO 持续超过一周，应该考虑启用**肠外营养**。切记，低白蛋白血症会引起肠管水肿，从而容易发生肠麻痹（低白蛋白血症性肠病）。

- 用于术后镇痛的**阿片制剂**对肠运动有抑制作用，容易导致肠麻痹。因此，要审慎应用阿片制剂。疼痛越轻，所需的阿片制剂越少，这一点不言而喻。显然，腹腔镜手术和术后硬脊膜外镇痛在这方面具有优势。

- 有研究表明，**手法腹部按摩和咀嚼口香糖**能缓解肠麻痹。尝试这些无害的治疗措施不会有错。我们鼓励病人咀嚼口香糖。让病人的妻子或配偶抚摸病人的腹部……

- **药物**。虽然红霉素和甲氧氯普胺（灭吐灵）对术后**胃排空障碍**（胃轻瘫）的治疗有效，但是，还没有依据表明这些药物在治疗小肠肠麻痹或结肠肠麻痹方面有效。

- 你应该鼓励病人尽可能多地下床活动，躺在病床上的病人应该经常翻身（从一侧翻向另一侧）。活动使得肠襻在腹腔内产生移动，能刺激肠襻运动的恢复，在 EPSBO 病人，这种活动还能松解早期、娇嫩的粘连，有利于粘连性梗阻的解除。在这方面，我们无法提供高级别的证据，但是，不无道理。至少，早期活动能预防肺不张和深静脉血栓形成（deep vein thrombosis，DVT）。

- 我们在前文已经提过：**在术后 5 天，我们会做一次增强 CT**。如果根据你的预期，这种手术（如：小的脐疝修补术）后绝对不应该出现延迟性肠麻痹，我们就会提早做腹部影像检查，寻找是否出了什么岔子以便纠正之。我们常规在做 CT 时给病人口服水溶性造影剂（泛影葡胺®），这种造影剂不仅可以减轻肠管水肿，还可以加速肠内容物通过——**我们对泛影葡胺®的治疗作用深信不疑，它能加速肠麻痹和 EPSBO 的缓解**。

- 偶尔，如果病人没有 SIRS 的特点（你就不需要为肠麻痹的感染性病因或炎性病因而担忧），就不必做 CT 检查了，我们会先做**大剂量泛影葡胺®"刺激"试验**：从鼻胃管滴入泛影葡胺®100 mL，夹闭鼻胃管，4～6 小时后摄一次腹部 X 线平片。如果造影剂很快进入直肠，提示不管之前怀疑是什么问题（是肠麻痹抑或 EPSBO），现在一切都已经缓解。你往往会见到这样的情景：当你来到病人的病室，把好消息告诉他，并从他鼻腔中拔除那根让他饱受折磨的鼻胃管时，你发现他很是高兴，正忙着上洗手间。

- 如果腹内和腹外都找不到肠麻痹的病因，并且大剂量泛影葡胺®"刺激"试验无效，你的诊断就是 EPSBO。大多数 EPSBO（除了下文讨论的之外）都是早期、娇嫩、脆弱的炎性粘连，其中大多数会在两周内自行缓解。**粘连性 EPSBO 发生绞窄的风险可以忽略不计**；因此，不要匆忙做再手术；先行保守治疗（鼻胃管和营养支持）10～14 天——其实，有时你可以等待更长的时间，甚至 1 个月！保守治疗不见好转会把你"逼上梁山"——重返手术室做手术，此时再手术将注定是荆棘丛生、四面楚歌，因为这是典型的、有多处紧密与肠襻附着的、血供丰富的早期粘连。**切记：关键是耐心等待！** 你承受着来自病人及其家人方面的持续压力，迫使你"干点事"。但是，你千万不能投降！典型的情况是，在术后 9 天，就在你认为"应该适可而止了，还是进手术室吧！"之时，病人的粪便喷了一裤子。欢呼雀跃吧！

（二）跳出"框框"考虑问题

到目前为止，我们讨论的都是共性问题（一般问题），但是，应该知道，每个病人都有其不同之处，因此，一定要考虑病人的个性问题。

不要忘记,术后病人会因为肠麻痹而出现一些与第一次手术没有直接关系的腹部并发症。例如:

- **肠系膜缺血**。已经有文献报道,开放性腹部大手术或腹腔镜手术后由于肠系膜静脉血栓形成,病人会发生肠系膜缺血。还有文献表明,在肠系膜动脉血栓形成的好发人群,长时间的气腹会导致这种血栓形成,即使在一帆风顺的腹腔镜胆囊切除术后也会发生。任何重症病人因为低血流状态的存在都可能发生肠系膜缺血。再强调一次:术后病人的临床表现是非特异性的——**肠麻痹就是这样!仔细考虑一下……做 CT 检查!**

- **嵌顿性腹外疝**。一位老年妇女在门诊行腹壁疝修补术后 2 天出现明显腹胀。她被重新收住入院,诊断为"肠麻痹"。入院后其"肠麻痹"持续不缓解。数日后,经 CT 检查诊断为**绞窄性股疝**——多么丢人现眼、让人无地自容!切记:手术后出现腹内压增高和肠管扩张就可能是腹壁疝嵌顿,在此之前毫无症状。如果在再次入院时对病人做了仔细和全面的体格检查,本应该发现腹股沟区的肿块。只有特异功能的超人才能透过衣裤看到肿块,而我们这些普通人只有在病人褪去长裤和内裤后才能瞥见腹股沟区☺。永远要对病人做全面检查——避免管状视野(tunnel vision)!

永远兼顾肠麻痹或 EPSBO 出现之前那第一次手术的特点(表 8.1)。下面罗列一些要点。

表 8.1 特定手术后的 EPSBO

第一次手术	问题	考虑
腹腔镜	肠管会嵌顿在 trocar 孔部位吗?	早做 CT 检查 如果诊断肯定——现在就再手术!
结肠造瘘术、回肠造瘘术	小肠襻在拖出造瘘之肠襻的后方嵌顿?	早做 CT 检查 如果诊断肯定——再手术
盆腔脏器大块切除术	小肠襻脱垂/嵌入新的骨盆间隙?	早做 CT 检查 考虑再手术
SBO 剖腹手术	梗阻部位是否确实得到了解除?	CT 检查 通常是"等着瞧"
阑尾切除术	是否有积液或脓肿形成?或残株蜂窝织炎?	早做 CT 检查 抗生素 +/- 经皮引流通常有效
多发性癌瘤种植	范围如何?能否切除?	考虑避免手术,选择胃造瘘等姑息手段
肠管吻合	考虑吻合口梗阻	参见上文

修订自:《Schein 外科急腹症》第 1 版(英文第 3 版),科学出版社© 2011 年;第 48 章。

(三)腹腔镜手术后的 EPSBO

腹腔镜手术后 EPSBO 约半数是粘连所致,另半数是小肠在 trocar 孔处嵌顿所致(图 8.1)。在后面这组病人中,大多数病人的肠管是嵌顿在 10 mm 或 12 mm 的 trocar 孔处,以脐部 trocar 孔最多。仅仅缝闭筋膜缺损并不能避免肠管在腹膜 trocar 孔处嵌顿;病人依旧可以形成绞窄性 Richter 疝(小肠的"拐弯"处被卡住)——肠管在筋膜(筋膜缺损缝闭满意)的背侧卡在腹膜前间隙(构成疝环的是腹膜孔——译者注)。**体格检查罕能获得明确诊断,但是,CT 可以——早做 CT 检查,尤其在腹腔镜手术后、有肠麻痹/EPSBO 表现的病人!**

trocar孔部位的嵌钝性疝或绞窄性疝应该立即手术——解除梗阻,你可以通过(延长)那个"当事"trocar孔进行手术,从而免去了正规的剖腹术。**切记,腹腔镜手术容易发生"稀奇古怪的并发症"**:胆囊切除术中胆囊结石会"天女散花"般落下并"失踪",肠襻与结石粘连后形成炎性肿块;在腹腔镜阑尾切除术后,留在原位的炎性阑尾残株会造成局部肠麻痹或 EPSBO;意外伤及邻近脏器(与肠麻痹有关的)的发生率也不可小觑。**永远持怀疑心态!**

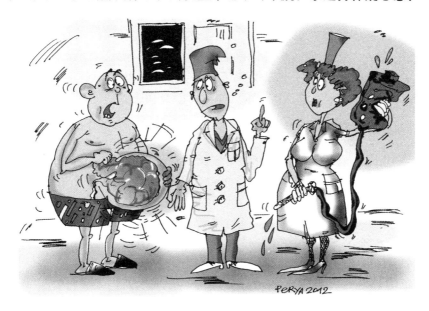

图 8.1　一位腹腔镜胆囊切除术后的病人。主刀医生:"让我们试一次大剂量灌肠!"

(四)"惹不起"的腹腔

"惹不起的腹腔"是指一组数量很少的亚群病人,这些病人的初次手术所见表明:为解除梗阻而做的任何进一步操作都注定是荆天棘地、腹背受敌,并且是徒劳的。如:广泛**放射性小肠炎**病人,这类病人的持续性肠梗阻称之为"肠衰竭",其最佳处理方法是长期肠外营养。不分青红皂白地对这类病人进行再手术就可能导致广泛小肠切除、多发性肠瘘和死亡——每一位身经百战的外科医生都会有 1~2 例这类永生难忘的恐怖故事。病人在初次手术中发现**腹膜面多发性癌瘤种植**也属"惹不起的腹腔"之列。**一般来讲,在因腹膜多发性癌瘤种植所致的"癌病性"肠梗阻病人中,只有 1/3 在术后会有较长时间梗阻缓解。**在这类病人,持续性 EPSBO 是一种令人万念俱灰的警示:应避免做再次手术,并筹划今后的姑息治疗,如:胃造瘘术。最后,有些病人(幸好罕见)会出现"冰冻腹腔"——顽固性小肠梗阻(由致密、多血管、无法分离的多处粘连所致)。睿智的外科医生懂得何时在荆棘丛生的分离囧境中"溜之大吉"——"惹不起,躲得起",以免把肠管搞得"千疮百孔";并且,深知"不能再开刀了"。这种病人的处理是长期肠外营养维持数月,让肠道充分休息,等待粘连"成熟"——此时,小肠梗阻才可能缓解,至少再次手术时会比较安全。

(五) 吻合口梗阻(➲第六章)

处于任何水平的肠吻合口都可能在术后早期发生狭窄,导致上消化道梗阻、小肠梗阻或结肠梗阻。大多数这类术后早期吻合口梗阻由于存在局部水肿,因此在性质上属于"炎性"梗阻。这类梗阻应该在 1~2 周内能自行缓解。请不要匆忙做再次手术;你常常可以轻轻地用内镜"捅"一次(如果内镜能抵达该吻合口的话),一方面可以明确诊断,另一方面可以"扩张"吻合口腔。还应该记住:吻合口"微小漏"或"包裹漏"可以伴有梗阻——不仅在吻合部位。邻近的小肠也会与蜂窝织炎的吻合口发生粘连,导致 EPSBO 或局部肠麻痹(例如:由于邻近的回结肠吻合口漏,十二指肠肠麻痹会导致胃排空延迟)。造影检查(最好做 CT 检查)有助于诊断。在读了➲ 第六章后,你应该已经知道如何处理这种漏。

(六) 结肠的麻痹性梗阻

有些术后病人主要表现为结肠肠麻痹——病人表现为**腹部极度扩张,腹部影像显示结肠明显扩张**。这种情况主要见于极度虚弱的病人,不仅是腹部手术后的病人,还可以见于任何大手术后的病人(如:髋关节置换术)。常用来描述这种情况的其他名称有 **Ogilvie 综合征或结肠假性梗阻**。如果常用的一些手段(鼻胃管、避免用阿片制剂、纠正电解质——血钾!)无效,请插一根涂满润滑剂的直肠排气管(一种柔软的、不容易引起直肠穿孔的橡胶管)。如果插管无效,文献中推荐用**新斯的明**来"刺激"结肠运动,用法是单次推注 2~2.5 mg 或滴注 0.4 mg/h 维持 24 小时。使用新斯的明时要对病人进行监测,因为病人会发生心动过缓(备好阿托品!)和支气管痉挛。也有学者推荐口服或经鼻胃管注入聚乙二醇(250 mL 溶液中加 17 g),每日最多可以用 3 次。**显然,在考虑上述治疗前,你一定要搞清楚这肯定不是机械性结肠梗阻!** 另一种选择是做一次结肠镜检查,一方面可以将结肠吸空,另一方面可以排除机械性梗阻——如今,当盲肠(在腹部 X -线平片或 CT 上)极度扩张(>10 cm——结肠穿孔在即)时,结肠镜检查已经成了必选之项。最后是**泛影葡胺® 灌肠**,既有诊断意义,又有治疗价值。

(七) 何时拔除鼻胃管?

我们之所以把这个问题放到最后,是因为其答案不够清晰:**鼻胃管应该在不需要时拔除**。这意味着在临床上肠麻痹或 EPSBO 已经缓解。我们认为这不是一种普遍适用于每个不同病人的、具有可操作性的方案或指南。根据鼻胃管的引流量,确定一个数值来作为拔管的适应证,同样不准确:如果持续吸出的大量前肠①消化液是由于鼻胃管的虹吸作用,问题就可能已经解决。**因此,还是要依据全身临床病象**。如果有疑虑,可以把鼻胃管堵起来或夹管 12 小时,观察病人的耐受程度,然后才能考虑拔管。请一定要告诫病人,尤其是那些每天早晨都恳求你拔除那根难以忍受的鼻胃管的病人,万不得已时鼻胃管还得再次插入。顺便提一下,**我们可以设法使得鼻胃管的插入无创,减轻病人的插管痛苦**;插鼻胃管是一项你一定要熟悉的艺术,争取比护士插得更好。在插管前,将管子在烫水中泡软(或采用硅胶

---

① 译者注:前肠是指十二指肠空肠曲以上的消化道,也即上消化道。

鼻胃管),在鼻腔和口咽部喷洒利多卡因,用润滑剂润滑管子。让病人取坐位,头部半屈;当鼻胃管的尖端抵达口咽部时,让病人用吸管饮一小口水——吞咽动作能引导管子进入胃内。在向鼻胃管内注气的同时听诊胃部,确定鼻胃管的位置正确无误,也可以通过腹部 X 线平片确认其位置。鼻胃管的位置不正确很常见,如果你能亲自插管或亲自核查管子的位置,就能防止鼻胃管位置不当。

在大多数病人,你甚至无法搞清楚问题的原因在哪,因为它已经自行缓解了。只要病人恢复满意,到底是肠麻痹抑或 EPSBO 已无关紧要,谁还会真正去关心呢?

(汤文浩　译)

第九章 微创外科

Danny Rosin

> 腹腔镜外科是一种住院医生上一把钛夹钳或剪一刀就能毁掉病人余生的领域,同时摧毁的还有医生自己的心灵和福祉。

Jeffrey Young

腹腔镜外科的目标是通过减少手术创伤的技术达到与开放手术相同的目的,从而使病人快速康复。然而,通向这一辉煌目的地的道路可能充满坎坷,甚至会出现意外死亡。与微创手术相关的众多并发症(腹腔镜的怀疑者和反对者会说:"我告诉过你会出现……";而腹腔镜的捍卫者会说:"我从来没有发生过任何并发症……")可以分为三大类:

- **腹腔镜特异性**并发症——如:入路损伤、气腹相关性并发症。
- 这类并发症在**开放手术也存在**,但是,**在腹腔镜手术更常见**("扩增性"并发症),如:胆管损伤和肠管损伤。
- **术式特异性**并发症。无论采用哪种手段(腹腔镜或开放)都可能发生这类并发症(如吻合口漏)。在有些病例,人们会把这类并发症的原因归咎于采用了腹腔镜手段(可能是合理的,也可能不合理),而在另一些病例,其术式(如:袖状胃切除术)可能只能选择或主要选择腹腔镜手段,因此,就难以与开放手术进行直接比较。

本章的主要任务是讨论第一类并发症,会简单涉及第二类并发症。至于第三类术式特异性并发症(即使是腹腔镜手术所致),会在后面的相应章节中叙述。

一、术前考量

即使在那些人们认为理所当然地应该采用腹腔镜的手术(如:胆囊切除术),选择腹腔镜也应该与对应的开放手术进行权衡。"从腹腔镜手术中,我(和病人)能得到啥?会失去啥?"这是一道必答题,决不能随便一答了之。"得"通常是指病人的康复,但是,也包括外科医生在操作时的心情舒畅。"失"是指手术耗时和费用,有时也包括技术难度,但是,主要的"失"还是指开放手术或许不会发生的那些并发症的风险(图9.1)。

选择正确术式永远是重要的,但是,手段的选择有时更重要,尤其当手段对术式选择会产生微弱影响时。**"凡事都喜欢用腹腔镜处理"的外科医生在选择手段上会受限制**——由于将选项限定在一种比较简单的术式,病人的病情可能得不到解除,也可能导致病灶被遗漏①。

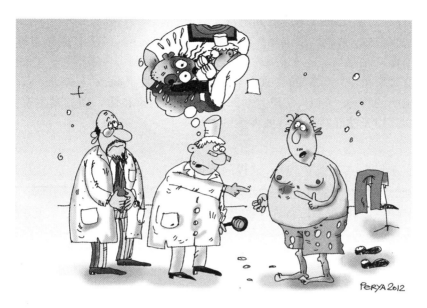

图 9.1 "嗨,主任,能在胃上打个洞把这团脂肪去掉吗,你知道这是 NOTES②……,难道你没有看过 YouTube③ 上的视频片段?"

二、术中考量

在确定将腹腔镜作为你的优选手术手段后,下一步就是**选择术式**。采取什么入路进腹?盲目戳孔合适吗?需要用几个 trocar?位置放在何处?要充分考虑微创手术的局限性。不要"凑合",外科医生应该在最理想的条件下(暴露、可见性,甚至包括外科医生的舒适度和人体工程学)进行手术。例如:只要多加一个 trocar、进一步改进一下手术野的显露或者为外科医生提供一个更好的操作角度,就可能减少下意识损伤的风险。

(一)高难度腹腔镜的原因

腹腔镜外科是高技术含量的手术。安全性在很大程度上取决于操作的舒适度,任何技术难度都会增加负面结果的风险。**切记:有些令人不寒而栗的并发症会发生在一些简单、易行、手到擒来的腹腔镜手术,原因是外科医生不够仔细或技术不当**。虽然如此,通常的规律是,手术难度越大,并发症和不良结局的发生率就越高。

---

① 译者注:我曾经遇到过一例右后叶 5 cm 直径的原发性肝癌。术者给病人选择了"微创",从右上腹肋缘下切口取出标本。术后病理报告肿瘤切缘阳性。术后 6 个月发现取标本的切口有肿瘤种植☹。原本是一个并不太复杂的手术——"三个手指捏一粒田螺"的事,如今是"鸡飞蛋打"。如果病人是你的家人,你会选择该术式吗?

② 译者注:NOTES(natural orifice transluminal endoscopic surgery)是"自然腔道内镜外科"的英文首字母缩略词。

③ 译者注:YouTube 是一家互联网视频共享网站的名称,可供网民下载、观看及分享视频短片。

1. 入路（建立气腹）

这个问题其实就是"闭合法"建立气腹（将气腹针盲目插入腹腔）的支持者与反对者之间的争论，这种争论恐怕永远不会得到解决。像其他大多数争论一样，其实真理往往位于两者之间的某个位置，关键在于选择。在既往有瘢痕的腹部，虽然有些外科医生会用他们的"老娘"来担保："左肋缘下的 *Palmer* 点①是安全的"，但是，开放法建立气腹可能更安全。我不会为了这等事情用"老娘"的命来下赌注。此外，在**肥胖病人**，一味坚持开放法建立气腹就会陷入脂肪的"万丈深渊"，切口大而深，术后**切口感染**和**切口疝**的发生率高；小创口的"闭合法"建立气腹显然能减少这些并发症的发生率。

2. 视像

要进行正确的分离和避免损伤，理想的视像必不可少，也是安全实施腹腔镜手术的前提。图像欠理想的原因很多，因此，一定要熟悉腹腔镜的技术设备、设备的缺点和各种故障的排除，所有这些都只能在实际操作中随着经验积累学到。即使是最昂贵的 HD、3CCD、3D（或其他任何增加金钱的字母拼凑）系统也会发生镜头破碎、光缆着火、白平衡失真或模糊、镜头雾气或冷凝——使得外科医生气不打一处来，在半盲目情况下从事着带有猜测性、充满风险的腹腔镜操作。

对手术计划进行调整也能对视像产生显著影响。调整 trocar 的位置，优化摄像孔和操作孔的方向。在病灶位置不定时（如：肠梗阻），这种调整尤为重要。**确保自己选择了理想角度的镜子，从而保证你的视野够大，能够"窥视"到遮挡物的后方**。尽最大可能让肠管和大网膜离开视线——通过各种方法调整手术台的位置和角度。你需要一位善于通力协作的麻醉师②，用固定带和衬垫将病人妥善固定在手术台上；这些应该成为每例腹腔镜手术的常规！作为一名腹腔镜外科医生，追加 1～2 个 5 mm 的 trocar 孔进行牵拉，会改善你的福祉③——当然会增加一些微不足道的费用，但不会增加并发症。

3. 设施

理想的腹腔镜取决于多种硬件的可用性和功能性，包括"腹腔镜台车"上的电子设备、CO_2 系统、腹腔镜器械以及其他辅助设备，如：各种能源和腹腔镜超声显像仪。每个部件都可能出故障，从而影响腹腔镜手术的顺利进程。但是，即使每个部件的功能都完好无瑕，仍然需要你来为你的操作选择合适的工具，巧妙地使用这些工具。"凑合"使用不合适的或失灵的工具就会增加操作的难度和增加并发症的风险：不合适的抓钳会撕伤肠管，绝缘层剥落的器械会导致意外电-热伤，剪刀不够锐利会撕扯组织，惹得你火冒三丈。

4. 照明（光线）

虽然现代腹腔镜系统使用了高清图像、强光源和密集光纤光缆，从而减少了在光线不满意、图像欠清晰情况下可能出现的手脚笨拙，但是，没有哪种系统能避免光线灰暗带来的困难（尤其当设备未得到理想维护时）。你应该牢记以下几点：

---

① 译者注：在左侧肋缘中点下方 3 cm 处与皮肤垂直进针。

② 我知道许多麻醉师把腹腔镜外科看成是这样一种手段——本来简单易行、能速战速决的手术现在却要花费数小时，外加一大堆一次性耗材［John MacFie］。中国人讲："把简单事情搞复杂那是文化，把复杂事情搞简单才是科学。"

③ 译者注：增加 trocar 后，显露改善后，并发症就少了，你自然就少了烦恼——福祉改善了！

- **镜子纤细,传送的光就少**:如果视像太暗——请将镜头移离画面(zoom out),如果光线依旧不够亮,请换一个粗一些的镜头。
- **手术野的血液有吸光作用**。因此,要保持手术野清洁、干净。通常可以将一块纱布塞入腹腔清理、吸附血液,消除血液对光的干涉效应。
- **"问题链"**。导致光线不满意和图像质量差的因素很多,因此,熟悉所有潜在(和常见)的问题会有助于你进行全面核查,发现问题的症结所在:灯泡老化或光线微弱、光缆烧焦或断裂、镜头破碎,抑或仅仅是摄像机的增益不足或设置不当。

5. 局部条件

依据腹内所见,外科医生就能够对腹腔镜手术的简易程度做出大体评估。炎症会造成解剖关系不清,增加分离的难度和出血量。手术能否继续在腹腔镜下进行,在很大程度上取决于外科医生及其经验。但是,当遇到"惹不起"的腹腔情况时,外科医生应该降低中转开腹的门槛,以策安全。至于增加手术难度的其他情况我们讨论如下:

(1) **粘连**:既往手术所致的腹腔粘连原本是腹腔镜的禁忌证,如今已经不再会将决心献身于腹腔镜事业的外科医生吓退……,虽然如此,有一点是肯定的,那就是在存在粘连的情况下,腹腔镜手术的并发症(尤其是出血和肠管损伤)发生率比开放手术高。此时的入路最好能远离那些陈旧的腹壁瘢痕,不管那些骁勇善战、心灵手巧的外科医生的乐观主义报道怎么讲,**我们都强烈建议你对这类病人一定要采用开放法建立气腹**(也就是说,如果你希望继续被他人看成是一名安全的外科医生的话)。在你仔细分离腹壁的过程中即使发生了肠管损伤,也不太容易被遗漏,造成悲惨结局。进入腹腔后,先对粘连的量和严重程度做一番评估,确保你有足够的操作空间,然后考虑(凭你的直觉)你能否安全处理这个问题。**在此时,你能做的两个绝佳选项是求助和中转**。在手术中松解粘连时,你的最佳策略是永远沿着正确的手术间隙(疏松粘连的间隙)前进。在这个间隙,你可以使用冷的锐性分离法,出血极少,不必使用可能伤及肠管的热能器械。

(2) **肠襻扩张**:肠管扩张会减少操作空间的利用,增加腹腔镜手术的风险和难度,有时根本无法行腹腔镜手术。典型的例子就是肠梗阻,其实腹腔镜是解除肠梗阻的绝佳手段,问题是,肠襻严重扩张就使得腹腔镜的可操作性和安全性大打折扣。除了操作空间不足外,扩张的肠襻难以抓住,由于扩张的肠壁既薄又脆,很容易被抓破。梗阻的肠襻破裂后,肠内容就会大量外溢,导致严重结局,甚至致死性脓毒症。 切记:"被迫"中转永远逊色于"决心"中转。

(3) **脂肪**:如前文所述,肥胖不再是腹腔镜的禁忌证。其实,在今天,肥胖可能已经成为最常见的腹腔镜适应证……,但是,一如既往,为肥胖病人动手术的难度总比普通人大。在大多数情况下,如果腹腔镜手术能成功,其优势在肥胖病人就更为凸显。不同类型的肥胖也可能存在差异,并且可能存在性别特异性:大腿和臀部巨大的病人其大网膜脂肪可能会少得出奇。

6. 腹腔容量、气腹压与肌肉松弛

腹壁的顺应性是决定腹腔镜外科医生操作空间的主要因素。无论是厚实脂肪构成的腹壁,还是肌肉强壮的腹壁,都可能对腹腔的扩展构成限制,造成小容量腹腔和"拥挤"腹腔,往往需要采用比较高的气腹压。纤瘦的产后妇女可能是腹腔镜手术的理想人选。**使腹**

腔镜手术做起来"得心应手"的关键在于良好的肌肉松弛。一位依从性好的麻醉师就等于有了一个依从性好的腹壁,一定要与麻醉师搞好关系,绝对不能发生"你的手术没做完,病人已经醒来了"这种情况。在手术的最后几分钟,病人的腹壁紧张起来了,不仅会惹怒你,还会给你那无懈可击的腹腔镜手术添加不必要的并发症:出血点未完全止住、下意识地损伤了手术野之外的肠管、由于筋膜口缝合欠满意几天后出现了嵌顿疝。

(二)腹腔镜专有并发症

1. 入路并发症

任何腹腔镜手术的第一步都是创建气腹(入路),创建入路是腹腔镜并发症的一大风险因素。穿刺腹壁可能伤及腹壁浅血管和深血管,也可能伤及腹腔器官和内脏。如何减少这种风险是许多讨论的热门话题,正如我在前文提过的,争论的焦点主要集中于到底应该采用"闭合"入路抑或"开放"入路。两种入路都有人在用,但是,似乎大多数腹腔镜外科医生只用一种入路,使用"闭合"入路和"开放"入路的外科医生约各占一半,一切都取决于他们的培训、习惯和个人经验,两种方法都没有明显的优势。在"现实世界"中,除去那些所谓的"卓越腹腔镜中心"外,入路并发症依旧不断频发、令人恼怒。你会不时耳闻这样的案例——有人在插 trocar 时将 trocar 直接插入主动脉——肯定都不是你我所为(是妇科医生?☺)。

熟悉各种入路的手法和设施(如:可视 trocar),以及做理性选择是你在打第一个腹腔镜孔时减少损伤的关键之举。切记:尽管打第二和第三个孔是在"直视"下进行的,但同样会发生损伤。用气腹针盲法创建气腹是一种广泛开展的气腹创建法,很少有并发症,但是,即使是"气腹针的狂热分子"也应该承认在一些高危(如:腹壁瘢痕、肠襻扩张)情况下,开放法创建气腹更安全。有些人则热衷于推荐无气腹情况下的盲式 trocar 插入,并且不失这方面的"正面"报道,但是,我们不推荐这种做法。用"半开放"技术从脐部创建气腹是另一种可供选择的、安全的好方法。

2. 腹壁出血

损伤腹壁大血管在脐部或脐周创建气腹时很罕见,主要见于在腹外侧区插入第二个 trocar 时。最常受伤的血管是**腹壁下动脉**,表现为局部腹壁巨大血肿。透过腹壁的亮光有助于确定该血管的位置,避免该血管损伤,但是,在肥胖病人,该方法就失去效果。此时,用钝性、无刃 trocar(圆锥形 trocar——译者注)就比较安全。**门静脉高压症病人**可以有多条腹壁侧支循环开放,此时,高压静脉的出血甚至会在你开始手术前就毁掉了你那光彩照人的腹腔镜手术蓝图。

切记,在手术结束前一定要检查每个 trocar 孔:在直视下将 trocar 逐个拔除后查看 trocar 孔——因为,trocar 可能会对出血点形成压迫,在 trocar 拔出后出血才表现出来。

控制腹壁出血的方法有多种,从局部压迫(将一根 Foley 导尿管从 trocar 孔插入,充盈球囊后,向后拽紧尿管)到应用电凝、金属血管夹和缝合止血。在这种情况下,**缝合器**(suture passer)的作用就凸显了出来——电凝反复烧灼碳化未能止住的出血可以用缝合器环绕筋膜口做一个"8"字缝合很快达到止血目的。

3. 深部血管损伤

深部血管损伤一直是外科医生挥之不去的梦魇,医学杂志中几乎见不到这方面的文献报道,但是,它在法学(医疗损害)文献中的地位却举足轻重——至少在那些受害人或其活在世上的家人能得到法律援助的国家是如此。**盲目粗暴地插入气腹针或第一枚 trocar(尤其在纤瘦的病人)就有可能损伤后腹膜的大血管。** 在不胖的病人,腹壁皮肤与脊柱前缘之间的距离短得惊人,因此,如果你不能按照上文给出的原则插入 trocar,就比较容易伤及腹主动脉、下腔静脉或髂血管(我曾经遇到一位 12 岁的急性阑尾炎病人,采用腹腔镜手术,trocar 造成右侧髂动脉和髂静脉同时损伤,形成动-静脉瘘——译者注)。在安全创建气腹方面多花几分钟就可以避开这类令人心惊肉跳的悲剧!

无论是气腹针出血还是 trocar 出血(即使血没有飚到天花板上),只要腹腔内有游离积血或病人的血流动力学有恶化,都应该引起你的警惕:是否意外损伤了大血管。快速的腹腔镜探查(手中有一套通畅的负压吸引装置)就能够找到那些容易控制的出血灶(如小肠系膜上的血管分支)。不过,你应该考虑**立即中转**,此时,你可以用压迫法暂时控制出血点,请麻醉师的处置跟上病情变化的步伐,并请求援助(血管外科方面的专家)。**切记:数分钟的耽搁(就在你挠头寻思下一步的走向时)就意味着死神降临。** 镜头里只见红色就是开腹(中转)手术的绿灯!

4. 肠管损伤

肠管与腹壁粘连是创建气腹时肠管损伤的主要风险因素。此时,我们强烈推荐采用开放法创建第一个腹腔镜孔。不过,开放法并不能完全规避肠管损伤风险,即使在缓慢、仔细的开放法气腹创建中也会损伤肠管。例如:在迷你腹腔镜插入 Hasson trocar 时,如果钳子在提夹腹膜时连同其下的小肠襻一起夹住,小肠襻就会被下意识地戳破(甚至未被察觉——译者注)。**然而,损伤的小肠被遗漏的情况在开放法就少得多。** 切记,盲法插入 trocar 可以刺通肠管的前后壁,而医生全然不知!

如果发生了肠襻损伤,并且及时得到了诊断,就应该仔细修补之,不要以安全为代价继续在腹腔镜下手术。**在迷你腹腔镜(即使是普通腹腔镜),你的目标是完全显露损伤肠襻、松解粘连、仔细修补。** 出现了肠襻损伤,你就应该对腹腔镜手术方案进行重新评估:大多数情况下,手术可以按原方案继续进行。但是,有些手术方案就需要调整,如腹壁疝修补术中应用补片的问题。你可以考虑放弃这次手术,择日再手术;也可以为了降低感染的风险而对手术方案进行修正(如:放弃腹腔镜下的腹内补片修补法,改为开放式无补片法修补,接受高复发率这一风险)。

遗漏肠襻损伤(腹腔镜胆囊切除术中的十二指肠损伤就是一桩典型的例子)的结果是重症脓毒症和极高的死亡率。在法庭上,你无言以对,注定失败。因此,术中仔细、术后警惕是你避免这类事件缠身的最佳策略。另请参阅 ⮕ 第六章。

5. 气腹

气腹是腹腔镜手术中一种公认的、创建得心应手操作空间的方法。还有其他一些创建操作空间的方法(腹壁悬吊法),但都未被广泛接受,主要原因是操作麻烦、实用性差。**采用腹腔镜需要付出两大代价:气体消耗和腹内压增加。**

(1) CO_2:人们尝试过许多其他气体,诸如氦、氩、氧化亚氮和单纯空气,如今,CO_2 被公认是用于气腹的标准气体，它的最大优点是水溶性。由于 CO_2 的应用，**气体栓塞**的悲剧明显减少，即使 CO_2 进入静脉系统（在肝脏手术这种风险更大），也会很快溶解入血液，经呼吸系统排出。CO_2 **气腹的主要不良效应是术后疼痛**，原因是碳酸形成后的酸性作用。采用低气腹压（依据腹壁顺应性，取 12 mmHg 或更低），在手术结束时将 CO_2 全部排空，应该能减轻疼痛的严重程度。呼吸功能受损的病人若手术时间长，会发生**高碳酸血症**。提高分钟通气量有助于麻醉师排出 CO_2，纠正由此产生的酸中毒。不过，偶尔应该暂停手术，甚至中转开放手术。

（2）腹内压：腹内压（intra-abdominal pressure，IAP）增加是非生理性的，它会导致压力相关性肺部和血流动力学变化。尽管许多实验研究表明腹内压增加对肺动脉压的效应不一、使心脏后负荷增加和前负荷降低以及肾脏和内脏血流减少，但是，在临床上，气腹的实际不良效应罕见。**虽然如此，在处境不妙时或在易感病人，还是应该给予额外关照**，因为，腹内压即使轻微增高也会对衰竭中的肾脏构成显著影响；在肠系膜血供已经受到损害的情况下，在感染性休克病人使用正性肌力药物就会导致肠系膜血流进一步减少，从而成为肠系膜缺血的触发因素。在可能的情况下，让低气腹压（尝试比你的预期值低 **2 mmHg** 的压力）成为你的常规，只要操作空间够就行。再说一句，满意的肌肉松弛才能获得满意的腹壁顺应性——确认你已经从麻醉团队那里得到了你所需要的肌肉松弛。最后，**在有些情况，你可能认为稍稍加一点气腹都不行**：想想那位急性胆囊炎、心脏射血分数为 15％ 的脆弱老妪。你会愿意向她肚子里泵气？经皮穿刺胆囊造瘘岂不更安全？

（三）腹腔镜的"扩增性"并发症

1. 内脏损伤

方法不熟悉、视角不满意、视野受限、操作不顺手——这些因素都是增加腹腔镜特异性并发症风险的因素，这些并发症在开放手术很少见到。器械进进出出，有时会进入手术野之外的"盲区"，导致邻近器官和内脏损伤。这种情况在器械通过远离的 trocar 孔插入（由初出茅庐的助手操作）时更常见，但不管怎么说，避免这种损伤的责任在你！

遗憾的是，与开放手术相比，腹腔镜手术更容易遗漏内脏损伤。大多数有出血的损伤不容易被遗漏，没有出血的肠管损伤就不太容易被发现，尤其当肠管损伤发生在手术野之外，或者损伤很小不容易看见时。腹腔镜下的粘连松解术往往会导致肠管细小穿孔，由于腹内正压的存在，肠内容物未发生外溢，因而未被发现。**肠管壁非透壁性损伤**（如热损伤），通常只有在术后才表现出来。器械的绝缘层破损会导致手术野外、器械杆旁的脏器损伤，高能器械会造成手术野附近的热损伤。病人往往需要在术后数日因迟发性破裂和腹膜炎才出现临床表现。

在腹腔镜手术结束前，请移动镜头看一圈，关注一下手术野之外是否有损伤？ 请记住一句老话：任何术后问题的根源都出在手术部位，除非另有证据！

除了遗漏医源性损伤外，**腹腔镜还有遗漏实际病灶或并存病灶的风险。**虽然腹腔镜视觉探查有时比开放探查（与 McBurney 切口等小切口相比）更方便、更全面，但是，由于缺乏手感的触觉检查，腹腔镜具有遗漏病灶的风险，如：结肠或胃的肿块、腹膜后（胰腺）的病灶。在今天，由于影像检查在术前的广泛应用，病灶的遗漏得到了减少。但是，如果病人在你的阴性探查术后症状没有改善，你就应该考虑到你的腹腔镜遗漏了某一重要病灶的可能性。

例如：上腹部不适的病人被诊断为"症状性胆石症"做了腹腔镜胆囊切除术，其实是胰腺癌未得到诊断。**遇事多动动脑子，不要只见树木不见森林——头疼医头，脚疼医脚**[①]⊗。

2. 出血

腹腔镜术中出血可以发生在进腹的时候，也可以发生在术中，可以是微小（但是令人心烦）的渗血，也可以是大量的、有生命危险的静脉或动脉出血。虽然一般来讲，腹腔镜手术的失血比开放手术少，但是，一旦腹腔镜下有出血，你的手术进程就会被打乱，就更需要停下来止血，并且可能发生一些与失血和止血相关的并发症（⊃第三章）。

用于控制腹腔镜手术术中出血的器械、手法、技术和诀窍甚多，外科医生的经验越老到，就越有可能在腹腔镜下安全地将出血控制住。局部压迫、局部止血产品、电凝和结扎都可以用来止血，如果出血点的显露良好，这些方法都是安全的。**但是，在血泊之中盲目使用钛夹，或过度使用电凝，都可能引起并发症，甚至招致灾难降临。**例如：在胆囊动脉出血时盲目上钛夹就可能导致胆总管损伤或狭窄，过度使用电凝就可能导致热损伤，结果形成胆总管狭窄、右肝动脉假性动脉瘤，或十二指肠损伤和后期穿孔。

面临大出血时，你的任务应该是迅速做出决策：这种出血在腹腔镜下能否搞定？你有这个能耐把血止住还是需要援助？能在把血暂时止住的情况下等待援助吗？现在是否需要中转？

如果你是一名腹腔镜新手：请不要忘记腹腔镜的视野是放大的——一条小鱼会被看成一条鲨鱼。因此，乍看像一条喷血的大动脉其实是微小动脉在出血。不要惊慌失措！冲洗、吸除、再看。

3. 中转

在有些人的眼里，腹腔镜中转开放手术就是失败。但是，为了手术的安全和成功，最好能对决策做精心筹划——入路仅仅是手段，不是目标。在你很难下决心是否必须对手术决策进行调整时，请选择中转——宁可在安全的这一侧出错。你们同事的反应（认为中转手术"丢脸"）不应该把你（一位安全的外科医生）吓退，使你背离正确的决策和依据决策采取的行动。**一定要思考你会从中转中"失"去什么，"得"到什么。**你还应该考虑求助的问题，换了一双眼睛和手就有可能把手术继续向前推进，或者使那桩搞得你焦头烂额的问题迎刃而解。但是，切记：中转永远是可以解释的、被认为安全的选项，不及时中转是不会赢得尊敬的，也不利于你的自身保护。真正因错误决策而"失"去的是病人[②]，不是你（不仅如此，在

---

① 译者注：这句话的原文是"use your little grey box to think outside the box"（请用你那小小的灰盒子考虑盒外的事情）。

② 译者注：我最近遇到一个病例。男性，58 岁，因直肠癌住院，肿瘤位于直肠前壁，距肛缘 6 cm。选择的术式是腹腔镜辅助直肠癌根治术（Dixon）。手术花费 5 小时。术中见肿块位于腹膜反折处，约 4 cm × 3 cm × 3 cm，肿块侵及直肠浆膜，与周围无粘连，无腹水。术后病理报告：远端肠壁部分破损，结构不清，肿瘤大小无法确定，癌组织侵及外膜，中分化腺癌，两侧切缘未见癌，肠周淋巴结未见转移(0/6)。术后做了 6 个疗程全身化疗。术后 6 个月，病人因右下腹肿块二次行"右下腹壁肿块切除＋人工补片腹壁重建术"。病理报告："右下腹壁"肿块 4.5 cm×3.5 cm×4 cm 示纤维结缔组织中多量腺癌组织浸润。考虑直肠癌复发。二次手术后 20 天，病人因机械性肠梗阻（大小肠均扩张）行"小肠减压＋阑尾切除＋盲肠造瘘术"。二次手术后 38 天，病人血肌酐和尿素氮飙升。超声示：双肾积水，双侧输尿管上段扩张。考虑肿瘤在盆腔扩散侵犯膀胱三角区造成双尿路梗阻。该病人在初次手术后 11.5 个月死亡。请问：如果主刀医生的腹腔镜技术娴熟或采用开放手术，这个病人的肿瘤会破吗？如果肿瘤不破，会发生盆腔和腹壁种植吗？如果没有广泛种植，该病人会在 1 年内死亡吗？归根结底，这个病人就是腹腔镜惹的祸！！！

哪天末了，你同样会失去……）。

中转的原因各异，可以是因为分离困难手术无进展，可以是手术中出现了肠管损伤等并发症需要修补，也可能是节外生枝出现了无法控制的出血。**理想的中转（该手术无法在腹腔镜下完成）是深思熟虑的结果——是在手术中比较早的时候、在并发症发生前就决定了的。**在劳而无功地分离 1 小时后才考虑开腹手术是外科刚愎自用在作怪和缺乏良好外科判断力的佐证。如你所知，手术耗时并不是大问题：在腹腔镜下折腾了 1 小时后，将高难度的阑尾切除术（在阑尾已经支离破碎的情况下）中转，此时的问题是感染性并发症的发生率。为了避免偏倚，在你统计你的腹腔镜手术时，你应该把中转病例放在腹腔镜组（"意向治疗"组）分析，而不是把这些病人放在开放组。

你还应该记住，中转并非一剂"灵丹妙药"，一个有难度的手术在开放手术依旧会有难度。有些并发症会在中转时发生（切开了与腹壁粘连的肠管）；有些则在中转后发生——在高难度胆囊切除术中转时发生胆总管横断的情况并不少。**但是，如果是在胆总管横断后才中转，你就无法摆脱这个鱼钩了**（罪责难逃——译者注）。

三、术后考量

像其他任何手术一样，皮肤缝合后并不意味着万事大吉。并发症可以在术后数小时或数日才表现出来（如果包括 trocar 疝的话，甚至数月或数年才表现出来）。但是，可以预期，腹腔镜手术后的康复一般是平稳的——疼痛比较轻，恢复比较快。瘢痕小、进食早和下床活动早应该能减少诸如切口感染、肺炎或 DVT 等"常规"并发症的发生率。其他"非腹腔镜"并发症（如：吻合口漏）的发生率应该与开放手术不相上下。

因此，如果病人的术后过程与预期过程发生了偏差，就应该提醒你（手术医生）：病人可能出现了并发症，应该积极检查或排除。剧烈疼痛、心动过速、发热、腹胀以及延迟性肠麻痹都可能是并发症在体内祸藏的迹象，需要做进一步的检查、摄片，甚至再次探查。

下决心做进一步检查，甚至重返手术室，并非易事。因为，外科医生倾向于用"小事"来解释这种情况，在貌似成功的手术后，他们不会重视那些暗示"纰漏"的蛛丝马迹。当局者迷，旁观者清。咨询其他外科医生往往会见到成效、开阔眼界，但是，是否咨询是当事医生的特权，外科"独行侠"很难做到这一点。

腹腔镜手术后，只要对并发症有轻微疑虑，你也应该马上设法排除它！一位富态的女病人在"平安无事"的腹腔镜胆囊切除术后 3 天依旧不那么好，你就应该检查肝功能，申请 CT 检查。**与其遗漏了胆漏，还不如去证明一切如常。**如果病人需要做再次探查，你可以选择**再次尝试腹腔镜**，先做腹腔镜诊断，如果合适的话，也可以考虑腹腔镜治疗。术式的选择主要取决于并发症的特性和你解决该问题的能力——永远用病人的安全来指导你的决策！

随着腹腔镜外科的发展，加上现代"快通道外科"，住院时间短已经成为惯例。**结果，并发症是在病人回家后才表现出来。**因此，在出院时，一定要向病人仔细解释清楚可能出现哪些警示性症状和体征，并告诉他们一旦出现了这些表现如何与你取得联系或如何去急诊室。这有助于早期发现和处理并发症，否则，这些并发症就会被忽视，治疗就会被耽误。

我想用一句点评来结束这一章,这句点评听起来似乎有点**老生常谈**,但是颇为重要。在高度专科化的今天,许多腹腔镜外科医生都会把精力集中在范围狭窄的几种腹腔镜术式上,但是,腹腔镜外科医生绝对不能丢掉普外科医生的判断力和技巧。腹腔镜外科医生必须具备对手术野(不仅仅是通过摄像头)了如指掌的能力——这一点对于有效处理并发症是不可或缺的。**一名优秀的腹腔镜外科医生必须是一名实力派的普外科医生。**

我设法在这一章里打开你的思路……,目标是让腹腔镜与开放手术一样安全!

> "人的思路就像降落伞;打开后最起作用。"①
>
> 一句中国谚语

（汤文浩　译）

---

① 译者注:我自以为是地道的、土生土长的中国人,但是,我从未听说过这句谚语"Human mind, like parachute; works best when open."，但愿你有所耳闻☺。

第十章 处理好病人、家属、律师与自己的关系

Avi Rubinstein   Moshe Schein

外科是法治社会最具风险的活动。

P.O. Nyström

本章的题目看似怪异,但合情合理:**如果你的病人及其家属对你满意,你就不需要请律师。这难道不会改善你的生活品质?!**

外科这一行当与其他服务业有许多相似之处。就拿旅馆服务业来说吧,餐饮服务员和厨师就相当于你——你的工作就是让顾客满意,如果因为某种原因(无论是对是错),顾客不高兴了或大发雷霆了(如:250 美元的波尔多葡萄酒变成了醋、客房里有臭味,即:吻合口发生了漏),你必须懂得如何来平息此类困境、安抚顾客——保证自己随时能与律师取得联系。

我们不打算把此文写成"医疗损害"[1]宝典,也不准备把它写成"风险管理"(risk management)手册。只希望给出一些旁敲侧击的忠告——如何在手术前后让你的病人满意,免得招惹谩骂和法律诉讼的纠缠。**请想想**:如果你是一名在美国行医的普外科医生,根据如今的数据,你的法律诉讼率为 15%。也就是说,当你工作到 65 岁时,你至少就会被投诉一次。没有什么好办法能保护你完全免遭无聊的法律诉讼,但是,下文的一些忠告会帮助你保护自己,或许还能帮你赢得诉讼。

我们无法对假设为或被证实为手术过失案例在各国的法律程序一一细述,因为各地法律体系的差异甚大——在美国,是陪审团做决定;在以色列,是法官做决定;在斯堪的纳维亚,是在特种法庭进行仲裁;在印度,犯事的外科医生偶尔会死于暴民的私刑。但是,不管你在何处行医,人与人之间交往的基本原则是相同的:如果你给病人造成了伤害,如果你使得他怒火中烧,他就会寻思报复(不管用什么方法,只要他能用上)。因此,下文讨论的内容具有普适性!

仔细分析诉讼的案例,无论该案例是否属于医疗失误,都是极好的教材,你会从中学到如何避免和处理并发症,在法律交锋中摆脱纠葛——任何一位当过专家证人[2](对原告或被

---

① 译者注:医疗损害(malpractice, medical negligence)还可以译为医疗失误、医疗差错或医疗事故,目前在我国通称"医疗损害"。

② 译者注:专家证人(expert witness, professional witness or judicial expert)是一些公认的、在某一特殊领域德高望重的专家(他们的知识面或技能远高于同行中的一般人),可以是官方指定,也可以是法院指定,他们的任务是就某一案例给出专家意见作为法律依据,为案件调查人员提供帮助。

告来说)的外科医生都会把他的体会告诉你。基于这些考虑,又为了丰富本章的内容,我们有幸特邀到了一位久负盛名的医疗损害方面的律师(Avi Rubinstein)为我们撰写这一章。在投身于"把外科医生告上法庭"这一前途无量的事业之前,Avi Rubinstein 曾是一名神经外科医生。他的智慧结晶在本文上下无处不在。

无论我们写什么,都不会为"防御式医学"[1]摇旗呐喊,也不会推荐"每日一次 CT,挡律师于门外"这种理念——那是浪费资源,用不必要的检查或手续("为律师或陪审团而做")折腾病人,这都是外科医生缺乏"底气"的标志。取而代之,你的万全之策应该是从事"恰如其分"的外科,运用你的常识以及细致的医疗文件记录。此外,微笑待人和不狂妄自大(永远夹着尾巴做外科医生——译者注)应该成为你人格的一部分;你是一名外科医生并不等于你无法成为一位"好好先生"。

> 病人提出上诉不是在病人对医生怒不可遏时,而是在医生冲病人发火时。
>
> **Thomas J. Krizek**

本书的每一章都对特殊情况下避免并发症的最佳路径,以及并发症发生后的最佳处理手段做了简要勾勒。下面我们会重点谈谈如何从事安全外科、如何使病人感到满意、如何迎合那位不时侧目观望的"老大哥"[2]以及怎样才能让原告的律师没饭吃。

一、概述

> 外科医生必须自信,但是,当自信变为狂妄就麻烦了。
>
> **Alden H. Harken**

(一) 沟通

得体的沟通很关键! 在术前和术后与病人及其家属关系和睦(尤其在出了并发症后)至关重要。怡情、热心、怜悯、同情、耐心、真诚都是你的伙伴。狂妄、冷漠、自恃清高、鲁莽、回避都是你的敌人——你潜在的"死穴"。**记住**:亡者的妻子是否会说"张医生是一位好心肠的外科医生……,他对我的丈夫尽力了……",还是会说"那个傲慢的 * 杂种张三害死了我的丈夫",完全取决于你的态度和你的沟通方式。**肢体语言**也起重要作用,甚至你那着急的举止、你全神贯注的倾听,把你那与生俱来的"外科式一触即怒"掩盖起来——你在与病人及其家属关系方面"投资"的每一分钟都是值得的! **要慎思而言**——一言既出驷马难追,从你嘴里说出来的话会得到反响。如果你说"这个孩子的阑尾可能穿孔了,需要急诊行阑尾切除术",那么,你就必须亲自关心此事,**现在就开刀**。对家属来讲,一点都不能耽搁——每耽搁 1 分钟,都会增加一份焦急、不满和愤怒。请在信息收集完全后再发表你的意见! 与每位参与该病人医疗的人员(包括顾问医生、住院医生、合伙人、护士、手术团队)**取得良好沟通**都同样重要。**在卷曲的电话线路里沟通会使你的计划大乱、出现制度衰竭——并发症

---

① 译者注:防御式医学(defensive medicine)或防御心态(defensive attitude)是指在疾病的诊断和治疗中,医生的主要目标不是病人的健康,而是自我保护,努力避免可能发生的医疗失误和法律诉讼。

② 译者注:这句话有些调侃意味。"老大哥"在这里是指"医院的管理部门"和"管理医院的部门、机构"。

的主要原因。不过,承受痛苦折磨和寝食难安的可不是制度,而是你!因此,请与上述这些人取得精确沟通,确保你的病人所接受的治疗是你所希望的。如你所知,医院的制度如同战区一样充满风险;你的工作是保护病人免遭制度伤害,与此同时,也免得你遭人"修理"。它还把我们领入下一个议题。

(二)文字记录

"防御式医学"的初衷并不是开具一些不必要的检查,而是将你所做的每件事和**为什么**都记录在案,包括你为什么不开具这项检查。有些外科医生相信"过多"记录可能会被律师利用,对医生不利,这完全是无稽之谈。据我们在医疗伤害案例方面的大量体会来看,情况恰恰相反——**细致的文件记录是你的最佳防线**。一旦被告上了法庭,你(和你的律师)需要做的一切就是设法使法官和/或陪审团相信这位病人受到了最好的专家关注:**医方在决策中投入了严肃认真的智力活动,决策是依据恰如其分的临床病象评估和检查结果做出的;每件事都得到了解释,病人的关切得到了重视并采取了对策**。不需要做长篇大论,只需要记录要点——记录优秀临床医生认为重要的东西。包括你的评估、你的打算和你的困难:"我决定把病人推回手术室,因为……"或"我决定推迟再手术,原因是……"一定要注明你咨询过何人,接受了某人的何种建议:"我电话咨询了感染科主任,他建议我停用抗生素,做培养……"在会面结束后,多花 5 分钟做正确无误的记录(一定要记上时间和日期!)不仅对 PYA[1] 有用,还能改进你的处置——逼得你坐下来,沉思并做出反应:"我应该如何是好?或许我错了?"请这样考虑这个问题:无论你在病程记录中写的是什么(这是永恒的记录!)反映的都是你所做的事,而不是你在手术台上的举止(没有几个人会关注你的举止,并……丢到脑后……)。请注意律师和专家、证人是如何仔细查阅全部病历文献的——不仅会查阅你所记载的东西,还会查阅护士、住院医生和其他人写的东西。**纵观法庭辩论中原告胜诉的外科案例,我们往往会发现病历中的记载存在极大的不一致**(自相矛盾,无法自圆其说——译者注)。举一个典型案例:手术医生在每天的晨记录中这样写道:"……病人感觉良好,腹软,有肛门排气",然后,那天就不见人影了;另一位护士则在她的当班记录(一日三班)上写道:"病人感觉不好,主诉疼痛,用了一次吗啡,呕吐一次……"现在,有哪位律师能为这位外科医生做无罪辩护呢?显然,为了生存,你就不得不像操(手术)刀一样游刃有余地(和诚实地!)操起你手中的笔!**切记:未记录就意味着没有发生此事!**

(三)时机

一寸光阴一寸金!像生活中的任何事情一样,时间和时机在外科同样至关重要——两者对并发症、结局和法律诉讼都有重要影响。法律诉讼中最常用的词之一就是**耽误**。延误诊断、未能及时查看检查结果、未及时请会诊、耽误治疗,以及对并发症的诊断/治疗延误。**因此,请不要拖拉,不要应付、隐瞒或回避(推诿)——现在就干!**如果此事能等待,应该将理由记录在案……。"往往会陷入两难之境:是陪夫人进餐还是把病人推回手术室?"

---

①　译者注:PYA 是 protect your ass 的英文首字母缩略词,直接的意思是"保护你的屁股"(免遭别人踢),意思是"保护你免遭法律或行政管理部门的处罚、批评或其他惩罚"。

（四）行为实践（behavioral practice）

与纯技术事故相比，**外科医生在行为实践方面**更容易发生不良后果（和法律诉讼）。常见的情况不是你在手术室的所作所为（假设你是一位合格的外科医生），而是你在手术室外的行为举止伤害了你的病人和你自己的声誉（参见表 10.1）。

表 10.1　与法律诉讼相关的有瑕疵的行为方式（由于一个案例可能有多个瑕疵，因此百分比的总和＞100％）
根据美国状告普外科的 460 例已经结案的医疗伤害案例的分析（*Griffen FD，et al. Violations of behavioral practices revealed in closed claims reviews. Ann Surg* 2008；248：468-74）

瑕疵类型特点	%
与病人和/或家属沟通不够	34
未能对异常症状或检查结果进行追查	25
未能对术后出现的问题进行追查	25
未能在术前对外科病情进行评估	19
未能得到恰当学科会诊医生的支持	14
未能按时巡视病人	13
未能实行交叉覆盖或无缝对接治疗（存在"死角"）	12
未能与会诊医生取得沟通	10
超范围执业	10
未能在手术前对夹杂症进行评估	6
未能在手术后随访病人达足够长时间	5
未能核对检查结果	5
未能恪守其他工作常规（除上述条款之外的其他常规）	14

（五）否定思维与愿望思维

否定思维与愿望思维都是人类的强大防御机制，正是有了这些机制，你才会跻身于不屈不挠的奋斗中。"喔唷，是的，吻合口看上去有点发紫，不过，应该没问题"或者"这就是肠麻痹，不会是漏"——不正视问题是多么轻而易举！千万不要像一只"外科鸵鸟"把你的头埋到沙子里去[1]。作为一名外科医生，你必须在同一时刻既是一名心情愉悦的乐观主义者，又是一名闷闷不乐的悲观主义者！没有健康水准的乐观主义心态，你就无法从事如此危机四伏的事业；"骨子里"没有一定程度的"悲观主义"，你就不能对所犯的错误予以纠正。**秘笈是：术前要乐观，术后要悲观——直至病人完全康复。**

（六）把病人当亲人

最后是一句老调重弹——一句需要永远弹下去的老调：**把这个病人看成是你家庭成员中的一员**。闭上你的双眼，把他想象成你的父亲、你的女儿或你的妻子正躺在急诊室的担

---

[1]　译者注：鸵鸟被逼得走投无路时，会把头钻进沙子里，有"掩耳盗铃"或"视而不见"的意思，人称"鸵鸟心态"。心理学研究发现，现代人在面对压力时大多会采取回避态度，明知灾难即将发生，但不愿意采取对策，结果问题更趋复杂，更难处理。

架床上……,甚至,你可以把他想象成你自己：在这种情况下,你会如何处置？**那么,为什么病人的处理会有别于你关爱的家人呢？**请记住你自己作为一位病人时的体会,或当你父母住院时你的体会——并非都是掌声和鲜花,不是吗？请尽量做得好些!

二、术前考量

玩忽职守(negligence)的程度与勤勉是反比关系。

Tom Horan

无论是择期手术(你可以不紧不慢地做)还是急诊手术(你需要争分夺秒地做),你都必须像战场最高司令那样为战斗做准备。你的军队一定要训练有素、营养好、精干,此外,你还得考虑外交反响,为战后可能出现的突发事件做准备——尤其当出错时(出错对他们来讲是常事)。

(一)专业

千万不要超专业范围做手术/行医——每位律师都会告诉你：这是一种潜在的致命违法!如果你做的 Whipple 手术(近 5 年第一例!)棒极了,病人会送你鲜花(但愿还会送你一瓶 21 年的纯麦威士忌),你会飘飘然、忘乎所以,而你的竞争对手会皱起眉头①伺机在"下一次"让你死定。但是,如果你的 Whipple 手术出现了并发症——这是常事——形势就会失控。当然,如果在形势十分严峻、病人**命悬一线**、没有其他替代方法的情况下,你可以被迫超范围执业。例如：当你面临一位肝脏腺瘤活动性出血病人时,即使你所见过的(作为一名助手)最后一例肝切除术还是在 15 年前做住院医师期间,你也有理由上台手术。不过,这里有一项限制性条款,也就是说有另一条选项：如果你们医院具备血管栓塞治疗条件,这个病人是否病情足够稳定、能采用血管栓塞治疗呢？你们医院的其他外科医生(你公然的死对头!)是否是一位肝脏外科高手呢？如果答案是肯定的,原告的专家证人会逮住足够的污点把你给灭掉!即使是在边远(乡村)地区单独行医的医生,你也不会得到一张绝对许可证、允许你干专业之外的工作。在择期病人,你的选择一定是把病人**转出去**;即使是**急诊**,也会有问题。例如：在三更半夜,你修复一例复杂手外伤;结果发生了感染,病人丧失了几个手指。可以预言,律师会在法庭取证时问你："李四医生,您是手外科医生吗？您是骨科认证医生吗？您不能把伤手包扎一下,然后把病人介绍给 Dundee 大学医院的手外科医生吗？"再重申一次,**一定要有文字记录**："我们建议病人去另一家专科中心,但是,病人选择在本地进行手术治疗"——也就是说,如果你有自信,你就应该知道自己在做什么……

(二)"新"疗法或"实验性"治疗

谨慎对待新疗法或实验性治疗。切记："千万不能成为尝试这种时尚的第一人,也不要落伍成最后一人被新潮抛到一边",以及"当技术成为主宰后,其结果就一定是灾难"。

---

① 译者注：皱起眉头(raise an eyebrow)是美国人的肢体语言,表示"警觉"、"诧异"、"看不顺眼"。

（三）适应证

"适应证越小，并发症就越大。"这本书的每一章都不厌其烦地强调：对任何手术来讲，"正确"的适应证至关重要。几乎任何事情你都能蒙混过关，甚至在适应证极其勉强的情况下切除几近正常的器官——前提是病人恢复顺利。因此，如果你为一位急性肛裂病人做了一个肛门内括约肌切开术（几天前你第一次见过这种手术的做法），没有人会把眉头皱起来。但是，如果你把这个病人搞成肛门失禁了，就请准备回答这个问题吧："王五大夫，你为什么不用保守疗法试一下能否治愈呢？你听说过地尔硫卓软膏吗？知道大便软化剂吗？"当然，你一定要在病历中写清楚手术的适应证和替代疗法！

（四）推诿

不要延期，不要拖延，不要耽搁。是的，我们刚在上文提过时间因素，不过，林林总总的延迟都是你的死敌！

（五）同意书

同意书并不只是一张纸！你们医院一定有标准的、事先印好、让病人直接签字的知情同意书——人们认为在这种时候无论什么手术、无论哪种附加条款都必须同意——这就不是真正意义上的同意书。真正意义上的知情同意书签署不应该在一位一知半解、匆匆忙忙和处事青涩的第一年的住院医生与一位已经注射了术前用药、焦急不安的病人之间进行——此时是手术前 1 小时，病人躺在床上，医生的头悬停在病人的上方。真正意义上的知情同意书应该由**主刀医生亲自**签署，在宽松的氛围下、从容不迫地与病人及其家人讨论**手术适应证、替代方法、得益、预期术后经过和潜在并发症**。事无巨细地解释每件事，按需要反复多次解释，采用在场人员都能听懂的语言和术语。书籍、图片，甚至 YouTube[①] 上的视频片段都是你的教具——我们认为一支笔、一张纸和几幅简笔画看上去反而不太会引起病人及其家人的恐怖和紧张。

关键是如实告知：绝对不能低估所涉及的风险，让病人及其家人对坏结果出现的可能性有思想准备。要具体。"如实告知"同样应该包括"新"或"实验性"术式："我想给你做一种新的'单孔'腹腔镜甲状腺切除术，Mayo 医院的伙计已经成功地做了这种手术，我去参观过，我想我们同样能做……，其他替代方法是……"［请不要太把这个例子当回事！］**甚至要告知你的"学习曲线"**。是的，要你承认只有 5 例袖状胃切除术的经历并不容易——就在楼道的那头，那个家伙干过 1 000 例！**急诊时的知情同意书签署**会有些匆忙，但是，决不能敷衍塞责。有你签名的个人意见（无论在电子病历上还是在纸上），甚至是正式知情同意书上潦草的寥寥几字，就说明事实知情同意书已经签过，有朝一日会体现它的非凡价值。

（六）处世之道！

通常情况下，在战争前都会有强烈的背景外交活动。你的战场（计划性手术）也不例外。从你第一次见到这位病人起（在你办公室、急诊室，或其他任何场合），你就应该与这位

---

① 译者注：YouTube 是一家互联网视频共享网站的名称，可供网民下载、观看及分享视频短片。

病人及其家人建立起良好的关系，就应该锁定可能成为你同盟者的人——在手术后出现不愉快事件的情况下，你会与之打交道的人。礼貌对待该家庭中的每位成员——看着他或她的眼睛说话。缩在房间尽头、又胖又丑、正绷着脸、对你那妙言幽默不屑一顾[①]的那位，她可能就是对你提起法律诉讼的人（图 10.1）。

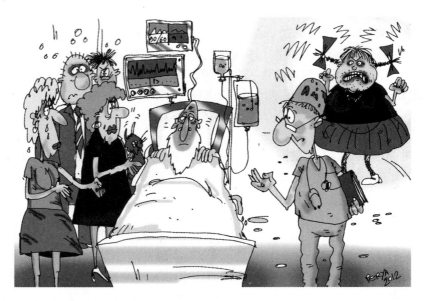

图 10.1 千万不要小看那位躲在房间角落里的、相貌丑陋的女儿——或许她会成为你的一位敌人！

在你刚刚第一次见到病人及其家属时，风险管理就开始了。

三、术中考量

令人惊奇（对有些人来讲一点都不奇怪）的是，在大多数诉诸法庭的案例中，**术中事件（包括技术事故）不是上诉的主要缘由**。取而代之，患方提起上诉的主要缘由往往是术前（如：诊断延误）或术后（如：未能识别技术意外的结局）事件，是这些事件点燃了诉诸法律的怒火（请参阅参考文献[②]）。这真应验了 J. L. Yates 在 1905 年写的一句话："现在有一种趋势，总是把死亡……定为不作为（omission）罪，但是，关注过度治疗（commission）所引起的许多恶果的人则少之又少。"换句话说（参见 ➡ 第一章）：人们对"出纰漏"能够容忍，问题是，一旦"出纰漏"，人们要求你能及时诊断、有效处理。

还有一种情况令人匪夷所思：对全美外科医疗损害的研究发现，大多数技术失误发生在经验丰富的外科医生在做常规手术中（请参阅参考文献[③]）。Atul Gawande 是这项研究

---

① 与病人及其家人使用幽默要明智、审慎——在第一次遇到冷眼之后，你就必须收敛起你的幽默。[Leo A. Gordon]

② Griffen FD, et al. The ACS's closed claim case study: new insights for improving care. *Journal of the American College of Surgeons* 2007；204：561-9.

③ Regenbogen SE, et al. Pattern of technical error among surgical malpractice claims. *Ann Surg* 2007；246：705-11.

的共同作者之一，他认为："真正的难点并不是如何让劣迹斑斑的医生停止执业，以免他们伤害（甚至治死）病人；而是如何避免循规蹈矩的好医生不发生这类事件。"诚然，经验丰富的外科医生手术量比较大，也比较复杂，这是他们容易发生技术失误的客观原因。**但是，我们要提醒你：绝大多数（＞95％！）手术失误并未诉诸法律**，因此，我们也就不清楚总计来讲哪种人容易发生技术失误——是经验老到的还是涉世未深的外科医生？失误的频率还取决于执业的类型和工作场所，在这项研究中，占大多数的是教学医院和学术型医院的外科医生。

话虽如此，手术一帆风顺、完美无缺，术后发生并发症的概率就低，发生弥天大错、一波三折和被诉诸法庭的可能性就小。这本书从头至尾都在强调如何预防围手术期特定并发症的问题，但是，我们还想借此机会强调几点：

- **手术前几分钟是你进行"外交公关"和提高安全性的另一次机会。**无论你怎么忙，都应该在病人被推入手术室前抽时间到病人床边去看一下，并且，这应该成为你的常规。"你好，今天我们会对你的复发疝做修补手术，是吗？你希望用脊椎麻醉。你还记得我曾经交代过切除睾丸或许能减少复发吗？你现在对睾丸切除这个问题依旧没有意见吧？让我再看一次你的疝……，在右侧，不错吧？"感谢家庭所有成员莅临现场——或许你会见到几张新面孔：儿子刚从阿拉斯加飞来，或者女儿从赫尔辛基大学驾车赶到。与他们一一握手，寒暄几句客套话。"你们还有什么不清楚，需要我解释的吗？"整个应酬过程会花费你 5 分钟。利用这个时间把自己扮演成一个好人——不要像他＊的机器人！

- **手术前一定要读一下你自己记录的东西**（也就是说，如果你在今晨早些时候没有读过），让自己重温一下该病例的一些基本情况。是的，在白天，护士和手术室人员会过一遍核查清单、标记手术部位，还会要求执行"暂停"核查（➡ 第二章），但是，所有这些预防措施都难以避免人为差错，因此，还是做好你自己的品质保证管理为好（再次事必躬亲——译者注）。

- 如果你们当地的制度允许受训人员在无上级医生监督的情况下进行手术（许多国家都是如此，不过，在美国是禁止的），**烦请你从手术开始就待在手术室里或手术室附近（以便随叫随到）**……，直至手术结束。**切记**：正当你在给一个班级的医学生高谈阔论胆管损伤时，而你的住院医生且在手术室横断了胆总管，应该担负责任的是你。

- 现在，为了你自己，请你读一下 Richard Karl 医生的杰作《安全第一：安全手术的简单招数》——这篇文章的 PDF[①] 可以在线找到。

- **手术室的文化问题。**手术室的氛围应该既严肃又轻松。严肃的目的是避免分心，轻松是允许手术团队的每个成员畅所欲言——欢迎提问和发表看法。握拉钩的实习医生或许有高见发表，洗手护士也同样。倾听他们的意见！航空业有一条明文规定"肃静驾驶舱"[②]：在 10 000 英尺以下，不允许做任何交谈，除非是涉及飞行管控方面的重大事件。外科手术往往比客机着落复杂，因此，请在场的每个人都闭嘴（包括麻醉师，

[①]　http://www.facs.org/fellows_info/bulletin/2007/karl0407.pdf

[②]　译者注：肃静驾驶舱（sterile cockpit）要求在飞行期间的某一阶段（多数航空公司是以飞行高度为标准，若飞行高度在某个高度以下，包含地面滑行和起飞落地期间），驾驶舱内的机组成员不允许做与飞行不相关的谈话和事务（如：聊天、做舱内广播），只能全心操控飞机和关注航管的通话内容。即使客舱内发生与飞行安全无关的事情，也不允许干扰驾驶舱内的机组成员。

他们会突然按捺不住激动大肆炫耀前不久钓到大鱼的经历),关掉收音机,专心致志地手术。手术中何时可以放松一下,何时需要打起精神来全神贯注——一切都听你的!甚至不允许对着手机夸夸其谈……(我在手术室是不允许使用手机的[Moshe])。

- **在手术中,要注意定时将病人的情况通报其家人。**如果手术时间超过了术前的预期,及时将情况告知病人家属至关重要。如果病人的"腹腔镜胆囊切除术"必须中转,你就应该通知其丈夫,以免他在等候室焦急。有时,你最好暂停手术、脱去手套,去与病人家属交谈:"我发现肿瘤无法切除,现在唯一的退路就是做结肠造瘘术……"——让他们共同参与决策:这才是"真正意义的"防御式外科!

- **在离开手术室时一定要与家属中的每位成员打招呼、交谈,感谢他们到场。**但是,谈话不能出格,不要讲"不出所料、一切顺利"之类的满口话。其实,就在此时,你的住院医生还正忙着关腹——大煞风景的不测会使得你无地自容①。

- **在你确信病人完全苏醒、情况良好、已进入复苏室前,在你将病人的情况向某人交待、把病人托付给他以防不测前,绝对不能离开医院;即使在此后,也要做好随时赶回来的准备。**一个病人的手术还未结束,就急匆匆地赶往另一家医院(通常都是私营医院……),这种情况对都市外科医生来讲不足为奇——时间就是金钱,难道错了②?但是,当你在 25 英里(约 40 km)之外正开始一台新手术时,你之前的那台手术病人的情况正在恶化,这不仅对你的职业生涯没有好处,对你的冠状动脉也不利。美国某大城市有一位声名显赫的外科主任在完成了一例胃肠道癌症的切除术后,让他的团队来"收拾残局和关腹",他自己去告诉病人家属手术顺利,然后就"打车"去机场。结果病人死于麻醉复苏室,这位外科主任因此丢了饭碗。**这个故事告诉我们:如果你不能亲自提供术后处理,请不要安排任何择期手术。**即使你所在工作部门的合伙人能为你提供一流的交叉覆盖或无缝对接治疗也是如此。另一件法律案例:一位外科医生在完成一例"腹腔镜胆囊切除术"后立即离开医院去高山滑雪了。病人和家属都绝对不会原谅的**放任**!(参见下文)。

- **手术结束后,要口授或书写手术记录,甚至应该在你的下一台手术开始之前完成之。**此时,做这件事的好处是你对手术细节的记忆清晰。你既非托尔斯泰,也非狄更斯,你大可不必长谈阔论,但是,要求能够体现术式的复杂性——记录你所做的事情及其

---

① 译者注:数年前在为一位 80 岁的老翁做胃癌胃切除手术结束时,我让同道关腹,径自离开了手术室。孰料在关腹前冲洗腹腔时脾包膜被撕破,恼人的渗血不止迫使他们"捞去"了脾脏(其实,只需用手指**连续压迫** 15～20 分钟,这种出血一定能止住,其要诀就是耐心,心急吃不得热豆腐!不要隔一会掀开看看!任何外用止血材料都无济于事!)。术后该病人发生了胰漏(切脾脏时损伤了胰尾),继之发生膈下脓肿(脓毒症)!经过两个月的多次穿刺引流(穿刺置管的导管通常都十分纤细,容易堵塞),病人才走出医院(没有出现医疗纠纷)。面对方方面面的压力(家属到处打听、提建议,科里还有别有用心之人劝你手术引流;难道手术引流风险更小?肠管损伤、出血、引流不畅,再加上病人的年龄和营养状况——风险因素不胜枚举!),我整整一个春节都搭在病房里陪着这个病人及其家属,这就是"亡羊补牢"、"一分耕耘,一分收获"!!!

② 译者注:在中国,除了周末到外地开刀外(周五下午就不见人影了),还有一个在西方国家罕见的怪现象,那就是科主任经常在外开会(为厂商或学会做讲座——既赚钱,又扬名——名利双收),这些人一年中至少有 2～3 个月在科里见不到踪影——没有这些人,科室运转能否正常?他们往往通过电话管控自己的病人或科室运转——"远程会诊"。腹部触诊在腹部外科的重要性尽人皆知,经验不同,触诊的感觉迥异——无可替代。我一直对"远程会诊"在腹部外科的安全性持怀疑态度!

缘由。要诚实记录失误及其处理方法。当术后发生并发症时,一份周全的"手术记录"会变成你的"铁杆同盟"。如果病人在腹腔镜胆囊切除术术后诊断为严重胆总管损伤,而手术记录上的描述是"手术顺利"或"按常规切除",那么,在法庭较量中你就输定了。但是,如果手术记录上的描写是仔细松解致密粘连、尽可能显露"关键安全视像(critical view of safety)"……,那么,这个案例在法庭辩论中或许还有翻盘余地。换句话说:不要偷懒,要对手术操作进行描述,但也不要眉毛胡子一把抓!**记住**:一位经验老辣的同行专家能够从你的手术记录中窥见你的外科素养。

千万不要把某个手术看成"只不过是……"。这提示你对外科疾病缺乏深入理解。任何外科手术都可能出现可怖的并发症,根源是人体生物学变幻莫测。

Leo A. Gordon

四、术后考量

腹腔打开后,它受你摆布;腹腔缝合后,你听它摆布![1]　其他体腔也是如此,不过,可能没那么严重。

请一定把并发症的源头假定在手术部位——除非有其他证据作证。

这两条格言在这本书中反复出现(有时引用的是其含义),原因只有一个——这两句话应该成为你术后的"紧箍咒",有助于你在术后警钟长鸣、枕戈待旦!

一旦发现你的病人术后发生了严重并发症,你会作何反应? 人与人的反应是不一样的,但是,就像悲痛或忧伤一样,人们都能给出一个共性的描述。

Kübler-Ross 模式又常被称为"悲伤 5 阶段",完全适用于我们这种情况:

- **否认**——在面对一桩并发症时,但愿我们外科医生不会"否认"。不要视而不见,好像事件没有发生,而应该正面迎对!
- **生气**——"这桩倒霉事怎么会摊到我头上? 我的手术做得够好了……"
- **寻找借口**——"问题毕竟不是出在我这里。他为什么会在术前等那么长时间? 他太胖了,又容易出血! 不管怎么说,不知道那位'杂 * '内科医生为什么不把'他 * 的'那抗凝剂停了?"
- **沮丧**——"受够了。我哪儿不好? 我是否应该考虑放弃? 或许我应该停做大手术。我正在变老?"
- **接受**——"哇,好吧,是出事了;只有那些不开刀的人才不出并发症!"

另一些学者[2]则把外科医生对不良事件的反应分为 4 期:

- **受打击。** 当事外科医生出现紧张和焦虑症状,这种反应的程度与病人的年龄、手术特

---

①　译者注:腹腔打开后,主动权在你手上——你可以为所欲为,手术做大或做小;腹腔缝合后,主动权是它掌控着——你不得不看它的"脸色"行事,如:腹胀,你得处理;深更半夜血压低,你不得不从家赶来……

②　Luu S, et al. When bad things happen to good surgeons: reactions to adverse events. *Surg Clin N Am* 2012; 92: 153-61.

性、并发症的严重程度以及先前与病人及其家属沟通等因素有关。

- **被击倒**。这个病例在外科医生的头脑里挥之不去（过去的事件容易在我们头脑里一遍又一遍重现，就像生活在一段破碎的视频里），往往会问"这会不会是我的错？"——有时会责怪别人。

- **恢复**。当事外科医生逐渐平静下来，认识到人必须勇往直前，还应不断反省。应对的办法包括与病人及其家人讨论，与同事们共同分析问题的症结在哪，在今后的工作中引以为戒。有些外科医生会在死亡与并发症讨论会上站起来申明认错，从而获得精神解脱。

- **远期影响**。这完全取决于累计并发症的数量和频率，以及周围环境。有些人学会了在这种情况下的生存之道——"脸皮变厚了"。有些比较敏感的人则会出现工作积极性受挫。外科医生对并发症的反应往往更强烈：大多数外科医生会把它深深地埋藏在心底里，但是，一些心理病态的外科医生会马上把它丢到脑后，似乎一切都不曾发生过——这就是"Ferdinand Sauerbruch 教授综合征"（请读一下他的生平和晚年[①]）。还有一些方法能平息出现并发症的病人及其家属的怨气，详见下文。

（一）坦诚披露——打开天窗说亮话

必须把发生的事情及其原因及时、坦诚如实地向病人及其家属交代，并告知你的应对计划及病情预后。谎话连篇、躲避、隐瞒信息……"不能正视他们的眼睛"都只会导致医患关系疏远、猜疑、不信任，再后来就是法律诉讼。直截了当和坦诚（虽然不能完全避免法律诉讼的风险）是与"病人-家属"这个群体保持正当关系的关键方法，有利于治疗的继续——有利于你"把这桩纰漏搞定"，也为你自己挽回声誉。然而，最难熬的场面是面对病人的妻子、儿子和女儿，对视着他们兴师问罪的目光，强忍着他们对你的满腹疑惑和怒气以及他们的失落感，承认事情的败笔在于你，还有你的制度。当然，这并不一定都是你的错。但是，出了纰漏，你就得设法给出解释。

那么，"**差点出事**"（near misses）**该如何披露呢**？这需要依据具体情况……，我们认为你根本没有必要将那些对病人预后毫无影响的"差点出事"向病人或/和其家人披露。例如：你的住院医生差点剪断输尿管，但是，最终你及时地阻止了该事件的发生——其实，除了你自己的心跳会瞬时加速外，你会很快将此事忘却。反之，**如果这种"差点出事"有可能影响病人的康复**，我们认为就必须坦诚向病人或/和其家属披露。以意外失血为例："在我们试图紧挨动脉瘤头侧钳夹主动脉时，肾静脉被撕裂，我们竭尽九牛二虎之力止血……，最终才将出血止住，但是，失血很多……，从目前的情况来看，一切似乎都在我们的掌控之中，我们

---

① 译者注：Ernst Ferdinand Sauerbruch（1875 年 7 月 3 日—1951 年 7 月 2 日）是一名德国外科医生。1903 年，在 Breslau 工作时（在 von Mikulicz 教授麾下），他发明了 Sauerbruch 手术舱（一种用于做开放性胸腔手术的负压舱），于 1904 年做了演示。这对当时的胸腔医学是一出石破天惊的消息——外科医生做心脏和肺手术成了现实，大大降低了死亡率。他参加了第一次世界大战，发明了多种新型假肢。1918 年至 1927 年，他在慕尼黑 Ludwig Maximilians 大学从事结核病的外科手术和饮食疗法。1928 年至 1949 年，他出任柏林 Charité 医院外科主任。他对所有病人都一视同仁（无论病人的社会、政治或宗教背景如何）、和蔼可亲，处处为病人着想。基于他的经历、创新性手术和出众的外科技艺，他迅速蜚声世界，并且为许多杰出人士做了手术。在整个二次世界大战期间，他都没有离开过医院，直至 1945 年，他的手术室被苏联红军接管。晚年，他患了痴呆症，仍然继续为病人做手术，有时手术的效果欠佳，他的同事发现了这些问题，但是碍于他的声望和权威，未能阻止他。最终他被 Charité 医院解聘。

也按计划完成了手术。我需要告诉你们的是我们已经为张三输了10个单位的血,大量输血的病人容易发生感染性并发症,肾功能也会受到伤害。发生这种情况的原因在哪里呢?原因在于这是一例巨大腹主动脉瘤,其位置恰好紧挨着肾静脉的头侧……,此外,由于病人以前做过结肠切除术,腹腔内有多处粘连,使得显露极其极其困难。"

到底是披露还是不披露,以及如何把握披露的"度",还取决于"当地的文化氛围"。

> 一位俄罗斯外科医生在 SURGINET 网站上写道:
>
> "在我的国家,如果你在再次剖腹手术中发现了一把前次手术残留在腹腔内的器械或纱球,你应该把它取出来,尽量不让旁人察觉。然后,私下打电话给那位前次为该病人开刀的外科医生,告诉他所发现的一切。我们会尽量不让病人和护士知道此事……"

对我们大多数人来讲,这种做法不可思议。如果你有勇气和智谋(我们希望你有),就应该想方设法改变这种不可理喻的文化!无论如何,请不要忘记,手术室墙上有眼、墙上有耳……

奇怪的是,这种做法并不是由于害怕法律诉讼(法律诉讼有碍坦诚披露)。加拿大外科医生所遭受起诉的机会明显少于美国同行,唯一的不同是加拿大外科医生倾向于隐瞒事实真相。"是人就会犯错",这句话尽人皆知,或许我们还应该加一句"是人就得撒谎"?

(二)放任——视若无睹、冷眼旁观

你的病人已经发生了并发症,你放任其不管,听天由命,不能不说是一桩巨大的错误。这会滋生痛苦和怨恨,萌生报复心理。**并发症越严重,其后果就越糟,就越需要你加倍用个人付出来管理这个病人。**哎,我们当然清楚,整天整夜看着病人的腹部裂口(在你那无可挑剔的胃肠旁路手术后)向外流淌肠液,是多么的心情郁闷和紧张。你们许多人都可能这样想:"住院医生完全能处理这些事,我没有必要每天都卷入这些琐事中去……"但是,病人的家人会这样想:"这个混蛋教授把事情搞得如此之糟,现在却撒手不管了。他把钱捞去了,狗 * 养的!……"哎,如果情况果然是这样,他们的想法就没有错,就会寻机报复。**金玉良言:要尽可能经常地去看望你那出了并发症的病人,在你路过他病室的时候停下来,抚摸他一下,与其家人客套几句。**即使他的病情已无可救药、危在旦夕,即使他已经转至另一个病房或另一家医院——请保持与他们的联系,显示你的关心!**人永远都希望得到尊重。**

(三)文件记录

我们非常抱歉又要重提文件记录的重要性,**在术后阶段**,在你每次参与的处置后,仔细和详尽的文件记录必不可少。一定要把确切的日期和时间记录清楚。再强调一次:**一定要杜绝你的记录与其他医疗文件书写人员的记录之间存在事实上的矛盾冲突,除非你能自圆其说。前后不一致就等于为律师们提供了大量弹药**——他们对这种不一致如获至宝、宠爱有加!遗憾的是,就我们的经历来看,这种自我矛盾的情况比比皆是。因此,请你花上几分钟翻阅一下昨晚值班护士写了些啥。永远不要"医治"你的病历——在你已经完成的,并且已经签过字的病历记录上进行涂改,也不要在病程记录中新"插入"一个早几天的日期(在

运行**电子病历**后,这件事就很难办到了)。律师们都是寻找这类岔子的高手,找到了这些岔子就等于帮他们勒紧了套在你脖子上的绳索。

(四)他人的意见/转院

不要推卸责任,要共同承担责任。承认你对并发症的责任,并参与到该并发症的治疗中去。即便你知道下一步该如何走,也应该征求一下睿智的老资格同道的意见。**他人的意见会给你那暂时摇摆不定的自信心注入稳定剂**。对病人家人来讲,其他专家的意见具有莫大的安抚作用——请先听取其他专家的看法,不要等到病人家人要求你做这件事。如果病人家人提出这件事,绝对不要(傲慢地)说我知道该怎么做,让他们扫兴。**把病人转到另一家医院去也同样如此**:如果你认为把这个病人转到一家水平更高的医院去,他的机会可能会更好的话,就请立即组织转院。是的,这会伤害你的自尊心和你的声誉(你肯定不希望那个象牙塔医院的几个小子看到你捅的娄子……),但是,真正重要的是病人的最终结局。有句话在政治策略上可能不一定正确,但是一定是真理:只要病人没有因并发症死在你那所小医院或乡村医院里,对你的声誉就是好事。人们通常的知觉是乡村医院的术后死亡是由于"外科医生缺乏经验或医疗条件差",而在象牙塔医院术后死亡是"在大医院里,最棒的外科医生尽了最大努力",无力回天。

(五)出院后注意事项

一旦你给一位病人动了手术,他就成了你的病人——就是套在你脖子上的沉重枷锁。手术会给你带来乐趣,而术后处理是沉重的负担。手术结束时的快感很快就会变成烦恼,甚至是忧伤……,直至病人最终康复;有时即使病人走出了医院,这种烦恼往往还没有结束。其实,在如今的时代,病人是在术后尽早被打发出院——在腹腔镜结肠切除术后,甚至在病人排气前,就被撵出院——你直接参与病人的治疗就不得不跨越医院的围墙:

- 在出院时,每件事都应该给病人以正确的指导意见,最好是书面意见,如:伤口护理、用药、注意哪些迹象和如何反馈、联系方式。**切记:在有些病人,DVT 风险及其预防措施并未因病人抵达停车场而宣告结束**。
- 不要老是等着病人打电话找你,或者出了问题突然出现在急诊室,为时已晚。你应该每天主动打电话与他们联系,或者让你的团队成员做回访工作,确保这些病人的恢复顺利。
- 你的病人需要再次住院吗,要永远能为他们遮风挡雨——成为他们可依赖的对象,即使当他们因肺炎住进内科病房治疗。别忘了——**你是他的外科医生!** 或许这不仅仅是肺炎……

(六)金钱之事

你要对他说,耶和华如此说,你杀了人,又得了他的产业吗?

希伯来语版《圣经》是这样表述的:

Haratsachta vegam yarashta. 这句话的正确翻译应该是:

你是否既要了他的命,又谋取了他的财产?

《旧约全书·列王记》上—第 **21** 章第 **19** 节

病人发生了严重并发症,要他掏钱(从他自己口袋里掏出来的!)支付这个糟糕透顶的手术,还需要支付由并发症带来的治疗费用,这都会使得病人极为不满。**因此,请你在制度允许的范围内竭尽所能减轻给受害病人带来的经济负担。**如果你是在"私有制度"下行医,无论这是"官的"还是"私下的"(哎,是的,在这个世界的许多地方,外科医生确实会收受、甚至索取装满一沓厚实现钞的信封!),请把这钱退还回去! 此称"损害控制"。不过,我还要强调,这个世界的不同地方可能存在差异。有些人声称把钱还回去就等于承认有责任。将后续的手术费用免去或许是比较理性的策略。

在外科主任的位置上坐了 **27** 年,现在,我认识到世界上只存在四种诱惑:cash、money、cash money 以及一切能变成 cash money 的东西[①]。

Josef Fischer

(七) 法学考量

医生与律师一样,唯一的不同是律师仅仅掠夺你的财产,医生不但掠夺你的财产,还要你的命。

Anton Chekhov

对陪审员来讲,比趾高气扬的外科医生更令人厌恶的是神气十足的律师。

遭受伤害的病人是否会发表不满、起诉,或对外科医生给他造成的伤害要求赔偿(以及要求赔偿的数目),一切都取决于当地的法律制度和文化。生活在俄罗斯或瑞典的外科医生从来不会被诉讼至法庭;在俄罗斯,大多数病人不会要求赔偿,而在瑞典,福利国家会照顾这些病人。反之,在美国(有道是世界上的律师有 2/3 生活在美国)和其他一些国家(如:以色列),被诉诸法律的风险甚至就像一场持续集聚的飓风———一波未平一波又起。

让我们心平气和地谈谈外科医生与律师的不一样。对任何一位外科医生来讲,被诉诸法庭不足为奇。但是,你会不认同那位遭受伤害的病人应该有权表达他的苦衷和赔偿索求吗? 在缺乏一个更好的、更公平的制度的情况下,律师(当然是部分律师)就是做他们的工作(吃碗饭、养家糊口而已——译者注)。在读了这本书之后,我们希望你能搞清楚如何做到举止得体,即使你受到了纠缠(无论是否为一时冲动的纠缠),你都会百战不殆。借此机会,我愿意再奉上几点拙见,或许有助于你赢得法律诉讼:

- 至此,你应该明白你为什么会被告上法庭了吧:你不走运,干了一些蠢事,或者恼怒了病人。偶尔,患方对你的指责是不假思索、草率行事。**但是,在告状背后,原告(病人及其家属)的动机是什么?** 比较常见的是他们对当事外科医生和/或其制度的怨恨、愤怒,甚至仇恨感。当他们来到律师的办公室时,他们是寻找复仇的机会——他们希望所遭受的痛苦、怠慢或失去的生命能得到偿还! 如果无法得到偿还,至少要得到一些钱!

---

① 译者注:在英语里,cash、money 和 cash money 都代表"现金"、"金钱"、"货币"。这句话讲到底就是"金钱"诱惑——"一切向'钱'看"、"钱就是一切"、"认钱不认人"、"唯利是图"。

- **因失误造成的外科不良事件中绝大多数（95%）并未导致法律赔偿索求。** 因为，一旦案件进入法庭，原告的胜算不会超过 20%～30%。大多数一时冲动的赔偿索求会被驳回，但是，这并不能补偿你在这场旷日持久的法律较量中失去的时间和精神折磨，你会看到这个法律制度总的来讲对病人不利！这对你来讲是好事，而对那些既遭受了伤害又未获得赔偿的病人来讲是坏事。这些数字引自美国；因此，很抱歉，我们不能为你提供你所在国家的具体数字。

- **标准医疗**（standard of care，SOC）是指：一位说得过去的（reasonable）外科医生在相同的情况下会做出的警觉、关注、小心和审慎。**未能达到 SOC 水准的就称为玩忽职守。**"问题"在于这个"标准"往往带有主观意味、存在争议，不同的地域、不同的法官对这个"标准"解释也各异。正是所有这些不确定性养活了大批的律师，抬高了医疗成本。

- 我们建议你读一篇大作：《医疗伤害法律诉讼之真相》[①]。这篇大作戳穿了许多人们印象中的神话。

  标准医疗的好处就是选择的余地很大。

结语： 并非所有医疗玩忽职守都会导致并发症，也非所有并发症都是玩忽职守所致。你可以从多种不同角度来观察玩忽职守，挑出各种不同的原因，如：无知、愚蠢、过度自信、粗心大意、狂妄自大、贪婪——人性的方方面面。

我还得在上述人性的方方面面中加入胶水，把它们黏成一团——这就形成了体制（制度）的功能障碍或衰竭， 原因是组织涣散、冷漠无情，以及运作该制度的人员之间存在沟通障碍。制度运转失常在我们眼中司空见惯——每天都会见到"差点出事"……，还见到许许多多的玩忽职守。制度失灵是如此的屡见不鲜，我们甚至常常不得不停下来皱起眉头或耸耸双肩。

因此，在每天夜深人静时，我们每个人都必须对自己做一次反省……，主动、积极并永远持有抵御玩忽职守的（anti-negligent）意识和态度。我们还必须研究人的本性是如何运作的，据此来制定我们的制度……，但是，即使到那时……，即使所有核查清单都制定了，质量保证委员会不停地在我们头上"敲木鱼"，我们也不可能完全不出问题。**我们还得靠自己！**

> "人们的行医方式也已经发生了改变，如今，防御性成分融入了医生的诊断和治疗过程……，这就是防御式医学，防御式医学及其经济和情感结局是一种社会污染副产品，应该予以根除。"
>
> **Seymour I. Schwartz**
>
> "在病榻上，我们看到的首先是人，无论他是什么病；反过来，他也在看我们，看我们是否能全身心地投入，从而窥见我们内心的'一斑'。与其说这里是我们的社会、我们的实验室、我们的医院或者我们的大学，还不如说这里是我们的未来。在同一领域里，如果我们不能守住它，定会失去它。"[②]
>
> **J. Engelbert Dunphy**

---

① http://files. cttriallawyers. org/em/2012/0120—2054/MedMalFactSheet2012F. pdf

② 译者注：这段格言的隐喻是：无论干什么工作都应该全身心投入（敬业）才会成功，才会"有饭吃"。否则，你的饭碗就可能被砸。

最后——Danny 的十诫：

- 态度要好。
- 按常规行事。
- 不要走捷径。
- 三思而行。
- 不要做过头。
- 知道自己的能力限度。
- 反应——要适当、及时。
- 开诚布公、讲实话。
- 寻求咨询和转诊。
- 态度谦和。

（汤文浩　译）

第十一章　发展中（"第三"）世界

B. Ramana

私有化是一个效率低下、贪腐成性国家的唯一表现。其实，这种国家根本没有其他选择……，这是一桩私有商号（但愿是外国企业）与第三世界统治精英之间互惠互利的生意接触（就是官商勾结，中饱私囊，牟取暴利——译者注）。

Arundhati Roy

一、第三世界

我想，你们中的许多人对第三世界仅有耳闻，从未亲身感受过它的气息。还有一点也是肯定的，那就是你们中有些人一直生活在第三世界，毫无福祉可言，但是，对第三世界的情况需要有更多、更深入了解的应该是西方人士。第三世界国家的社会矛盾无处不在，你根本看不懂其社会本质，呈现出千奇百怪、困难重重的局面，使欧美人极为看不顺眼。

你会看到这样的反差：一位溃疡病穿孔病人躺在一所年久失修的政府公立医院里气数将尽，原因是没有足够的病床（或者手术做得太迟）；在同一个城市，还有另一位病人住在一所高档的私立医院里，采用机器人做腹腔镜子宫切除术，术中疑似发生输尿管损伤（图 11.1）。如

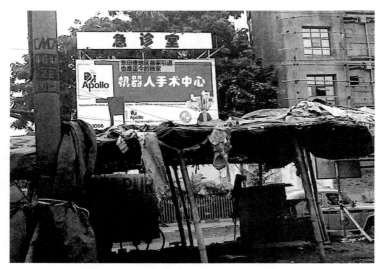

图 11.1 "第三世界"——机器人外科医院

果你是一名在第三世界国家行医的外科医生或外科实习生，你就会体会到外科并发症性质上的这种巨大反差。不过，从我的一些美国朋友那里我得知即使在美国你也会遇到第三世界国家这样的情况和反差——纽约的某些医院就存在这样的情况，于是，我的内心也得到了一丝安慰（是的，我承认是幸灾乐祸！）。第三世界的这种医疗状况并不限于印度次大陆和非洲。只要去俄罗斯看一下，在那里，你会亲眼目睹公立医院与私营医院之间在外科医疗的品质上存在的巨大差异。也就是说，在这个地球上的许多地方都存在着"第三世界"。

二、概论

第三世界的医疗制度存在着诸多的问题和缺陷，是这些问题和缺陷共同导致了这些国家外科并发症的发生率和特点：

- **外科医生、助手、手术室器械士和护士的培训差**：许多外科医生在做第一例结肠切除术或 Whipple 手术前从未在这些手术方面接受过培训。
- 对医疗实践**缺乏管控或管控不力**：任何人干了任何事都能逍遥法外！
- **庸医做手术**。相当于"趁飞行员如厕间隙，门卫开始操纵航班，他自认为有能力操纵"。
- **产业导向性（industry-driven）手术**（与商家推销行为有关的手术——译者注）：FDA① 无法阻挡科学进步！☺
- **卫生和无菌条件缺乏**：许多医院的手术室都有蟑螂和老鼠游荡。在我做医学生/住院医生的时候，曾经在下水管口见到过蛆！（不过，这些蛆也有好处——能疏通下水道管）
- 病人前来就诊时往往已处于**疾病晚期或被漏诊**：你需要到这里来兜一圈才能搞明白我在谈些啥！
- **高负荷工作**：你会相信通常我每日的手术量（大多数是腹腔镜）是 20～25 台吗？我的许多同行都是在拼命地大量做手术。有史以来，外科医生们都一直渴望在他们所做的手术数字后面加几个零。我打趣道：是我们印度人发现了零这个数字，我们太把它当回事了！
- **支持系统存在瑕疵**：外科医生做了一例完美的手术，但是，ICU 的支持不敢恭维，病人在拂晓时死了。这种情况并不罕见。
- **经济考量**：有些手术是因为利益而实施，并非必须（如果我说的不对，烦请指正，不过，像美国这样的发达国家不也有这类破事吗？）。相反，一些救命的手术可能因为病人的经济支付能力有限（病人没有钱支付！）而未能实施。保险覆盖面小、程度不一。
- **尸体解剖开展少**，你搞不清楚你的病人为何会死去，因而无法提高。

任何一位不得不在这种环境下生存或"做大"，以及像我这样直言无讳、敢做敢当（☺）的可怜虫，都会为上述政治立场错误的条款再追加几条。我是多么希望就此给本章画一个句号，同时声称："外科并发症的预防和处理在第三世界国家与发达国家之间毫无区别。请参

---

① 译者注：FDA（Food and Drug Administration）是（美国）"食品和药物管理局"的英文首字母缩略词。

阅本书其他章节……"然而,遗憾的是,不要对这种情形抱任何希望,它不可能有所改善(就像中东持久和平的机会遥遥无期一样)。因此,我会继续草拟一些针对性的金玉良言:在我们这种杂乱无序的环境下如何预防和处理并发症——如何在这种恶劣的环境下坚强地活下去!

三、术前考量

- **用关爱疑虑的目光仔细打量每位被担架/推床送来的老汉或老妪。** 在这里,我要求你不但要移情于病人的痛苦,还需注视你那难以耐受的手术给他/她造成的伤害。这些病人往往都是营养不良的、曾经被漏诊的终末期病例,伴有低蛋白血症和心肺功能不良。对这些病例进行医学检查评估,尽可能将涉及的风险与病人家属讨论。

- **每例癌症都是局部晚期或转移病例,除非另有证据。** 这并非是一种不负责任的一概而论,仅仅是对你做一种修辞上的忠告:你能肯定那拟行的 Whipple 手术或食管切除术会给这个病人带来好处吗?举例来说,如果发现腹腔动脉根部淋巴结有转移怎么办?为了节省医疗费用,第三世界国家的外科医生往往会省略 CT 检查。带来的问题是一次不必要的剖腹术是否会导致更高的费用和冒更大的风险。陪审团的裁决对影像的取信似乎颇为强烈。

- **在治疗肥胖病人时,要关注外科学对肥胖状态的要求。** 如果有适应证,请不要省略DVT 的预防。我不希望外科医生一帆风顺的手术病人在手术后猝死在病房里。所有这些情况的一个共同特点是对 DVT/PE 及其预防的必要性缺乏认识。

- **在腹膜炎病人,请不要急于立即手术。** 要先评估病人的血流动力学状态,判断他是否需要在术前做积极体液复苏——多数情况下是需要的!一定要在入院时就启用抗生素,但是,可能需要更换抗生素以获取更好疗效。一些老顽固认为何必兴师动众、小题大做呢,他们坚信的理念是:一旦打开腹腔,把毒素全部放掉,肾脏就会自行康复,病人就好了。我看到过外科医生在发表了上述厥词后不久就给病人签发了死亡证明。是从其他人的错误中吸取教训,还是等自己碰了钉子后才吸取教训,你看着办。

- **不要做没有适应证的或不必要的手术!** 我从来不知道有这方面的 I 类证据,但是,做这种手术一定会发生我们不希望看到的事情。你不必切除那些百合花般的苍白阑尾。不必,我坚持这种看法,请把这种阑尾留下来。

- **在你的核心专长范围内做手术!** 一位妇科医生在做了一例阑尾切除术后,病人死了,他的行医执照被注销了。有啥大不了,妇科医生难道不能切阑尾?你可能会说。当然可以,问题是这个病人不能是男性。这在医学上是无法辩护的。

- **哪些基本检查必不可少?** 不要在一位年轻病人的常规手术的术前检查上浪费资源。把这些资源留给老年病人、诊断含糊不清的病人、胃肠道肿瘤病人以及术后恢复不理想的病人使用。话虽如此,有些年轻病人可能是因为风湿性心脏病做了瓣膜手术。请千万不要忽视风湿性心脏病这一点病史:做超声心动图检查,排除心内膜炎。**所有大手术前必查血白蛋白。** 之所以需要重视白蛋白是因为或许你需要因此推迟你的手术(如 Whipple 手术或结肠切除术)直至你纠正了该病人的营养状态——病人看上去满面春风,血白蛋白也有提高。你可能会说:"不过,这并不现实!"那好,你就为不良结局做好心理准备吧。

- **哪些能省略?** 如果你们医院没有先进的放射性核素测定,没有 PET/SHMET[①],你就无法选择。只能选择你能用上的检查方法,最大限度地运用你的常识,超最大限度地运用道德标准。

- **向病人做恰如其分的扼要说明!** 用简单易懂的术语讲解该手术的特点,以及可能发生的不测:请一定要做解释!如果病人"被吓跑了",那是他们的权利。你不必介意。**永远不要因病人"跑掉"而悔恨不已。**

- **什么是开展新术式的安全之策?** 预备一手(常备一招),确信能处理其并发症。假如你的术式是腹腔镜手术,那么,开放法处理并发症就应该成为你"不在话下的后手"。为了满足自己的私欲,不顾病人的安危,在安全方面的任何"打折扣"都是不明智的。

- **什么时候可以对病人说"不"?** 当你预感到该手术有可能是执行外科死刑时,你应该说"不"。对社区周边地区的医院来讲,这就意味着将病人转至一所更大的医院。通常在医院的墙上会有醒目的几个字:垂危病人、低蛋白血症、贫血、终末期疾病以及所有具有"容易被漏诊"特征的病人都应该贴上红牌。

- 假如你的一个病人在"腹腔镜胆囊切除术"后 5 天因休克再次入院,所有迹象都提示"胆管损伤"!**请把病人转出去或者打电话请求帮助,**除非你在这方面受过培训,具备复杂胆管重建手术的经验。如果你发现病人的家人"不太靠谱",也请把他转出去!在这种医院里,没有什么比这一常识更重要。

- **诚信是一种双向关系。** 绝对不要与病人签订费用紧扣的协议("你付 x,就可以做 y,含一切费用")。虽然这种情况在第三世界国家不足为奇,但是,具有潜在害处,其实它是一种具有利益冲突[②]的协议。这种冲突协议未涉及的问题是病人死亡。**你外科生涯寿命的长短同样取决于你那些病人寿命的长短。**

四、术中考量

在第三世界国家,许多在手术后爆出来的负面新闻其原因五花八门,不外乎(我再一次提到)与手术团队、病人或医疗保健制度有关。请原谅我的重复,我始终认为一定程度的重复必不可少。

(一)手术团队

在许多"凡事讲凑合"(得过且过)的社会里(最好的例子就是印度次大陆),一些令人心惊肉跳的并发症往往是那些不应该出现在那种场合的人做的手术所致。这类例子包括:门卫缝合伤口或注射药物,妇科医生为男病人做阑尾切除术,全科医生(家庭医生)做痔疮、疝或乳房肿块手术,等等。读者会用鄙夷的眼光看待我们在这块土地见过的许多案例,或者

---

① 译者注:SHMET 是一种世界上不存在的仪器设备,在这里是一句玩笑话。

② 译者注:利益冲突(conflict of interest)就是你想多赚钱,病人想少付钱。结果医疗质量"打了折扣"。病人死了,你的外科生涯也可能就此结束。

感到难以置信,因此,我不想在此列举更多的例子。在这里我们应该明白的是:大量案例的责任在治疗团队。

许多麻醉师都不是真正意义上的合格专业人士。他们可能会用老掉牙的(并且是不安全的)药物,而未用新型短效的药物。例如,已经被列为淘汰但依旧有人在用的药物就包括加拉明(一种长效肌肉松弛剂)和乙醚。即使在孟买(印度西岸大城市和印度最大海港——译者注)这样的都市,还有外科医生自己上麻醉! 是的,他们会先给病人打脊髓麻醉或用氯胺酮,然后洗手上台做阑尾切除术或疝修补术,让护士扶着罩在病人脸上的面罩。这种情况不出祸患才是怪事。

一位合格的外科医生也可能发生并发症,原因是他鬼使神差地做了一例以前未做过的手术。他也可能处于一项新技术的学习曲线阶段,在没有准备后手的情况下(一种司空见惯的现象)把这个病例搞砸了。例1:在腹壁切口疝修补术中发生了多发性肠穿孔,但是未能发觉,直至术后晚些时候才察觉。例2:腹腔镜前切除手术中发生了输尿管损伤。你可能会说在这个世界的任何地方、在外科技术不成熟的情况下都会发生这种情况。我同意你的看法。但是,要知道,西方国家对外科医生手术权限的核查更严,对重大的超权限手术(可以证明)的处罚更重。 在第三世界国家,管控往往是一句玩笑话(图 11.2)。

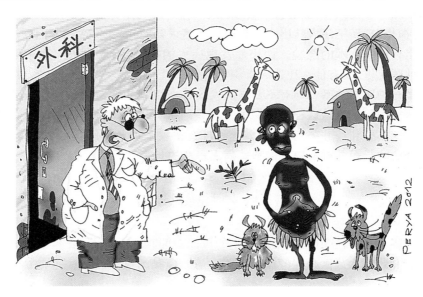

图 11.2 外科医生:"我准备采用单孔腹腔镜技术解决你的问题。为了降低费用,我会采用蚊帐,解决补片价格昂贵的问题。"病人:"谢谢,大夫,不过,你能考虑采用机器人手术吗?"

（二）病人

第三世界国家的病人或许可以被看作另一特殊物种。似乎只有在迫不得已的情况下疾病才会引起病人的注意,成为病人不得不出的最后一张底牌。举例如下:腹腔肿瘤达 25 磅重;肠系膜囊肿下抵盆腔上达膈肌;一个爬满蛆的巨大破溃乳房癌;肛瘘病人有 12 个外瘘口,酷似一把"洒水壶";一块 7 cm 长的胆总管结石。就简单地谈这几个。

有一点几乎是一成不变的,这就是病人直至晚期才来医院,经济拮据,免疫功能低下,营养不良。这些都是高危病人,就像在第三世界我们常说的一句黑色幽默:即使理发都有风险。由于这些病人文化层次低,往往会被误导去求助于江湖游医或顺势疗法①。如此数月后,才找到应该找的医生,但此时健康状况已经恶化,经济状况也已捉襟见肘。

往往还会有这样的情况,子女为了逃避经济支出,不想天天迈着沉重的步伐到医院去听坏消息,而将老年病人遗弃在医院。失去了家人的支持,医疗也会打折扣,因为工作压力极大的护士和病房工作人员会把重点放在要求比较苛刻的病人身上,唯恐一旦出现服务欠周,这些病人的家人会抱怨。

(三)制度

在这个星球的许多国家,无论外科服务多么周到,都会发生灾难性事件。基础设施不足本身就为特定并发症的发生搭建了平台,这些并发症或许是这些手术的原创者始料未及的! 还是让我举一个我亲历的病例:一次,我去另一个邦为一位有右肝包囊虫病手术史的病人做腹腔镜胆囊切除术。正当我用超声刀离断广泛的粘连带时,那所医院发生了**间断停电**! 停电,隔几分钟又来电了,如此反复。在第三世界国家从业的外科医生迟早都会有此等不愉快的经历。许多医院购置了自己的发电机来避免这种事态。尽管如此,危害事件还是会发生。一台耗时长的手术可能需要在没有空调的情况下进行,依靠吊顶风扇或落地风扇维持室内空气循环——同时循环的还有细菌孢子……

　　可能还有如下一些其他基础设施问题:
- 手术室和病房**可能有老鼠乱窜**,导致病人受伤或破坏无菌规则。
- 许多医院都有**蟑螂、苍蝇等昆虫**,意味着手术后容易发生感染。
- **自来水停水**(尤其在停电时):手术只能取消,或者只能用冷开水冲浇外科医生的前臂和洗手②。
- **中央吸引失灵**:只能用备用的电动吸引器或液压吸引器(hydraulic suction)。
- **物资匮乏**:如聚维酮碘、缝线、机械缝合器、麻醉药品(住院医师们有时会为病人买这些物品)。
- **手术室的光线不适合做大手术**,尤其是肥胖病人的手术。当你做食管-胃切除术时或做再次肝胆管-空肠吻合术时,照明就不允许有半点将就!
- **灭菌方法**:如采用福尔马林灭菌柜对腹腔镜器械进行灭菌,或者所用的戊二醛(Cidex®)未能将器械完全浸没③。
- 一些老旧的手术室(打开张后就一直没有更新过)没有层流设备,乳房手术和疝手术

---

①　译者注:顺势疗法(homeopathy)的理论基础是"同样的制剂治疗同类疾病",意思是为了治疗某种疾病,需要使用一种能够在健康人中产生相同症状的药剂。例如,毒性植物颠茄(又称莨菪)能够引起搏动性头痛、高热和面部潮红。因此,有人就用颠茄来治疗那些发热和存在突发性搏动性头痛病人。目前医学界一般认为,没有足够强的证据表明顺势疗法效果强于安慰剂。

②　译者注:就在2年前,我们医院的手术室在冬季就存在这样的情况:工作日洗手水烫得可以杀鸡烟毛,夜晚和周末暖气停了,洗手水冰冷刺骨。在这种情况下,外科医生洗手自然只能草草了事。如何保证洗手要求?! 再看病人,夜晚急诊手术,衣服脱光加上静脉输液(没有加温条件),已经冷得"鸡皮疙瘩"竖起来,再加上腹部用碘伏或酒精大面积消毒,病人冷得脸色变紫、瑟瑟抖(阴囊上缩☺)。在这种条件下,病人能从大手术后活下来完全凭运气("致死三联征"中有一条就是"低体温")。

③　译者注:如今的要求是腹腔镜器械应该采用高压蒸汽灭菌,不能用福尔马林熏蒸或戊二醛浸泡。

等清洁手术病例的**感染率**过高。同样在这些地方,根本找不到血管外科器械,也没有除颤器(什么是除颤器?没听说过)。

- **高频电刀接触性灼伤**见于电极板重复使用、与皮肤黏合不满意的情况下。这种损伤使得外科医生在术后面对家属解释时极其尴尬。
- **血源短缺**:这个时代对术后死于出血的病人来讲真是生不逢时,不过,如今的血源是如此紧张,说不定哪天就会见到有人死于出血性休克。
- **没有血管造影条件和内镜治疗条件**:这就会导致更多的再次手术。对于这种情况,你能做的工作很有限。别忘了,在这种制度里有许多情况是外科医生无法改变的。然而,找一个具备特定设备条件的医院来处理这类令人不寒而栗的窘境或许能救病人的命。
- **病理结果**在病人出院后、难以跟踪的情况下才发出。标本可能会放错地方,加上出具的报告也可能有误,因此,病理报告的可信度对病人来讲是一个大问题,对医生来讲也一样,向其他病理医生或其他中心借病理切片进行复验是一项日常工作,尤其在癌症病人。
- **缺乏监管**:在夜晚,没有经验丰富的外科医生管控,任由年轻的后生决策、实施外科急诊手术。
- 罕见的情况还有,一张(老古董)手术台在一台手术的进行中突然垮塌了(不巧的是,我就遇到过这种情况),插着气管导管的病人扎扎实实地落到了地板上①。
- 在腹腔镜手术中,监视屏神秘死机了,CO_2 钢瓶内的气体耗尽了,眼下没有替代物品。按道理,所有这些东西都应该有备份,但是,在现实生活中,谁来核查?答案:做一名"一朝被蛇咬,三年怕井绳"的外科医生!

我还得说几句,在许多地方,当出现并发症或(上帝也不容忍的)死亡苗头时,病人的家人会施展暴力。外科团队成员的经典躲避方法是创建一扇"后门",让那些好医生从这扇门溜走,避开聚集在前门的那些暴徒。但是,更明智的办法是先应用判断力、足智多谋和老成世故,然后把案子接下来,在处理这桩丑事中掌握主动权。

五、第三世界特有的并发症

(一)非典型分枝杆菌感染

这是腹腔镜外科的一种令人毛骨悚然的并发症,诚然,骨科和其他留置植入物的手术也会发生这类并发症。你可能会把该并发症看成是第三世界国家外科的致命缺陷。非典型分枝杆菌感染看不见、摸不着,你只能想方设法杜绝它、预防它,但是,它也会冷不丁咬你一口。

非典型分枝杆菌感染是结核菌(迄今为止,名声最臭的是龟分枝杆菌)的表亲,是无菌

---

① 译者注:几年前,我们医院就发生过阑尾手术中无影灯掉下来的事件。此外,手术室的天花板还隔三差五漏雨。在甲午年的今天,我们拥有世界上最先进的层流手术室和 LED 手术灯,但是,由于买不起擦手毛巾,外科医生洗手后还得用搓手纸来擦干手。这就是西方人百思不得其解的存在于第三世界的巨大反差。

规则失灵的一种不可宽恕的标志。在腹腔镜外科,**trocar 孔处的慢性窦道和脓肿**已经少多了,但是,需要我们做的事还不少。感觉能降低此类感染发生率的措施包括:

- 外科医生一定要明确地意识到,应该把目光盯在无菌层面上(以前这不是外科医生的职责)。
- 彻底清洗 trocar。
- 腹腔镜(和普通手术)器械的灭菌应该采用高压灭菌和环氧乙烷灭菌技术,而非化学消毒。
- 采用酶法去除 trocar 及其他器械的凹槽和缝隙中残留的有机物(组织碎片、血迹、血凝块、碎石屑等)。
- 切忌对一次性使用的 trocar 重复使用。

在外科医生疲于应付一大堆 trocar 孔慢性感染的同时,案件数会不断地堆积。这是一种恶性机制:当外科医生考虑问题是否出在他自己的器械和高压灭菌方法上时,其实,问题可能出在其他方面。可能是高压灭菌器本身出现了故障或根本就是一台废弃的高压灭菌器,也可能是护士用戊二醛溶液来浸泡剪刀、持针器和钳子(用于创建 trocar 孔或缝合的),或许你需要处理的是接连发生的一连串案例。在乡村医院里,几乎没有人知道消毒与灭菌不是一回事!无论问题的根源出在哪里,这种感染都足以摧毁当初认为腹腔镜外科会给一位病人带来的任何好处。

(二)腹壁切口裂开

在乡村医院,依旧有人在用羊肠线关腹,这是腹壁切口裂开的一种力学原因。外科医生对**腹内高压**缺乏认识,就可能在存在张力的情况下关腹,或者在腹腔室综合征确立的情况下采取保守治疗。

(三)胃肠道瘘

胃肠外瘘不但给病人带来了伤害,还连累了其家人,主要还是因胃肠外瘘的处理所带来的经济负担。**有财力支付长期 TPN[①]、抗生素、住院和再手术费用的病人寥寥无几。**多数情况下,关键议题是费用。就某一案例来讲,缓解这一矛盾的办法有以下几种:

- 有可能的话,请采用空肠途径进行营养支持。这是傻子都知道的道理。
- 用一台负压吸引器对伤口做连续或间断吸引,保持创面干净。胃肠瘘的处理是一项劳动力密集型工作。为了保持创面干净,帮助病人康复,你可以训练病人的某个家人来干一些简单的事情,如开启或关闭吸引器、在(瘘口周围)皮肤上涂卡拉雅胶(Karaya gum)等。对生命危在旦夕的病人,你应该自己出钱雇人来照料这位病人。如果病人的创面干净了,并成了一个正常人,这就是你投资的回报。此时,没有一个病人的家人会想割下你的头……
- 避免用不必要的抗生素,请记住:廉价抗生素不一定都是最经济之选。反之亦然☺。

---

① 译者注:TPN(total parenteral nutrition)是"全肠外营养"的首字母缩略词。

（四）术后发热

记住，疟疾是急性发热的原因之一，尤其在特定的地区和季节！一项简单的血液学检查寻找疟原虫就可以得出结论，而昂贵的 CT 检查则无法获得明确诊断。此外，就是下文的 **6W 记忆符**。

6W 记忆符：

- **怎么回事（What）**？体温测得正确吗？
- **伤口（Wound）**感染？
- **尿路（Water）**——尿路感染？
- **肺部（Wind）**——呼吸道感染？
- **下肢（Walk）**——深静脉血栓形成/肺栓塞（是的，我很清楚，这种病罕有发热）。（血栓性静脉炎会发热——译者注）
- **怪事（Wonder）**——可以是药物热、麻醉药（恶性高热），甚至可以是停药（神经阻滞剂恶性综合征）所致。

［否认声明：本文作者不是该记忆符的原创人，也不清楚是何人所创。］

（五）友情之火

在第三世界的医院里，外科医生被妇科同行叫去帮忙是家常便饭。这与第一、第二世界的医院没有多大差别，但是，你必须牢记下面几点：

- 其实，许多普外科医生都做一些腹腔镜下的子宫切除术，反倒是，大多数妇科医生（除都市大医院的妇科医生外）在该术式方面没有接受过培训。
- **D&C**[①] **所致的子宫穿孔**可能会伴有多发性肠穿孔（因为这种手术往往是由未经过培训的人员操作，这些人根本不清楚器械已经捅破了子宫全层）。许多妊娠晚期做医学流产的病人都会出现这类倒霉之事。因此，凡遇到流产后发热或腹胀的病人，请一定多长一个心眼。
- 一定要深谙**输尿管、直肠和膀胱损伤**的处理：这不是老生常谈，而是实事求是。在理想的世界里，这类情况是不太会发生的。但是，在我们这个世界里，这种情况还真不少见。在一例血肉模糊的剖腹产或其他手术后腹腔里塞满了纱布，你就应该通晓损伤控制理念，学会"老奸巨猾"地处理此类事情（做一次"老狐狸"，既不伤害兄弟友情，又不要把自己搭进去——译者注）！
- 偶尔，你会被叫上台**结扎髂内动脉**（在子宫出血无法控制时）：一定要事先对局部解剖显露有思想准备！
- 在极其罕见的情况下，我被叫去处理一起**神经外科的腰椎间盘手术所致的下腔静脉**

---

① 译者注：D&C（dilatation and curettage）是"扩张宫颈和刮宫"的英语首字母缩略词。

损伤(那位外科医生用圆凿挖椎间盘时,将椎间盘捅透了)。病人处于俯卧位,他们根本不清楚有血液积聚在腹腔内和腹膜后。在病人翻过身来,我才能打开腹腔,这个病人还是死了。

- **泌尿外科急会诊**的可能原因有耻骨上膀胱造瘘术后病人发生腹胀(尿液性腹膜炎/腹水,或肠管损伤),或肾切除术中或术后十二指肠/肠管损伤,等等。虽然这些情况都不常见,但是,第三世界国家的普外科医生应该知道许多人确实会干一些超出他们力所能及范围的事,结果出现了并发症。真正伤脑筋的是如何打发病人家属提出来的探索性问题,又不归还他家的那传家宝——万恶之源!

(六)最后的忠告

现在可以这样设想,我们正在高调面对第三世界国家外科的一些棘手问题。每个地方都不同,每件事情都是独一无二的。一旦你遇到了不良结局需要面对,你就应该想尽一切办法摆脱它。在走投无路时,也不要犯错!从我20多年的从医经历来看,有些想法或许对你有用:

- **坦率承认手术的难度**。学习诚意真心讲话,又不失巧妙和机智。在心情暴烈的人群面前供认一桩你有能力管控的失误,其结果有时可能会事与愿违。我的这一忠告看起来似乎有些自相矛盾,但是,生活是复杂的,我的教义当然不能例外!让它伴你一起过日子吧☺。
- **你用来为病人治疗的方法绝对不能与你会用来治疗你家庭成员的方法有任何不同**。这一点不言自明,你会说,但是,当把这条原则当作你的财富时,你会发现当你在与人打交道时你会信心十足、干练果断。没有自相矛盾,没有如果……,也没有但是……。直截了当地说:"如果这是我的家人,这就是我的选择。"
- 千方百计寻找与那些怒气满腹的家属的共同点,并把这些事情办妥。**在犯错时或在病人生命遭受威胁的情况下,要谦卑地表示歉意**。有一次,我的一个病人在我做肝切除术中死了(由于空气栓塞),他的家人后来找到我,所有人都准备对我发动一场攻击。我在我的房间里与他们所有人见了面,为他们的失望表示道歉,把手术录像交给他们,以供他们就这一案例对我进行举证。我怀着内疚的心情恳求他们走司法程序。就是这一举动化解了他们的情绪,对这桩死亡事件的情感才得以平息。从这桩事件得出的教训(至少对我来讲)是:无论与什么人(不仅是病人)打交道都必须恪守诚实。让他人感觉你是一个好人(即使他们认为这个手术做得并不完美)。敌对暴力举动(如:给医生上私刑)在第三世界国家层见叠出,其起因往往是(并非总是)医生及其团队不够耐心或者对所发生之事的真相遮遮掩掩的结果。
- **术中死亡**不仅是悲剧,而且极其令人厌恶。在这种情况下,许多老成的外科医生会电告警察局,以备不测。
- 为了平息暴民的怨气,有时**放弃成本**不失为一种有效的方法。这些人暴力举动的目的往往就是确保得到这种结果(在病人死亡的案例中,无论治疗多么合理),因此,他们就会这样搞!
- **无论何时都要仔细记录每件事!** 医疗文件中未记载的事就等同没有发生过,律师总是要求各位务必清楚此事！

"每当遇到敌人时，用爱去征服他。"

圣雄甘地

"也可以用钱去征服啊，很多钱。"

B. Ramana

（汤文浩　译）

第十二章

到农村去：乡村的医疗状况

Moshe Schein

小城镇需要能找到最好的医生，而非最糟糕的医生。乡村医生无法依靠别人，只能依靠自己：他不可能大事小事都去请专科医生、专家和护士。一切都依靠他自己的技能、知识、足智多谋、他那位病人的福分。所以说，乡村地区有权要求将训练有素的医生引进过来。

Abraham Flexner

如何为"乡村外科"下一个正确的定义呢？乡村外科是指地域范围小、地理位置边远，是外科医生数量与人口之比比值小，还是设备条件有限？具体背景在不同的国家和不同的地域各异，但是，通常的情况是上述诸因素数个或全部同时存在——一位乡村外科医生所知道的就是他是一名乡村外科医生，无论是在阿富汗还是在瑞士（或是在太平洋的某个小岛）；也无论是有奶牛或骆驼在周围游荡，还是有狮子在怒吼。

在这个世界上，乡村外科的行医条件差异甚大（图12.1）。例如：威斯康星州北部乡村地区的医疗设施（如：CT/MRI检查是日夜开放的）可能是乌克兰或中亚地区的中等城镇都

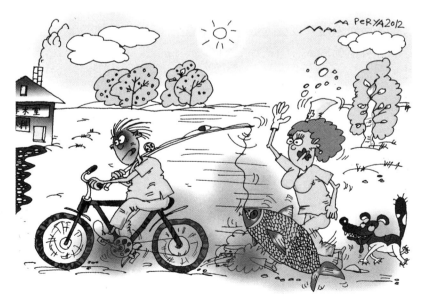

图12.1 手术室护士："大夫，哪位是病人？"

157

无法达到的。瑞典的乡村外科在印度乡村外科医生眼里简直就是一所科学殿堂。然而，人在任何地方都是人，外科医生也同样如此，我们见过世界各地的外科医生，给我们的印象是葡萄牙与波兰乡村外科医生之间的共同点要比你与你隔壁内科医生之间的共同点多得多……

乡村生活，小镇氛围，地域遥远，与世隔绝，所有这些共同构成了举世无双的情景，也为放之四海皆准的统一叙述提供了可能。**在这简短的一章中，我们会设法为你提供：具有普适性的原则和真理。**

托尔斯泰写过："幸福之家都相同，不幸福的家庭则各有各的不幸。"同样，在一所良好的乡村（"幸福的"）医院里，其外科医疗品质就不应该不同于或低于象牙塔医院里所能获得的外科医疗品质——如果你在当地不能同样达到这一品质，最好就把这个病人转出去！反之，一旦"家庭"有"不幸福"——出了并发症——各乡村的情况就会按各自的方式变得与众不同和错综复杂。这正是本章的着眼点所在。

一、概论

乡村外科行医具有其特殊性，这是不争的事实，任何一名从城镇到乡村去工作或乡村到城镇（这种流向不太常见）的外科医生都会有体会。

（一）"形只影单的外科医生"

你在小城镇里比较"冷清"、"孤单"。即使你有合伙人，当你在叫天天不应叫地地不灵的绝境中需要他帮忙时，他却可能不在镇上，或者（最终见到）他正在尽情品尝他那杯红葡萄酒呢。在事事进展顺利时，孤身一人通常不成问题。但是，当出现重大事故时，多一个脑袋或许有助于你拓宽视野，多一双高警惕性的眼睛或许就能发现被你遗漏的腹内隐患。毋庸置疑，在关键时刻，多一双训练有素的手简直就是你的无价之宝。在乡村医疗背景下，任何一位外科医生在面对术后并发症时，其孤立无援的特征就越加凸显，此时他完全是单打独斗，没有人（能理解情况的人）可以交谈或倾诉。为了生存和把日子过好，你的行医方式就必须适应这种情况。

（二）缺乏及时反馈

在与其他医生一起工作的场合，即使他们是一些年资低的同行，你也不会没有人交谈。在你决定采取手术治疗时，或在手术中，你可以不时地与你的下级医生交谈——你可以解释病情，进行示教，这种交谈有助于自己的思维过程（表达清晰就是思路清晰）。下级医生的提问是对你的考验（我们希望如此）：为什么你希望采取手术治疗？我们能否等待？为什么你不像上周那位外科医生那样做？你都需要给出解释——逼迫你思考、使你脑子的"弦"永远处于紧张状态。如果你思维错乱，做的决定确实有点不靠谱，那位住院总医生就会问：你在干啥？然而，这是乡村医院，你想怎么干就可以怎么干——没有人会阻拦你。当然，有些手术室护士还是很优秀的，能明白你在干什么，应该干什么，但是，他们一般不会直接提出反对意见或向你提问题。你可以讲一些东西、做一些解释，但是，护士和器械护士的反馈都是赞赏性的和正面的。**你不得不学会完全靠自己！**

（三）每件事都做一点

由于小城镇的地域范围所限，几乎不可能在某一专科领域形成大量病人；只能每件事都做一点。由于现实的病人量几乎无法为你提供学习曲线，因此，最好的办法就是你带着丰富的经验来这里行医。然而，即使你既往有大量的肿瘤大手术背景，也不意味着继续在乡村医院行医对你来说就是一件不在话下或天经地义的事。**你一定要认识到随着时间的推移，有些老旧的技术会失去作用。**

（四）资源短缺

在乡村医院，在你的行医范围被限制的领域中，有些疾病的处理可能是你以前未受过良好训练的，或者你认为其他人为这些病人做手术可能更好，但是又存在其他方方面面的限制因素。在乡村医院，也有许多你能干得很好的事情，但是，你不应该干，因为体制（制度）不能保证你安全干这些事。你离开手术室后就能往床上一躺，让其他人在 ICU 为这个病人忙乎，设法维持病人生命，这样的日子乡村医院不复存在。在这里，你的工作就是熬夜，参与到支持治疗中去，事无巨细——不管白天黑夜。但是，这种情况往往是行不通的，你的上策是把这个病人转出去。你必须知己知彼（你们医院的实力——重症医疗、护理、手术室团队以及其他医生）。你甚至必须清楚手术室到底有哪些器械，哪些器械没有。如果你们手术室没有血管外科手术器械和/或 Fogarty 球囊导管，你会奢望尝试对损伤的股动脉进行修补吗？你们那所小医院有一台引以为自豪的顶级螺旋 CT 和 MRI 设备并不意味着在周末一定会有放射科医生为你的腹内脓肿病人做引流术。你必须事先有所谋划。

（五）地理上的边缘化

你所在的乡村医院的地理位置，以及与三级医院的距离是你拟定决策不得不考虑的因素。大多数病人（但不是全部）并不为那些贴满大理石的大医院所欢迎，最好能在当地治疗，住在离家、离家人近些的地方。但是，要学会何时不能把一位病人留在当地或许比你的手术技巧对你的名声影响更大。正如你所知，在外科，病人的选择是决定结局的重要一环。因此，你必须学习和掌握当地转诊和转出路径——包括择期情况下的和紧急情况下的。睿智的乡村外科医生会与该区域大医院的外科医生（他信任和尊重的，并且愿意接受转诊的外科医生）建立良好的互信关系和转诊渠道，凡他转过去的病人——无论是"好病人"抑或"糟糕病人"，都没有问题。

（六）紧急转出

你必须制定**紧急转出规约**：清楚何时、何地以及通过何种途径把病人转出去，为半夜三更这类事情的处理少费脑筋。你应该事先就考虑到多种可能出现的病例情景：这是一名低血压的钝性伤病人，用直升机将他送至该区域的创伤中心只需 45 分钟，你还愿意为这位病人在你那所"只有一名外科医生的诊所"做一次剖腹探查手术吗？如果在暴风雪肆虐的天气、直升机无法起飞，该当如何？你为这种病人的处理准备好了吗？显然，高速公路仅 50 英里之遥的象牙塔医院与跨越数百英里山脉的象牙塔医院有着巨大的差异。你必须创造性地依据你那特殊情况把有限的资源利用起来，争取可能的最佳结局。

（七）并发症更加显而易见

在一座小城镇及其周边的农村，这里的人与人之间都相互认识。你见到的每个病人都说不定与某些人沾亲带故，这些人可能是你的熟人（护士）、你需要与之打交道的人（银行职员）、你依仗的人（医院院长）或者是你马上就会遇见或需要用到的人（你的理发师或牙医）。有关你出的并发症、你的态度蛮横、不耐烦以及工作态度消极的传闻（无论是真有其事，还是道听途说），都会迅速地、无情地在周围传开——毁掉你的名声。因此，你需要永远保持"笑容可掬"、"积极主动"，以及平易近人、亲切和善地对待当地社会各阶层人群。简而言之：要像当地的政客或州长那样，你一定要获得民众的仰慕和信赖——一旦发生了并发症，事情就好办多了。

（八）你不能掉以轻心

在小城镇上，即使严重并发症对你来说仅此一例，也会严重有损于你的声誉。**人们的通常感觉是**：发生在乡村医院的术后并发症和死亡其原因是"外科医生经验不足或关心程度不够"；但是，如果这个病人是死在象牙塔医院里，人们会认为：尽管"是在大医院在优秀的医生竭尽全力的情况下"，他还是死了——这是上帝的旨意！ 因此，如果你在一所大医院工作，每年做 12 例急诊结肠切除术，你可以选择 10 例做一期吻合，其中有 1 例发生吻合口漏还说得过去。但是，如果你是在乡村医院工作，每年做 3 例这样的手术，你就得选择结肠造瘘术，杜绝吻合口漏。没有人会问你为何选择结肠造瘘术，但是，如果你的病人发生了吻合口漏，并且死了，他们就会问："你为何不选择结肠造瘘术？"尽管一期吻合是建立在"良好证据"基础上的，但是，在乡村医院，良好证据往往止步于图书馆门口或当地酒馆门口——在你们进行病案讨论的地方。发生在大医院里的外科并发症会很容易被"淡化"，很快被人们忘却；但是，如果你是那所乡村医院里唯一的外科医生，每个人都会耳闻你搞出来的严重胆管损伤，人们会永远铭记。**你一定不能抱侥幸心理！**

（九）乡村病人的与众不同之处

全世界的乡村社区都有很大的共同点。他们会为当地的医院而自豪，信任那里的医生，同时，他们也很机灵、务实和疑虑。很多人都熟知如下"乡村定律"：**"只要这个病人有阑尾、胆囊、子宫和两个卵巢，你就可以把他/她介绍给当地的那位外科医生。一旦这些器官没有了，你就需要把他/她介绍到大学医院去。"**去年在瑞士度假时，一位阿尔卑斯山农民在听说我是威斯康星一座小镇上的外科医生时，他问我："你是一名阑尾外科医生吗？"他解释到："在我们这里的地区医院，任何比阑尾大的东西都会转到大城镇……"

最近我们这个小医院的一位年轻内科医生调到一家三级医院（在同一个州）去工作了，他告诉我现在他遇到的病人"不一样"了——不仅是社会、经济状况不同，而且"少了一份紧张、少了一份疑虑……多了一份顺从"。没什么可奇怪的：当病人到乡村医院去求医时，他们的脑子里总是存在焦虑（有时这种焦虑是合理的），顾虑当地医疗机构是否有技术和能力处理他们的问题。反之，象牙塔医院对他们来讲是"至上的医学殿堂"——到了这种地方，就不需要再去其他地方了。这是我们这些乡村外科医生必须理解的不同心态。一定要让病人有一个可以转到其他医院去的选择。例如："如果你愿意留在这里做乳房切除术，我会很高兴，不过，如果你希望，我也可以把你转到芝加哥的乳房中心去。"多数病人会选择站在你这边，但是，为他们提供另一选项，会使他们更放心。

二、术前考量

在乡村医院行医的术前考量与最棒的学术型医院毫无差别。但是，需要强调几点，扼要叙述如下。

（一）CT

CT 是你的朋友。如今，大多数乡村医院（至少在发达国家是如此）都具备现代 CT 检查条件，你应该把它看成是你触诊之手和听诊器的扩展——及时的 CT 影像加一位合格的放射科医生（他常常是在家里看这些影像）为你提供了"天平"或第二种观点，这个"天平"或第二种观点本来应该是由你的合伙人提供的，但是，你没有合伙人。CT 阴性——未显示"任何问题"——有助于你睡一个安稳觉。"没有阑尾炎、没有游离气体、没有游离积液、没有肠梗阻"：此时，你应该知道与其花一个夜晚对这个病人进行反复评估，还不如把这个病人放回家，不会有任何事，明天再让他来你办公室复诊。别把文献和证据医学当回事——根据文献"总的来说，常规做 CT 检查不具有优势"，谁会在意这些呢？乡村外科医生想要的唯一"证据"就是谨慎行事、及时解决问题、避免并发症以及医生和病人都感到满意。不过，你必须让自己成为解读 CT 影像的行家，并直接与那位放射科医生取得电话联系。在你没有亲自看到 CT 影像时，绝对不要取信于 CT"报告"，最好能与放射科医生共同读片！

（二）我应该在这里开刀吗？

一定要问：我应该在这里开刀吗？试想：如果这个病人是Ⅳ级慢性阻塞性肺病，在结肠切除术后发生了呼吸衰竭怎么办？我能在这里为他做机械通气治疗吗？我们的 ICU 水平如何？**切记**：三级医院的那帮小子很不愿意处理你们这帮人手术后的并发症；他们只愿意处理自己医院手术后的并发症。只要有一丝闪念——这个病人可能会出现一种你没有能力处理的并发症，就应该把它转出去。最好是（为了你的冠状动脉和声誉……，也为了病人）在手术前把他转出去（做手术），而不是在手术后发生了并发症才转出去。

（三）转院和转运

正如我们在上文所强调的，你必须掌握转院和转运的方法。但是，尽管你已经决定将一名急诊外科病人转出去，但是，使病人的情况稳定下来、让他有一个比较理想的生理状态耐受途中的煎熬，依旧是你的工作。在少数病例，这就涉及"损害控制"外科（如：对损伤的动脉夹闭或做转流处理，对损伤的肝脏进行填塞）。**在病人等待转运期间，你必须保持与该病人的联系**：在直升机抵达前的 30 分钟期间，这个病人可能会"不行了"——要求你采取行动：气管插管、置入胸腔引流管、剖腹探查。此外，你还必须与"对方"的外科医生取得有效沟通。亲自在电话里与之交谈。将一份详细的记录与病人一并带上。

显然，有些读者是在这个世界最荒无人烟的角落里生活和行医，没有地方可以把病人送过去，你也没有可支配的直升机或救护车。在这种情况下，你只能依靠自己。但是，**请千**

万不要扮演成一个救世主。在有些情况下,采用非手术手段比孤注一掷或劳而无功的手术手段更理性。请熟记这句格言:"万勿对病情迅速改善或陡然恶化的病人动刀。"〔Francis D. Moore〕——依我看这是外科学中最有用的格言之一,尤其在乡村医疗背景下。

(四)政治较量

最后,在准备把病人转出去时,你还需要考虑一下你们当地乡村的"政治角逐"。**在乡村医院,一定会有关于急诊外科病人处理的"细线条"**:如果你把病人转出去了,有人就会指责你是不想干事的懒汉、胆小怕事或损害医院利益;反过来,如果你把病人留在当地治疗,他们又会指责你是一名"屠夫"或"害人精"。一位精明老辣的乡村外科医生其标志就是能得心应手地在这些细线条之间"翩翩起舞"!

三、术中考量

(一)助手

在乡村医院做手术与在象牙塔医院做手术最大的不同不是手术室的大小和手术间的多少,也不是是否有"等离子"腹腔镜监视屏幕,而是**助手的品质和数量**——除非你有一位死心塌地跟着你干的合伙人,在你需要的时候就能洗手上台。如果你的行医方式是单打独斗,你在手术室的助手就只能是护士或器械护士。一般来讲,她们提供的帮助是"被动"的。她们多数人知道在你打结的时候移去止血钳;她们会用电凝器对你分离钳钳夹的组织"烫"一下。但是,她们很少会有积极主动的欲望或动力——只会在你提出要求时调整双手的位置或者将拉钩从一个位置移至另一个位置。仅当你说"吸!"时,她们才会开始将术野的血液吸干净。与合伙人或(优秀)住院医生一起做手术就不同了:他们是主动做事,自发地移动双手干活——有时会过于主动。但是,习惯了与主动的住院医生-助手搭档后,转而与被动的护士-助手搭档,会令你很窝火。慢慢地,你逐渐会认识到你不能等待助手读懂你的心思;你必须停下来,调整拉钩的位置,并说"能否请您……"

如果你希望你的手术酣畅淋漓,没有令人恼怒的噩梦,你就应该物色1~2名有实力的助手,给他们培训和支持。他们现实的学位或资格其实并不是问题(Ken是我最好的器械护士之一,是一名伐木工),但是,他们必须能读懂你的心思,理解你在干什么,主动提供帮助(又不能太主动,不能影响你的操作或造成更多的伤害),既用心,又有人情味。反过来,你必须表达你对他们的赏识之情,把他们当成"合伙人"或兄弟(姊妹)拥抱。要安全地做手术,优秀的助手至关重要。

你终究会逐渐适应单人做手术。你会学会如何有效利用"机器助手",还能发明一些技术诀窍使得独自做手术成为可能。到头来,老资格的乡村外科医生都能熟能生巧地进行"单打独斗",以至于他们不习惯那些工作主动的同道来帮忙,宁愿用那些优秀的老资格手术室姑娘,这些姑娘永远都是那样和蔼可亲和热心肠,还不时逗乐。

(二)在你身后没有人为你"擦屁股"

在你成为一名乡村外科医生后,只需要几周或数月,你就会发现这里没有在医院工作的全科医生[1]、实习医生、住院医生或医生助理[2]，芝麻绿豆大的琐事都得亲力亲为！**你希望晚上睡得好、避免病人一进入 ICU 就出问题吗？**那就请你在手术结束前或离开手术室之前，考虑一下琐事吧。因此，别老惦记着你是一位贵人，缝了最后一针后就离开手术室——如果你忘了将胸腔引流管与水封瓶引流装置相接，那么 12 小时后，也就是在凌晨 3 点，你得通过冰冻的路面驱车来处理那塌陷的肺。

四、术后考量

（一）只能相信自己

在乡村医疗背景下，术后并发症早期诊断和处理的要诀是只能相信你自己。不要相信任何人！是的，这是一句陈词滥调……，但是，它又是多么正确！诚然，每个小医院都不乏几名好护士，她们会踏踏实实地看护病人，而不是仅仅看着 EMR 屏幕。这些人都是你的最佳拍档，一定要好好扶植、多加关照。**不过，依旧是：只能相信你自己！**

> 上周，一位剖腹术后 3 天的病人在深夜出现了呕吐。
>
> "请插一根鼻胃管"，我指挥那位经验丰富的夜班护士，"请在胃管插入后打个电话告诉我情况"。
>
> 半小时后，她打电话给我："鼻胃管插入顺利，有 500 mL 胆汁样胃液。我可以肯定鼻胃管已经抵达胃的深部。我和 Joanna 一起核查了……"
>
> 翌日早晨，腹部 X 显示鼻胃管的尖端在食管下段。**只能相信自己！**

在病人医疗的方方面面，此类例子不胜枚举。像母鸡不停地围着她的小鸡转悠一样，为了避免发生术后并发症，你就必须围着你的病人徘徊。

（二）并发症的处理

一旦出现了并发症，你必须（我要再三强调）思考哪些并发症你有能力并且希望在本地处理，哪些是转出去处理为好。哦，我相信你通晓腹壁复杂灾难性并发症的外科处理和内科处理。但是，**你们的体制呢**：你们医院能对付一个开放性腹部手术和高流量肠瘘病例吗？

---

[1] 译者注：在医院工作的全科医生（hospitalist，a hospital-based general physician）是住院病人的初级医生，为住院病人提供基础医疗。其模式是几名全科医生组成一个开业团队，全天候地照看这些住院病人。这些人经过医学教育，又经过大内科、普通儿科和家庭医生培训（也可能经过其他医学专科的培训）。优点是提高了病人管理的效率，缩短了住院时间。缺点是减少了个性化的医生-病人接触。

[2] 译者注：医生助理（physician assistants）是在医生的指导下从事疾病或创伤的预防与治疗的医疗工作者，他们可以做体格检查、诊断和治疗或在手术中充当助手。在非洲称为 clinical officers。

两周后,当你需要到镇外参加学术会议时,谁来照看这个病人?

听取一下病人家属的意见(甚至病人本人的看法,如果他病得不太重,能表达自己的意见)。将发生的一切开诚布公地告诉病人及其家属。放下你的臭架子,不要趾高气扬。对他们焦急的心态表示理解,希望把心爱的家人转到一所"水平高一些的"医院去乃人之常情。**再强调一次**:在病人离开医院大门之前,你与病人及其家属的各种关系就不能结束。

(三)随访

在责任的重担从你肩上卸下时(多么一身轻松!),不要失去与病人的联系。给其家属打电话,询问病人转院后的情况——在他们离开医院前留下病人配偶的手机号——他们会打心底里感激的! 对病人在那所转出医院的情况要不断跟进,如果你们没有共享的 EMR 系统,那么,这种跟进就变成了一桩苦差事(你会理解为什么有人会把那些"一流医院"看作"不可一世的医院"了吧)。但是,为了病人,也为了你自己,你必须与你认为靠得住的专家建立可靠的转诊渠道。(欲知**乡村外科医生与象牙塔医院**的更多情况请登录:http://www. docschein. com/ivorytower. pdf)。

如果出现并发症的病人依旧在你手上处理,请把他当成 VIP(贵宾)来对待。病人出院后,要尽可能经常在办公室约见他,亲自为他更换敷料(展示你对他的关心,也表明这一并发症对你的打击并不比他小),或许还应该做更多! 此称人情味☺。

切记:并发症会给病人及其家庭增加巨大的经济负担。即使他们有全额保险,也还需要支付"分担费用"①和其他花费,还不算收入上的损失。在可能的情况下,你应该尽可能设法减轻他们的经济负担。一位病人发生了疝补片感染,所出现的超额账单(overbilling)(毛病不一定出在你身上)就是法律诉讼的入门券。

在小镇上,你最近发生的并发症很快就会传得满城风雨:那位经营饲料商铺多年、80 多岁的张老板在李大夫给做的手术后去世了。有些人甚至还会在这位老板的孙女的脸谱(Facebook)账号上看到这条消息。但是,如果你能按我们前文提到的线路行事,你就会得到"宽恕",当然只要不是每周都发生此类事件☺。

结语:你的外科行医要极其仔细、小心,又要尽可能多干,只要你清楚你在干啥,并且你能把它干好(安全)就行。简而言之:你的水平要像大城市里优秀的老资格外科医生,但是,不能有那种"神态"。在乡村医院的场合,深色西服、豪华跑车、目空一切都不适合。切记:小池塘里的一条大鱼会面临诸多危险。请设法与周围打成一片……

请读一下 Paul Zaveruha 撰写的大作:《给小城镇外科新手的 21 条戒律》。
(World J Surg 2005;29:1200. http://www. docschein. com/21commandments. pdf)

(汤文浩 译)

---

① 译者注:分担费用(co-pay)又称共担医疗费,是指参加医疗保险的人,在每次去医疗保健服务诊治时,必须支付一份固定费用。

下篇

各论

第十三章 重症医疗病房（ICU）

Ronald V. Maier

我在这一章里，不会涉及"并发症"这个词，因为 **ICU 就意味着并发症**——没有并发症的病人就不需要 ICU！并且，正如图 13.1 所示，ICU 本身也是一个颇具危害的场所——一个医源性并发症的小工厂。现在，请允许我就 ICU 并发症预防、减轻和处理给出几句金玉良言。

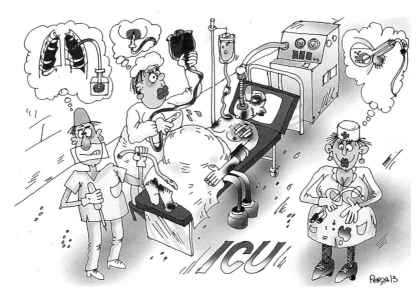

图 13.1

一、背景

外科 ICU 是大多数最具风险的并发症的汇聚场所。ICU 的病人都有严重的生理紊乱，伴有器官衰竭或器官衰竭迫在眉睫。与此同时，为了预防并发症，往往需要做各种侵入性监测。与我们外科医生的典型（手术室的）思维模式（"针对疾病采取措施"）不同，**外科 ICU 的主要目标**，在大多数病人来讲，是预防疾病、脏器功能障碍和并发症的发生或恶化。有依据表明，早期干预（即使在极其轻微的情况下）对 ICU 的医疗效率有大幅度提升效应（incre-

167

mental effects）。**然而，无论我们如何尽力，高危基础疾病、严重生理紊乱、高龄、夹杂症以及功能储备丧失共同构成了外科重症病人并发症发生率的 50%～100%。**

这一大堆麻烦事需要一个团队来对病人进行医疗处理，但是，无论如何，外科医生（无论是外科 ICU 医生还是做手术的普外科医生）都应该亲自参与这种外科病人的治疗，通晓一些常见预警指标和风险，目的是避免发生并发症。

二、在 ICU 的外科并发症

重症医疗的原则：空气有进有出；血液不停地转悠；氧供满意。

Robert Matz

Matz 说得有道理，但是，在现实生活中，事情并不那么简单☺。**在这一章节里，我会阐述外科病人最常见并发症以及那些最具风险的严重并发症。**我们不可能在这一章中做面面俱到的叙述，我们会把重点放在一些普外科医生或外科 ICU 医生或许能有所作为的主要并发症上——在预防（至少是减少、减轻）这些并发症以及优化病人的康复和最终功能恢复方面。外科 ICU 的常见并发症见表 13.1。

表 13.1　外科 ICU 的并发症

低容量血症：	**中心静脉导管：**
■ 缺血-再灌注	■ 气胸（pneumothorax，PTX）
■ 凝血功能障碍——消耗性	■ 导管感染（line infection）
■ 创伤性脑损伤（traumatic brain injury，TBI）	
■ 多脏器衰竭（multiple organ failure，MOF）	**静脉血栓栓塞（venothromboembolism，VTE）：**
	■ 肺栓塞（pulmonary emboli，PE）
高容量血症：	
■ 心衰竭	**低糖血症：**
■ 腹腔室综合征（abdominal compartment syndrome，ACS）	■ 中枢神经系统功能障碍/损伤
■ 颅内高压症（intracranial hypertension，ICH）	
■ 成人呼吸窘迫综合征（adult respiratory distress syndrome，ARDS）	**高糖血症：**
■ 凝血功能障碍——稀释性	■ 感染
复苏液：	**滥用抗生素：**
■ 羟乙基淀粉致肾衰竭	■ 耐药菌株
■ 生理盐水（normal saline，NS）致高氯性酸中毒	■ 难辨梭菌性结肠炎（Clostridium difficile colitis，CDC）
肺衰竭：	**营养不良/TPN：**
■ ARDS	■ 胃肠道出血
■ 呼吸机相关性肺炎（ventilator-associated pneumonia，VAP）	■ 感染
	■ 伤口裂口
输血：	
■ 免疫抑制	**镇静剂过度：**
■ 感染	■ 呼吸衰竭
■ MOF	■ 误吸
	■ 停药/谵妄
	尿路感染（urinary tract infection，UTI）：

一般来讲，确保 ICU 中的最优化医疗有几条原则，这是有良好证据支持的。复杂的临

床交互作用要求一个专家团队在一名甘之若饴的 ICU 医生的协调下通力协作，就像在初期复苏期间创伤外科医生的地位犹如"船长"一样。以证据为基础的规约和标准化医疗措施越来越多，这些都有助于减少并发症、加速病人康复。为了确保统一和可重复，每日都对照核查清单（通常是基于对每个器官系统的标准化评估）检查，发现生理变化趋势和风险，进行针对性纠治。这些"制度"的采用导致了 ICU 医疗的持续不断改进和并发症的减少，最终是病人的结局改善。

> **切记——外科 ICU 病人医疗的通用理念：**
> - 尽快恢复至基础状态。
> - 重症病人难以承受忽上忽下、起伏跌宕的生理波动（病人不是一只"悠悠球"[①]……）
> - 不要过度治疗（"好"的敌人是"更好"……）
> - ICU 医疗是一项团队工作，需要多学科专家通力协作［强烈提示：一定要有人（最好是外科医生）来做主——担任总负责！］

三、复苏

复苏的难点在于：既勿太少，又不过多。

其实，所有外科重症病人都存在血管内容量异常。复苏治疗的目标是补足容量，为心肌功能、心排出量、细胞存活所需的组织灌注和氧输送提供支持，从而保证重要脏器的功能，将脏器功能障碍降至最低，有利于病人存活。

四、低容量血症

容量复苏不足（通常是"隐匿性"的）会引起许多并发症（参见表 13.2）。外科病人低容量血症的常见原因是失血、组织伤害所致的"第三间隙"体液积聚、手术分离过程中裸露的腹膜面丢失、脓毒症，还有麻醉师补液不当。切记：凡入 ICU 的外科病人都应该考虑到低容量血症，除非有其他证据！在止痛剂阻断了疼痛对自主神经系统的刺激后，病人不仅应该处于稳定的血流动力学状态——包括心率和平均动脉压（mean arterial pressure，MAP），同时血流动力学指标还应该处于与病人年龄和基线水平相匹配的正常范围。例如，损伤（包括烧伤）病人应该表现为相对的高血流动力学状态，如果病人有夹杂症（包括高龄），往往要求将血压上提至高于基线水平，以满足灌注之需。在"隐性"低容量血症病人，其 MAP 是通过内脏血管收缩（占后负荷的 $65\% \sim 85\%$）来维持的，但是，此举造成了腹腔内脏器严重低灌注（无论尿量是否"满意"）。**因此，除了生命体征和尿量外，还应该监测组织灌注方面的指标**（如：动态测定乳酸盐和碳酸氢盐），了解代谢废物的动态清除情况。能排出 CO_2 提示

---

① 译者注：悠悠球（yo yo）是一种线轴形玩具，中间绕有拉线，拉动此线后，它会因自身的重量和冲力上升或下降。

肺通气满意,能清除过多的乳酸盐提示肝组织灌注满意(除非病人同时存在终末期肝病、严重肝外伤或急性乙醇性肝中毒)。

表 13.2　低容量血症的并发症

- 组织缺血
- 炎症加重
- 微血管淤滞
- 静脉血栓栓塞(venous thromboembolism, VTE)
- 创伤性凝血功能障碍(trauma-induced coagulopathy, TIC)
- MODS/MOF

　　乳酸盐不能清除提示可能存在持续低灌注,需要增加侵入性监测,确保复苏满意。侵入性监测最简单的方法是经锁骨下静脉或颈内静脉插入一根**中心静脉导管**,了解心肌前负荷。虽然在急性疾病病人中心静脉压(central venous pressure, CVP)与总血管内容量的相关性并不好,但是,CVP 极高或极低以及 CVP 走势都是有用的证据,极具意义。打个比方:CVP 2 cmH_2O 支持低容量血症的诊断,而 CVP 25 cmH_2O 伴氧合进行性恶化则强烈提示血管内容量过多和原发性泵衰竭(primary pump failure),可能需要用利尿剂和/或正性肌力心脏支持。在重症病人,特别是脓毒症病人,**面对显然充足的容量,CVP 的反应令人费解**,此时,我依旧建议(是的,无论文献上如何谈论……)可以选择一些病人留置**肺动脉导管**(pulmonary artery catheter, PAC——老前辈们称之为 *Swan-Ganz* 导管)来更准确地监测前负荷改变后的效应,以及正性肌力药物应用的效应,从而确保理想的心排出量。PAC 的另一项优势是监测**混合静脉血氧合状态**,以确保满意的氧输送,这就意味着要将混合静脉血氧张力维持在 70% 以上。然而,你必须记住,随着侵入性监测的普及,就应该做细致的风险-获益评估,避免侵入性监测的不恰当应用和不必要的风险。常规应用侵入性血管内监测的弊大于利,应该避免。

五、高容量血症

　　对容易发生"隐性"低容量血症的病人来讲,要求其容量治疗恰好达到正常容量谈何容易,因此,重症病人的复苏治疗这一重大概念性问题就摆在了世人面前。由于持续低灌注会对脏器功能带来后继伤害效应,同时人们对持续隐性低灌注难以识别,因此,就出现了这样一种倾向——做积极容量复苏来过度补充前负荷——允许天平偏向另一侧。然而,这又会带来另一堆问题,参见表 13.3。遗憾的是,这一"理论"(希望通过给心肌施加超负荷来驱动氧输送,弥补先前低灌注和缺血带来的伤害)显著增加了组织水肿(腹内压增高)的发生率,结果导致一种重大外科流行病的面世——医源性**腹腔室综合征、多脏器衰竭、成人呼吸窘迫综合征**和总死亡率增加。此外,在**创伤性脑损伤**病人,这种过度容量复苏还会导致颅内压和死亡率成倍增加。**因此,为了避免隐性低容量血症和低灌注,而采用过分积极的治疗反而会引起高容量血症,也是必须避免的,以防止无谓的并发症发生率和死亡率增加。**如今,随着得体的监测和恰如其分的复苏,以及损害控制外科的开展,事实上,腹腔室综合征作为一种并发症已经烟消云散(参见⤷第二十四章)。

表 13.3　高容量血症的并发症

- 组织水肿/器官衰竭
- 稀释性凝血功能障碍
- 心衰竭
- 急性呼吸衰竭/成人呼吸窘迫综合征
- 颅内高压（intracranial hypertension，ICH）
- 腹内高压（intra-abdominal hypertension，IAH）
- 腹腔室综合征

六、用哪种液体？

到底哪种液体是理想复苏液，其争论依旧没有明确结论（参见表 13.4）。关于胶体液在体液复苏方面的争论由来已久，例如，有人认为白蛋白和羟乙基淀粉等胶体液与标准晶体液相比能更有效地增加血管内容量。多项研究（包括数篇前瞻随机临床研究和 mete -分析）表明胶体液的应用不存在优势，其实，大多数研究结果表明用胶体液进行快速复苏是有害的。最近的研究表明，羟乙基淀粉不仅没有带来好处，还有害，主要是由于低容量血症病人存在肾功能障碍。在五花八门的晶体液中，生理盐水有助于常见急性缺钠的纠正；然而，过多使用生理盐水会导致高氯性酸中毒，从而使得复苏治疗更为复杂，妨碍了疾病所致酸中毒的治疗。随着人们发现乳酸盐 D -异构体在应激状态下会使过度的促炎反应进一步扩展，而规范使用乳酸盐 L -异构体是安全的，因此**乳酸钠林格液**[lactated Ringer's（LR）solution]依旧是**快速体液复苏阶段最常用的**（也是眼下最安全的）制剂。由于 LR 中存在钾，因此需要监测血清钾浓度（尤其当病人存在急性或慢性肾功能障碍的情况下），以防高钾血症。不过，在用晶体液复苏时，人们从来都不推荐把病人溺死在盐水里：目标是恢复正常容量，绝不是高容量血症。

表 13.4　复苏液

- 乳酸钠林格液→高钾血症
  - D -乳酸→炎症
- 生理盐水→高氯性酸中毒
- 羟乙基淀粉→肾损害
- 白蛋白→增加组织间液/器官衰竭
  - 免疫反应
- 上述每增加一项→死亡率增加

七、创伤性脑损伤

创伤性脑损伤（traumatic brain injury，TBI）是严重创伤的一种常见情况。**除了致命性大出血外，TBI 是创伤病人急性死亡和亚急性死亡的最常见原因，也是创伤病人远期残废和功能障碍的主要元凶。**由于人们对 CNS 组织的丢失无计可施，因此 ICU 医疗的主要目标是预防邻近高危脑组织的继发性损伤。**在决定 TBI 最终严重程度方面，唯一有证据的、可**

控的主要因素是避免(哪怕时间极其短暂)低血压和低氧血症。TBI(即使很轻微)也会导致正常的血管自我调节功能失灵,从而影响组织灌注。因此,即使短暂的低血压也会给最终的功能结局造成显著影响。

颅内压(intracranial pressure,ICP)的监测(可以通过蛛网膜下腔进行,也可以通过脑室穿刺置管进行)有助于确保恰如其分的容量复苏和组织灌注。因此,在 ICP 增高的病人,将 MAP 维持在一个比较高的水平是合理的,这有助于将脑灌注压(cerebral perfusion pressure,CPP;CPP=MAP-ICP)维持在 60 mmHg 以上这一满意水平——尽管 CPP 的确切理想水平还不得而知。不过,我应该提及,最近的研究表明只要重视理想的全身灌注,不直接监测 ICP,病人的脑功能结局相仿。**同理,要防止低氧血症所致的缺血。**创伤病人最大的风险来自手术过程中出现的一过性低血压或低氧血症,尤其是麻醉诱导过程中。有些学者提倡预防用血管活性药物,确保麻醉诱导期 MAP 不下挫。在病人离开 ICU 的期间,一定要密切关注血压和氧合的维持情况。

八、优化血液和鲜冻血浆的输注

急性失血病人往往需要输入红细胞悬液(packed red blood cells,pRBC)来保证满意的氧输送。在急诊情况下,如果病人存在持续出血的可能性,治疗目标就是安装一个"缓冲器"来补偿可能滞后发觉的、危及生命的血容量骤降[1]。因此,**在急性出血阶段,维持血红蛋白 100 g/L**(将这一阈值作为输血的指征——译者注)**似乎是合理的。**遗憾的是,在过去,这一概念被外延至后-急性阶段[2],人们对病情稳定的病人也要求将血红蛋白维持在 100 g/L。多项研究证明库血输入有害:每多输一单位血都有一种明确有害的量-效效应(dose response effect),表现为多种并发症,包括:感染、脓毒症、MOF、中枢神经系统的功能恢复困难(lower functional CNS recovery)和死亡。此外,这种负效应随血龄而增大,尤其在 14 天后的库血。与把输血启动阈值设定在高水平相比,我坚信将输血的启动阈值设定在血红蛋白 **70 g/L** 是安全的,并且对结局有好处。长期存在争议的是一些需氧增多的特定病人(如:冠心病病人或 TBI 病人),这些病人对血红蛋白水平的要求比较高。然而,对 ICU 中亚人群的研究并不支持将该组人群的血红蛋白提至高水平,像总人群一样,通过输血将这些病人的血红蛋白提至高水平,其结局更糟糕。只有那些同时存在缺血的病人(如:急性冠脉综合征),似乎能从高水平的血红蛋白中获益。

像 pRBC 输入一样,鲜冻血浆(fresh frozen plasma,FFP)的输入也会增加并发症的发生率,包括感染、脏器衰竭和死亡。FFP 输入的适应证应该是证据确凿的凝血功能障碍病人、有大量输血的严重创伤病人以及风险极大的创伤性凝血功能障碍(trauma-induced coagulopathy,TIC)病人(⮞第三章和第二十四章)。

---

① 译者注:这句话的本意是:急性大出血病人的血红蛋白浓度不会随出血而突然下降,但是,容量确已下降。加上病人在持续出血,正确估计容量不足情况很困难。因此,急性失血阶段的输血"启动点"不能参照病情平稳的病人,要"留有余地"——多输一些!

② 译者注:后-急性阶段(post-acute phase)在本文是指"后-急性出血阶段",即:"急性出血得到控制后"。

切记：在急性出血病人，应将血红蛋白维持在 100 g/L；在病情稳定后，只有血红蛋白低于 70 g/L 的病人才需要输血。如果可能的话，最好输用 14 天内的"新鲜"库血。只有有大量输血证据的病人才需要输 FFP。

九、感染性并发症

外科 ICU 最常见的并发症是感染，其实，感染性并发症影响着重症医疗的每个方面。其代价是巨大的，表现为死亡、并发症和资源消耗。外科病人的主要感染性并发症包括：

- **手术部位感染**（surgical site infections，SSI）。
- **呼吸机相关性肺炎**（ventilator-associated pneumonia，VAP）。
- **导管感染**（他们要求称之为"导管相关性血源性感染"……）。
- **尿路感染**（urinary tract infection，UTI）。
- **非典型感染或耐药菌感染**，如：难辨梭菌性结肠炎。

万幸的是，研究表明，改变护理人员的行为对感染性并发症的发生率起很大作用。这些习惯的改变有些很简单（我们应该为之汗颜），花费也不多（如：洗手！）。为了避免不必要的"各行其是"，也为了优化结局，有人设计了不同的几条规约，将一组干预措施进行"打包"，美其名曰"集束"或"捆绑"。

避免感染有几条通用原则（表 13.5）：

- **最关键的是优化病人的总体生理状态**。
- **早期提供适当营养**，尽一切可能采用肠内途径，它对减少感染性并发症起重要作用。
- **主要目标是尽快拔除留置于体内的各种装置**，包括：气管内导管、中心静脉导管和导尿管。为了"图方便"而保留这些装置（这种情况司空见惯），概不可取！**必须每日对每一种留在体内的装置进行评估**，对继续留置的理由进行确认或否决。拟行手术、过度镇静或没有适当止痛都不应该成为继续留置气管内导管的理由。方便输液也不是保留中心静脉导管的理由。图方便不想用尿壶或便盆也不是留置导尿管的适应证。

表 13.5　感染的预防

■ 复苏至正常容量。
■ 避免不必要的 pRBC 和 FFP 输入。
■ 早期肠内营养。
■ 每日评估拔管的可行性。
■ 留置侵入性导管时恪守无菌规则。
■ 尽早评估、拔除所有留置于体内的导管。
■ 采用接触屏障①。
■ 每次接触前后消毒手、洗手。

---

①　译者注：接触屏障（contact barriers）又称接触防护（contact precautions），是指采用任何方法或装置来减少与感染体液的接触，包括戴口罩、戴双层手套、穿防水隔离衣等。

值得注意的是,最近的研究对预防性集束中的每项举措进行了验证,均未显示各项举措的有效性。但是,该结果并不能否定这些举措联合使用的有效性——现在,你能理解为什么他们发明"集束"这个词了吧☺。虽然完全解决感染这个问题或许尚需时日,但是,如果你能将本章中反复强调的理念付诸行动,就能大大减少感染性并发症的发生率。此外,医疗环境得到改善后,即使没有严厉规章制度的管控,病人也会持续获益。

常用集束是那些自始至终都能给感染性并发症带来益处的规约。 监测创面是否有耐药菌株的定殖,并依据这些资料对病人进行隔离,以防感染蔓延,这一措施已经成了一种公认标准。此外,对所有开放伤口或接触分泌物的手术来讲,接触防护措施(contact precautions)有助于防止感染通过衣物或通过人体接触传播。**勤洗手能去除手上的梭菌孢子,用消毒剂涂擦手部能减少医源性微生物,这种简单的举措对预防感染在病人之间传播、阻止感染暴发和降低医源性感染的总发生率方面非常有效。** 所有侵入性装置的放置都应该严格按照外科手术的要求进行皮肤消毒和铺巾。

为了避免耐药菌株的产生和繁殖,恰到好处地使用抗生素至关重要。围手术期预防用抗生素的最大限度是至术后 24 小时。通常,抗生素的选择要恰当,抗菌谱不要太广,根据细菌培养结果选择。经验性抗生素治疗应该限于急性、有生命危险的疾病,并及时依据细菌培养结果进行调整。在有感染缓解证据时(不发热,WBC 正常 24~48 小时)停用抗生素,不要延长使用期限,不要随意变更时间间隔。唯一的例外是有少数复发率高的细菌或真菌感染,非延长抗生素治疗期限不可。

最近研究发现,**严重创伤病人的全基因组出现一种称为"基因组风暴"(genomic storm)的反应**,这些病人全基因组 75% 以上的基因都发生了显著改变。重要的是,对天然免疫和获得性免疫反应都有重要影响,表现为天然的促炎免疫反应过度增强和获得性免疫反应长期抑制。**这些变化在临床上就是感染风险明显增加,以及脏器损害和衰竭的并发症明显上升,最终导致 MOF 和死亡。** 此外,在临床上没有并发症的病人,其基因组活力会很快恢复至基线水平;而在临床病程比较复杂的病人,则表现为基因组紊乱时间延长。最终,为了控制和预防相关并发症,我们需要检查病人的基因组状态,根据特定的基因组功能障碍采取针对性的治疗。这些发现再次高度应验了这样一句话:任何需要做的干预做得越早,该疾病的远期过程就越好。

> **切记**:为了将感染风险降至最低,要履行接触防护措施,勤清洗和消毒手部,留置任何侵入性装置时要严格遵循无菌操作规则,尽早拔除这些留置装置。仅对证据确凿的感染进行治疗,每日进行评估,控制抗生素的使用时间和广谱抗生素的使用。

十、肺部并发症——呼吸机相关性肺炎

外科 ICU 病人常常因为肺功能不全(常见原因是 ARDS)导致呼吸机依赖。这种呼吸机依赖往往与一种严重感染性并发症——呼吸机相关性肺炎(ventilator-associated pneumonia,VAP)——有关。

典型 VAP 见于免疫受损的重症病人，严重疾病后 VAP 的发生率超过 30%～40%。以前，人们认为 VAP 无法避免，这种发生率是可以接受的；然而，只要对机械通气病人的管理给予高度关注，就能够明显减少 VAP 及其并发症（包括死亡）的发生（表 13.6）。尽管呼吸机集束干预中的特定项目并未显示各自的有效性，但是，这并不能否定这些项目联合使用时的总体优势——重视呼吸机管理有利于减少感染性并发症的发生。

表 13.6　呼吸机"集束"干预策略

- 抬高床头(30°～45°)。
- 用氯己定做口腔卫生。
- 每日一次镇静休假/拔管评估①。
- 限用抑酸剂(H₂阻滞剂/PPI)。
- VTE 的预防。

尽管气管内导管有球囊护套，积聚在后咽部的分泌物还是会造成持续性慢性微量误吸(microaspiration)，**导致 VAP**。

因此，为了预防 VAP：

- 尽可能维持病人于直立位(>45°)有利于分泌液通过重力引流入食管。
- 经常吸除口咽部的分泌液，同时持续吸除球囊近侧的气管分泌物。
- 用氯己定进行口腔护理。
- 尽可能避免使用跨越食管下端括约肌的导管，以免影响食管下端括约肌的关闭、增加反流，造成微量误吸（顺便提一下：空肠营养不见得比胃营养优越）。
- 有限使用酸抑制剂，以免胃内细菌繁殖。宁可用硫糖铝或 H₂阻断剂，不要用 PPI。
- **最重要的是缩短气管插管的天数**，因为 VAP 是一种时间依赖性的并发症。为了预防过度镇静，要规范使用镇静休假，这不仅有助于病人努力呼吸，还有助于评估自主呼吸是否满意，以便早期拔管。

VAP 的处理

一旦气管插管病人发生了 VAP，就必须早期采用积极的经验性治疗，以提高存活率。然而，VAP 的诊断并非一目了然：在胸部 X 线片上，这些病人往往伴有微量误吸相关性基础肺部改变和/或直接肺损伤，从而增加了新感染识别的难度。气管吸出物采样培养必然会有阳性发现，从而导致不恰当的抗生素使用。

然而，如果你面前的病人有白细胞计数增高、发热和新的胸部 X 线改变，就应该先做支气管肺泡灌洗（bronchoalveolar lavage，BAL）采样或直接刷取采样（做细菌培养——译者注），**然后立即启动经验性抗生素使用，延迟治疗的结局就是高死亡率。**如果培养不支持感染，就应该停用抗生素，以免病人个体和 ICU 大环境出现多重耐药菌。对培养证实为肺炎的病人，人们对其抗生素的最终使用期限还未确定。多数学者对固定的使用期限提出质疑——为了预防复发，一般需用药 7 天或 10 天，比较顽固的 Gram -阴性菌（如假单胞菌属）

---

①　译者注：镇静休假（sedation vacation）又称"每日唤醒"计划，是指对心肺功能稳定的病人每日早晨试行暂停镇静剂、试行脱机和拔管。

感染是 14 天。其他一些学者将白细胞计数恢复正常、体温正常和痰量减少作为感染缓解的标志,如果这种情况能维持 24~48 小时,就可以停用抗生素,减少抗生素对 ICU 中细菌环境的影响。

> **切记**:采用呼吸机集束干预策略来减少 VAP 发生率;抬高 HOB(猜猜这是啥意思☺)[1],优化口腔卫生,履行每日一次的镇静休假来评估能否拔管。依据 BAL 或刷取活检对证实的疾病进行治疗。

十一、成人呼吸窘迫综合征

严重危及生命的肺部并发症就是成人呼吸窘迫综合征(adult respiratory distress syndrome,ARDS),系促炎免疫反应过度所致。从前,该并发症的死亡率高达 70%。ARDS 发生和恶化的部分原因是由于在大量毛细血管渗漏期间过度复苏所致,从而引起间质水肿和肺泡浸水(flooding of alveoli);结果病人骤然出现低氧血症,需要用极高的呼吸机压力,这反过来又引起肺实质气压伤。

从**预防**的观点来看,限制缺血性炎症反应的持续时间和复发可以达到早期削弱过度促炎反应的目的。此外,避免促炎刺激(如输入陈旧血液)也有好处。**只要我们能减少伤害,小心谨慎地避免过度复苏和受伤肺泡浸水,即使发生了急性肺功能障碍,病情也不会太重,病期也不会太长,对远期的影响也不至于太大**——参见表 13.7。

表 13.7　ARDS 的治疗

- 避免复苏不足/复苏过度。
- 避免不必要的 pRBC 和 FFP 输入。
- 避免高潮气量(tidal volume,TV)(TV>8 mL/kg)通气。
- 采用 PEEP 通气,以提高 PaO_2/复张功能残气量。
- 将 TV 降至 6 mL/kg,使 P/F(PaO_2/FiO_2)比值<300。

过去,改善氧合的办法是设法复张肺泡[2]和恢复功能残气量(functional reserve capacity,FRC)来增加肺容量,即使需要高通气压也在所不辞。后来,人们通过 CT 扫描研究发现这种复张手法是非均一性的,残存的正常肺泡会因为高潮气量而过度膨胀,直接损伤肺组织,而那些萎陷的、充满液体的肺泡对通气没有反应;所有这些都会增加分流量,并进一步加重低氧血症。这种呼吸机所致的肺损伤也是炎症反应过度的主要原因,炎症反应过度会进一步造成局部和全身伤害。为了阻断这一循环,将呼气末正压(**positive end-expiratory pressure,PEEP**)水平提至 **10 mmHg** 以上(请采用 Maier 守则:FiO_2/PEEP 应该等于或小于 5)复张并维持肺泡和 **FRC**,同时潮气量的降低(**6 mL/kg**)可以避免功能良好的残存肺泡过

---

① 　HOB＝head of bed。

② 　译者注:复张肺泡(recruit alveolar)的目标是通过增加跨肺压(transpulmonary pressure,P_L)使得那些未充气的肺泡(塌陷的肺泡)或充气不满意的肺泡重新张开,参与气体交换。可以通过呼吸机或高频振荡仪达到这一目的。

度膨胀和受伤害。ARDSnet[①]的前瞻随机对照临床研究表明，实施低潮气量（产生的呼吸机压也比较低）后，病人的 ARDS 相关死亡率也明显减少，因此低潮气量成了治疗标准。低容量通气（用容量取代低压）解决了因肺泡过度膨胀所致肺损伤的问题，也避免了 ARDS 进展。

> **切记**：避免过度复苏和"盐水溺死"，对弥漫性肺损伤采用低容量保护性通气，防止呼吸机所致的肺损伤进行性恶化。

十二、营养与胃肠道出血

营养是外科重危病人康复的一项重要指标。**依据目前的常规，人们要求每日每千克体重的热卡摄入量是 25～30 大卡，同时每日每千克体重要求摄入蛋白 1.5 g。**人体对疾病产生的应激反应会出现有害作用（包括胰岛素抵抗、高糖血症、糖酵解增强和结构蛋白破坏），人们认为，这种水平的营养对于逆转此种有害作用以及为人体（主要是为中枢神经系统和心脏）提供基础营养是必需的。**不幸的是，大多数病人由于手术、放射学检查、康复活动等需要多次中断营养支持，无法达到这种水平的营养。**肠内营养是理想的营养途径。**其实，研究反复表明早期全肠外营养（total parenteral nutrition，TPN）不仅没有好处，还明显增加中心静脉导管感染、肺炎和其他并发症的风险，包括死亡率的增加。**在伤害后[②] 7 天内都没有启用肠外营养的必要。在这时期，应该尝试肠内营养，最好是经胃营养（直接口服或通过鼻……），只要病人能耐受就可以增加管饲量，直至达到上述要求。即使未能达到这一营养要求，肠内营养在感染性并发症发生率和死亡率方面也显示了明显的优势。因此，为了有助于避免这类并发症，应该积极尝试早期肠内营养。**然而，最近的研究表明，在入住 ICU 最初几天的病人中，即使在没有明显误吸的病人，气管插管病人的 VAP 发生率似乎会随着积极使用肠内营养而增加。因此，必须对这一风险进行细致权衡，胃残留量大，误吸风险就大，管饲量必须依据病人的耐受情况逐渐增加。**

早期肠内营养的主要优势是能预防胃出血。几乎是在一夜之间，ICU 病人的胃肠道出血几近销声匿迹。应用肠内营养后，胃黏膜的血流增加，继之，胃的功能也增强了，尤其是黏液分泌增多了，从而避免了内源性胃酸的逆向弥散和黏膜损害。烧伤后发生的胃出血称为 *Curling* 溃疡，如果按照规约在伤后最初 18～24 小时对烧伤病人进行肠内营养，Curling 溃疡的发生率就会显著减少。**同样，在严重创伤病人和外科重危病人，任何量的管饲（哪怕是"滴"饲）都有保护作用，就可以停用质子泵抑制剂（proton pump inhibitors，PPI）和 H$_2$ 阻滞剂等酸抑制剂，还减少了潜在致死性胃出血的发生。**

肠内营养的禁忌证极少，包括胃肠道的连续性中断、完全性肠梗阻或反复多次对管饲无法忍受（使用甲氧氯普胺和红霉素等胃肠兴奋药无效）。其实，所有病人都可以在术后 24 小时启用管饲营养。吻合口不需要"得到保护"——肝脏和胰腺的分泌液远远多于管饲提

---

①　译者注：ARDSnet（ARDS Network）是"急性呼吸窘迫综合征网络"，网址是：www. ardsnet. org。
②　译者注：伤害后（post-insult），这里的伤害是指创伤或手术等（包括急性疾病）引起的应激反应对人体的伤害。

供的液体量,绝大多数病人都能耐受管饲,甚至那些腹腔敞开的病人。**警告**:有报道发现在严重创伤病人或脓毒症病人术后早期实施空肠管饲营养出现了相关的小肠坏死;因此,请将管饲营养延迟至病人病情稳定、内脏血管不再处于收缩状态时进行。

> **切记**:早期(<24 小时)启用肠内(最好是胃内)营养能减少并发症,尤其是感染性并发症。TPN 会增加感染发生率,或许还增加死亡率,除非病人持续 7 天无法进食,罕有启用 TPN 的必要。肠内营养能预防胃肠道出血。如果病人不能进食,请用酸抑制剂(最好是 PPI),直至病人开始进食。

十三、静脉导管并发症

重危病人需要监测来预防并发症的发生。遗憾的是,在许多情况下,监测依旧需要侵入性静脉插管——主要是采用上文讨论过的中心静脉插管。这种侵入性插管的两大并发症是感染和气胸(参见表 13.8)。

表 13.8　静脉导管并发症的预防

- 像对待大手术一样。
- 操作前的前期教育和模拟训练。
- 手术操作的"暂停"核查。
- 严格无菌技术。
- 置管部位用氯己定消毒准备。
- 可能的话,采用超声定位。
- 每个人只允许试穿三次。
- 置管后摄胸部 X 线片。
- 每日对置管部位检查一次。

(一)气胸

在所有留置中心静脉导管的病人中,气胸(pneumothorax,PTX)的发生率为 2%～5%。在初出茅庐的新手手中,其发生率更高。在度过一段相当艰难的学习曲线后,在身经百战的老者手中,其发生率会大幅度降低。为了减少该并发症,我建议先通过授课和模拟训练进行前期培训,直至轻车熟路,因为这些培训对操作者技巧的定格影响很大。**此外,试穿的次数与气胸发生率有直接相关关系**。大多数医院采用 3 次规则:任何人在任何血管上的试穿次数都不应该超过 3 次,如果 3 次试穿后仍然不能成功置管,就应该请经验更丰富的老手来尝试。用手提式超声仪对静脉进行定位会大大提高穿刺的成功率,减少假性通道、动脉置管及其他并发症的风险。在所有颈内静脉穿刺,我们都强烈建议采用超声引导。在锁骨下静脉穿刺时,也可以用超声引导,但是,其作用不如颈内静脉大。所有中心静脉置管后,都应该摄胸部 X 线片证实。对气胸,无论是否留置胸管(对极少量的气胸,或许可以不留置),都要密切监测和随访。偶尔,只要留置一个猪尾巴导管引流就足够了。

（二）导管感染

中心静脉导管感染是外科 ICU 的一种主要并发症。尽管会遇到不小阻力，但是，履行医疗规约（预案）对导管感染的发生率确实有重要影响。对中心静脉置管一定要像对待所有大手术一样重视，包括：在置管操作开始前即刻履行"暂停"核查、严格无菌皮肤消毒（用氯已定而非碘伏溶液）、铺巾和恪守无菌操作。每日注意敷料是否浸透，观察有无脓液或进行性皮肤潮红。在此基础上，如果病人还有全身感染表现，就应该尽早通过导丝来更换导管或更换置管部位。

> **切记**：应该把留置中心静脉导管当作重大无菌操作手术一样对待。前期训练（包括模拟）、采用超声导向以及限制试穿的次数都有助于减少并发症。

十四、静脉血栓栓塞

静脉血栓栓塞（venous thromboembolism，VTE）的风险取决于手术或损伤的种类，以及病人方面的众多风险因素（参见表 13.9）。**如果不采取预防措施，ICU 病人发生深静脉血栓形成的风险是 20%～80%**。VTE 的预防手段是梯度加压装置（长筒弹力袜、间歇性序贯压迫装置）或药物干预（最常用的是普通肝素和低分子肝素）。要记住，从总体来讲，早期下床走动是预防 VTE 和其他术后并发症的一种最好措施。这些预防措施影响着血栓形成三大风险因素[①]中的两项风险因素——预防血流淤滞以及从内源和外源两个方面治疗高凝状态。对手术耗时短的病人和低风险病人来讲，尤其是门诊病人，预防措施所带来的风险远远大于获益。

表 13.9　VTE 的风险因素

■ 高凝状态。
■ 既往 VTE 病史。
■ 吸烟史。
■ 肿瘤性疾病。
■ 卧床制动。
■ 创伤：
  ● TBI。
  ● 脊柱/骨盆或长骨骨折。
■ 手术耗时长。
■ 关节置换术：
  ● 一期髋关节置换术。
■ 高雌激素状态。

抗凝剂的最佳用法依旧不明了，必须在出血风险与血栓形成风险之间进行权衡。**再强**

---

① 译者注：1856 年，德国病理学大家 Rudolph Virchow 提出了静脉血栓形成的 Virchow 三联因素：静脉壁损伤、静脉血流滞缓和血液高凝状态。

调一下，外科病人方面的因素：手术耗时、吸烟史、癌症、高凝状态和/或既往 VTE 病史（很重要）、创伤制动和高雌激素状态，所有这些都增加血栓形成的风险。关节置换手术或骨折复位治疗后的病人都处于极高的 VTE 风险状态。有多个美国国家组织（主要依据共识，在可能的情况下是依据证据医学）颁布了 **VTE 预防指南**。VTE 高危手术通常要求用药物预防 VTE，低危手术（包括内镜和/或高危出血相关性手术，如一些泌尿科手术）则不主张预防用抗凝剂。如果选择了 VTE 预防用药，比较有效的是低分子肝素；然而，由于低分子肝素的半衰期明显长于普通肝素，因此，潜在出血风险也增加。如果病人的出血风险高，可以考虑用小剂量的普通肝素，每日三次。

VTE 的另一风险源自治疗不规律或用药中断。一旦发现病人存在血栓形成风险，就需要采用预防性干预，这种干预性治疗应该尽可能安全，尽快启用，避免中断。用药中断会导致更高的"反跳"效应，病人发生血栓形成的风险甚至更大。其实，在择期手术，预防措施应该在伤害前启用。在用了标准剂量的普通肝素作为预防措施后，大多数骨科和普外科手术都能照常进行。在创伤病人，一旦病人的情况稳定了 24～36 小时，并且确定颅内出血没有进展，也没有继续出血的其他证据，可以在密切监测的情况下开始预防使用肝素。我们医院的常规是 <u>每晚用一个剂量</u> 的普通肝素，来防止预防用药的中断，因为我们的创伤病人往往需要多次行外科手术。

> **切记**：重危病人是 VTE 的高风险人群，有些预防措施适用于所有病人。人们比较喜欢使用低分子肝素来预防 VTE，但是，一定要与出血风险进行权衡。普通肝素的作用时间短暂，在大多数手术中都能继续使用。剂量中断会导致血栓风险反跳性增加，因此，应该注意避免。

十五、血糖控制

糖尿病是外科病人发生并发症和死亡的一项风险因素。**即使病人没有糖尿病，应激导致的高糖血症也会使并发症（主要是感染）的风险增加，高糖血症是严重应激和全身炎症的生物标志物。**高糖血症刺激机体的先天性免疫炎症反应，有可能会导致炎症反应失控，最终出现感染性并发症和 MOF。

许多研究（起初在心外科文献中）表明，将血糖水平从 14.0 mmol/L（250 mg/dL）以上降至 8.3 mmol/L（150 mg/dL）左右会显著减少感染性并发症的发生率。随后，有人将血糖控制在 4.4～6.2 mmol/L（80～110 mg/dL），称为强化血糖控制（tighter glucose control），似乎对病人也有益处。但是，最近的研究对强化控制[4.4～5.6 mmol/L（80～100 mg/dL）]与 7.2～8.3 mmol/L（130～150 mg/dL）进行了比较，结果显示非但没有益处，反而有不时发生低糖血症的害处，尤其是中枢神经系统风险增大和死亡率增高。组合数据的研究表明，使感染性并发症增加的血糖"临界点"大约是 8.3 mmol/L（150 mg/dL）。因此，为了预防低糖血症，将血糖水平维持在 **6.7～8.3 mmol/L（120～150 mg/dL）** 既能减轻炎症和免疫失调，又能避免低糖血症带来的害处。关键是在围手术期要早期干预，避免发生并发症。规约有助于确保 <u>术中</u> 和整个重症医疗期间不断地对病人进行血糖严密控制。**再强调一次，**

血糖水平快速上下波动对病人极其有害。

> **切记**：基础糖尿病（baseline diabetes）病人和应激性葡萄糖不耐受（stress-induced glucose intolerance）病人的风险增加，尤其是感染风险增加。早期、反复监测血糖，处理术中血糖情况，根据需要将血糖维持在恰如其分的水平——6.7～8.3 mmol/L（120～150 mg/dL）；依据规约进行监测和治疗，避免意想不到的低糖血症。

十六、难辨梭菌性结肠炎

医源性疾病的最初例子就是难辨梭菌性结肠炎，它是医院里增长最迅速的感染性并发症。**其主要原因是滥用和过度使用广谱抗生素。**虽然难辨梭菌性结肠炎的发生与克林霉素的应用关系最密切，但是，该病的发生与大多数广谱抗生素都有一定关系。因此，无论是什么适应证，所用抗生素的抗菌谱过广或抗生素的使用时间过长都会增加其风险。外科用抗生素不外乎外科手术预防用抗生素和感染源控制后的治疗用抗生素两大类，一种常见的错误就是抗生素使用时间过长或所用抗生素的抗菌谱过广。难辨梭菌在环境中广泛存在，防止该菌定殖的内源性屏障是胃酸的酸度。不恰当地使用酸抑制剂会增加难辨梭菌性结肠炎的发生率，它表现为一种量效关系，与产酸的阻断效应相吻合，PPI造成的风险要比 H_2 阻滞剂大。为了避免难辨梭菌性结肠炎的暴发和预防该菌定殖扩散，用聚合酶链反应（polymerase chain reaction，PCR）抗原筛查法来识别病人和隔离病人，在直接接触期间使用通用屏障保护，并在每次接触后用肥皂和水对双手进行去污处理。手污染是传播和定殖的主要媒介。特别要注意的是，常用的手部消毒剂并不能杀灭梭菌孢子，参见表 13.10。我希望你对难辨梭菌性结肠炎的治疗已经烂熟于心。

表 13.10　难辨梭菌性结肠炎大暴发的预防和控制

- 限制抗生素的使用时限和种类。
- 避免用酸抑制剂：
  - PPI 比 H_2 阻滞剂更糟糕。
- 用 PCR 抗原检测法监测腹泻。
- 采用接触屏障和隔离。
- 用肥皂洗手：
  - 细菌孢子对消毒剂耐受。

> **切记**：避免不必要的广谱抗生素治疗和过长时间的抗生素治疗；避免用胃酸抑制剂；在感染病人的医疗中采取隔离措施和采用屏障保护（barrier protection），在每次接触后洗手。

十七、用药的连贯性

在外科病人，治疗基线水平的突然变化是并发症的一种重要风险（参见表 13.11）。如前文所述,抗凝剂和甘油酯制剂都应该在术后尽早继续使用或重新启用。为了避免并发症,还有两种需要继续使用的常用疗法是 β-阻滞治疗和他汀类药物治疗。

表 13.11　长期药物治疗的继续/重启

- 阿司匹林、抗凝剂(尤其是肝素)。
- β-阻滞剂(肾上腺素能受体拮抗剂)。
- 他汀类药(HMG-CoA 还原酶抑制剂)。
- 胰岛素。
- 抗高血压药。
- 利尿剂。
- 抗抑郁/抗精神病药。
- 乙醇(酒精)戒断规约。

(一)β-阻滞治疗

在进入 ICU 的病人中,往往可以看到已经用了 β-阻滞剂。有研究表明,急性心肌缺血的病人使用 β-阻滞治疗可以减少后继心脏事件的发生。遗憾的是,这一结论被不恰当地外延至假定有 CAD(冠心病——译者注)风险的其他病人:既然 β-阻滞剂对心肌梗死病人有好处,那么,对 ICU 或拟行的大手术应激也应该有益。对这一理论进行跟踪,人们发现其实死亡率是增加的,主要原因是卒中的发生率增加。相反,**当下使用 β-阻滞治疗的病人就应该在手术过程中和 ICU 住院期间继续使用之。**人类对生理基线的突然变动难以耐受,尤其是在同时有 ICU 医疗的应激情况下。在 ICU,请不要"预防性"启用,也不要停用 β-阻滞剂!

(二)他汀类药物

他汀类药物治疗已经成为最常用的长期疗法之一。时髦的高脂膳食和随之而来的血脂异常是血管疾病的常见原因。为了控制高脂血症,人们就用他汀类药物来阻断肝脏中胆固醇和 LDL 的过多合成,希望能减少粥样斑块的沉积和血管阻塞。再说,虽然他汀类药物的确切保护机制尚不明了,很显然,这类药物具有多种生化作用,包括抗氧化作用和细胞稳定作用。**此外,像 β-阻滞剂、阿司匹林、中枢神经系统药物以及其他一些长期应用的药物在治疗停止后会出现反跳效应一样,他汀类药物停用后,也会出现"内环境稳态的重新设定"。**长期用他汀类药物治疗的病人在受伤后若停用他汀类药物,其命运会差得多(与伤后或手术后尽快重启这类治疗的病人相比)。为了避免反跳性功能失常和重大并发症,请重启所有长期用药。

> **切记**:不要预防性启用 β-阻滞剂或他汀类药物;为了避免"反跳效应",请在围手术期继续或重启这两种药物——所有长期的治疗都应该重启或继续使用。

十八、镇静与止痛

止痛和镇静是 ICU 医疗的重要组成部分。为了康复和减少并发症,许多医疗操作(如:伤口处理、气管插管和康复)都要求恰如其分的止痛。**止痛的要求是达到病人无痛和没有**

情绪不安为度。虽然以往存在争议，但是，目前人们认为静脉单次推注优于高剂量的静脉连续滴注。静脉单次推注有助于不断对病人的疼痛和情绪不安进行评估，在病人床边的工作人员就可以根据情况快速追加药物，避免显而易见的用药过量。然而，小剂量应用辅助药物（包括给予基础剂量的乙酰氨基酚或氯胺酮）或许能减少麻醉性镇痛药物（narcotic）的总需求量，从而减少其潜在的不良作用。同理，镇静剂的应用也应该以治疗情绪不安为目标，只要病人能耐受那些极端的呼吸机模式（包括保护性小容量通气）就行。另一个目标就是对基于安全和人道医疗所需而采用的止痛措施进行补偿。

止痛剂和镇静剂使用过量后病人确实安静了，护理也容易了，但是，会导致多种并发症。如果病人没有气管插管，过量使用止痛剂和镇静剂会导致呼吸抑制和误吸，需要机械通气治疗；如果病人有气管插管，过量使用会延长病人对机械通气的需求。结果，因为这些治疗，这些病人罹患医院内获得性肺炎的风险增加。此外，镇静剂或其活性代谢产物往往会在体内累积（特别容易积聚在肥胖病人的脂肪组织中，以及当病人存在肝功能障碍或肾功能障碍的情况下），容易造成过度镇静（over-sedation）、严重血流动力学不稳以及气管内插管时间和 ICU 住院时间的延长。对清除缓慢的药物来讲，这个问题更大，此时连续输入更容易造成药物累积，导致过度镇静。

过度镇静和持续释出导致病人精神改变和谵妄时间延长，这在重危病人高达 80%。长时间的精神分离[①]和长时间缺乏正常睡眠模式会导致幻觉和意识错乱。避免镇静剂过量的最好办法是每天提供一次"镇静休假"，让病人苏醒至基线功能状态，也有利于病人在理想状态下尝试自主呼吸，以便你精确评估病人耐受拔管的能力。对谵妄进行仔细评估，做最低要求的镇静，用氟哌啶醇或喹硫平（思瑞康®）等替代药物来控制幻觉和分离，同时恢复其正常睡眠周期。此外，人们已开发的一些替代药物能将毒麻药和镇静剂的潜在作用降至最低。如：右美托咪定（Precedex®）和丙泊酚等药物就不太容易引起谵妄，其半衰期也短，给我们评估病人的神经状态增加了机会。但是，这两种药物都有明显的潜在不良作用，右美托咪定会引起低血压，丙泊酚会引起心脏抑制。

切记：万勿使用过量镇静剂或麻醉性镇痛药，确保每日"镇静休假"的实施。每日监测病人是否有幻觉和谵妄，酌情用抗精神病药物处理之。

十九、沟通与专业作风

（一）沟通是关键！

在 ICU 背景下，理想的沟通和专业作风（professionalism）**是预防并发症的最关键因素**，这一点不言自明。就像儿童玩电话游戏一样，一个孩子通过耳语给下一个孩子发出一条信息，你会为这条信息失真的迅捷程度感到好笑，除非这是一条增加一种关键抗生素或因为

---

① 译者注：分离（dissociation）在心理学上的含义很广，从轻微的与身边的环境脱离，到严重的与生理和情感方面的脱离。所有分离现象的主要特征是与现实脱离（与现实不符合，存在差异）。

肾功能障碍减少药物剂量的简单信息。**不要感到好笑，在 ICU 医疗这一复杂世界里，传递的信息失真是并发症的常见原因，信息经过医疗团队成员的频繁"易手"，情况会变得越来越复杂。**每个成员都必须努力争取为病人的医疗提供及时、正确和全面的信息。一些容易引起歧义的首字母缩略词（如：POA、BAL[①]等）看似简洁、便于沟通，其实，只会画蛇添足、增添麻烦。目标是在交接班时对下一位接班医疗人员不能有任何秘密保留，更不能去考验他的灵气或学识，而应该提供全部中肯翔实的知识。在 ICU，这一点特别值得强调。送病人去放射科走一趟，做影像检查排除肺栓塞、脓肿或其他需要引流的积液或疾病进展（如：脑梗死），对 ICU 病人来讲是家常便饭，与此同时，病人的医疗往往需要多次"易手"。同样，在医疗团队为病人提供理想的复苏监测、呼吸机支持和纠正凝血功能障碍/低体温和酸中毒的同时，反复手术治疗（如：对骨折进行固定、对敞开的腹腔进行冲洗以及对失活或坏死/缺血的组织做进一步修剪）对外科 ICU 病人来讲也屡见不鲜，这些都是在复杂医疗情况下对团队功能的考验。切记，在交班结束前，不要离开你的病人，把全部信息移交给下一位接手的医疗人员。

（二）专业作风并非噱头

专业作风是指为自己和该团队的所有其他成员确立愿景。重危病人的医疗需要从日益复杂的医疗队伍中引入人才。**在 ICU 中，外科医生的地位往往是整个团队的领导者或者是主要顾问。**照此，外科医生就必须为团队的互动确定基调和设定愿景。在决策的拟定过程中，要考虑到团队中每个成员的重要性，倾听他们的意见。尊重团队中的每个成员，重视全体成员有理有据的讨论内容，酌情据此构建最佳医疗方案，这才是一位当之无愧的职业外科医生应有的执业品质。漠视团队成员的意见、狂妄自大、盛气凌人的架势对病人来说都可能是致命性的。对于团队运转失常，该制度必须确保有反馈机制和识别机制，并确保在团队运转失常时实施干预措施——如果任何个人（包括外科医生）不能与医疗团队做恰如其分的互动，就应该接受应有的教育和辅导，甚至免职。

切记：重症病人需要一种团队医疗方式，但是，这就使得病人的"易手"机会增加。因此，建立机制确保移交过程中的信息准确无误和信息量足够至关重要。该团队的每个成员都是关键人物，每个人都必须参与其中，并受到尊重。外科医生必须制定专业标准，明确他们在该团队中的位置。

主编注：我要对手边不具备现代 ICU 条件的读者讲几句。Maier 医生是位一流外科 ICU 医生。在本章中，他是站在现代象牙塔 ICU 的讲台上（那是我们大多数人梦寐以求的病房条件）为我们这些人授课。但是，这并不意味着 Maier 医生提供的信息的重要性对你这种"外围"医生或发展中世界的医生就打折扣了。只要细心、投入，加上你的即兴发挥，你就能用上 Maier 医生的大部分建议，即使你们是一所坐落在"灌木丛中"的、只有一张病床的乡村"特护"医院。

（邱晓东　译）

---

① POA＝present on admission；BAL＝bronchoalveolar lavage.

选读文献[①]

1. Artinian V，Krayem H，DiGiovine B. Effects of early enteral feeding on the outcome of critically ill mechanically ventilated medical patients. *Chest* 2006；129：960-7.

2. Atria J，Ray JG，Cook DJ，et al. Deep vein thrombosis and its prevention in critically ill adults. *Arch Intern Med* 2001；161：1268-79.

3. Chesnut RM，Marshall LF，Klauber MR，et al. The role of secondary brain injury indetermining outcome from severe head injury. *J Trauma* 1993；34：216-22.

4. Dong Y，Chbat NW，Gupta A，et al. Systems modeling and simulation applications for critical care medicine. *Ann Intensive Care* 2012；2：18.

5. Gentile LF，Cuenca AG，Efron PA，et al. Persistent inflammation and immunosuppression：a common syndrome and new horizon for surgical intensive care. *J Trauma Acute Care Surg* 2012；72：1491-501.

6. Gruen RL，Brohi K，Schreiber M，et al. Haemorrhage control in severely injured patients. *Lancet* 2012；380：1099-108.

7. Herbert PC，Wells G，Blajchman MA，et al. A multicenter，randomized，controlled clinical trial of transfusion requirements in critical care. *N Engl J Med* 1999；340：409-17.

8. Howell MD，Novack V，Grgurich P，et al. Iatrogenic gastric acid suppression and the risk of nosocomial *Clostridium difficile* infection. *Arch Intern Med* 2010；170(9)：784-90.

9. Khan H，Belsher J，Yilmaz M，et al. Fresh-frozen plasma and platelet transfusions are associated with development of acute lung injury in critically ill medical patients. *Chest* 2007；131：1308-14.

10. Kress JP，Pohlman AS，Hall JB. Sedation and analgesia in the intensive care unit. *Am J Respir Crit Care Med* 2002；166(8)：1024-8.

11. Loo VG，Bourgault AM，Poirier L，et al. Host and pathogen factors for *Clostridium difficile* infection and colonization. *N Engl J Med* 2011；365(18)：1693-703.

12. Marik PE，Preiser JC. Toward understanding tight glycemic control in the ICU：a systemic review and meta-analysis. *Chest* 2010；137(3)：544-51.

13. Marik PE，Zaloga GP. Early enteral nutrition in acutely ill patients：a systemic review. *Crit Care Med* 2001；29(12)：2264-70.

14. McLeod AG，Geerts W. Venous thromboembolism prophylaxis in critically ill patients. *Crit Care Clin* 2011；27：765-80.

15. Perel P，Roberts I，Ker K. Colloids versus crystalloids for fluid resuscitation in critically ill patients. *Cochrane Database Syst Rev* 2013；2：February 28.

16. Reidenberg MM. Drug discontinuation effects are part of the pharmacology of a

---

① 与本书的"指导思想"相悖，我们特许 Maier 医生列出这一长串参考文献。这一决定的缘由是增加其可信度☺ ［主编］。

drug. *J Pharmacol Exp Ther* 2011; 339(2): 324-8.

17. Rivers EP. Fluid-management strategies in acute lung injury — liberal, conservative or both? *N Engl J Med* 2006; 354: 2598-600.

18. Sebat F, Musthafa AA, Johnson D, et al. Effect of a rapid response system for patients in shock on time to treatment and mortality during 5 years. *Crit Care Med* 2007; 35: 2568-75.

19. Van den Berghe G, Wouters P, Weekers F, et al. Intensive insulin therapy in critically ill patients. *N Engl J Med* 2001; 345(19): 1359-67.

20. Ventilation with lower tidal volumes as compared with traditional tidal volumes for acute lung injury and the acute respiratory distress syndrome. The Acute Respiratory Distress Syndrome Network. *N Engl J Med* 2000; 342:1301-8.

21. Villanueva C, Colomo A, Bosch A, et al. Transfusion strategies for acute upper gastrointestinal bleeding. *N Engl J Med* 2013; 368(1): 11-21.

22. Xiao W, Mindrinos MN, Seok J, et al. A genomic storm in critically injured humans. *J Exp Med* 2011; 208: 2581-90.

第十四章

结肠与直肠

（和地位卑贱的肛门）

Mark Cheetham

本章分为以下两节：

1. 结肠与直肠。
2. 肛门。

第一节　结肠与直肠

对人类来讲，一套功能良好、可靠的肠管比任何重量的脑子更重要。

如果你不能吃，就不会拉。如果你不能拉，就呜呼了。

Baz

一位76岁刚诊断为直肠癌的女性转诊到了你手上；转到你手上的原因是你是当地腹腔镜结直肠手术的大佬（如今，并不是阿狗阿猫都能成为大佬的，难道不对？）。你怎样才能确保这位病人术后不发生并发症呢？

结直肠外科因并发症频发而臭名远扬——一点都不奇怪，为一个装满 Gram 阴性菌和厌氧菌的肌性管腔动手术，有些风险是与生俱来的。在这一章里，我会谈谈减少并发症风险的一些策略，以及常见灾厄和意外一旦出现后，如何识别和处理之。

一、术前考量

首先是避免目的不明确的手术。 有一个办法肯定能避免并发症，那就是一个刀都不开。有些外科医生把这一条发扬光大到了极致，想方设法找理由不做手术（极其可笑的是，在按服务收费的制度下，这似乎不是问题！以美国为例，事实恰恰相反……）。有些病人在就医时，其癌症已经处于无可救药的程度；在这种情况下，外科的作用就是对症姑息治疗；切记，如果病人没有症状，根本就没有姑息治疗的必要。

再多谈几点：

- 我会为所有新近诊断为结直肠癌的病人常规开具 CT 扫描申请单做胸部、腹部和盆腔检查，对病人进行分期。在有些病人，CT 检查会提示你肿瘤的转移只能选择姑息治疗。

- 当然，在今天，对左侧结肠癌伴梗阻症状的许多病人来讲，可以在**结肠镜下放置内支架**来进行姑息治疗。这枚内支架到底是由你自己来放置还是由你的"竞争对手"来放置，主要取决于你们医院制定的规矩（毋庸赘言，大多数消化科医生会为你的孩子进入他那所"赖学校"而高兴不已）。

- **切记**：造瘘并非都是坏事——在经过选择的病人，一个制作精美的结肠造瘘能够改善病人的生活品质。如果在手术设计时就考虑到了造瘘的可能性，我一定会请我们的**造瘘治疗师**在手术前看一下病人。这有助于病人在术前有更好的心理准备，让病人在术前就开始造瘘口培训，从而缩短术后住院时间。

- 其他病人可能**因体质原因不能选择手术**。以前，主刀医生是"凭胆魄"、"依据眼光"来判断病人的体质是否能胜任手术；幸运的是，如今，你可以利用心肺运动试验[①]。你也可以**把各相关专科医生请来做一揽子会诊**，但不要对这种会诊抱有奢望——大多数其他专科的医生对结直肠大手术的风险知之甚少：在凌晨 2 点因为吻合口漏做再手术时，你在医院里能见过心脏科专家（就是那位认为这个病人可以手术的医生）几次？

（一）炎性肠病情况下的特殊考虑

Crohn 病和**溃疡性结肠炎**病人在手术前会有些特殊难点。他们往往是有工作的年轻病人，有孩子需要照料。在求助外科医生之前这些病人可能已经病了一段时间，正在使用类固醇激素和免疫抑制剂。关键点是**手术时机**：如果等待的时间太长，病人会越加虚弱，难免发生并发症。反之，如果病人在心理上对手术还没有良好准备的情况下，你就动了手术，那么，这种病人对并发症的耐受性就比较差，难免会抱怨。

我有幸与一群技术娴熟、性格开朗的消化科医生共事，他们认识到手术仅仅是炎性肠病的另一种治疗方法。如果病人可能需要手术，他们就会把病人早早转给我，以便这些病人有时间与外科医生建立治疗关系。在其他医院，事情可能就没那么乐观：我知道有些消化科医生坚信手术不是好事，他们把手术作为临床研究的主要终点（primary endpoint）！！

（二）肿瘤的定位

在现代外科临床上，**结肠切除术的靶病灶（大息肉/小癌）很小或摸不到**并不少见。如果做的是腹腔镜手术，你就没有办法对结肠进行触诊。你能相信术前结肠镜对病灶的定位吗？如果你们医院部门间"地盘瓜分"的结果允许你做结肠镜，你就会知道结肠镜对肿瘤的定位是不精确的（说一句题外话，我深信外科医生做结肠镜有一个巨大优势——有助于改善消化科医生与外科医生的关系，最终对病人有益）。如果你既没有看到直肠，也没有见到回盲瓣，你就可能难以正确断定这是哪一段结肠。现在，我坚持所有病灶都在术前做颜料标记——除非这些病灶能通过直肠指检触到或见到位于回盲瓣附近。这有助于避免手术中因找不到肿瘤病灶而心烦意乱、情绪低落。

---

① 译者注：心肺运动试验（cardiopulmonary exercise testing，CPET）是一种重要的评估运动量的临床工具，还可以对心脏衰竭和其他心脏情况进行预测。它评估的是肺、心血管和骨骼肌的综合运动反应，不是某一器官或系统。

我还坚持**在所有左侧结肠切除前常规自己做硬质乙状结肠镜检查**(消化内科医生出具的内镜检查报告上写着"肿瘤位置距肛缘 20 cm 或位于直乙结肠交界处",其实是一例直肠指检就能触到的低位直肠癌! 这类事情见怪不怪)。手术不是"相亲",出乎意料绝不是乐子(相亲时发现对象出乎意料,可能是个乐子——译者注)!

(三)是否做肠道准备?

从前,在结直肠切除手术前,肠道灌洗被认为是必不可少的。当然,作为一名现代外科医生,你会知道**口服肠道准备在很大程度上是漫无目的的**;Cochrane 协作网[①]不就是这么说的吗? 你完全放弃肠道准备了没有? 我做过一段时间的口服肠道准备,但是,在 1~2 次恶心的惊喜之后,我现在是选择性地应用肠道准备。对结肠切除来讲,口服肠道准备完全没有必要,这一点确定无疑。其实,口服肠道准备确实会增加伤口感染的风险。那么,直肠肿瘤是否应该做肠道准备呢? 我对直乙交界/直肠上段癌症的处理方法与结肠切除相同——不必做口服肠道准备。

但是,如果病人近侧结肠襻内充满了粪便,手术方式是低位结直肠吻合术加近侧肠管转流性造瘘,不做肠道准备似乎没有道理;因此,我现在的常规是对可能需要做转流性造瘘的病人做口服肠道准备。据说,在这种情况下口服肠道准备能在一定程度上减少吻合口漏的风险;如果肠道已经做了准备,因吻合口漏需要再次手术的机会就减少了(就像结肠镜所致的肠穿孔病人一样),也更有机会免去永久性肠造瘘。

美国外科医生依旧热衷于**口服抗生素**加机械性结肠准备(◐第六章第五节)。但是,我的观点是静脉用预防性抗生素足矣。这与一个颇为重要的议题没有什么两样:到底哪种更好? 是**苏格兰威士忌抑或波旁威士忌**?(我相信这本书的大多数读者会得出正确答案!)

(四)制定计划

我保证我会在手术前拟定一份详细的方案——你会不看地图就上路开始你的旅程吗(等到术中 GPS 面世这一天☺)? 在手术安排表出台之前,我会简要地将手术方案与手术团体成员分享——让手术团队的成员都明白我准备做什么样的手术,所需的物品是否有货。然而,我不会不合理地、顽固地坚持我的方案行事——我会准备变通方案和更改方案,以备情况有变。在驱车(或者骑自行车更好)去医院的路上,这份详细的手术方案(表 14.1)会在我的头脑里过一遍(如果前晚我没有过一遍的话)。在你洗手时,再问一次:预防性抗生素用上了? DVT 预防措施做了没有? 亲自核查每一项细节——"管理性核查清单"并不能确保万无一失!

表 14.1 结直肠手术的手术方案

✓	我看过病人的分期、影像照片和肠镜结果了吗?
✓	肿瘤的位置在哪?
✓	术前是否做了染料标记?

---

① 译者注:Cochrane 协作网(Cochrane Collaboration)的目的是收集临床医学各专业和亚专业的全世界临床研究结果,进行系统评价,是一种循证医学论据获取的有效途径。

续表 14.1

✓	我能将其切除吗?
✓	我是否有能力做吻合,是否应该做吻合?
✓	我需要做转流性造瘘吗?
✓	我能在腹腔镜下完成该手术吗?
✓	我是否需要加一台电视监视仪?
✓	采用外侧入路抑或中线入路?
✓	我会用什么器械做分离?
✓	如何离断血管?
✓	标本从何处取出?
✓	我会如何做吻合?需要用到哪种吻合器?
✓	这位病人术后会到哪里去护理?

二、术中考量

(一)降低吻合口漏的风险

> 吻合口漏是一种完全能够避免的并发症,只要你不做吻合就行。
>
> **Brendan Moran**

关于吻合技巧的原则请参见 ➡ 第六章。与其在此重复那些要领,我宁可讨论有关吻合的决策。在病灶切除后,遇到下列情况,你绝对不能做吻合术:

- **粪性腹膜炎**情况下的结肠切除术。
- 因**吻合口漏**做再次剖腹术。
- **暴发性溃疡性结肠炎**情况下的结肠切除术。

另一种极端是病人发生吻合口漏的风险很小(体格健壮、营养良好、癌瘤小且是择期手术)。在这两种极端之间,是一系列的连续风险,你需要一个病例一个病例地逐一做出主观判断[①]。**你需要判断**:

- 吻合口漏的机会有多大?
- 你能早期诊断出吻合口漏的机会有多大?
- 一旦发生了吻合口漏,这位病人活下来的机会有多大?

重要的考量内容请参见表 14.2。在拟定手术方案时,你就应该对做吻合与否拿定主意。随着手术的进展,做好更改手术方案的准备。例如:术中有大量出血,或许你就应该避免做吻合,改行分期手术。

---

① 译者注:主观判断(judgment call)是指某人依据自己的想法和意见做出的决策。

表 14.2　结直肠吻合口漏的风险因素

✓	严重术中出血(失血量大于 500 mL)
✓	污染 /腹膜炎的程度
✓	全身用类固醇激素
✓	长期虚弱 /营养不良(低白蛋白血症)
✓	慢性肾衰竭
✓	Crohn 病
✓	男性病人
✓	吸烟病史
✓	病态肥胖(你能诊断出漏吗?)
✓	严重夹杂症(一旦发生漏,病人能活下来吗?)

Crohn 病在做肠切除时,吻合口漏的问题更为凸显;这类病人往往极度虚弱,有脓毒症和营养不良。在这种特殊情况下,表 14.3 针对吻合口漏的风险因素给出了实用的指导性意见。

表 14.3　在切除 Crohn 病肠管时,何时应该避免做吻合术

✓	腹内脓肿 /肠皮瘘
✓	营养不良
✓	用类固醇激素
✓	血白蛋白低于 30 g /L

如果病人存在两项以上的因素,应该考虑做分期手术,在第一次手术时先做病灶切除和肠外置(如:回结肠双筒造瘘),待二期手术重建肠道的连续性。

(二)转流性造瘘

在高危结直肠吻合口的近侧做襻式回肠造瘘或结肠造瘘进行粪便转流是一种久经考验的、能降低手术风险的办法。近侧造瘘并不能减少吻合口漏的发生率,但是,它能减轻漏形成后的结局。因此,如果一个病人做了近侧肠襻造瘘,发生了吻合口漏,那么,需要再次剖腹的可能性就大为减少,病人能活下来(同时肠子能用)的机会更大。诚然,这种病人还需要做一次手术缝闭造瘘口,这种再次手术的风险也应该体现在你的决策中。

(三)医源性脾损伤

为了获得足够长度的左侧结肠,有可能需要游离结肠脾曲。在采用这一手法时,存在一个小的、有限度的风险,那就是可能损伤脾脏。医源性脾脏损伤的风险因主刀医生而异——我知道有位主刀医生手下的住院医师在每例直肠前切除术的术前知情同意书上常规写明脾切除术,征求病人意见!

避免医源性脾损伤:

- 不要游离结肠脾曲,除非你需要这样做。
- 在游离结肠脾曲的过程中,牵拉左侧结肠和大网膜的手法要轻柔。
- 不要企图将脾曲拉向切口,而应该将切口拽向脾脏。

- 尽早离断结肠与脾包膜的粘连带。
- **四面出击**：游离脾曲可从外侧、尾侧（降结肠背侧），也可以从内侧（经小网膜囊）开始向脾曲方向挺进。根据需要，可以采用上述的一种，也可联合使用。

医源性脾损伤的处理：

- 大多数脾脏损伤是脾脏下极的包膜细小撕裂。
- 左上腹填塞止血。
- 采用局部止血材料。
- 如果这些止血措施无效，那么，就趁早做脾切除术。如你所知，我也从文献上读过形形色色关于如何保留脾脏的绝招；然而，我们的经验是：因脾脏保留所付出的时间拖延会造成更多的出血，增加并发症的风险[①]。

（四）输尿管损伤

最近的资料表明，随着腹腔镜结直肠切除术的广泛开展，输尿管损伤的发生率增多了（回想一下腹腔镜胆囊切除与胆管损伤的关系）。无论是开放手术抑或是腹腔镜手术，术中找到输尿管，并保护之，都是各种结直肠手术中的重要一步。

1. 预防

- **看清输尿管**（输尿管应该在生殖血管的后方[②]）——如果你见到了裸露的腰大肌，那你的分离面就过深了。在结肠憩室炎病人和再手术病人，要当心：输尿管往往比你预想的更靠中线。在做腹腔镜结肠切除术时，要注意勿将输尿管连同结肠系膜一并掀起，如此，就可能损伤输尿管，甚至会被当作"副肠系膜下静脉"有意离断。
- **在有些经过选择的病人，可以自头侧向尾侧游离结肠**。在肾盂积水病人，我往往先从高位开始游离结肠——先显露 Gerota 筋膜，然后显露输尿管上段。先找到正常的输尿管，然后逐渐向下游离，将最困难的部位放到最后处理（此时显露更满意）。这通常适用于结肠憩室炎、Crohn 病和局部晚期结肠癌病人。
- 如果影像检查提示分离可能会遇到难度，就可以在围手术期置入输尿管支架。腹腔镜手术中自然无法用手去触摸输尿管支架导管，你可以采用光导纤维"发光"输尿管支架。如果你采用了围手术期输尿管支架置入术，切记（提醒你的泌尿科大夫）将支架管的尾端与 Foley 导尿管系在一起，以便你在手术结束时能轻而易举地将其拔除。

2. 处理

让我们虚构一个场景：你不小心横断了输尿管（或者如果你愿意的话，你也可以想想是你的冤家对头横断了输尿管！）。接下来，他会怎么办？认识问题是成功的一半——现在，你"只要"把它补起来就行了。大多数现代医疗制度要求你在这个节骨眼上把你的最好伙

---

① 主译注：其实，医源性脾脏损伤在胃手术中更常见。我在这里要提两点。首先，由于医源性脾脏损伤大都是包膜轻微撕裂，你只要用手指**连续压迫** 15 分钟，这种出血一定会止住，其要诀就是耐心。心急吃不得热豆腐！不要隔一会儿放开看看！任何外用止血材料都无济于事！第二，如果恼人的渗血依旧不止，你就被迫做脾切除术。此时，请一定紧贴脾脏将脾脏切除，以免一错再错——损伤了胰尾，术后发生胰漏，继之发生膈下脓肿、脓毒症、ARDS、死亡！！

② 主译注：输尿管的显露有多种方法，常用目测法：输尿管在精索血管内侧约 1 cm 处跨越骨盆进入盆腔。参见《普外科精要》第 2 版，科学出版社ⓒ 2010 年：392-392。

伴泌尿外科医生请来（无论是希望请他来，还是心存不乐意）。在乡村医院，你可能不得不自己来修复这种损伤——修补的细节请参见 ➡ 第二十六章。

（五）盆腔出血

直肠手术中盆腔大出血很罕见，但是，它是一种烦人的术中并发症。如今，采用电刀或其他高能器械进行盆腔分离操作后，出血量减少了，大为改善的视野有助于避免盆腔神经、输尿管和血管的附带损伤。随着你的手术进展，把那些小出血点一一止住，保持手术野干净。大量血液丢失可以在瞬间发生，如果你的动作不够迅捷，那么数单位血对吸引器来讲是顷刻间的事。

下面谈谈一旦你惹出盆腔大出血怎么办：

- 确保你的入路正确；扩大切口（如果你是在做腹腔镜手术，这就是你中转开放手术的时候）。
- 避免鬼使神差地盲目上钛夹——可能会撕裂或伤及其他血管。
- 用几块大纱布或纱布卷**紧紧填塞盆腔**：为你赢得时间，以便你准备器械、血源和找"救兵"帮忙。
- **交叉配血**，准备充足的血液。
- **找人帮忙**——有一双老辣的手来助你一臂之力、为你出谋划策，对你来讲简直是如获至宝。
- 现在是你移除填塞、实施止血的时候了。
- 在这种情况下，**不要使用电凝**：那只会浪费时间，或许毫无效果。甚至可能把大静脉烧出一个窟窿来。
- 对来自大静脉（如：髂静脉）的出血，可以用细的血管缝线（6/0 Prolene®）缝合止血——用两把夹有纱球的止血钳分别压住破口的两端，暂时控制出血（用血管钳钳夹髂静脉往往有难度，并且容易造成静脉撕裂）。控制髂静脉大裂口出血的一个诀窍是向破口内插一根球囊导管。一旦控制了出血，你就可以拟定决策：是尝试修补抑或把它扎了。病人能够耐受髂静脉结扎，但是，术后需要采取措施来减轻相关的肢体水肿。
- 如果出血来自**骶前静脉**，那么，你可以采用再次填塞，将填塞物留置 48 小时；也可以将灭菌的**图钉**（drawing pins）钉入骶骨止血（如今，医用图钉可以在市场上买到）。哦，美国人称图钉为"thumbtacks"。
- 切记：早期采用填塞止血是成熟外科医生的标志！要在致死性三联征（凝血功能障碍、低体温和酸中毒）出现前使用——暂且不谈输血对早期（术后）和远期（肿瘤学方面的）结局的不良效应。更多细节请参见 ➡ 第三章。

现在，你终于把出血止住了，下一步怎么办？**你会继续做切除和吻合吗？** 这是一种主观判断，但是，请记住，腹内大出血是盆腔低位吻合发生吻合口漏的风险因素之一。对许多外科医生来讲，控制出血容易，控制他们的"欲望"很难……

（六）如果肠管拉不下来……

我不想再啰嗦那些做吻合术的原则细节了（参见 ➡ 第六章）。你一定清楚其要点之一就是避免吻合口张力。吻合口张力在直肠切除和左半结肠切除是一项特别重要的问题——此时,吻合口的肛门侧是固定的,**吻合口的结肠侧受制于结肠脾曲和中结肠血管的附着**。你会读到有些权威的文章,在他们的眼里,凡直肠切除或左半结肠切除就必须游离结肠脾曲。**我想给你一个比较变通的办法**:如果你能对肿瘤做根治性切除,未游离结肠脾曲,吻合口也没有张力——岂不是太棒了!何必把事情搞得太复杂?如果你做的是降结肠或低位直肠肿瘤手术,游离结肠脾曲乃理所当然,不过,乙状结肠癌就罕有必要游离脾曲。

如果你费尽九牛二虎之力很难将一段血供良好的结肠送达低位进行吻合,怎么办? 这种情况不外乎结肠系膜先天性过短或过度肥厚(肥胖越来越多,不仅仅是美国的问题!)、边缘动脉血流差或医源性因素(即:切除范围过广或肠系膜血管损伤)。在此,我会逐步给出建议:

- 在高位结扎、离断肠系膜下血管。
- 完全游离结肠脾曲。
- 将中结肠血管看作左侧横结肠的血管蒂。

经过这三步,基本都能满足吻合需求,只有极少数病人还需要增加几步——但是如果此时你**依旧难以进行吻合**,那么,你有如下几项选择:

- 离断中结肠血管的右支。
- 游离右半结肠,使盲肠倒转。
- 在回结肠血管与肠系膜上血管之间的小肠系膜上开一个窗,然后,将横结肠在回肠后方穿过这个窟窿送入盆腔(这条路比较短)。
- 切记,在你实施最后的吻合前,一定要检查一下边缘动脉的搏动情况。只要存在疑问,我会剪开边缘动脉(剪分支!——译者注)了解血流情况。

最后,如果上述尝试都不行(没有办法将肠管送达低位完成安全的吻合)或者病人太虚弱,就应该考虑超低位的 Hartmann 手术是否对该病人更好(如果残留直肠的长度足够,结肠次全切除术、回肠-直肠吻合术不失为一种选项;但是,问题在于多数病人是低位前切除……)。

(七) 漏气试验

许多外科医生会在关腹(对你这位腹腔镜奇才来说应该是缝闭戳孔部位)前对结-直肠吻合口进行测试。就像外科的大多数技术一样,测试的方法也有多种。借此介绍一下我的做法:

- 确保你能看清楚吻合口(利用拉钩和头低足高位)。
- 用一把无创肠钳/你的手指/无创腹腔镜抓钳横行夹闭吻合口近侧的结肠襻。
- 在盆腔内充满盐水。
- 请人(我会让一位低年资的住院医生钻到剖腹单下面……)将一枚 Foley 导尿管插入直肠内,充盈球囊,然后,用膀胱冲洗器向直肠注气(你也可以不用 Foley 导尿管,用乙状结肠镜和充气机取而代之)。
- 见到一连串气泡上冒,你自然就能找到吻合口上的窟窿。

外科医生都会体会到在一个长时间的手术后见到一串气泡从盆腔冒出那种郁闷的心情,这意味着你的事还没干完。首先要考虑的是漏口的大小:漏口是否大得需要切除吻合口,重新吻合?从我们的经验来看,罕有需要重新吻合:最常见的情况是漏口很细小。如果你采用的是双吻合器吻合,漏口往往在管形吻合器与线形闭合器(用于闭合直肠残端)的交叉处[①]。

因此,我的常规做法是:

- **高位结-直肠吻合**(在乙状结肠或直肠-乙状结肠切除术后)后的吻合口漏一般都能经腹腔进行修补。我一般用"8"字缝合法关闭漏口(我也在腹腔镜下修补过1~2次)。然后,我会再做一次漏气试验。如果再次漏气试验未发现漏气,下一个问题就是**是否应该做转流性造瘘**?以我的观点,只要病人不存在其他吻合口漏的风险因素,就不一定要做转流性造瘘,我碰到过几例这样的病人,未做转流性造瘘,病人恢复顺利。这又是另一种"做了有人说不是,不做也有人指责"的情况,此称"勇气医学"!
- **在低位前切除加回肠贮袋-肛管吻合术后**,吻合口位于腹膜反折以下,从腹腔无法显露。通常只能通过细致、轻柔的牵拉经肛门显露低位吻合口。再说了,如果缺损口比较大,你就可能被迫拆除吻合口,重新做吻合(这就只能劳驾你采用手法进行结肠-肛管或贮袋-肛管吻合了——我希望手工吻合对你来说不在话下!!)。在这种情况下,我一定会做近侧肠襻转流性造瘘术。

(八) 如何做一个没有并发症的造瘘?

应该把造瘘看成肠管与皮肤的吻合术。我不想在这里教你如何把两段肠管接起来,以免伤害你的自尊心。但是,请记住,做造瘘术遵循相同的原则。把造瘘口一期开放的工作下放给一名低年资的外科医生来承担,那位高年资的外科医生到外科医生休息室享用咖啡去了,难道这类事情还少吗?

在择期手术,造瘘治疗师当然会在术前标记造瘘口的位置。遗憾的是,当你在深更半夜做结肠穿孔手术时,他可不在场。也就是说,你需要具备造瘘口位置放置方面的知识。简而言之,造瘘口应该放在"安全三角"内,边界分别是脐与肋弓中点的连线和脐与髂前上棘的连线。

还有如下几个要点:

- 避开骨性突起。
- 避开瘢痕、伤口和脐("从腹壁切口中把造瘘的结肠拖出来,无异于在厨房里建厕所")。
- 兼顾病人的衣着方式(骨瘦如柴的Crohn病姑娘都希望把造瘘口放在腹股沟区)。
- 在胖子,造瘘口的位置应该放得高一些——如果你将造瘘口放在腹部凸部的尾侧(也就是放在"脂肪裙"[②]的下方),病人非得用镜子才能看见造瘘口!

你还应该想方设法**降低造瘘口旁疝的(巨大)风险**:

- **在造瘘口周围放置一块轻质补片[肌后垫衬式(sublay)]**:如今,这在许多医院都已经成了常规。起初人们顾忌补片感染和侵蚀肠管,如今,这似乎是杞人忧天。良好的证据提示造瘘口旁疝的发生率得到了降低。
- **腹直肌外侧造瘘**(lateral to rectus abdominis placed stoma,LRAPS):长期以来,人

---

① 主译注:J贮袋-肛管吻合术之所以容易发生吻合口漏,除了本文所强调的张力外,我们认为更重要的是缺血和吻合器交叉所致的吻合钉碰撞。参见:Ischemia and Intersecting Stapling:the Achilles' Heel of the Problematic Low Rectal Anastomoses. *Tech Coloproctol*. 2013;17(4):463-4.

② 译者注:过度肥胖的人,其腹部脂肪会下坠,甚至挂下来,犹如裙子一般。

们都是在腹直肌前鞘和后鞘上做横向切开,腹直肌纵向分离。如今的变式是横向切开腹直肌前鞘,将腹直肌牵向内侧,然后在腹直肌后鞘上做横向切开,最后将造瘘口一期开放。据报道,采用这种方法者,造瘘口旁疝的发生率极低。

（九）避免伤口感染

在一根充满粪便的肠管上做手术,感染是与生俱来的风险。有关如何预防切口感染的详细描述请参见 🔗 第五章。下面我想谈谈减少结直肠手术后伤口感染的一些特殊要点:

- **预防用抗生素**:在皮肤切开前 60 分钟内给予单次剂量的恰当抗生素,只要能同时覆盖 Gram 阴性菌和厌氧菌就行。
- **避免过量出血**。
- **细心运用清洁/污秽技术**(即:不要在结-直肠吻合后,继续用同一把镊子或器械缝合皮肤)。
- 只要需要就**更换手套**,以减少污染。
- 在切开肠管或进行吻合重建时,用纱布或切口边缘保护套(wound edge protector)**保护伤口**。
- 保持病人**温暖**:有良好证据表明,避免围手术期低体温能减少伤口感染风险(我们对所有结直肠切除术病人都强制使用热风供暖)。
- **在造瘘口开放前覆盖主切口**。我们使用大量外科胶涂在缝合的主伤口上,然后才制作造瘘口。这些胶就像一层敷料能保护切口免受术后粪便污染。

我很难证明上述每一步骤的有效性,但是,综合来讲("集束"理念),它们肯定有效!

三、术后考量

如你所知,对结直肠外科医生的耳朵来讲,最美妙的音乐是听到结肠切除术后的病人排屁。但是,就在你翘首企盼肠管交响乐(图 14.1)的同时,并发症可能正悄然而至……

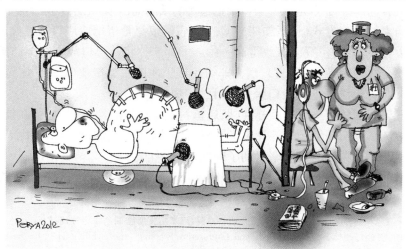

图 14.1 护士:"张三大夫,你在干啥?"外科医生:"我在等他打屁!"

（一）直肠出血

我很少遇到结直肠切除术后直肠大出血的病人。总的看来，这种出血似乎主要发生在**吻合器吻合**后。这种出血早期可以在麻醉复苏室就表现出来，也可以在回病房后数小时才表现出来。这种情况会使得主刀医生和病人的心情像热锅上的蚂蚁一样紧张一段时间。**幸运的是，这种出血几乎都能自行停止，不必干预，但是，输血往往难免。**

如果在凝血异常纠正后，出血依旧未止（也就是说，在你输了两个单位血后或病人存在血流动力学不稳），你应该考虑：

- 你能通过肛门显露吻合口对出血点进行缝合吗？
- 如果不能，考虑做一次轻巧的结肠镜，充少量气体，用内镜钛夹或注射肾上腺素控制出血。
- 最后一招，考虑再次剖腹切除吻合口。是否再次做吻合，这就需要依靠你的"主观判断"了……

（二）结肠缺血

这是一种罕见情况，主要见于左半结肠或直肠手术后的病人。病人通常在术后第 1 天或第 2 天病情突然改变，表现为脓毒症病象和腹痛。疼痛往往难以评估，因为在术后这个时间点上，一定程度的疼痛属"正常现象"。**大多数病人会发生诊断延误，因为这个时候发生吻合口漏似乎太早了。**你一定会申请 CT 检查，但是，CT 表现往往是正常的（参见下文的"吻合口漏的识别和处理"）。在再次手术中（再手术往往是迟了），你会看到结肠已经坏疽，甚至液化；此时，你的唯一选项就是 Hartmann 手术。诊断延误的情况在临床医学司空见惯，它会导致高死亡率。平心而论，术后结肠缺血的原因大致有：边缘弓因粥样斑块的存在血流减弱、血管升压药的使用或解剖变异——别忘了，腹主动脉瘤手术也存在同样的问题。**然而，在外科临床上，最可能的原因还是术中损伤了边缘动脉弓或者是在结肠的游离过程中损伤了左结肠动脉升支。**本病的亚急性变异（亚急性结肠缺血）也可见到，又称血管离断性结肠炎（devascularization colitis）（藉此由衷地向该名词的发明者 Angus G. Maciver 致谢！）。在这种情况下（从我们的印象来看，这种情况似乎在腹腔镜结肠手术或脾曲游离的病人比较多见），结肠缺血是**非透壁性的**；病人的主要症状是直肠出血和结肠麻痹。结肠镜检查示黏膜苍白，有溃疡。像自发性缺血性结肠炎（ischemic colitis）一样，血管离断性结肠炎经支持治疗加广谱抗生素治疗后会自行缓解。转流性结肠造瘘口远侧的游离结肠也会发生血管离断性结肠炎。显然，如果病人是血管离断性结肠炎，就没有必要匆忙做再手术。

（三）吻合口漏的识别和处理

是的，我知道 Jon Efron 医生已经针对这个问题写了精彩的一章（▶第六章第五节）。然而，就吻合口漏这一恶果的治疗，我这篇"英国版"的方案或许更能点燃你的兴趣：只要能早发现，早治疗，吻合口漏的病人活下来的可能性是比较大的。遗憾的是，由于其症状不具特征性，诊断往往会被延误，人们会把这些症状归咎于"胸部"，或者不愿意拆除吻合口（拆吻合口做造瘘——译者注）。主刀医生极容易不打自招地把吻合口漏看成是自己的问题，这一点或许远远超过其他并发症。这种对吻合口的情感依恋会导致决策延迟，对你的病人来讲不是好事。切记：如果一位病人在结直肠手术后，情况不好，就可能是因为吻合口漏。

1. 如何早期识别漏

- 在结直肠手术后,**如果病人的情况不好**(即:其 SIRS 超过了应有的水平),请假定他发生了吻合口漏。

- 在结直肠手术后,如果没有充足的证据,**请不要假定脓毒症源自胸部或尿路**。

- 在结直肠手术后,新出现的**心房纤维颤动其根本原因就是漏**(请不要给病人用地高辛,他需要的是输液、抗生素和造瘘!)。当然,并非一成不变☺。

- **术后第 1 周的 CT 往往有误导作用**(在该时间段,腹腔游离气体和液体属正常现象)。只要临床情况认为有需要,不做 CT(或者不管那使人心安理得的 CT 显示什么)就可以准备手术。

- 如果临床病情或其他影像检查模棱两可,**水溶性造影剂灌肠**或许能证实漏的存在。该项检查的特点是在证实吻合口漏方面很灵敏,其缺点当然是无法显示腹内液体积聚的信息(吻合口周围积液、积气情况往往能反映感染的范围,但造影剂灌肠无法显示——译者注)。

- **引流管会提供虚假安慰**。我想你一定知道留置在腹内的引流管会在数小时内被包裹。这意味着引流瓶没有引流物并不能证明什么。反之,请不要假设只要有引流管,漏就会形成包裹或局限;只要病人的 SIRS 在进行中,它就需要手术来做源头控制。

2. 漏的处理

漏的诊断明确后,当务之急是给病人做体液复苏,用抗生素积极处理脓毒症和实施源头控制。

大多数吻合口漏病人都需要紧急手术,这是一般规律。唯一的例外是盆腔低位吻合加近侧肠襻转流性造瘘的病人——此时,病人不存在重症脓毒症或腹膜炎,经肛管引流就可能解决问题,并能保留吻合口。远期结果常常是吻合口狭窄和排便功能差。最近有人对经肛门引流做了一种改变,就是将一块与负压装置相连的海绵敷料(如:Endosponge™——一种商品化生产的装置)塞入吻合口的缺损中。初步看来,这似乎能减轻吻合口周围纤维化的程度,改善远期肠功能。然而,这种技术要求在持续比较长的病程内每周更换海绵敷料数次,是一种劳动力密集型的工作。

如果病人的情况比较重,有弥漫性腹膜炎表现,实施源头控制的最好办法就是剖腹手术,拆除吻合口,将两断端拖出来做双筒造瘘或分开做两个造瘘。就左半结肠切除术后的吻合口漏来说,通常不可能将吻合口的直肠侧断端拖出来外置;此时,最好能将直肠侧残端缝闭,将近断端拖出来做端式结肠造瘘(也就是 Hartmann 手术)。如果你需要将盆腔低位吻合口拆除,缝闭直肠残端一般就没有可能。此时,我会通过直肠将一根粗口径的 Foley 导尿管(如:30 French)插入盆腔,用这根管子引流盆腔感染。

对**局限性漏**伴有全身虚弱的病人来说,你或许能通过引流积液加近侧肠襻转流性造瘘来保住吻合口。经造瘘口对远侧肠襻进行冲洗(如果可能的话)可能有助于控制脓毒症。采用近侧肠襻转流性造瘘要小心;如果将这项措施用错了病人,你非但控制不了脓毒症,还会导致风险进一步增加,等到再手术时往往因为"为时晚矣",挽救不了病人的性命[①]。

---

① 译者注:例如:如果你的结-直肠吻合口已经完全裂开,而近侧肠襻内充满粪便,那么转流性造瘘就不能避免 SIRS 和脓毒症的继续发展;如果近侧肠襻相当干净、正常,这种造瘘对局限性漏来说就有效。

像外科学中的每件事一样,吻合口漏的严重程度差异甚大,每个病人都应采取个体化处理。**我们千万不能忘记有些吻合口漏属于"容易处理"的漏,又称为"微小漏"或"包裹漏"——病人只有轻微的局部和全身表现——这些漏有希望通过抗生素来处理。**

(四)粪瘘

术后粪瘘是吻合口漏的一种过渡类型。病人可能有低热,紧接着是粪水经引流管或伤口外溢。此时,病人的病情并不重(只有轻微 SIRS 或没有 SIRS),腹壁柔软,没有触痛。请按捺住再手术的原始冲动。只要是控制性粪瘘并且腹腔内没有积聚,就不需要早期再手术。采用造瘘用粪袋收集漏出物——把它当成"意外结肠造瘘"来对待。病人不需要禁食(你会让结肠造瘘的病人禁食吗?),小肠瘘病人会出现的代谢和电解质紊乱,在结肠瘘病人不会发生。如果病人有脓毒症征象,就必须做 CT 检查了解是否有粪水在腹腔积聚。对大多数病人来讲,只要结肠是健康的(没有 Crohn 病、结核等病灶——译者注),瘘就会在一定时间内自行愈合。如果瘘口有引流管,你可以逐渐将引流管剪短(就是逐步拔出,再缝合固定之),这有助于窦道塌陷。

(五)造瘘口并发症

造瘘口并发症极为常见,尤其多见于急诊结直肠手术后。如果你能早早地听从我们在本章中给出的忠告,你就能避免表 14.4 中列出的许多并发症。但是,你还有可能需要面对那些没有读过本书的外科医生搞出来的并发症……

表 14.4　造瘘口并发症

早期	
✓	心理不健康
✓	造瘘口缺血
✓	高流量造瘘口
✓	缺水
✓	电解质紊乱
✓	黏膜-皮肤分离(不愈合)
后期	
✓	造瘘口旁疝
✓	造瘘口脱垂
✓	皮肤刺激
✓	身体意象①和性功能
✓	造瘘口狭窄
✓	造瘘口肉芽颗粒
✓	造瘘口回缩

---

① 译者注:身体意象(body image),又称体像,是心理学词汇。是自我概念的一部分,它能反映出个体对自己身体的认知和态度,然而身体意象的形成并非一朝一夕,也无法不受外界环境或他人影响。

1. 造瘘口缺血

造瘘口缺血通常在术后早期就会有显著表现。其原因可能是全身低血压状态,不过,更常见的原因是造瘘制作过程中的技巧问题(如:边缘动脉弓的医源性损伤——可能是在切除过程中损伤,也可能是在结肠从腹壁拖出来时损伤)。缺血的严重程度差异很大,轻者是黏膜微黑,重者黏膜完全乌黑(造瘘口完全坏死)。

所有新制作的造瘘都应该在术后第 1 天仔细观察,评估造瘘口的活力:不要偷工减料——请揭去造瘘用粪袋,用手电筒照射观察造瘘口黏膜! 如果造瘘口看上去不保险(不被认可),你可以将一枚直肠镜或一根试管插入瘘口深部,了解筋膜以下肠管的活力。**如果造瘘的肠管已坏死,就需要紧急手术切除坏死肠襻,并对肠襻做进一步游离,制作一个新的造瘘口**。反之,如果紧贴筋膜下方的肠管有活力,那么,你可以采用保守治疗。这种坏死的黏膜往往会脱落,后期形成造瘘口狭窄。这可以依据具体情况在后期进行处理(参见下文),总比在术后早期做高难度的再次剖腹手术为好。

2. 造瘘口回缩

造瘘口回缩这个问题主要见于肥胖病人,因为在肥胖病人做造瘘时,肠管和肠系膜的张力比较大。这在许多方面与造瘘口脱垂刚好相反。如果造瘘口回缩发生在回肠造瘘的情况下,麻烦会更大。因为瘘口流出来的液态物会引起严重皮肤反应,也影响造瘘用具的粘贴。在大多数病例,创造性地使用造瘘用具(如:凸形用具)或许有助于病人"勉强对付",免去再次手术。

如果病人需要手术,通常都需要重新制作造瘘口;在肥胖病人,重新制作造瘘口谈何容易。尽管在一开始你可以采用局部入路,但是,你一般都需要做一个剖腹术才能获得足够长的肠管或系膜以纠正其回缩。在肥胖病人重新制作一个端式结肠造瘘口时,你可能需要充分游离脾曲,才能获得足够长的肠管或系膜。重新制作一个回肠造瘘口是一桩更伤脑筋的事,此时,肠管已经充分游离,常见限制因素是腹壁的厚度和小肠及其系膜的活动度(这两点都很难通过手术来解决)。在这种情况下,你可以用闭合器将端式回肠造瘘口缝闭,紧贴闭合口的近侧做一个襻式回肠造瘘,此称**端-襻式回肠造瘘**(end-loop ileostomy),这或许能解决问题。

3. 高流量造瘘口的处理

一个完全适应的端式回肠造瘘口每日的流量大约在 500 mL。然而,在术后早期,回肠造瘘的流量往往会超过该数值(达到 1 000～1 800 mL)。这种高流量通常会在术后最初几天减少。更高流量(大于 2 000 mL/日)则见于高位小肠造瘘(空肠造瘘)病人、腹内脓毒症病人、术后肠麻痹或小肠梗阻开始解除的病人。**如果造瘘口的流量大于 1 000 mL/日,你就需要通过静脉输液补充丢失的水分和电解质**(我喜欢使用 Hartmann 溶液——乳酸钠林格液)。常见情况是,实施口服饮食后,造瘘口流出物就会变得稠厚,流量就会大幅度减少。将病人的低张液(如:水、茶、咖啡、可乐等等)口服量限制在 500 mL/日,剩余的液体量用口服补液溶液(如:WHO 溶液)补充,这会减少一部分病人造瘘口的流量。密切监测病人的电解质和酸碱平衡状况至关重要。

减少造瘘口高流量的其他辅助措施包括:

● 低纤维膳食。

- 质子泵抑制剂(我们每天用奥美拉唑 40mg)。
- 抗胃肠动力药可以用洛哌丁胺(最高剂量可达 8mg,每日 4 次)或磷酸可待因(中枢神经系统不良反应和药物依赖是限制可待因使用的主要原因)。

在持续高流量病人,偶尔需要早期关闭襻式回肠造瘘。对这种病例,你需要做水溶性造影剂检查,了解吻合口(远侧)肠管的完整性。

4. 造瘘口旁疝

结肠造瘘口周围存在某种程度的疝并不稀罕,其实,这种并发症是难以避免的。

John Galigher

冒着被指责为大不敬的风险,我认为我对已故前辈 John Goligher 爵士的观点不敢苟同。造瘘口旁疝确实常见,但是,关于如何减少这类风险的发生,已经有细致的手术步骤描述,我已经在上文谈过。

大多数造瘘口旁疝看上去很不舒服,但是,病人一般没有什么不适症状。我通常会与造瘘治疗师共同处理此类问题(在大多数情况下,造瘘治疗师会采用一个凸形造瘘用具或让病人戴一条造瘘腰带)。如果有可能还纳造瘘口(如:襻式转流性造瘘或 Hartmann 手术),那是治愈这种疝的最佳机会(尽管在造瘘口还纳后切口疝的发生率也不少)。

如果病人是永久性造瘘,疝所致的症状又很重,你就需要考虑手术修补。造瘘口旁疝的修补结果极为悲观,因此,我会把手术修补的门槛提得很高。至于造瘘口旁疝的手术修补细节(腹腔镜修补、开放修补等等),已超出了本书的范畴;可以这样说,在现有的多种可供选择的方法中,我还说不清哪种方法最好。

5. 造瘘口脱垂

造瘘口脱垂在襻式造瘘更常见,尤其多见于**横结肠襻式造瘘**,推测其原因是远侧肠襻支(distal limb)的活动度太大。对病人来讲,造瘘口脱垂是一种十分惊奇、极为恐怖的经历——第一次遇见造瘘口脱垂时,病人往往会到急诊室求助。急性造瘘口脱垂一般都能通过手法还纳;冰袋或**局部用糖**(或蜂蜜)有助于减轻造瘘口脱垂的水肿,使得还纳时的损伤更小。

如果造瘘口脱垂反复发生,就会增加造瘘口护理的难度,也成了手术适应证。最圆满的手术方法是还纳造瘘口(如果可行的话)。如果还纳襻式造瘘口不是可选之项,我会用一把线性切割缝合器离断造瘘肠襻,重新造瘘——有效离断瘘口的远侧肠襻支,再做一个端式造瘘。如果有必要,该手术可以在局部麻醉加镇静剂下进行。

端式造瘘反复脱垂更难纠正。可供选择的方法是切除冗长的结肠,重新做造瘘(这可以在静脉镇静剂下用线性切割缝合器完成)。对端式回肠造瘘来讲,切除冗长的肠管根本不起作用。在重新做造瘘时,将肠管与筋膜缝几针进行固定或许有助于避免肠管经筋膜滑出,成为脱垂的始动因素。极少数情况下,如此处理也无效,我会用一把非切割性线性闭合器来固定造瘘口,防止造瘘口壶口部肠管的内层与外层相互滑动——阻断脱垂的始动因素。我的方法是将线性闭合器的一个钉叉放在造瘘口壶口的内侧,另一个钉叉放在外侧,击发三把线性闭合器,注意,不要将肠系膜打在闭合线中(保证其血供——译者注)。

6. 造瘘口狭窄

造瘘口狭窄通常是造瘘口缺血或黏膜皮肤分离的后期结果,最终是造瘘口回缩。轻度狭窄可以用戴手套的手指进行扩张处理,也可以用大小合适的 Hegar 扩张器或 St Mark 扩张器扩张。教会病人自己用手指或扩张器每日进行扩张,避免狭窄复发。如果狭窄严重,就需要先在全身麻醉或静脉镇静剂下做一次扩张。更严重的狭窄则需要重新做手术造瘘;你可以沿瘘口周围切开做一个局部手术,但是,要获取足够长度的肠管往往需要做一次剖腹术,游离脾曲后重新制作造瘘口。

7. 造瘘口肉芽颗粒

这是瘘口上的炎性小息肉,通常表现是出血。组织学上,这种息肉由肉芽组织构成。其原因一般是局部损伤(常见损伤是切割——造瘘用具太小)或造瘘口脱垂。小肉芽颗粒的处理方法是用硝酸银腐蚀、注意造瘘口的护理。大息肉则应该切除后送病理检查,排除腺瘤,偶尔是腺癌。

(六)造瘘口闭合(还纳)

> 结肠造瘘还纳失败的主要原因往往是造瘘口太年轻,而不是外科医生太年轻。

Ivor Lewis

人们往往会小看造瘘口还纳手术。切记,造瘘口还纳是一种肠吻合,它具有肠吻合的一切风险。在实施造瘘口还纳手术之前,你必须对该病人的解剖情况有所了解——尤其当病人的初次手术不是在你手上做的[①]。你能确定造瘘口远侧的吻合口已经愈合了并且畅通无阻吗?我们的常规是在造瘘口还纳前做一次水溶性造影剂灌肠检查。我还会在麻醉后先检查一下远侧的吻合口(指检加硬质乙状结肠镜检)。接下来的事情就是用锐性法广泛游离造瘘口。**注意,请勿伤及肠管壁和肠系膜血管:这在襻式结肠造瘘尤为重要,因为远侧吻合口的血供可能就来自该边缘动脉!** 重要的一点是一定要继续游离至腹腔直至能把肠襻拖出来。造瘘口充分游离完毕,我通常会用细线(我习惯用 3/0PDS®)一层缝合法将肠襻的缺口缝闭。如果是襻式回肠造瘘口还纳,就可能要做切除/吻合——仅当在分离过程中损伤造瘘口时,我才这样做。

在缝闭筋膜缺损时,注意,请勿伤及任何肠襻,此外,要注意筋膜缝合边距要足够,以免以后形成切口疝。我常规采用**皮内荷包缝合法**对合皮肤。打结时皮缘就被收拢,在中央留一小洞,这个小洞可以提供引流作用。这种伤口会愈合得出奇的好,此外,这种缝合也避免了两侧的"猫耳"(如果你采用单纯缝合法缝合皮肤,"猫耳"是常见现象)。

---

① 主译注:我曾经遇到过这样一个病例:一位 54 岁男性 Ⅱ 期直肠癌病人,在一所县医院做了前切除手术。术后 1 周因吻合口漏再次剖腹拟行回肠造瘘,手术分离中盆腔粘连小肠被分破,遂将该段小肠横断,远断端缝闭,近断端拖出来做端式造瘘(其实此时的小肠造瘘已经不在末端回肠)。6 个月后该病人到另一家医院(享誉全国的大医院!)还纳小肠造瘘口(该医院对前次手术情况并不十分清楚)。由于腹腔广泛粘连,分离中肠管有损伤,又切除了一段小肠(切除长度未记载,也未送病理!),并且无法找到小肠的远断端,遂行小肠-乙状结肠吻合。术后病人腹泻频数(每日 20～30 次)伴中重度营养不良,口服胃肠造影示造影剂很快进入乙状结肠——提示短肠综合征,需要第 4 次手术。

做"盗洞"式乙状结肠造瘘术的风险

如果病人需要行转流性乙状结肠造瘘术（适应证有肛门失禁，或晚期肛管癌或直肠癌），"盗洞"式乙状结肠造瘘术（在左下腹拟行结肠造瘘的部位做一个小切口，从该切口将乙状结肠掏出来、外置、做造瘘）是一种颇为迎合人们心理的手术。**然而，如果你决定做端式结肠造瘘，并将远断端缝闭……，那么，这种貌似手到擒来的术式就有可能变成一场梦魇。**因为你认为的结肠远断端其实可能是近断端，你将它缝闭了，就造成了完全性结肠梗阻。我就发生过一次这样的事！

怎样才能避免这种灾厄呢？对既往有腹部手术史的病人应该避免采用"盗洞"式乙状结肠造瘘术，因为这种病人腹腔内的解剖会因粘连而改变。一定要搞清楚肠管的输入襻和输出襻：最简单的办法就是从肛门插一根光导纤维结肠镜。当然，你也可以插入腹腔镜，但是需要在腹壁另开一个口子，如果你还有疑惑，请在手术结束时向刚制作好的结肠造瘘口注水；如果见到水从肛门流出，你马上就会明白外置的肠襻搞错了。请马上重做！然而，为了避免此类灾祸的降临，最安全的办法似乎是做襻式结肠造瘘术——许多人（包括我）认为襻式结肠造瘘能提供完全转流；大便是不会跨过去的。

Moshe

女士们，先生们，至此，为了兑现承诺，让我们鼓掌欢迎本章的压轴大戏肛门出场。

第二节　肛　门

肛门是一个极其复杂的器官，肛皮的神经高度丰富，括约肌复合体协调一致。你必须明白，能够排气、排便，没有疼痛，乃人生一大乐事！大多数肛门手术需要切开肛门皮肤，有时还需要切开括约肌，这就为丧失排气、排便能力和痛苦的人生埋下了伏笔。所有肛门手术的目标应该是消除疾病，同时对皮肤和括约肌的附带损害最小。

在这一章，我会对肛门手术的常见并发症、如何预防以及如何处理这些并发症进行叙述。

一、术前考量

绝大多数肛门疾病病人找你来看病的原因是肛门疼痛、肛门出血、肛门肿块或上述几项并存。这不是一本叙述肛门疾病诊断与治疗的专著，不过，请允许我简单谈几句。

一段扼要的病史会引导你做出正确诊断（甚至在病人褪下他的内裤之前）——举例如下：

● **疼痛间歇性发作**，疼痛发作与排便有关，伴有鲜血：**肛裂！**
● **疼痛呈持续性**，为钝痛，疼痛程度在近几天逐渐加重：肛门周围脓肿。

- **疼痛进行性好转**，昨天开始疼痛，并且感到有一肿块：**血栓性外痔**（肛周血肿）。
- **疼痛间歇性发作**，内裤有分泌物污染加既往脓肿病史：**肛瘘**。
- **有肿块脱出**，可能需要通过手法还纳：**痔**。

肛门视诊，轻轻掰开"两颊"就足以对肛裂进行诊断——大多数病人都不需要插入痛苦的肛门镜进行视诊。

在对肛门进行评估的同时，请不要忽视结肠和直肠：在一次痛苦的痔切除术后 6 个月，病人被诊断出晚期乙状结肠癌，这会使你无地自容！切记：结直肠癌也可以见于年轻病人。我还碰到过几位病人在痔保守治疗数月后被诊断出晚期乙状结肠癌。Crohn 病（未诊断出）的病人做了一个肛瘘切开术，伤口迁延不愈……

肛门外观与症状几乎没有相关关系。色情明星是唯一需要做肛门美容手术的人群。遇到少妇（或稍年长些的妇女）对她们自己的肛门外观不满意时（要求你切除肛门周围"多余的"黏膜皱襞）一定要**多一个心眼**，因为她可能会发生肛门狭窄或伤口迁延不愈。我对几位这样的病例记忆犹新……，这令我不寒而栗……

大多数病人，除了在有指征时需要做**结肠镜**（或**纤维乙状结肠镜**）检查外，在手术前不需要做其他检查。在一些特殊病人或特殊临床情况，就有必要做一些进一步检查，如：对复发性肛瘘或复杂肛瘘病人做 MRI 检查；如果对病人的肛门管控情况心存疑虑，就应该行内镜肛管超声（endo-anal ultrasound）和/或肛管-直肠生理检查。

（一）肛瘘的临床评估

绝大多数肛瘘具有低位括约肌间瘘管或低位经括约肌瘘管（trans-sphincteric tract）。这些肛瘘基本上都能通过简单易行的**瘘管切开术**进行处理，基本不会有排便失禁的风险。高位瘘管或者那些有分叉的瘘管（尤其是马蹄形瘘）则有一定难度。

在对肛瘘进行评估时，你需要确定以下几点：

- **瘘管外口的位置**。
- **瘘管内口的位置**。
- **原发瘘管**。
- **是否有分叉**（继发分支瘘管）？

对单纯性肛瘘来讲，仅依靠临床检查你就可以胸有成竹地给出诊断——如果情况果真如此，那就太棒了，直接去做手术吧。否则，你就需要获取深层次的信息。评估肛瘘最有用的检查是**肛管 MRI**；如果我对局部的解剖情况不了解，我会放低肛管 MRI 检查的门槛；在复发性肛瘘，我会常规申请肛管 MRI 检查。**在许多情况下，对病人进行临床检查获得的信息与麻醉检查下获得的信息是互补的**。如果病人有明显的肛管周围脓肿表现，在病人完全清醒的情况下进行检查会给病人造成极大痛苦，你可以在手术中检查获取进一步信息。反之，最好能在病人清醒时对经括约肌肛瘘受累括约肌的品质以及受累括约肌的量做出评估。如果瘘管的外口靠近肛缘和/或能扪及瘘道，那么，这就可能是括约肌间肛瘘或低位经括约肌肛瘘。**最后，在手术中，轻轻将瘘管探子插入瘘管是临床评估原发瘘道的最正确方法**。

（二）肛瘘的术式选择

手术切除瘘管的彻底性与肛门失禁风险存在相关关系——外科学的一切都是如此，你干的活越多，你就切得越多，并发症的风险就越高（表 14.5）。

表 14.5　肛瘘手术的风险和成功

术式	排便失禁风险	成功机会
瘘管切开术	+ + +	+ + +
直肠推进皮瓣	+	+ + +
肛瘘另加	0	+ +
纤维蛋白胶	0	+
LIFT *	0	?
VAAFT+	0	??

* LIFT = ligation of the intersphincteric tract = 括约肌间瘘管结扎术
+ VAAFT = video-assisted anal fistula treatment = 电视辅助肛瘘治疗

　　因此，**对低位肛瘘来讲，你应该选择肛瘘切开术**。仅当瘘管切开术对肛门的控制功能威胁极大时才能考虑其他一些稀奇古怪的术式。除非你正在发明一种新的肛瘘术式。如果情况果然是这样，你就必须采用一种独具匠心的策略。首先，设计一种只能选择特定一次性器械或置入物的新术式。你还需要为你的新术式取一个叫得响的名字（最好是首字母缩略词）。你的创意要与某些产业紧扣——你需要他们为你提供经费到国外去参加学术会议。此时，你可以尽你所能将你的新术式为尽可能多的肛瘘病人做尝试，确保你能纳入足够数量的（本来通过单纯瘘管切开术就能处理的）低位肛瘘，并且，仅纳入短期随访结果。下一步是到外地去发表和宣读论文；动作要快，因为紧随你后的大有人在，天上掉馅饼的好事不会每天都有。最后，有人会发表一篇高位肛瘘①的大宗病例长期随访结果，其治愈率只有 50％，甚至更低。你那给人希望的新术式就会像其他人的所有研究成果一样成为历史。哇，是的，YouTube 上依旧还留有你的几个录像片段（你还可以把它留在你的简历里——炫耀的资本☺）。

（三）痔的术式选择（表 14.6）

在术式选择时，请考虑下列因素：
● 症状的类型和程度。
● 内痔的分级和外痔的数量。
● 病人的体质情况。
● 病人的偏好。
● 有无肛门失禁的风险。

表 14.6　痔手术的效果和风险

术式	效果	疼痛程度	并发症风险
硬化剂注射	+	+	+
胶圈结扎	+ +	+ +	+ +

---

① 译者注：这一段文字有调侃意味，也就是弄虚作假——用你发明的新技术做低位肛瘘，然后在发表论文时或做学术报告时说做了多少例高位肛瘘，治愈率是多少。最后有人尝试了你的方法，结果大相径庭☹。

续表 14.6

术式	效果	疼痛程度	并发症风险
痔动脉结扎术(HALO)	+ + +	+ + +	+ +
吻合器痔切除术	+ + + +	+ + +	+ + +
切除性痔切除术	+ + + + +	+ + + + +	+ + + +

有良好的证据表明**在术前启用大便软化剂能减轻术后的疼痛**。我在术前 24 小时开始让病人口服乳果糖每次 20 mL，每日 2 次；当然，你也可以选择其他大便软化剂。

在痔切除术等肛管手术前，我不会医嘱灌肠（虽然在各种直肠手术，灌肠是一种常规）。尽管在肛管手术灌肠不能算"错"，但是，我并不认为用这种方法来排空直肠有任何优势。

二、术中考量

在肛管手术后的最大愿望是减少疼痛和肛门失禁风险。这种愿望催生了肛门疾病治疗的几种新术式的产生（吻合器痔切除术、HALO、LIFT、VAAFT、BBB[①]）。这些术式的共同点是根本不必在肛管上做切口，因此，有良好的证据表明这些术式的术后疼痛比传统手术轻。然而，这些术式的远期结果还不明了。这些新术式也造成了一些有趣的新并发症（那是传统肛管手术见不到的）。在行吻合器痔切除术中，不慎造成直肠肠腔缝闭引起大肠梗阻就是很好的例子之一。

本章的篇幅不允许我对这几种新术式一一做细致展开讨论，不过，我还是想借此机会就这几种新术式"落地生根"的要诀泛泛谈几点看法：

- 首先，**审时度势**——这种术式到底是"一棵万年青"，抑或只会在今后几年的教科书中"昙花一现"？
- 其次，**有选择地采用之**。往往有一种趋势，就是把所有病人都当成一种新术式的候选人。请善待你自己和你的病人，先从容易成功的病人做起，随着你的经验积累，逐渐拓宽这种术式的适应证。
- 其三，**物色一名德高望重的长者**。先洗手上台看这位沙场老将如何做第一例手术，你的最初几例手术最好也能请这位沙场老手上台，请他指导你做。仅仅通过看 DVD 或随商家到手术室"走马观花"走一趟往往是不够的。
- 其四，商家带你参加了 2 天行程的拉斯维加斯双飞之行（有美食和饮料相伴——唯独没有"美女"），这并不等于你就能开展这种新术式。

在英国，大多数肛管手术都是在全身麻醉下进行的；这与美国的情况不同，在美国，大多数肛管手术是在局部麻醉（加或不加静脉镇静剂）或区域麻醉下进行的。然而，几乎没有证据表明两者之间孰优孰劣；之所以有这种差别主要的原因是文化差异。尽管如此，对需要做长时间肛门牵开的手术，或许还是在全身麻醉下进行病人会比较舒服。

---

① HALO＝hemorrhoid artery ligation operation＝痔动脉结扎术；LIFT＝ligation of intersphincteric fistula tract＝括约肌间瘘管结扎术；VAAFT＝video-assisted anal fistula treatment＝电视辅助肛瘘治疗；BBB＝blah blah blah＝外国人常用它代指省略的内容，意思是说"……什么什么的/等等"。常常是举出三五个例子后就 blah 三四次。

病人手术体位的放置也同样存在不同的文化差异。在英国,大多数肛管手术是在**截石位**下进行的,而在美国,大多数肛管手术是在**俯卧执刀体位**下进行的。再强调一遍,这种差异在很大程度上是文化差异所致,与上述讨论过的麻醉差异有关——我们英国的麻醉师和护士不愿意在麻醉后让病人脸朝下。就像美国人一样:或许他们不愿意站在病人的两腿之间干活——即所谓的"法式体位"?☺然而,俯卧执刀式体位有利于显露肛管,尤其肛管前壁的病灶,该部位的病灶在截石位很难显示。此外,一旦有出血,血液会从术野流走。俯卧执刀式体位的另一优点是你的助手能窥清你的操作。

> 直肠外科医生有点像性活动。各种不同的体位都有其相应的支持者,一些特定体位在某些情况下(病灶位于前壁或后壁)使用会更令人惬意。大多数人都会尝试不同体位,但是,一般会专注于那种一如既往给他们提供美好憧憬和如意效果的体位。

> **Angus G. Maciver**

下面我会就"安全"的"治愈性"肛管手术给出几句金玉良言。

(一)个体化侧方括约肌切开术

近年来,侧方括约肌切开术的名声有些不好。根据文献记载,过去这种术式的肛门失禁发生率高,这与肛门内括约肌全长离断有关,有时,甚至有人做双侧侧方括约肌切开术。有轻微肛门失禁风险是肯定的,但是,只要在临床实践中操作正确,该风险并不高:约5%的病人会有排气控制困难,这些病人偶尔会有轻微的内裤污染——这就是大多数病人的现状。

减少肛门失禁风险的要点:

● 对肛门管控已经存在问题的病人,不要做括约肌切开术,对这种病人我会采用肛门推进皮瓣(anal advancement flap)。

● 采用肛门牵开器维持内括约肌于伸张状态。

● 在直视下离断内括约肌——不要做"盲法"括约肌切开术。

● 只切断你需要切断之物;**在肛裂顶部水平终止括约肌切开术**——不要像有些人建议的,一直切至齿状线水平。这就是为什么我们称之为"个体化括约肌切开术"的道理所在。

(二)何谓切除过多——安全痔切除术?

> 当看上去像一张三叶草(苜蓿草)时,你应该明白差不多行了。当看上去像一朵大丽菊(天竺牡丹)时,你应该明白手术失败了。

只要病人的选择正确,切除性痔切除术是一种能长期解决其痔疮烦恼的极佳办法。切除性痔切除术最令人担忧的并发症是肛管狭窄和肛门失禁。肛管狭窄的原因无一例外地与肛皮切除过多有关。痔切除术后的肛门失禁则与内括约肌损伤或肛垫切除过多有关。

安全痔切除术的要点：

- 随着手术的进展，要力求彻底止血，确保手术野清晰。

- **对环状痔的病人要小心**（在什么情况下应终止手术？）。对这种病人我一般会采用吻合器痔切除术。其他术式还有 HALO（远期结果还不清楚），也可以将最大的痔块（两组）切除，对剩余痔组织采用兜底连续缝合处理。

- 用牵开器维持肛管内括约肌于伸展状态，以免造成括约肌损伤。

- 切记，**这不是癌症手术**——不需要无情地将所有的痔组织全部摧毁。留一部分肛垫，保证其肛门的排便控制能力。

- 在切除的痔块之间保留至少 1 cm 的皮桥。使肛门外观像一片三叶草！

人们投入了许多精力来开发痔切除的方法，有些方法甚至比较复杂。我一般使用标准的手控电刀（成本是 5 美元）。其优点是止血效果好，有利于看清肛管内括约肌。文献中报道的方法还有激光分离、LigaSure™ 和超声刀®。尽管研究表明其中有些方法在术后疼痛方面具有微弱的统计学优势，但是，用 500 美元的一次性耗材来做一种简单易行的肛管手术，理应深思其成本效益比！除此之外，不分青红皂白地盲目接受这种（商家支持的）研究结果，马上就会迎来正义的指责……

（三）肛瘘的安全手术

肛瘘之后病人出现了排便失禁，其原因是外科医生勇猛有余，而非疾病进展。

John Alexander-Williams

一位青涩生疏的外科医生手持瘘管探子比大猩猩手持机枪更危险。

Robin Phillips

再强调一遍：大多数肛瘘不是括约肌间型瘘，就是低位经括约肌型瘘。这些瘘通常都可以通过简单易行的瘘管切开术来处理。高位肛瘘或那些有分叉的复杂肛瘘处理起来就比较困难，需要倍加注意。**复杂肛瘘的主要问题是有医源性肛门失禁的风险以及肛周化脓性感染持续无法根治。**

坚守安全底线的几点要诀：

- **在你搞清楚瘘管的解剖关系之前，不要轻举妄动进行手术。**如果你的心里依旧没有底，请选择性地应用影像检查手段（MRI 或内镜肛管超声检查）。

- **如果你没有把握确定肛瘘的内口，**你可以将一根静脉注射用的导管插入肛瘘的外口，由此注入稀释的过氧化氢溶液。肛瘘的内口就会有泡沫外溢。如果你有术中内镜肛管超声检查设备，H_2O_2 就成了一种简单的造影剂，有助于你看到整个瘘管，如果你手头没有过氧化氢溶液，可以用 **UHT**[①] **牛奶**代之。

- **请不要用力用瘘管探子探瘘管。**

- 如果探子似乎与直肠壁平行向上走，而不是进入肛管，你就应该小心前行。是否为**括**

---

① 译者注：UHT(ultra heat treated)是"超高温处理"的英文首字母缩略词。

约肌外肛瘘[①]？

- 如果你对把瘘管敞开是否安全没有把握——就不要做瘘管切开术。改用挂线疗法，引入一根挂线松松留着，来日再战。
- **在存在急性肛管化脓性感染**(脓肿)的情况下，做瘘管切开术要倍加小心。如果对病人做了选择，在经验丰富的外科医生手中，这种手术还是安全的，要注意的是解剖关系会因为脓肿而改变。
- 在急性肛周脓肿情况下，不要尝试复杂的保留括约肌的手术——这种手术是注定会失败的。而应该对所有分叉进行引流，留一根松弛的挂线至少3月，等待炎症消退。
- 切记，来到结直肠中心求医的许多"高位"瘘或"复杂"瘘并不是"天生的"，而是你这类"臭手"外科医生造成的，是你在探瘘管时"用力"捅出来的一个假道……

（四）肛管扩张术

过去，肛裂和痔疮的一种常用手术方式是肛管扩张术。概括地讲，现在，在人们的心目中，肛管扩张术业已成为过眼云烟；大多数外科医生认为肛管扩张造成肛管内括约肌损害的风险远远超过其获益。以鄙人的一孔之见，个体化的侧方括约肌切开术有助于控制肛管内括约肌下端的切开范围，肛门失禁的风险也比较小。

（五）手术结束

在肛管手术结束前，检查是否还有出血点，用电凝或细的可吸收缝线将出血点全部止住。**肛管填塞会增加术后疼痛，只能选择性地使用。**如果局部有轻微渗血，我会用纤维素制成的肛管海绵，但是，对大多数病人我都不会在肛门内塞任何物品（棉质纱布块在撤除时极其疼痛，我从来不用）。**切记，在伤口处用长效局部麻醉药做局部浸润止痛**（其理论风险是局部发生化脓性感染，但是临床上从未遇见过）。

三、术后考量

> 人类只有在不能排便、排气时才渴望能排便、排气。

（一）疼痛！

肛管手术后疼痛是人们永远关注的话题，过去，因为疼痛使得多数病人在手术后需要住院，哭丧着脸要求注射吗啡。由于顾忌疼痛，一些病人害怕见外科医生，也使他们与最佳疗法失之交臂。

肛管手术后的疼痛与下列因素有关：
- 肛皮切开。
- 组织张力增加（水肿、炎症或血肿）。

---

① 主译注：括约肌外型瘘管（extra-sphincteric fistula）。

- 局部化脓性感染。
- 肛管内括约肌痉挛。

如今,我们可以对几乎所有肛管手术都采用日间外科[1],只要在术前、术中和术后注意一些细节即可。例如:

- 我会让病人在术前 48 小时开始口服轻泻剂。我最常用的是乳果糖,但是,各种容积性泻剂也很好——**重要的一点是只要术后第一次大便柔软就行!**
- 如前文所述,我会用**布比卡因**对整个肛管创面进行浸润注射,不做肛管填塞,除非绝对必要。
- **如果肛管有一个明显敞开的创口,我还会给病人口服为期 1 周的甲硝唑,同时局部用硝酸甘油软膏。**
- 为病人选择一种好的口服镇痛剂(我一般用对乙酰氨基酚和一种 NSAID[2])。
- 可能的话,尽量不用阿片类镇痛药,因为这类药物有导致便秘的风险。
- 在术后第一周,采用**温水坐浴**,松弛肛门括约肌,减轻疼痛。

(二)痔切除术后(及其他肛管手术后)出血

肛管手术后,少量出血是常见情况,但是,需要输血或再次手术处理的大量出血应该罕见。手术后,由于肛管内的压力比较高,出血会聚集于直肠下端,病人可以没有外出血征象。痔手术后出血的典型临床表现是病人脸色苍白、心率速,紧接着就有大量血液经肛门排出。

在手术后早期,大多数血流动力学受影响的病人都需要先行体液复苏,然后紧急推入手术室进行止血。在安排手术期间,可以先将一根粗口径的 **Foley 导尿管**插入直肠,充盈球囊;这有助于正确估计失血量,轻轻拽紧球囊,还可以起到压迫止血作用。

在手术中(我常规在全身麻醉下做这种手术),通常只需要在出血点处做一个兜底的"8"字缝合。如果病人做的是吻合器痔切除术,你可能难以见到出血点,因为,此时痔块依旧存在,出血一般都来自痔块上方吻合钉的钉合线。在这种情况下,你只要另打开一套吻合器痔切除装置;用透明肛镜和导线杆(suture guide)挡开痔块,就能满意显露出血点。

(三)痔切除创面不愈合

痔切除术后,大多数肛门创面在术后 6～8 周就完全愈合。偶尔,你会遇到经过这么长时间,创口依旧不愈的病人。这些病人的最佳治疗方法是 MICLO[3],也就是说什么都不做,但是,要想方设法让病人高兴。随着时间的推移和耐心,所有伤口都会愈合;不要老是有"想干点事"的冲动,其实,什么都不干是最佳选择。

---

① 译者注:日间外科(day surgery),又称为一日外科,是指病人在当天入院手术,并当天出院的情况。不同国家对日间外科的定义也不尽相同,大多是指病人不在医院过夜;但是,美国的定义是在医院最多可以住 23 小时。一般适用于无合并症的疝修补术、甲状腺切除术或乳房良性肿瘤切除术。

② 注:对乙酰氨基酚俗称"扑热息痛",是一种解热镇痛药。NSAID(non-steroid anti-inflammatory drugs)是"非甾体类抗炎药"的英文首字母缩略词。

③ 译者注:MICLO(masterly inactivity with cat-like observation)是"练就猫一样的两眼紧盯、一动不动的精湛技艺"的英文首字母缩略词。

（四）陈旧性肛裂

肛管侧方括约肌切开术是为数不多的几种操作简单、治愈率又高的手术之一。只有极少数病人会因为肛裂不愈需要找上门来。你会如何处理这种情况呢？

思考下面几个问题：

- **你切开了多少肛管内括约肌**？其实，这种情况只能通过内镜肛管超声检查来评估。要核实括约肌是否切开并不难，但是，要测量括约肌切开的程度，就需要做一次三维内镜肛管超声检查。
- **这属于"高压性"肛裂吗**？大多数特发性肛裂与肛管静息压增高有关，用肛管侧方括约肌切开术来降低这一压力，就有利于肛裂愈合。但是，有些肛裂病人的肛管静息压处于正常范围或者低于正常（往往与产伤有关）。对这种病人采用肛管侧方括约肌切开术就不合理（并且有发生肛门失禁的风险）。如果在合适的括约肌切开术后，肛裂不愈合，就应该考虑低压性肛裂——应该安排肛管直肠生理检查来澄清问题的根源。
- **这是肛裂吗**？我见过被误诊为肛裂的疾病包括低位肛瘘、后壁括约肌间脓肿、小肛管癌，甚至梅毒。如果病人有剧烈疼痛，就可能有必要在麻醉下对病人进行检查，以明确诊断。此时，应该考虑从肛裂口取**活组织检查**。

在评估之后，你会遇到三种情况：

- **高压性肛裂**（其侧方括约肌切开术不当）。在这种情况下，你应该考虑注射**肉毒杆菌毒素**，甚至做一次谨小慎微的**再次侧方括约肌切开术**（我会在**另一侧**做侧方括约肌切开术，避开括约肌间隙的瘢痕）。
- **低压性肛裂**（不管是否做了**恰当的括约肌切开术**）。在这种情况下，我通常的做法是切除肛裂，用肛门推进皮瓣修复缺损。
- **这不是肛裂**——此时的要点是处理潜在病因。后壁慢性括约肌间脓肿可以被误诊为肛裂；这种疾病的治疗方法是经脓肿腔做背侧括约肌切开术。

（五）肛瘘复发

本病的确切称呼应该是持续性肛瘘，只有极少数 Crohn 病肛瘘在彻底切除后才属于真正的肛瘘复发。既往局部化脓性感染和手术形成的瘢痕增加了临床评估的难度，也使得临床评估欠正确。此时，MRI 检查是一项极具价值的评估手段。

复发性肛瘘的评估中应注意的问题：

- 是否为单纯性隐窝腺的化脓性感染？是否存在另一种潜在疾病？
- 肛瘘复发的原因是什么？
- 常见原因是未能找到原发瘘道、未能引流分叉以及未能切除原发瘘道。

（六）肛管狭窄的治疗

在经验老辣的外科医生手中，痔手术后的肛管狭窄理应极为罕见。肛管狭窄的诊断依靠临床检查——手指无法插入肛门。肛管狭窄的初始治疗方法是在麻醉下用 **Hegar** 扩张器进行肛管扩张。在初步扩张后，再狭窄比较常见——预防的方法是在表面麻醉（topical anesthesia)下反复扩张——你可以让你的病人在家里做反复扩张。我还会建议病人增加纤维膳食,使粪便加粗。这种方法对多数病人都有效;扩张时间不必超过 4 周。

对扩张超过 4 周的顽固性狭窄,以及再狭窄,就应该采取手术治疗。我的手术方法是在肛管内切开瘢痕,注意保护括约肌。做一个**肛门成形术**——将一块顺应性好、血供好的肛周皮瓣推向瘢痕切除后的缺损区,避免形成再狭窄。在这种情况下,我会采用房式推进皮瓣(house advancement flap)。

结语,肛门手术往往被外科医生们认为是小手术,但是,对那些肛门被切开的病人来讲,他们可不这样认为! 肛门是一个复杂的器官——神经支配有条不紊、括约肌复合体协调一致。我们外科医生若离断了这个器官,当后果自负(更确切地说是我们的病人承受了这一恶果)。我恳求对地位卑贱的肛门给予关照、尊重,尤其对其括约肌。

"我们会因为自身的排污系统故障而饱受煎熬,甚至一命呜呼。"

William A. Lane

（陈卫东　译）

第十五章 疝

Danny Rosin

> 从一位外科医生做疝手术,你就能窥见他身价的一斑。

Thomas Fairbank

多少年来,疝手术一直被看成是一种"简单的、第一年住院医师的"手术,在繁忙的医院,疝手术往往被放在一日手术安排表的最后——结果不言而喻(图 15.1)。其实,疝手术根本就不简单,因为疝的三维解剖很难掌握,疝的类型形形色色,修补方法的选择使得疝变得越加复杂。眼下,"疝外科医生"和"疝中心"犹如雨后春笋层出不穷,在许多地方,疝手术基本成了"专家"的事。

疝是一种极其常见的疾病,并发症也会时不时见到。虽然大多数并发症属于"轻微"并发症,但是,新的入路和技术又带来了一些全新的,甚至是严重并发症。

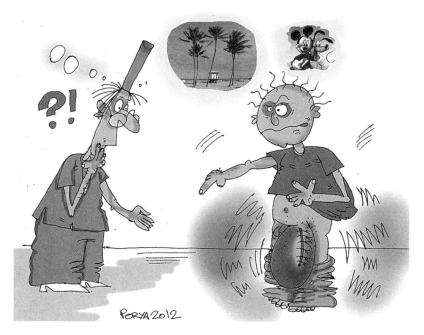

图 15.1 "大夫,你答应过我这种小手术后一周我就能带全家去迪士尼的……"

一、概论

（一）疝外科的目标

分析结果、确定并发症,均取决于我们(和病人)的期望值。**何谓"成功的"疝手术,我们的期望值是病人在恢复过程中仅有轻微瑕疵,修补方法终生有效。**因此,疝修补术后的并发症包括术后早期的手术相关性并发症和远期问题,后者又包括慢性疼痛、后期感染以及修补方法经不起时间考验。**切记**:那些在我们看来属于轻微并发症的情况,甚至那些达到我们预期的术后情况,在病人看来且是严重的、丧失能力的,甚至是灾难性并发症。当我们致力于采用新材料和新技术希望减少疝手术带来的烦恼时,我们应该关注那些我们的外科先辈从未见过的新并发症。

（二）疝外科的多变性

"疝外科"这个词的使用会引起一些歧义,因为这个词含义极其宽广。由于疝的位置、大小和特点的不同,其适应证、技术、当然还有并发症的差异甚大。为了精炼本章的内容,我们会尽可能谈些通用性问题,但是,对有些情况我们会特殊对待。

1. 疝的位置

绝大多数疝都发生在**腹股沟区**,但是,外科医生经常面对的疝还有**脐疝**、**上腹疝**、**切口疝**等腹中线的疝,以及**腰疝**、**Spigelian 疝**等外侧区疝。所采用的入路、技术和材料的不同必然会伴随着并发症(种类上和程度上)的巨大差异。

2. 补片

补片材质是现代疝修补的基石。虽然原始组织修补法(primary tissue repair)在一些特殊情况下(如:手术野已有感染的情况,或经济能力所限)依旧广泛采用,但是,不使用补片的疝修补术其术后复发率肯定高——即使微小的脐疝也是如此!然而,采用补片也带来了一些特殊的并发症,最常见的就是感染。往往需要再次手术处理的严重并发症还有补片挛缩(补片肿)、慢性疼痛(补片痛)和补片侵蚀进入邻近结构,如:侵蚀膀胱或肠管(造成感染或形成瘘)。再手术时可能需要取出补片,这通常是一项艰巨任务。如果将补片置于腹腔内——这是腹腔镜修补切口疝/疝的常用方式——就需要使用"防粘连"补片,**但是,与广告中的宣传相比,各种防粘连补片的真正价值要大打折扣。**

3. 入路

即使对一种完全相同的疝,可供选择的入路也很广泛。在能"通吃"各种疝的疝外科医生的武器库中藏着各种各样的手术入路,诸如:开放入路和腹腔镜入路,前入路和后入路(又称腹膜前入路);每一种入路又有不同的战术,如:补片架桥、组织游离和疝缺损的缝合,当然,还有补片在腹壁结构不同水平的放置。**很显然,由于所选择的入路不同,并发症的差异也很大。**以腹腔镜切口疝修补为例,肠管损伤是一种危险的并发症,可以在术中就得到诊断,如果术中未察觉到,就只能在术后才得到诊断,而在开放式腹膜外修补法,绝不可能见到这种并发症。然而,巨大的积液和血肿在后一种入路就比前一种入路更常见。在疝本身因素(大小和部位)和外科医生专长的基础上,疝修补入路的选择应该以保证并发症风险最小化为目标。

二、术前考量

(一)简单疝

从来就不存在真正意义上的"简单",如果病人年轻、体质良好,是原发性、单侧、小至中等大小的腹股沟疝,这种疝的修补属于低危手术,其结果应该比较好,并发症发生率低,成功率高。我们的目标是避免伤口相关性并发症,做一个安全的、一劳永逸的修补术、让病人早日恢复正常的日常活动量。

(二)腹腔镜抑或开放?

这或许是现代疝外科领域最具争议的议题之一,因此,这道选择题颇有难度。**如果这位外科医生对这两种修补方式都很在行**,那么,在拟定决策时要考虑多种因素。风险-获益分析并不总是那么容易做的。**切记**:文献中引用的数字极少能代表"现实生活中"的结果。虽然腹腔镜手术后病人的恢复快些,但是,与开放手术相比,腹腔镜的优势可以忽略不计,尤其在潜在灾难性并发症的比较方面。只有在谙熟本单位和本人手术结果和特长的基础上,才能做出正确选择。

> 腹腔镜脐疝修补术就好比进入地球中央去种东西,设法把种子放在地表层。
>
> **Rolando Ramos**

(三)原始组织修补抑或补片法修补?

补片修补是减少疝复发率的关键所在,但是,补片修补存在一些与补片使用相关的特殊并发症,有时(例如:在污染的手术野),最好的办法是接受疝复发率增加这一风险因素,宁可不留置补片结束手术,以策安全。**使用异物的主要风险就是感染**。预防用抗生素是标准医疗措施(!),尤其当"补片紧靠切口下方"时。当有可能发生手术部位感染(surgical site infection, SSI)时(如在嵌顿疝手术中发现肠管绞窄需要行肠管切除的情况下),大多数外科医生会忌讳使用人造补片;尤其当周围组织存在活动性炎症征象时。

(四)复发疝

可悲的是,至今还没有人发明出完美无缺的疝修补术(尽管声称复发率是0%的作者并不仅仅是几个,不过,**请绝对不要相信任何事的零发生率!**)。任何开放修补或腹腔镜修补后,组织修补或补片修补后,都可能出现复发,可以在手术早期就复发,也可以在手术数年后才复发。有些病人表现为多次复发,也为外科修补出了一道大难题。

与初次手术相比,复发疝的手术难度肯定大得多,更容易发生并发症——也容易再次失败。切记:并非每例复发疝都需要手术补救:年老体衰病人的无症状小隆起最好还是留着不管(当然,这些病人的原发性疝也是如此……)。

经原瘢痕做手术的难度在于解剖关系不清楚、容易损伤精索结构(输精管横断、精索血管损伤)和没有强有力的组织用来修补。**我们建议另选入路,避开之前的瘢痕组织或之前留置的补片。**如果之前的入路是开放修补,你这次可以选择腹腔镜;如果前次采用的是腹腔镜,这次你可以选择开放手术。

(五)巨大疝

巨大疝是疝长期存在、未采取早期修补的结果,未做手术的根本原因是预期到了并发症。巨大疝块病人的常见特征是复发疝、年迈和多种夹杂症。除了需要将巨大的腹壁缺损补起来之外,主刀医生还必须将疝内容还纳腹腔,且通常是在腹腔领地失去数年后(即腹腔容积缩小后——译者注)。**疝还纳后引起的腹内压增加和呼吸功能不全往往是限制这种高难度手术的因素。**有人提出了一些英雄壮举(诸如:术前采用气腹使腹壁得以伸展,甚至有人建议将冗长的结肠等内脏切除),但是,请三思而行!这些方法会引起你避之不及的灾难性并发症。有些疝根本可以不手术,你有权回绝病人的强烈要求,请把这个病人转给你那位善于冒险的朋友(最好是转给你的冤家对头)。

(六)麻醉——局部、区域抑或全身?

麻醉考量会影响外科医生对疝修补术式的选择。腹腔镜修补腹股沟疝通常要求全身麻醉。麻醉选择往往取决于当地的习惯和外科医生的偏好,因为,如今的全身麻醉对大多数病人来讲都是安全的。经济因素也会对麻醉选择构成影响。严重心血管和呼吸疾病会使得区域麻醉或局部麻醉(加或不加镇静剂)更具诱惑力。**有时,你很难算出风险-获益比:**一位第三次腹股沟疝复发、伴有缺血性心脏病的病人需要再次行修补术,仅仅是为了避免全身麻醉对心脏的影响而放弃腹腔镜修补,而冒着睾丸缺血的风险选择开放入路,到底是否值得?这个情况就复杂了,可不是?

(七)老年人和体质虚弱病人

尽管疝是各年龄组都会罹患的一种疾病,但是,老年人和病倒的人因为疝严重影响生活质量(通常是影响下床走动)前来求医并不少见。因为畏惧并发症一概将这些病人拒之门外或许不是一种明智、正确的决定。**优化医疗条件、选择简单的术式、在区域或局部麻醉下进行手术,或许能为该病人的福祉提供巨大的辅助作用。**

(八)痛性疝与"运动员"疝

疝的存在与疝所致疼痛的关系颇为复杂。许多病人都会提到疝的区域存在不适感,但是,严重疼痛并不常见。然而,年轻人的小疝更容易表现为疼痛,甚至见不到肿块突出。腹股沟区疼痛的诊断并不总是一目了然,往往需要借助超声或其他影像手段来证实疝的存在与否。较大的疝有清晰的疝囊和疝内容物突出,只需要体格检查就能确诊,而小疝往往只有腹膜前脂肪经腹环外突。这种情况常见于年轻的运动员和重体力劳动者,很难与其他下腹部、腹股沟和骨盆的运动相关性损伤(还有一些与之有纠缠不清的名词如"腹股沟拉伤"

或"会阴部疼痛"①)进行鉴别。

有关这种疾病的诊断、手术决策和采取的术式都存在极大争议,远未在外科医生之间达成共识。尽管许多病人最终会从手术治疗中获益,但是,有些病人会依旧存在慢性疼痛(此时,有些病人就会把问题的根源归结于手术本身),对外科医生造成心理创伤。

(九) 嵌顿疝/绞窄疝

嵌顿疝或绞窄疝的急诊手术还有其特殊的难点和并发症。首先,紧急手术限制了你对病人的术前准备,你往往需要为一位病态、虚弱的病人动刀,而在平诊情况下(病人的病情不是火烧眉毛),你就会为病人开具多项检查,并请求会诊,只有在一切"过关"的情况下才会实施手术。因此,急诊手术的术后、麻醉相关和手术相关并发症的风险显著增加在情理之中。**最"难啃的骨头"是局部情况**:组织水肿、解剖不清和感染风险增高(尤其当存在肠管缺血情况时)——往往不允许行补片修补术。此外,这种手术一般都是在值班期间实施的,主刀医生往往都是"乳臭未干"的年轻外科医生,因此,并发症风险增加,复发率高也就不足为怪了。

(十) 腹内压增加

一些先前存在的情况会增加疝形成的风险,还增加手术并发症和手术失败的风险。此时的疝或许就应该看作"症状"疝或"继发"疝——是另一种疾病的症状!

便秘可以引起腹内压增高。**你绝对不能忽视隐匿性结肠癌所致的不全性结肠梗阻。**我想你肯定不会愿意看到修补了疝而将结肠癌留在肚子里,1个月后,到你那机智有加的同行手上去开刀。虽然在疝手术前行常规结肠镜检查显然没有必要,但是,你绝对不能遗漏大便习惯的问诊(以及是否有大便习惯改变……)。

在疝手术前,了解**良性前列腺增生症**和尿路梗阻症状也很重要。下尿路梗阻除了会增加复发风险外,术后尿潴留的发生率也比较高(⊖第二十六章)。如果病人的症状提示尿路梗阻,或者说良性前列腺增生症的诊断已经明确,为了确保医学治疗的最优化,请一定要问一下泌尿外科医生是否准备做前列腺手术。如果回答是肯定的,那么最好是先做前列腺手术,后做疝手术(或者同时做联合手术)。

慢性咳嗽会使得腹内压达到最高水平,一直被认为是疝复发的主要原因。此时,医学治疗的最优化和戒烟是重要措施,但是,只能部分起作用——你见过几位"烟枪"会真正在疝手术前戒烟?

慢性腹水很令人担忧。慢性腹水往往会引起疝(最常见的是脐部隆起)。慢性腹水一般是重大疾病的临床表现,如:终末期心衰竭或晚期肝硬化,这些病人都属于高危手术病人。疝修补术会引起腹水感染(反过来造成肝衰竭),高复发率也在情理之中——那是指如果病人没有死的话! 在考虑采用手术修补之前,必须将病人的情况调整至最优化、"消灭"腹水。极度的腹胀会导致皮肤裂开、腹水外溢,往往会导致腹水感染这一严重并发症,并造

---

①　译者注:会阴部疼痛(pubalgia)又称运动疝,见于运动员,也见于非运动员。病人表现为下腹部和腹股沟区慢性疼痛,这类疼痛需要鉴别的范围很广,只有少数病人能达到会阴部疼痛(运动疝)的诊断标准。因此,如今文献中对运动疝的病因、发病机制、诊断和治疗都混淆不清。

成死亡。此时,你很难抵御来自疝修补术的巨大诱惑力,但是,如果不做医疗最优化(必要时,申请做一次经颈内静脉的肝内门-体分流术),这种"简单"的疝手术完全有可能导致病人死亡。

肥胖——我想,我不需要提醒你,**肥胖会引起慢性腹内压增高**(垃圾食品性 ACS[①]☺),这是疝形成、复发和手术并发症的一项巨大风险因素。我经常会说这样一句话:"只有当你把体重降 15 千克之后,我才会给你做疝修补术",最终是放弃……

(十一)非手术疗法

避免术后并发症的最佳方法是一个手术都不做(病人至少具有疾病本身相关并发症风险吧,如嵌顿疝)。切记:并不是所有疝都需要手术处理的。有证据表明小的无症状的腹股沟疝发生嵌顿的风险极小,其实比手术本身的风险还小。因此,偶尔(在常规体格检查时)发现的小疝,并不是手术的适应证。在这种情况下,合理的措施是有计划的随访,了解肿块是否增大,有无症状出现。

然而,有些无症状疝(如:**股疝**)就比较容易发生嵌顿,等待观望似乎并非上策。至于其他疝,由于数据还不明了,就需要根据每个病人的具体情况、依据经验和常识来评估风险-效益比。缺损巨大的切口疝或腰疝发生嵌顿的风险很小,但是,是否手术应该根据每个病人的具体情况而定,还要考虑病人的意愿——在此,我很难给出指导性意见。

三、术中考量

是术中困难,是"不巧倒霉",还是并发症,往往很难区别。有些手术比较复杂,有些手术"出师就不利"(如:巨大疝或嵌顿疝)[②],有些手术则需要决策和解决问题的方法,这些决策和方法在其他场合可能就是并发症(如:脐疝修补术中切除脐部,以及巨大疝或复发疝修补术中的计划性睾丸切除术)。**预计手术中可能会遇到的困难**,并写入知情同意书中去,坦率、诚恳地向病人及其家人解释手术决策和导致这些决策的前提,最终病人及其家人才能接受既成事实的结局,减少其不满和怨气,否则就会导致法律诉讼。

(一)难复性疝

疝内容"粘"在疝囊内,其定义有些混淆不清。肠内容难以还纳腹腔的情况可以是**急性的**(嵌顿性的),也可以是**慢性的**(难复性的),疝内容可以有血供障碍("绞窄性的"),也可以没有。经缺损的疝环向外突出的疝内容,如果不予处理,可能会有危险(肠管可能发生梗阻或穿孔),也可能仅仅表现为疼痛(腹膜外脂肪或大网膜)。**因此,要尽快拟定手术决策**,避免疝内容嵌顿所致的并发症,但是,也不要过于仓促——例如:一位怀孕妇女有一个脂肪嵌顿的小脐疝,或者一位摇摇欲坠的耄耋老人患有一个巨大的慢性难复性疝,这类病人即使要手术,也最好找一个合适的时机,不要放在半夜三更。

---

① 译者注:ACS(abdominal compartment syndrome)是"腹腔室综合征"的英文首字母缩略词。
② 主译注:"微小"疝在平卧和全身麻醉后,你可能怎么也找不到疝囊,病人可能是斜疝还合并腹股沟其他疝。至于在这种情况下如何寻找疝囊,如何避免遗漏疝,请参阅《普外科精要》第 2 版,科学出版社© 2010 年;第 16 章;269。

　　嵌顿疝行急诊手术会出现疝内容物相关并发症和修补相关并发症。要仔细检查嵌顿疝的疝内容物是否有缺血性损伤,如果在嵌顿解除后,肠管缺血的情况没有好转,就应该行肠管切除术。但是,偶尔(在腹股沟疝急诊手术中)还没有等到外科医生看见它,疝内容物已经滑入腹腔,这种情况常见于诱导麻醉肌肉松弛之后。为了避免遗漏缺血的肠管,尤其在嵌顿时间比较长的高危情况,或疝囊内存在血性腹水的情况下,应该竭尽所能通过打开的疝囊把这段肠管找出来进行检查。如果寻找有困难或失败,可以用腹腔镜(通过腹股沟部打开的疝囊,也可以通过脐部)来检查肠管情况,然后才进行疝修补。否则,通常就需要做一个小型剖腹术来处理"失踪"的肠管。**切记:缺血的肠襻失踪后会导致肠管缺血性狭窄,更严重的是在数日后发生灾难性穿孔。**

　　当遇到肠管缺血伴有炎症时,肠管切除的必要性就增加,通常就不主张采用补片修补术,唯恐发生补片感染。然而,无补片的原始组织疝修补法(尤其当存在组织水肿时)存在比较高的疝**复发**率。尽管有关急诊情况下是否采用补片的争议如火如荼,远远没有得到解决,只要对病人进行正确选择,尤其当不需要做肠管切除时,采用补片也并非大逆不道。反之,要注意到在原始组织修补法术后的疝病人中大多数都不会复发。**我们真心希望你能正确掌握各种疝的无补片疝修补术!说不准哪一天你需要用到它……**

　　还纳嵌顿的疝内容物(在没有坏死的情况下)时,动作要轻柔。此时,往往需要扩大疝环的缺损口,否则,肠管就会被不经意地撕裂,肠内容物外溢。**整块回纳**(reduction en masse)这个词是指疝出的肠管(疝内容)与疝囊一并被还纳入腹腔,但是,缩窄的疝环依旧卡压在肠管(疝内容)上。这种罕见并发症比较容易发生在巨大多腔切口疝修补术中。整块回纳在过去更常见,原因是外科医生是在使用镇静剂的情况下对急性腹股沟嵌顿性疝尝试手法复位。如今,我们都明白急性疼痛性腹股沟嵌顿性疝属于手术室![①]

(二)滑动性疝

　　滑动性疝是邻近脏器(如:大肠或膀胱)成为疝"囊"壁的一部分。壁腹膜通过疝环口向外突出时可以将内脏一同向下拽,这些脏器往往属于不全性腹膜外脏器。了解这一概念并不容易,在手术中确认下滑的内脏也非易事,因为这个下滑的内脏常常有脂肪覆盖,下滑内脏与"纯"疝囊之间的确切交界点从来就不清楚。如果疝囊看上去太厚或脂肪太多,你就应该倍加小心,以免切开内脏或缝针扎透内脏壁(如果该内脏是肠管,就可以避免污染)。更需要担心的是损伤被遗漏。切记:在可能存在滑动性疝的情况下,最好的办法是留一部分疝囊,并将其还纳。或许这是另一次机会提醒你不管是什么类型的疝,切除疝囊和/或疝囊"高位结扎"均非必须:只要能把(现在是空空如也的)疝囊送回它原来的地方,然后缝闭/修补缺损,这种修补就一劳永逸。

---

　　① 主译注:是的,不过在手术风险大的病人,手法还纳(当然还要有允许还纳的条件)可以将急诊手术变成择期手术。手法还纳腹股沟嵌顿疝的要诀之一是耐心。就像包皮嵌顿手法复位一样,要用平均匀地、持续地在疝出的肠管上施压,目的是通过持续施压逐步解除肠管壁水肿(随着嵌顿时间的延长,嵌顿的肠管壁水肿程度会逐渐加重,使得手法复位越加困难)、驱走肠腔内的气体,使复位成为可能。的确,手法复位有点像性活动,需要耐心,不能着急☺。猛力施压一方面不可能使肠管壁水肿突然解除,另一方面容易造成肠管破裂。

（三）损伤大血管：股静脉和腹壁下血管

虽然疝修补手术一直被看作"小手术"，但是，血管损伤（庆幸的是极其罕见）就将这种"小手术"变成了大祸临头。大血管的处理要求具备良好的相关解剖知识、轻柔善待组织、细心缝合，一旦有出血，成熟的外科医生只做必做之事：停止手术、采用压迫方法控制出血，以及（如果你不清楚如何把它搞定）请求援助。下面是几句忠告：

- **腹壁下血管**是内环内侧缘的标志，也是腹股沟疝修补术术野的一个恒定标志。腹壁下血管的损伤和出血不难控制（缝扎该血管对人体不会有任何损害），离断的腹壁下动脉回缩和起初的血管痉挛会导致延迟性出血，通常会引起巨大血肿。**预防腹壁下血管损伤的关键手法是在斜疝疝囊颈处要做细致的钝性分离，直至能看清腹壁下血管。**
- **股静脉**构成股管的边界，因此，在股疝修补术中更容易损伤。分离过程中损伤股静脉会造成大出血，很难做修补。有时，股静脉的撕裂伤很小，只不过是在尝试修补时被扯大了——此时，你所需要做的就是局部压迫、等待血液自然凝固来显示其神奇。在疝修补时，缝线钩住股静脉会导致股静脉狭窄，甚至血栓形成。如果后面这种情况在术后才得到诊断，就应该启用抗凝剂，还应该考虑下腔静脉滤网置入的必要性（尤其当准备做手术修复时）。否则可能会出现阵发性栓子脱落，甚至致死性肺栓塞。股静脉血栓形成的后期并发症是患肢静脉炎后综合征。在腹股沟疝手术中也要注意（尤其在纤瘦的病人），因为股血管紧贴腹股沟韧带下方走过，在将补片（或联合肌腱）与腹股沟韧带下缘进行缝合时，扎针过深就可能伤及股血管。预防的"绝招"是用灭菌标记笔在皮肤上画线标出股动脉搏动的行程，紧靠股动脉内侧的就是股静脉。这条线还能提醒术者在这些血管上方行针时要格外小心。最后，任何把**网塞**塞入内环的人都清楚髂外动脉挨得是多么近——用食指在内环深部很容易扪到。在塞入网塞时，请这样考虑问题：在瘦骨嶙峋的病人，选一枚柔软的网塞或者不用网塞！
- **在腹腔镜腹股沟疝修补术中，要特别注意髂股血管。**"从里面看"，髂股血管与精索的关系更为密切，如果解剖知识不扎实，你甚至会把股静脉当成疝囊尝试"还纳"。最终的灾难可想而知。

（四）损伤睾丸血管

腹股沟疝修补术的一对孪生矛盾体是试图缝闭缺损，又希望留一个小孔供精索通过。**这种"窝里斗"有时会导致精索血管损伤，损伤的机制有两种**：内环口缝合太紧（罕见）和"太热心"把精索剥得太干净——未曾想到伤到了其动脉或静脉（睾丸缺血的主要原因）。血管损伤在巨大疝和复发疝的修补术则更常见——尤其当前一次修补是采用补片修补时——此时，你不得不将精索从瘢痕组织中游离出来。

静脉流出受阻常导致睾丸肿胀、剧烈疼痛和触痛，并导致睾丸静脉性缺血，这种静脉性缺血往往是可逆的，在数周后会改善。**然而，静脉性缺血可能会因为压力导致动脉血流受损，最终发生不可逆性睾丸缺血和坏死**。Doppler 超声检查能反映睾丸血管的血流情况，如果睾丸存在血流，保守措施（镇痛剂、抬高阴囊）足矣。如果睾丸没有血流灌注，睾丸萎缩就在所难免。是早期就做睾丸切除术（这可以使病人少受罪），还是等其症状自行缓解，都难以抉择。

切记：一定要告诉病人睾丸缺血的风险，对复发疝甚至在手术前就应该强调。此外，在少数有选择的病人，建议病人做**预防性睾丸切除术**绝非荒唐之举，如：九旬老翁患有一个巨大嵌顿疝，并且已经做过三次补片修补术……。睾丸切除术会大为简化疝手术和修补的难度，也避免了睾丸缺血带来的长期烦恼。毕竟，在我们一生中的某个阶段，有一个睾丸就够用了。

（五）"创面"出血

完成一例疝修补术所需的分离范围差异甚大，主要取决于疝的大小、是否需要将疝囊与其周围组织分开，以及为了完成修补术需要游离组织的情况[①]。在**切口疝开放修补术**，一般都需要创建大块皮瓣，游离腹壁肌肉组织，从而导致大片组织显露，容易形成血肿和积液。这种情况最常用的处置方法是留置引流管，但是，引流管不一定能将积液全部清除。

在**腹股沟疝修补术**，这种血肿就比较少见，极少需要留置引流（**切记：留置引流管会增加感染的风险！**）。对病人来讲，精索和阴囊肿胀（会造成阴囊触痛、胀大、貌似紫"茄子"）以及疼痛是引起他们关注的主要原因，庆幸的是，你只要安慰几句加一些局部治疗措施即可。一块机化的血肿可能需要数周或数月才能吸收，液化的血肿采用穿刺抽吸可以加快康复（但是有轻微继发性感染的风险——因此，在抽吸时请一定遵循无菌规则）。预防：在疝手术过程中，必须彻底止血，尤其在使用抗血小板药和抗凝剂的高危病人。即便是精索表面的微小渗血未止住，也会让你那完美无瑕的修补术蒙羞！

（六）输精管横断

哇！一想起在腹股沟疝修补术中横断输精管我不禁冒出一身冷汗。不知道是万幸抑或不幸，男性的生殖力是终生存在的，作为外科医生我们想干的最后一招就是提前结束男性的生育能力（把睾丸切了，免得疝复发——译者注），要知道即使是一位70岁的老人，其性活动或许超过你我！……当然，特别重要的一点是万勿损伤育龄期病人的输精管——尽管事实上一侧正常就足以满足功能的需求。

在巨大的阴囊型腹股沟疝手术中，输精管损伤的风险更大，因为此时需要做更多的分离将精索与疝囊分开。难度更大的是在复发疝修补术中如何避免损伤输精管，此时，输精管可能被瘢痕组织包绕或者与陈旧补片粘在一起（不寒而栗了吧！）。**搞清楚前次采用的修补方法很重要**，精索位于皮下还是位于腹股沟管的后面。这有助于预计精索的正确位置，对其进行仔细分离。请常规查阅前一次的手术记录！毋庸赘言，在每一例疝修补术都应该触摸一下输精管、找到它、保护之。

> **手术记录可能有"猫腻"！** 最近，我做了一例复发疝手术；手术记录上的描述是"Lichtenstein 修补法"，可是，在手术中，我见到的是一枚巨大的 Marlex® 网塞遮盖在精索上！千万小心：手术记录并非都是"写实"的！
>
> **Moshe**

---

① 主译注：例如：巨大切口疝需要用到"腹壁结构分离技术"。参见《Schein 外科急腹症》第 1 版（英文第 3 版），科学出版社© 2011 年；第五十二章：378。

（七）肠管损伤

疝手术中的肠管损伤可以是原发病的结局（嵌顿-绞窄），也可以是手术过程中操作所致。

1. 疝内容绞窄

在手术中，嵌顿的疝内容可以表现为显而易见的坏死，伴或（更常见的是）不伴穿孔。即使绞窄肠管的命运已经无法挽回，也应该尽力减少并发症的发生机会。操作肠襻的动作要轻柔，避免造成肠襻破裂和肠内容物外溢，这有助于降低已经处于高水平的伤口（或补片）感染发生率。如果肠襻的活力模棱两可，常用的方法是在疝环口的压迫解除后用温盐水敷肠襻，设法使其恢复生机，但是，这需要极大的耐心。用温盐水敷 10～15 分钟让肠管恢复，不要每分钟扒开来看看，这有可能最终能避免肠切除。然而，肠管的活力如果依旧模棱两可——就把它切了！——以免数日后发生肠穿孔，最后形成腹膜炎。**切记：你冒的其实是病人的险，不是你的风险。**

2. 医源性损伤

如上文所述，避免疝囊内肠管损伤最基本的要点是对肠襻操作的动作要轻柔，要注意是否可能为滑动性疝。有一点需要提请读者特别注意的是在**腹腔镜切口疝修补术**中肠管损伤的风险。开放式切口疝修补术一般都是在腹腔外完成操作，而腹腔镜修补术是完全在腹腔内完成操作的，因此，松解肠管与腹壁的粘连几乎总是该手术不可或缺的一部分。腹腔镜下的灵巧操作是安全完成这种粘连松解的前提，但是，即使是腹腔镜"好手"，肠管损伤的风险也依旧存在。**采用锐性冷分离可以避免肠管热损伤，清晰的视像也不可或缺。** 如果肠管被搞破、并及时发现了，外科医生面前就出现了一棵决策树：是中转抑或腹腔镜下修补？是继续做疝修补术抑或放弃该术式？如果选择进行疝修补术，是否能用补片？**尽管文献中有关这些议题的争议方兴未艾，在大多数情况下，睿智的做法应该是谨慎行事：中转手术确保肠管修补的安全（一个不太大的切口就够了，但是请做一个显露满意的切口），择日再考虑疝修补术。** 偶尔，无补片的修补就足矣。毕竟，无补片疝修补的复发率绝不会达到 100%！

（八）膀胱损伤

在开放性腹股沟疝修补术中，膀胱损伤极其罕见，最常见的情况是滑动性疝，此时，膀胱壁成了疝囊壁的一部分。如上文所述，认识到这一点是预防的关键。**在腹腔镜腹股沟疝修补术中**，膀胱损伤的发生率就比较高，尤其在全腹膜外修补（total extraperitoneal，TEP）、膀胱前方与以前的瘢痕形成粘连时。因此，大多数外科医生会把既往有下腹部手术史的病人（如：开放性前列腺切除术或剖宫产）看作该术式的禁忌证，而选择经腹腔修补术（transabdominal pre-peritoneal，TAPP）。所幸的是，尿液是无菌的，膀胱损伤一般也容易修补（参见 ➲第二十六章）。虽然如此，被遗漏的膀胱损伤也可能会导致腹膜炎或尿液被包裹后形成尿液囊肿（urinoma），也是一种严重并发症。

结语：不管你做什么疝修补术，都会遇到许多两难之选和决策点，有些是技术性的（到底用几个钉来固定这块补片？），有些是基本问题（我的经验是否能胜任腹腔镜疝修补术？）；有些取决于判断能力和经验（这段肠襻能否恢复，抑或这段缺血是否会形成穿孔？），有些则取决于概率或运气（该预防用抗生素方案能否真正对这位低危病人起到预防作用，抑或他会发生伪膜性结肠炎?)。

　　表15.1提了几个具有争议的问题,及其相关的几条优缺点。**最后——还是需要由你来对这些因素进行权衡,根据你的经验和对文献的理解做出决策! 现在不是由我来谈论我个人好恶的时候,不过,如果你有问题,请通过电子邮件与我联系。**

表 15.1　疝手术的常见争议

问题	一方面……		另一方面……	
	优点	缺点	优点	缺点
腹腔镜抑或开放?	**腹腔镜手术:** ● 组织损伤轻 ● 更适用于复发疝或双侧疝! ● 急性疼痛轻(是的),慢性疼痛轻(?)	● 技术要求高 ● 学习曲线 ● 全身麻醉 ● 特有并发症	**开放手术:** ● 相对简单 ● 价廉 ● 局部麻醉	● 疼痛比较重 ● 复发疝的治疗困难
补片抑或原始修补?	**补片修补:** ● 复发率低! ● 符合"无张力"概念	● 感染风险 ● 迟发性补片并发症 ● 精子计数减少?	**原始修补:** ● 无异物 ● 价廉	● 复发率高!
轻质补片抑或重质补片?	**轻质补片:** ● 疼痛轻? ● 僵硬感轻 ● 不容易感染?	● "强度"不够? ● 价格 ● 未得到证实的优势	**重质补片:** ● 容易操作	● 异物多 ● 挛缩和僵硬(如:形成"补片块")
腹腔镜疝修补时补片的钉合-固定?	**钉合:** ● 防止补片移动 ● 或许可吸收	● 疼痛 ● 可能损伤神经 ● 价格昂贵	**不钉合:** ● 其实没有必要? ● 有替代用品——胶?	● 早期补片皱褶/移动
腹股沟疝修补术中的神经离断?	**离断:** ● 避免神经痛的最佳机会	● 如果显露满意——为何离断?	**保留其完整性:** ● 保留感觉	● 一旦出现了神经痛——就是大问题!
腹疝是缝闭缺损抑或采用补片桥?	**在补片表面缝闭缺损:** ● 更符合腹壁生理 ● 补片的接触面更多——复发率低?	● 分离范围比较广 ● 张力比较大	**补片桥** ● 张力比较小(?) ● 手术比较简单	● 术后局部隆起 ● 补片周围的复发率比较高?
腹疝或切口疝时补片的位置?	**肌后/腹膜前:** ● 粘连轻 ● 内脏并发症少	● 技术要求高	**腹腔内:** ● 简单易行!	● 与内脏粘连 ● 给再次手术带来麻烦 ● 肠管损伤
	肌后垫衬式(underlay): ● 符合"生理" ● 复发少	● 技术要求高	**肌前铺置式(onlay):** ● 比较容易	● 比较容易复发 ● 伤口并发症比较多
生物补片?	**使用:** ● "天然"基质用于修补天然组织 ● 抗感染作用(?)	● 极其昂贵! ● 复发率高!	**不用:** ● 没有获益的证据 ● 可以采用可吸收补片	● 下一次出游无法获得商家资助!
引流管?	**使用:** ● 预防浆液肿 ● 预防感染?	● 感染率更高!	**不用:** ● 不必要	● 与科室传统作对……

四、术后考量

（一）水肿和血肿

疝修补术后（主要是指，但不仅仅是指，开放性修补术后）最常见的并发症是局部肿胀。阴囊位于一个下坠的部位，质地犹如海绵，损伤后往往会肿胀。如你所料，在大多数外科医生看来是"小事一桩"的各种类型的阴囊肿胀，在病人眼里可能是"摊上大事了"。如果局部疼痛和阴囊变形比较严重，病人往往难免会有内心不安，担心修补失败，因为"阴囊胀得与手术前差不多"。

局部水肿是肿胀最常见的原因。偶尔还可见到**浆液肿**，主要取决于完成该手术要求分离的范围。将硕大的疝囊从精索上分下来就可能造成**精索水肿**，在阴囊的上部可以触到。巨大阴囊型腹股沟疝修补术后就可能发生**阴囊肿胀**和睾丸本身肿胀。

如上文所述，睾丸血管受损可以是因为静脉受压（精索被勒得太紧）、导致静脉充血所致。动脉损伤所致的**缺血性睾丸炎**[①]，最初表现为（疼痛和触痛）肿胀，然后才是结局（睾丸萎缩）。切记：在阴囊型腹股沟疝病人，为了避免做大范围的疝囊游离，你可以在腹股沟管近侧将疝囊横断，将远侧疝囊留在原位。一般讲，残留的远侧疝囊不会引起疼痛，除非外科医生对疝囊的切端进行了结扎导致残留**鞘膜积液**。因此，请将远侧疝囊敞开，不要画蛇添足！

腹股沟区**血肿**的原因可能是由于知名血管损伤，如：腹壁下血管或睾丸血管。不过，在大多数病人，游离精索和疝囊会导致"创面"出血，这种出血并不容易止住。在手术结束时，术野干干净净，但是，翌晨且出现了一个巨大血肿或瘀斑，这种情况并不少见，尤其在使用抗血小板聚集药物和抗凝剂的病人。虽然这类血肿大都具有自限性，一般会在 2~4 周内吸收，但是，有些血肿会机化（外面形成一个"包膜"），表现为腹股沟残余肿块，常被误认为疝复发。这种血肿可以发生继发感染，即使没有感染，也往往有局部炎症反应（红、肿、痛）和全身炎症反应（发热）。

处理：最重要的是让病人安心，如上文所述，大多数血肿都有自限性。对症治疗方法是服用 NSAID 减轻疼痛和炎症反应，夜间抬高阴囊，日间穿紧身内裤防止阴囊下坠。偶尔，（孤陋寡闻的）医生会为（心神不宁的）病人申请腹股沟区超声检查，但是，很少会有任何帮助，但可以让病人放心。如果怀疑是缺血性睾丸炎，Doppler 超声则有助于对睾丸血流灌注的存在与否予以确认，但是，即使在那样的情况下，保守治疗依旧是大多数病人的选择（参见下文）。

（二）手术部位感染

在"肮脏"的腹股沟区干活，还要留置补片，这就是多数外科医生在手术前医嘱单次剂

---

① 译者注：一般认为缺血性睾丸炎是损伤了精索蔓状静脉丛，造成蔓状静脉丛血栓形成（睾丸肿胀、疼痛），继之动脉血供减少（睾丸萎缩）。参见本章"术中考量"下的（四）损伤睾丸血管。

量预防用抗生素的充足理由。这一举措是否也适用于腹腔镜下腹股沟疝修补术,还有待进一步研究。然而,腹疝(指切口疝,还有脐疝!)手术往往需要行大范围的分离、形成了皮瓣和死腔、需要置入大张补片,这些都会增加感染发生率。**因此,在这些病人,预防用抗生素被认为是标准治疗。** 即使用了所有的预防措施,依旧会发生 SSI,轻者表现为轻度伤口潮红,重者为灾难性的化脓性感染(参见 ⮑ 第五章)。

1. 伤口感染

伤口感染的细菌一般都是皮肤共生菌,最常见的是葡萄球菌,像其他部位的感染一样,伤口感染的治疗也是引流伤口内的积液,在有些病人还要使用抗生素。如果感染表现出现早、范围广、有坏死,其致病菌一般都是链球菌,这种感染不常见,但是,应该得到及时诊断和治疗,因为这类感染有较高的并发症发生率,甚至会导致死亡。发生伤口感染后,人们必然会牵挂其下方的补片,为了不暴露补片,有人会避免打开伤口和引流脓液,这是错误的[①]。你应该记住:对切口浅部感染采取亚理想的治疗手段其结果可能会增加切口深部感染的风险,并累及到补片。**预防办法:对伤口做分层缝合很重要——使补片被有活力的组织(筋膜、皮下脂肪)充分遮挡,远离皮肤!**

2. 补片感染

如今,大多数疝都会采用合成补片进行修补,由于异物的存在,感染风险又进一步增加。曾经(如今依旧存在)有许多外科医生因为担忧补片感染而不使用补片,其实,这完全是庸人自扰。如今的大多数合成补片是多孔补片,有利于组织长入,也足以让参与免疫反应和组织修复的细胞通过。因此,即使伤口感染或伤口深部的感染液积聚累及到了补片,一般情况下,正确的引流和抗生素治疗足以"保住"补片,不必取出补片。无孔补片(如:PTFE)并不能抵御感染,此外,往往需要早期取出。千万不要用!

3. 持续/慢性补片感染

在有些病人,由于持续化脓或特殊菌(MRSA 或抗酸杆菌)感染,使得外科医生除了再手术取出异物,别无选择。补片取出后,这个疝只能选择原始组织修补法,伤口需要适当引流或让其敞开等待二期愈合。在感染的区域使用原始组织修补法,疝的复发率肯定会增加。急性补片感染,如果采用保守治疗,有时可能会导致持续性、慢性感染——一般表现为伤口不断有液体排出、窦道形成和反复"急性发作"蜂窝织炎。尽管个别病人在反复多次使用抗生素、引流积聚脓液加极大的耐心(既有病人的耐心,也有外科医生的耐心)后其持续性、慢性感染会得到控制,但是,**这类感染大多数只有在补片取出(或者说,至少要将未与周围组织融合成一体的那部分补片取出)后才能得到控制。**

4. 远期补片感染

一定要认识到:补片感染甚至会在初次手术数年才出现表现。血源性细菌能够在异物上找到"落脚点",并形成感染;有时是不动声色静候数年"等待时机"(可能是等待免疫改变),伺机繁衍生息。远期补片感染采用非手术处理有可能奏效,但是,多数会变成慢性感

---

① 译者注:外科感染的特点之一是"感染灶内存在高压",如果不做切开引流,感染就会向低压部位伸展,结果可能造成伤口深部感染。

染，最后逼迫行补片取出术。一旦出现了远期补片感染，就应该做一次彻底的检查（如：CT），**因为位置深在的补片可能会侵蚀进入邻近的内脏，如：小肠、结肠或膀胱。**留置在腹腔内的补片是补片侵蚀的主要风险因素——即使你用的是最时髦的"保护性"补片，也会发生补片侵蚀。取出这种有感染的侵蚀补片是一项艰巨工作，往往需要做肠管切除，并且有相关的并发症风险。当你准备在腹腔内留置补片时，务请考虑该问题！

（三）睾丸损伤

我们在上文中已经扼要地提过这个问题，然而，睾丸并发症还是值得深究的，因为睾丸并发症容易给病人带来不满，甚至上诉至法庭。

1. 缺血与萎缩

睾丸缺血的原因是睾丸动脉血供受损，然而，仅仅横断睾丸动脉并不一定会发生睾丸缺血性坏死，原因是存在沿输精管分布的侧支循环。比横断睾丸动脉更常见的是由于修补"太紧"卡压了精索，造成血管受压，结果影响了静脉回流。睾丸缺血更常见于复发疝（此时，精索可能被"埋"在瘢痕组织内）修补术后，以及巨大阴囊型腹股沟疝（此时，解剖被扭曲）修补术后。**术后即刻发生睾丸坏死很罕见。**睾丸缺血最常见的临床表现是睾丸肿胀和极度疼痛，往往还伴有发热。保守治疗措施是口服 NSAID（往往还加用抗生素……，但是没有多少证据支持），数周后病人的症状通常会缓解。如果其症状确实系睾丸缺血所致，那么，其结局就是睾丸萎缩，表现为睾丸变小、变硬（大茄子变成了小橄榄……）。在少数睾丸坏死病人，如果病人被持续发热、肿胀和疼痛困扰，可以考虑早期干预，行睾丸切除术。

2. 继发性鞘膜积液

在阴囊型腹股沟疝的处理中，将疝囊与精索完全分离往往是枯燥无味的操作，此外，广泛的分离还会造成水肿、血肿或输精管和睾丸血管损伤。因此，如上文所述，常用的方法就是将疝囊的近侧横断、结扎，将疝囊的远侧部分敞开完全留在原位。**然而，远侧的疝囊有时会在睾丸周围重新形成一个密闭的囊、分泌液体，形成继发性鞘膜积液。**睾丸周围的另一种积液是阴囊血肿机化后形成的一种由一层假包膜包裹的液化血肿。这两种情况都表现为阴囊内充满液体的肿块，肿块可以很大，影响病人的活动，超声影像检查两者相似。但是，**阴囊机化血肿一般经穿刺抽吸后会消退，而继发性鞘膜积液在穿刺抽吸后往往会复发，如果继发性鞘膜积液病人有症状可能就需要做鞘膜积液切除术。**

（四）术后疼痛

1. 早期疼痛

一般说来，疝修补术是一种疼痛的手术。虽然急性疼痛不属于并发症，但是，疼痛对病人福祉的影响很大，人们在设法减轻术后疼痛方面投入了大量的脑力劳动和努力。通过采用补片来**避免组织张力**，不仅降低了复发率，还减轻了术后疼痛。腹腔镜修补法不仅免去了腹股沟区的切口，还减少了组织分离。虽然有关腹腔镜修补法是否"合理"的争议依旧悬而未决，综合考虑各方面的信息，有一点是确信无疑的，也得到了许多研究的支持，那就是，与开放手术相比,腹腔镜手术后的疼痛比较轻。**切记:在开放性疝修补术中,限制切口的大小和分离的范围在补片(如:"网塞加补片")技术的"崇尚者"手上已经不在话下**:你切割越少,你惹出来的疼痛就越轻!

神经痛的原因可能是在修补疝缺损时缝线钩住了感觉神经,最常见的是走行于腹股沟管内、精索上方的髂腹股沟神经。有些外科医生主张有意切断这根神经,认为小范围的麻木总比神经痛好。但是,大多数外科医生认为只要注意不伤及该神经即可;甚至有人主张不要介意这些神经,不会有任何问题。

在**腹腔镜疝修补术**中,固定补片所用的螺旋钉会直接造成神经卡压。因此,必须避开神经走行的区域上钉,为了进一步减少该并发症的发生率,还应该选用更精致的可吸收钉来固定补片。如今,许多腹腔镜外科医生都尽可能减少补片的固定,甚至不做固定。**毫无疑问,如果在腹腔镜疝修补术中用于固定的钉用得越多,神经卡压的风险就高。**

如果病人行疝修补术的主要适应证是"腹股沟区疼痛",尤其当疝的诊断仅仅是依据超声检查做出时,术后这种疼痛依旧存在的风险就会比较高。如上文所述,当病人因疼痛而诊断为疝,且疝的诊断存在疑问时,就应该对其他可能的诊断一一分析、鉴别,并且应该在最后决定手术之前尝试一段时间的休息和抗炎药物治疗。切记:对腹股沟区疼痛的病人匆忙采取手术可能会给病人和外科医生都带来不满和沮丧。病人腹股沟区痛=外科医生头痛……

2. 慢性疼痛

疝修补术后的急性疼痛几周后就有指望烟消云散,然而,持续数月甚至数年的慢性疼痛其实就有可能"将病人逼疯",会显著影响病人的生活质量和体能容量。慢性炎症最常见的原因是存在补片,甚至有人称之为补片痛(meshalgia),这种疼痛的特点是持续的进行性疼痛和局部触痛——有时还能在手术部位扪到(或在 CT 上见到)蜷缩/瘢痕化的补片,又称补片肿(meshoma)。神经卡在缝线内、卡压在钉合的钉内或卡压在瘢痕组织内,都会导致特征性的烧灼痛、闪痛或放射痛,往往在做特定动作或叩击特定部位时会诱发疼痛。

慢性疼痛的**治疗**时间长,效果往往不理性,最好能请疼痛专科治疗。一般采用药物治疗,包括镇痛剂和其他调节剂,如:抗抑郁药、局部注射局部麻醉剂和类固醇激素,不太常用的手段还有针灸。虽然许多病人在治疗后足以恢复以前的活动状态(即使依旧有一些疼痛),有些病人还是会认为治疗无效而回头找外科医生(大多是找另一位外科医生,这对你是一种解脱……,哈哈……)寻求手术干预的可能性。一定要考虑病人是否有"利益索求"——可能是"保险炎",也可能是"诉讼炎"。

疝修补术后疼痛可以通过补片取出来处理,术中你会发现补片已经缩小、皱褶,周围有大量瘢痕和炎性组织,取补片是一种颇具损伤的操作。如果发现神经包埋在瘢痕组织中,就应该将其切断,尤其在"神经痛"病人。你也可以通过腹膜后入路离断受累的神经,从而避免从手术修补部位进入。还可以在腹腔镜下(甚至通过前入路——经老瘢痕)完成**三神经切断术**(离断髂腹股沟神经、髂腹下神经和生殖股神经),这都仰仗对所涉区域有深厚的解剖学功底,不过,神经切断术毕竟是对这一令人头疼的并发症的最后一招。值得注意的是,甚至有些神经阻滞无效的疼痛病人行手术治疗有效!还是让那些"专家"去做这种手术吧!把病人转出去!!!

（五）疝复发

可以把疝修补失败看成是最大并发症，从疝修补的历史来看，人们把主要精力都耗在如何降低复发率这一问题上——有时，其代价是创造了新的并发症！如今，在择期腹股沟疝修补术后人们可接受的复发率是1％或更低（切口疝的复发率要高得多），然而，疝复发率依旧比较高的相关因素还有：疝的类型不同、修补时的条件不同、外科医生不同、场合不同以及一天中的时间不同……，抱歉，这些都超出了本章的范畴。

1. 即刻复发和早期复发

"台上复发"（这个词源自意大利语"recidivo a tavola"）是一个用来描述疝复发的贬义词，其原因其实是技术缺陷——未能正确找到缺损所在并对缺损进行修补。其根源可能是诊断有误，如：腹股沟疝的修补天衣无缝，但全然没有发现实实在在存在的股疝。嵌钝性疝时，周围组织往往存在脆弱、水肿，对这种组织进行缝合很快就会发生组织被撕裂、扯开，尤其当术后腹内压增高持续存在的情况下（如：肠梗阻、剧烈咳嗽）。疝可以很快复发，甚至在病人还未出院就已经复发。在腹腔镜疝修补术，未能找到并还纳斜疝疝囊，或者在放气时（就是在手术结束时）未能保证补片展平，其实就是补片固定不善。

偶尔，在出院告知履行不满意时，不知情的病人会决定在术后从事剧烈体力活动（如：把一台冰箱从厨房里抬上皮卡……）。你不难想象（打哆嗦、不寒而栗……）你那本来堪称完美的修补术现在会是什么情况。**与经典的缝合修补相比，补片修补，尤其是腹腔镜补片修补，通常意味着体力活动不太受限，请告诉你的病人在手术后哪些可以干，哪些不能干！**

由于绝大多数（即使不是**全部**）早期复发病例的原因都是技术缺陷，通常的预防手段就是注意手术细节，以及对本"病"的一切了如指掌：相关解剖、可能的变异以及面临问题时的各种处理方法。手术失败的常见原因是把疝手术留给初出茅庐的新手去做。遗憾的是，就世界范围来讲，这种情况依旧数见不鲜。你手上是否也有这种情况——请好好想想你的过去，如果你有视频回放更好——回去看看！在你的下一个病例，请一定加强"放手不放眼"、"扶上马，再送一程"……

2. 远期复发

远期疝复发可以发生在初次疝修补术后数月或数年。虽然原始组织修补法在手术结束时对踌躇满志的外科医生来说似乎很结实（这种自鸣得意往往还会传给充满仰慕之情的年轻住院医生），但是，要知道瘢痕的最终结局是永远无法达到健康组织原有强度的。虽然在大多数病人，原始组织修补的强度足以维持疝终生不复发，但是，**要知道降低疝复发率的根本办法不在于修补术的精细繁琐，而在于用支持材料对原来的组织进行加固。**

在对复发疝进行修补前，请一定要搞清楚前次手术的细节，设法找出引起复发的真正原因（如：腹内压增加），做好下次手术的筹划，在几种可供选择的方案中选出最佳方案。切记：既然前一次修补术已经失败，那么，再次修补的复发率一定会更高。复发疝可能还会一如既往地为我们提供就业机会，同时给我们带来烦恼和挫折。我们的宗旨是精美绝伦、一劳永逸的疝修补，杜绝并发症。但愿外科医生能综合运用相关解剖知识、得体的分离、避免遗漏疝、利用体力的优势（也就是用肌后垫衬式补片）、用强劲耐久的材料做恰到好处的加固修补，从而使我们距离该宗旨更近。

"疝修补术就像性活动……，你要力求达到心满意足，把事后的缺憾和烦恼①降至最低。"

Angus G. Maciver

（范　新　译）

---

① 译者注：这里的意思是：不要造成"奉子成婚"或"小三上门"……⊗。其实，所有外科手术都存在这个问题，除了要把事情干得称心如意、杜绝后患之外，更重要的是事先评估和行事计划，绝对不能"搞了再说"。

第十六章 胆囊与胆管

Danny Rosin　Paul N. Rogers　Moshe Schein

请你这样考虑问题：

　　腹腔镜胆囊切除术的主要目标不是切除胆囊，而是避免损伤胆管[①]。

　　胆囊和胆管手术的并发症与胆道外科的历史同样悠久，不过，随着腹腔镜外科的问世，这些并发症的发生率"死灰复燃"，如果你愿意，也可以"重炒"其"重要性"。**与"开放手术时代"相比，腹腔镜手术需要更多操作（如今，他们认为"更简单易行"）、新技术（及其臭名昭著的学习曲线），并且对复杂技术的依赖性与日俱增，这三者共同导致并发症发生率的增加。**

　　我们不想罗列并发症发生率的数字来增添你的厌恶感，但是，通过观察，我们可以毫不夸张地说，在腹腔镜胆囊切除术（laparoscopic cholecystectomy，LC）的早年，胆管损伤的发生率至少增加了 10 倍，并且这个数字至今还未恢复至开放胆囊切除时代。人们对腹腔镜的指责主要是围绕其技术相关性并发症进行的，胆道并发症一直是人们关注的焦点。同样，作为"搞出胆道并发症"（尤其当这是腹腔镜手术所致的并发症）的那位外科医生你也会成为人们关注的焦点。

　　如今，在公众的眼里，LC 是"一块蛋糕"——毕竟，但凡普外科医生（即使是小医院里的普外科医生）都能做 LC，期望病人术后能马上回家，只需几天就能重返工作岗位。结果，任何偏离这一理想情景的状况都会引起哗然，给病人造成伤害，对你的伤害和羞辱甚至更大——即便不考虑任何相关法律后果。

　　外科并发症的预防、早期发现和正确处理（外科并发症的三大对策）是本章的着眼点所在。我们自然会把主要的篇幅放在结石这个问题上，也就是 LC 与胆管并发症问题上，至于另一些胆道议题（如：胆总管囊肿、胆管癌等），恕本章未能囊括。

一、术前考量

　　形形色色的外科医生相关因素和病人相关因素共同构成了外科手术的复杂性，也增加了并发症的发生率。

---

　　① 主译注：除此之外，就是避免遗漏其他疾病，如：胆管梗阻性疾病、胃癌或肠癌等。因为腹腔镜缺乏触觉，这就需要在术前鉴别诊断中考虑周全。

（一）通用因素

或许你不止一次地听说过"学习曲线"这个词汇，甚至可能在这本书的某一章里不止一次读到。**攀爬陡峭的山峰是一项颇具诱惑力的事情，遗憾的是，你永远不可能登上外科学之巅，在你的职业生涯中，你需要不停地攀爬，因为新技术和新方法会不停涌现……，直至你年事已高……，没有能力继续攀爬！** 事实上，从山上滑落下来的人岂在少数……

是的，你必须认清你自己处于专业成长的哪一阶段，也就是说你的专业知识和技巧处于什么水准，还需要明白这样一个事实——并发症容易发生在学习曲线的早期阶段。但是，你还需要注意到，即使是久经沙场的外科高手也会出现并发症——在第 1 000 例腹腔镜胆囊切除术时发生了第 1 例胆总管横断。重要的是戒骄，切忌认为："这种事不可能发生在我身上"，在步入胆道外科这个雷区时，千万不能掉以轻心。**切记：许多胆总管是在"简单易行"的胆囊切除术中被横断的，为了杜绝这类恶性事故的发生，就需要注重每个病例的手术细节！**

与并发症风险相关的其他通用因素是**病人本身**因素。当然，包括病人年龄、健康状况和夹杂症等增加手术和麻醉风险的因素，但是，这些因素对胆道疾病也有特殊影响：

- **年龄**：老年人胆囊的手术难度往往会增加，可能与病程持久有关，（慢性基础上的急性）炎症反复发作和纤维化。
- **性别**：尽管我们希望保持本书的风格不涉及男女性别和政治方向正确（识时务者为俊杰），然而，大量证据表明男性胆囊的手术难度更大。
- **夹杂症**可能对并发症的风险有特殊效应。**肝硬化及其相关门静脉高压症**病人的出血风险大、肝衰竭和术后死亡率高，曾一度被看作胆囊切除术的绝对禁忌证。然而，许多研究表明在 Child A 病人，甚至 Child B 病人，LC 手术还是比较安全的，不过，Child C 肝硬化病人不行，但是，这些病人的风险比无肝硬化的病人还是要高一些，因此对这类病人还是应该在手术前和手术中的最优化方面给予额外关照。对晚期肝硬化病人就应该考虑替代术式，目标是减少术中出血，如：胆囊次全切除术（参见下文）。**显然，凝血功能障碍和抗凝作用也会增加出血风险。**

（二）解剖

人们常说胆道解剖变异很常见，容易造成对胆道结构和血管结构的误判，并且这种变异往往被看成是相关并发症的风险因素。既然如此，你就应该熟知**胆囊管**有粗有细；可长可短；可汇入胆总管中段，也可以沿胆总管全程向下伴行；可以行走在胆囊动脉下方，也可以在胆囊动脉上方行走或缠绕胆囊动脉行走，甚至像文献中所记载的可以有两根胆囊管。你还必须熟悉那些令人捉摸不透、极为罕见的 **Luschka 副肝管**，它是将肝胆汁直接引入胆囊的管道，往往被（误）认为是术后胆汁漏的原因。**你还应该知晓右肝动脉或右肝动脉的一大分支**（右肝管的主要分支也存在同样变异）**在胆囊床处的位置非常表浅**，在 Calot 三角的胆囊动脉和胆囊管都得到满意处理后，在胆囊分离过程中这种表浅的动脉或肝管容易遭受损伤。

妥善处理所有这些变异的要诀在于不要把这些变异当作你出错的托词。你甚至不必死记硬背教科书中对各种变异的详尽表述。你**必须重视**的是仔细分离和细心操作，先勾勒出解剖走向——无论这是否为特殊病例——再考虑上钛夹和切断,甚至在最后一步将胆囊从其床部离断时!到底如何做仔细分离和细心操作呢?请您耐心读下去。

（三）病理

A×P＝c

解剖（Anatomy）与病理（Pathology）定律描述的是解剖与病理的乘积等于一个常数（constant）：病理越重,你的解剖就越不清晰。

Amram Ayalon

在胆道手术中,不同的病理改变造成的难度各不同:炎症改变、Mirizzi 综合征、胆囊-胆管-肠管瘘——详见下文。

1. 炎性改变

炎症是胆道外科最常遇到的病理情况,炎症通过与邻近结构形成粘连、血供增加、改变组织的质地,还因为水肿和纤维化造成正常解剖不清,结果增加了手术难度。**炎症的严重程度和在炎症过程中手术时机的把握是影响手术难度和并发症风险的主要因素**。是趁"热胆囊"[1]做手术,还是等炎症消退后做手术,取决于多种因素,但是,如果你决定做手术,请趁"热"打铁(趁最初几天的水肿期),避开接踵而至的纤维化期。

2. 胆囊结石

结石是我们切除大多数胆囊的真实原因所在(暂且不考虑胆道运动障碍),胆囊结石的大小各异、数量多少不一(结石的颜色和形状其实无关紧要……),结石的大小和数量可能会影响手术进程,并且与特定并发症有相关关系。胆囊充满型结石的手术中就容易发生**结石洒落**(参见下文)。**小结石**更容易进入胆总管,尤其在胆囊管比较粗、没有瓣膜的情况下。这些并发症可以在术前就发生——表现为黄疸和胰腺炎(表现为一过性疼痛和肝酶升高),得到了酌情处理。也可以在手术中发生——在你游离和操作胆囊的过程中。切记:术前黄疸或术前胰腺炎的"责任在病人自己",但是,术后出现这些情况就是你的并发症……。因此,请你在胆囊管施夹钛夹之前,将胆囊管内"不安分"的结石挤回胆囊,这是你减少这类烦恼的最后一次机会——其细节详见下文……

3. Mirizzi 综合征

Mirizzi 综合征是在 1948 年由这位名垂青史的阿根廷外科医生首先描述的,该综合征不仅造成了诊断上的困难,而且增加了手术的难度。存在于胆囊管或 Hartmann 袋内的结石压迫毗邻的胆总管或肝总管后,早期表现为黄疸,后期则侵蚀胆管形成瘘(胆囊-胆总管瘘或胆囊-肝总管瘘)。术前内镜下逆行胆胰管显像(endoscopic retrograde cholangiopancreatography,ERCP)和内支架置入有助于消除黄疸。除了黄疸外,病程中通常还有严重纤维化和解剖结构扭曲,从而增加了胆管损伤的风险。因此,术前必须做恰当的影像检查,如:磁共振胆胰管显像(magnetic resonance cholangiopancreatography,MRCP),甚至 ERCP,为手术做好充分准备。如果发生了侵蚀和瘘形成,就不得不在胆囊切除的基础上追加胆管修补术

---

① 译者注:"热胆囊"(hot gallbladder)是指急性胆囊炎"鼎盛"期的病理状态(红、肿、热)。

或重建术。**如果在手术前未能发现该病变，就可能发生胆管损伤和胆汁漏。**

4. 胆囊-胆管-肠管瘘

胆囊-胆管-肠管瘘是胆囊结石的机械性侵蚀和慢性炎症反应共同作用的结果。通常的罪魁祸首是嵌顿于 Hartmann 袋处的一枚大结石，结石侵蚀了毗邻的十二指肠、胆总管，甚至结肠。瘘管形成过程中必然伴有纤维组织包裹，正常解剖所剩无几。认识到瘘的存在是第一步，在 X 线平片上提示瘘存在的征象是**胆管树内有气影**，它还提示你需要做进一步影像检查。不过，少数病人只有在术中才能明确诊断，在术中你见到的是一个萎缩胆囊与毗邻结构（甚至多个毗邻结构）粘成一团，至于其内是否确实存在瘘口连通不同的腔不得而知。离断瘘管本身就不是一项简单的工作，瘘管离断后靶器官上就留下了一个缺口，修补这个缺口也绝非易事（但愿你不会把这个缺口给遗漏了！）。如果只有严重粘连，未发现明确瘘管，最好的办法是在靶器官上留一片胆囊壁，而不是反其道而行之……，如果瘘的诊断成立或者是高度怀疑，可以用一把 GIA[①] 来横断瘘管，既分开了与瘘管相连的脏器，又不留下缺口。

其实，手术前的主要问题在于：如果有瘘管存在，是否有手术的必要？ 胆囊-结肠瘘导致胆管炎发作者就必须行手术修补，而在胆囊-十二指肠瘘其胆汁本来就应该流入十二指肠，完全可以留着不管（尤其当病人手术风险大、症状轻时），从而避开高难度和充满风险的手术。如果你碰巧做了一例**胆石性肠梗阻**手术（如果你运气好的话，你要不了几年就会遇到一例），请把胆囊留着[②]，既方便你自己，也给病人带来好处……

（四）手术时机?

胆绞痛是胆囊结石最常见的表现，不需要急诊手术，通常可以在方便的情况下行择期手术解决。然而，关于胆道结石其他并发症（如：急性胆囊炎或胰腺炎）的理想手术时机则往往存在争议。影响手术时机的因素有多种，包括病理类型、病人情况、手术室能否安排以及外科医生的能力。在等待手术期间，疾病的复发风险以及早手术和晚手术的成本-效益比也是需要考虑的问题。

急性胆源性胰腺炎通常是采取非手术处理，在急性炎症消退后才实施胆囊切除术。急性胰腺炎病人的手术做得过早可以导致胰腺炎继发感染，尤其当存在坏死的情况下。反之，在急性期过后等待时间过长或许会在拟定手术之前出现复发。通常的操作是在症状缓解后、在同一次住院期间进行手术，或者在症状缓解后 1～2 周进行手术，不过，有时手术室能否安排可能会对手术时机造成影响。是术前就完善胆道影像检查（MRCP、内镜超声），是行术中胆管造影（intra-operative cholangiography，IOC），还是什么影像检查都不做（因为大多数都是小结石，能自行排入十二指肠），人们的意见莫衷一是，无法在这里得到解决。如果淀粉酶或肝酶未能恢复正常，结石依旧在胆总管内存在的可能性就比较大，你最好还是做一次胆管影像检查。

---

① 译者注：GIA(linear cuttingstaplers)是指"直线型切割缝合器"。
② 主译注：是的，胆石性肠梗阻病人手术可以留着胆囊不管，但是，请一定要注意检查胆囊内是否有残余结石会掉下来，十二指肠内和高位空肠内是否还有结石会造成肠梗阻（十二指肠是小肠最粗的部位，回肠末端最细）。如果这些部位有结石，就应该取出来，杜绝后患。

　　许多研究表明急性胆囊炎最好能早期手术处理，也就是说在疾病发作后最初数日内手术（"黄金 72 小时"）。水肿的组织（在接踵而来的纤维化之前）容易分离，总的来说，病人的康复也比较快。虽然"尽快开刀"在美国已经成了普遍的行医方式，但是，在其他国家，用抗生素等急性胆囊炎"冷下来"依旧是广泛采纳的行医方式——这对大多数病人确实是有效的。通常说来，与非炎症状态的择期胆囊切除术相比，对"热胆囊"做急诊手术并发症的发生率会增多；因此，虽然大量的文献支持早期手术，许多外科医生依旧愿意将手术推迟。在有些地方，推迟手术的另一个习以为常的原因是"眼下手术室没空"。我们的建议是：如果你的急性胆囊炎诊断是在症状发生后 24～72 小时得出的，请将它切除之！当然，如果病人有多种麻醉风险因素，或正在使用抗凝剂，那就等它"冷下来"，将手术推迟至病情控制得比较好、择期的情况下进行。

　　在病人的脓毒症需要紧急解决时，在 LC 被认为有难度时（对外科医生、对病人或两者兼有之），很重要的一点是一定要掌握一些变通手段：

- 通过**经皮胆囊造瘘术**来引流胆囊通常能使急性脓毒症得以缓解，有助于在晚些时候进行择期手术——此外，并非所有这类病人都必须实施择期胆囊切除术。
- **开放胆囊切除术**！依旧是一项合理解决问题的方案。
- **转院**或请求援助。通常的规律是：外科式"自以为是"越少，病人的结局越好。

（五）胆总管结石

　　约有 1/10 的病人的结石会从胆囊进入胆总管——此时，病人的表现是疼痛和肝酶升高、急性胰腺炎、阻塞性黄疸、上行性胆管炎，也可以无症状。**我们强烈建议你在胆囊切除术前能明确胆总管结石的诊断，并将其取出，以便能轻松地实施腹腔镜胆囊切除术**。胆总管结石也可以通过腹腔镜手术取出，但是，在许多（不够老道的）外科医生手上，依旧需要做开放法胆总管探查。**遗漏（残留）一枚结石**是一桩令人头疼的并发症，它需要再次干预，给那些本来以为胆囊切除术后问题就永远解除的病人当头一棒。遗漏在胆总管内的结石会引起术后并发症，如：由于胆总管压力增加造成胆囊管漏（"钛夹滑脱"）。幸亏有了我们的内窥镜和介入放射同行，这些病人才很少需要再次手术。

　　如果病人有胆总管影像检查的指征（如：黄疸、胆总管扩张、肝酶升高）来除外结石，通常首推非侵入性的内镜超声或 MRCP，而将 ERCP 用于那些显而易见的胆总管结石病人（如：持续黄疸、超声发现有结石）。

（六）新技术的消化、吸收

　　自从 LC 外科面世以来，外科学对技术的依赖性越来越大了，市场上的新技术、新器械、新设备和机器人的更新几乎是日新月异。人类具有尝试新诀窍、应用新器械和永保自己处于外科学前沿地位的欲望，加上病人的需求（基于互联网和大众传媒）以及来自商家的压力。单孔腹腔镜（single-incision laparoscopic surgery，SILS）、经自然腔道内镜外科（natural orifice transluminal endoscopic surgery，NOTES）和机器人外科（robotic surgery）都是现代外科"蒙人的鬼把戏"，在广泛开展后，没有依据表明与"经典"腹腔镜相比，这些新技术具有任何显著优势。引进这些新技术（只要有一丁点技术变化）就必然涉及新的学习曲线，也就有了新的并发症,其中有些并发症是特定技术或设备的专有并发症①。不,我们并不想阻止外科学的发展,但是,我们要告诫你在这前呼后拥的外科学市场中不要违背你的常识做事(参见 ➲ 第九章)。

(七)适应证

> 在我做住院医师期间,所有有结石的胆囊都是慢性胆囊炎。在我职业生涯的早年,所有未见异常的胆囊都是正常胆囊(没有哪位外科医生愿意看到这种情况)。在我功成名就之后,如果我见到两枚淋巴细胞在接吻,那就是慢性胆囊炎!除了"顺手牵羊"外,我不知道哪位外科医生愿意摘除正常胆囊。
>
> **Miles J. Jones**

有人认为上帝之所以把胆囊放在肝下这个位置,就是为了人类能将其摘除——特别是腹腔镜摘除,你很可能不这样认为。然而,看看我们的周围,切除了不必切除的胆囊和手术指征不明确的胆囊并不在少数。有几点需要强调:

- 绝大多数**无症状胆囊结石**病人不属于手术适应证。只有极少数病人例外,例如:减肥手术中的病人、降体重后其结石容易出现症状的病人、生活在胆囊癌高发国家的病人。切记:你不可能通过胆囊切除对无症状病人做进一步改善!
- **非特异性症状**。胆囊结石的典型症状是右上腹和/或上腹部疼痛。在病人没有疼痛的情况下,将非特异性症状(包括胃肠胀气、消化不良、恶心)归咎于胆囊结石,就直接实施 LC 通常都**解决不了病人的问题**。
- **胆道运动障碍**。在美国的腹腔镜时代(又称"手到擒来的胆囊"时代),出现过因"胆道运动障碍"行胆囊切除的高潮:把腹痛和形形色色的非特异性症状都归咎于胆囊运动障碍,因为放射性核素(HIDA②)扫描证实胆囊的射胆分数降低(<35%)。**据估计在美国每年约 750 000 例胆囊切除术中,至少有 1/3 没有明确的结石,下的就是这个诊断**。令人不解的是,在这个世界的其他地方——不仅在欧洲、澳大利亚、亚洲和非洲,甚至还有加拿大——人们对胆道运动障碍这个疾病一无所知,切除无结石胆囊的(急性非结石性胆囊炎除外)情况极为罕见。我们很希望其他学者深思、找出答案:到底是什么原因造成了"美国人的胆囊"有与众不同的功能障碍。不过,我们打心底里希望你能牢记:**适应证越小,并发症越大**。

现在,让我们来为一位病态肥胖(没有胆囊结石)、主诉左上腹疼痛、诊断为**胆道运动障碍**的病人做一个"手到擒来的 LC"。如果该病人发生了胆总管损伤,你会如何解释?

---

① 主译注:你知道如何做腹腔镜补片法修补食管裂孔疝吗?这可绝对是一项新技术哦☺。除了游离外⋯⋯,这种修补方法要求将补片与周围进行固定,包括用钉子将补片"钉"在膈肌上。未曾想到病人刚下手术台不久,即因心源性休克转入 ICU,数小时后呜呼。原因极可能是钉子钉到"隔壁"的心肌或冠状血管上。绝对是一种新并发症——世界首例!

② 译者注:HIDA(hydroxy iminodiacetic acid)原来是"羟亚氨基乙酰乙酸"的英语缩略词。这是一种早年使用的肝胆示踪剂。如今,出现了多种新型肝胆示踪剂,如:^{99m}锝-2,6 二甲基替苯亚氨基乙酰乙酸(^{99m}TC-HIDA),但是,HIDA 这个缩略语还是保留了下来,作为 hepatobiliary iminodiacetic acid 的缩略词。

二、术中考量

警惕貌似"手到擒来"的胆囊和过于自负的外科医生。

在 LC 手术中,你距离恶性事故仅仅是"一'夹'之差"——下面谈几点安全 LC 的要诀。

(一)关键安全视像法

如今,勾勒局部解剖轮廓和正确识别重要结构被认为是预防重大并发症(尤其是 LC 手术中的胆管损伤)的最重要的独一因素。**关键安全视像**(critical view of safety,CVS)概念最早由 Strasberg[1] 提出,是指彻底分开 Calot 三角,显露与胆囊有联系的两个结构——胆囊管和胆囊动脉,在此之前,不允许在任何结构上施夹钛夹或做横断。这种方法要求先紧贴胆囊-肝脏交界处、在胆囊的浆膜上开窗,前后面各开一个窗,然后将胆囊从肝床上游离一段使之形成一个大窗(图 16.1)。我们强烈建议你在手术记录上将该视像记录在案,最好附有录像,以便一旦发生并发症,为随之而来的法律诉讼做准备,供法庭采用。**要按捺住急不可耐地找到胆囊管、横断之的心情,等到解剖关系完全清楚后才处理胆囊管,即使在"简单易行"的病例也是如此。**"典型的"胆总管损伤是这样发生的:术者确认的胆囊管其实是胆总管。即使这两个期望的结构都已经辨认清楚,我们也建议你先夹闭/离断伸缩余地比较小的胆囊动脉,以利于弹性比较好的胆囊管伸展一些、离开胆总管。我警告你:完成 CVS 显露,并不等于给你开启了绿灯——允许你匆忙将胆囊从胆囊床上扯下、对肝床进行烧灼。而应该一如既往地仔细贴近胆囊分离,避免伤及变异的右肝管(它在肝内紧靠胆囊床走向肝门)。

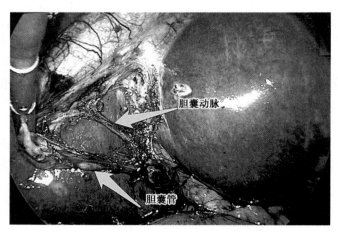

图 16.1　关键安全视像法(critical view of safety)——将 Calot 三角完全分开,只留下胆囊管和胆囊动脉在该视窗中穿过(彩图见彩插)

---

① Strasberg SM,Brunt LM. Rationale and use of the critical view of safety in laparoscopic cholecystectomy. *J Am Coll Surg* 2010;211:132-8.

（二）术中胆管造影

术中胆道造影是一种信仰，而非科学。

Nathaniel J. Soper

外科医生可以分为强迫术中胆管造影（Intra-operative cholangiography，IOC）使用者和选择性 IOC 使用者两大类——其实，许多自称为选择性 IOC 使用者的外科医生很少做 IOC。IOC 的作用是了解胆总管是否存在结石，和勾勒胆管树的解剖情况。即使术前临床检查和生化检查未发现异常，IOC 也能发现胆总管残留结石，有些文献表明这种"静息结石"的发生率约为 15%——不过，这个数字或许有夸张之嫌，并且主要与老年人群有关。

常规 IOC 的倡导者认为大多数胆总管结石都能在 LC 手术中得到处理（通过冲洗、采用胆道镜或者做腹腔镜胆总管探查），从而避免了遗漏结石或残留结石，也免去了术后的进一步处理之需。反之，选择性 IOC 的使用者认为仅当临床、实验室或影像检查（如：胆管炎、急性胰腺炎、黄疸病史，肝功能检查，细小结石和胆囊管增粗，等）怀疑胆总管结石时才应该行 IOC，不过，正如前文所述，正是这些病人，其胆总管结石才是需要得到术前诊断和处理的。尽管如此，IOC 确实能发现一些无症状性结石，我们认为这类结石大多会自行排出，结石的发现导致了不必要的手术量以及相应并发症的上升。

常规 IOC 其他纸上谈兵的（或者所谓的）理由是了解解剖关系或预防（或及时发现）胆管损伤。然而，细致的解剖分离和采用上文所述的强制性 CVS 手法就应该能够勾画出其解剖轮廓、避免误判。其实，如果胆管造影导管是从胆总管插入，而非胆囊管插入，胆管造影本身就造成了损伤。如果胆道结构难以辨认，经胆囊穿刺胆管造影可能更为安全。

至此，你能理解为何我们属于选择性 IOC 使用者，而非顽固的 IOC 拥戴者：我们诚邀您加入我们这一行列，做一名选择性 IOC 使用者！ 但是，有一种情况非做 IOC 不可：当你怀疑有胆总管损伤时！ 为此，如果你准备做胆囊手术，你就应该熟悉这项技术，如果无法行腹腔镜 IOC 检查，在需要时请中转完成 IOC 检查！ **胆总管损伤及时发现与后期发现的区别在于它对早期和后期结局的影响巨大！**

（三）解决困难

我们期望所有的胆囊都简单易行，堪称"教学"病例。但是，胆道的巨大变异（解剖上的和胆道疾病病理上的）要求安全的外科医生能具备解决各种潜在难题的诀窍和手段，把并发症的风险降至最低。尽管经验和手艺不可能从书本中学到，但是，我们还是想借此机会谈一些原则和指导方针。

1. 解剖关系不清

炎症使得解剖间隙变得模糊不清；这常见于急性胆囊炎的后期，更常见于慢性和纤维性病变。即使胆囊没有炎症，要谙熟变幻无常的胆道解剖并安全地进行手术也非易事。在离断任何结构之前，一定要明确解剖关系，你的原则是采用关键安全视像手法（必要时，通过 IOC 辅助），结合下文提到的一些分离技巧。话说三遍招人烦：人们一般都不会把中转看成是失误，而那些需要中转的病人未能中转则一定是失误！

2. 结石洒落

"豆腐样"的胆囊壁加上多发性细小结石,在手术分离过程中胆囊壁往往会被撕破,胆汁外溢,结石洒落。虽然胆汁可以吸除(或冲洗掉,如果你愿意冲洗的话……),但是,洒落结石的处理颇为麻烦。寻找洒落的结石,一一将其取出,不仅烦人,还耗时,洒落的结石失踪后,就可能成为感染灶,后期发生"莫名其妙"的感染。一些罕见的并发症也有报道,如:肠梗阻或侵蚀入膀胱。因此,请将所有洒落的结石取出(尤其是大结石),最好的办法是手术中尽早准备好一个收集袋,一旦胆囊撕破,就将胆囊内的结石直接排入收集袋中(就是用收集袋将结石收集起来),以免失踪。千方百计避免将结石遗留在腹腔内……,一般不必为了寻找和取出结石而中转开腹,但是,你需要耗费时间和精力来寻找洒落的结石——也就是说,如果你在手术之初未能避免这一混乱场面的话。

3. 粗胆囊管

如果术中发现胆囊管的直径超出预期(此处需要一些经验☺),提示你不能掉以轻心。当然,这可能就是一种变异(常见于"结石排出"后),但是,你应该谨防三种情况:

- 这真是胆囊管吗?会不会是肝管或胆总管?确保你的解剖识别无懈可击。
- 我怎样才能滴水不漏地把它闭住?钛夹可能太短,或者容易滑脱,是否需要采用其他闭合技术,如:结扎或套扎器。请控制采用切割缝合器的冲动!!不能吸收的吻合钉可能会成为结石的核心,后期容易形成结石。
- 胆囊管的直径是否允许小结石通过?将存在于胆囊管内的结石挤回胆囊,以免日后结石进入胆总管。如果你是一位 IOC 的追慕者——你可以考虑用 IOC 来排除残留结石(如果你不是——就不必自寻烦恼了……)。

4. 出血和止血

如果胆囊有炎症、解剖关系不清以及在**肝硬化门静脉高压症**等情况下,术中出血风险就增加。在这些情况下,不想做手术并非总有可能,因此,熟悉各种止血手段势在必行。钛夹、结扎、缝扎、电凝、氩气凝血——所有这些都可以用于止血,但是,在应用时你应该审慎、动脑子。**有一个尽人皆知的事实,那就是胆管损伤都与大出血和粗糙止血手法相关,在胆管损伤病人的 X 线片上见到多枚钛夹的情况并不少见——匆忙止血留下的蛛丝马迹。**如果你遇到了异乎寻常的出血,并且发现采用简单的手段难以止住,切记,自然凝血机制或许比你那鲁莽的手法更管用。**采用局部压迫,最好是用一小块纱布,压迫片刻。**初出茅庐的新手往往会疏忽腹腔镜的视野放大效应,误把胆囊动脉细小分支的搏动性出血当成主动脉损伤,吓得脸色苍白、屁滚尿流☺。压迫加耐心通常就能奏效,并且不会有害,也给你赢得了时间进行思考、补救、寻求帮助或安排中转。在数分钟的压迫之后,汹涌的出血就会变成涓涓细流,无法看清楚的血流如注就会突然变得一目了然;如果情况并非如此,你也会有时间来改变决策,组织团队准备工作。

5. 显露

经"钥匙孔"做手术并非总是轻而易举。肥胖、肝肿大、粘连和炎性改变都会影响你的手术野,也影响你对重要结构的安全识别和分离。**你应该敞开思路掌握标准技术可能的替代方法,如:trocar 插入位置(或数目)的变化,**熟悉其他能拓展手术野和改善视窗的手段——对肥胖病人来讲,加第 5 个(甚至第 6 个)5mm trocar 几乎不会对美容或术后疼痛有任何影响,且有助于网膜下拉或肝脏上推,显著改善你的视像。**经腹壁缝一针有助于固定某一结构或将某一结构从你的视线牵开**。也可以用于抬高镰状韧带,进一步显露肝下间隙,尤其当需要显露胆总管时(如在做胆总管探查时)。不要忘记利用手术台的调节来变换病人的体位——大倾斜度的反 Trendelenburg 体位[①]有助于将一位病态肥胖病人"深在"的 Calot 三角拉入你的视像!

6. 一些替代分离技术

我们要借此机会提一下胆囊切除的两种变式,因为,在遇到困难情况时,这两种方法有重要作用:

- **逆行切除术**:依据 CVS 原则,所有 LC 都应该先在胆囊管和胆囊动脉区域的上方(在紧贴肝床处——译者注)将胆囊与肝脏分离开来,有时,如此分离还不够,解剖的识别依旧极为困难(这种情况常见于慢性炎性、萎缩性胆囊,病理科医生往往称之为黄色肉芽肿性胆囊炎)。此时,你就需要像开放手术一样,从胆囊底开始向下分离胆囊,这种方法有利于你安全地逐步将胆囊分下来,直至胆囊"悬挂"在胆囊管上。切记,在这种"糟糕的胆囊",即使你采用了自胆囊底向下的游离方法,在三角区你还是会很快遇到麻烦,胆管损伤依旧可能发生。你可能需要联合应用逆行胆囊切除术和下面的一个绝招。下面的这个绝招是 100 年前由芝加哥的 Max Thorek"发明"的,自那以后,一直被"睿智的外科医生"(当然包括我们)使用——这是每位外科医生都必须掌握的一项技术!

- **胆囊次全切除术**:在解剖"无法满意显露"的情况下,胆总管损伤的风险就大,你完全可以切除大部分胆囊,把难度最大的那部分胆囊壁留下,也就是把 Hartmann 袋及与之相连的胆囊管和胆囊动脉留下。胆囊次全切除术的实施是先在 Hartmann 袋以上的"安全"部位(靠近胆囊底的位置——译者注)剖开胆囊,清空结石,然后将胆囊上部切除。通常可以"从里面"窥见胆囊管开口。胆囊的残余(小)部分用缝线缝闭(如果有可能,也可以套扎),留一根引流管,因为病人或许会出现短暂的胆汁漏(尽管罕见)。**当然,如果你不具备熟练的腹腔镜缝合技术,你就只能中转(参见下文)完成胆囊次全切除术了——就像回到数十年前的美好时光一样。胆囊次全切除术还可以用**于预计胆囊床会出血的病人(如:肝硬化病人)。此时,我们是把胆囊的"后"壁留在原位,将胆囊的其余部分切除,用电刀烧灼破坏残留胆囊壁的黏膜。

切记:请求帮助(如果你有后台可以求助的话)和考虑中转。直至现在,我们由衷地希望最后那两条选项已经深深镌刻你大脑之中⋯⋯

7. 引流管

有关引流管使用方面的争议详见 ⤶ 第四章。幸运的是,人们已经在很大程度上对引流管在胆道外科的地位取得了共识,这取决于引流管在胆道外科所具有的专门用途和特定理论基础,也就是,**在术后胆汁漏诊断和治疗中的地位**。引流管放置的位置恰到好处就能将溢出的胆汁及时引出(警告外科医生出现了胆汁漏,并且有可能需要进一步做影像检查或

---

①　译者注:Trendelenburg 体位简称为 T 位或头低足高位。反 Trendelenburg 体位自然就是头高足低!

采取行动),还能免去干预性操作(如:经皮引流、ERCP,甚至再次手术)之需。**未留置原位引流管的胆汁漏会发生一系列问题,包括脓毒症、胆汁性腹膜炎、胆汁性腹水或胆汁包裹(biloma)**——但是,引流管通常就能挽回这种困境,将未控制的漏变为控制性胆汁瘘,最终闭合。据此我们认为,一例简单易行、手到擒来的胆囊切除术并不一定要留置引流管,但是,如果手术"情况很糟糕"(如:急性胆囊炎伴胆囊管水肿),或者说你所做的胆道手术比较复杂(如:胆总管探查术或肝管-空肠吻合术),我们建议还是留一根引流管。**"出血问题"留置引流管的价值如何,人们对这个问题颇具争议;总的来讲,正确答案应该是仔细止血。**虽然如此,有时外科现实并不允许绝对套用这些原则——由于炎症或凝血功能障碍,手术者感到他已经尽到了最大努力设法止血,病人的胆囊床始终处于"湿漉漉"状态——此时,你可以留置一根引流管观察是否有继续出血(注意:留置引流管可能会给你提供一个虚假安全感,参见 ⊃ 第三章),此外,预防局部血肿形成也肯定谈不上罪过。其实,虽然我们对"常规留置引流"这一教条深恶痛绝,但是,我们不能对 LC 术后在肝下间隙留置引流管(我们常用 7 mm 的 Jackson-Pratt® 引流管[①])的外科医生做任何无端指责——只要这根引流管在没有胆汁引出的情况下能及时拔除(在 24～48 小时内)就行。事实上,我们从未因为在 LC 后留置引流管而后悔不已,引流管拯救我们于危难之际不计其数……,反之亦然!

8. 中转

这个问题我们在本章已经多次提及,在其他章节里、其他书中、M&M 讨论会上和法庭诉讼过程中会提得更多——"人们何时才会明白,人们何时才能学会……"(你能想起这首歌曲吗?)——在腹腔镜外科,中转似乎成了一个魔法词汇。其实,无法在腹腔镜下安全完成的工作通常都应该通过开腹来完成,并且要及时——在进一步的损害发生之前。然而,你必须牢记,中转并不总是具备魔法般的神奇,也会伴随有并发症。你不可能奢望一个高难度的、纤维化的、萎缩的、"丧失解剖结构的"胆囊会在暴露于空气后,其特性瞬间发生改变。不要急躁,不要匆忙,切记:相当数量的胆总管损伤是发生在中转之后。请高人来助你一臂之力,如果时间允许(大出血要求你立即采取行动,刻不容缓),你应该在中转之前就请人,你也可以在中转之后请人(在当今的情况下,你或许对开放胆囊切除术未能达到驾轻就熟的程度……),一对新眼睛和一双新手会使情况大为改观。我们从未见过哪位病人因为中转开腹而死亡;然而,我们确实见过病人因为未中转而死去或差点死去……

> 慢工出细活,LC 手术应该慢慢做,图的就是安全,但是,如果手术时间太长意味着你早就应该中转了……。
>
> **Moshe**

---

① 译者注:Jackson-Pratt® 引流管(JP 引流管)是一种带负压球的扁条形多孔引流管。

三、术后考量

下文讨论的要点是:LC 是一种日间外科手术[①]。手术后数小时,病人就能步入盥洗室、喝加奶的茶或卡布奇诺(热牛奶咖啡),少数病人还会请求您的恩准到户外去抽烟……。他/她的生命体征应该在正常范围,(切口)疼痛靠基本镇痛剂控制。偏离上述的任何情况(我们在此谈的任何情况是指任何事情和一切事情!)都应该引起你的警觉——并非一切如愿。祸兮福之所倚,福兮祸之所伏。手术一帆风顺并不等于没有隐患藏匿其中(图 16.2)。

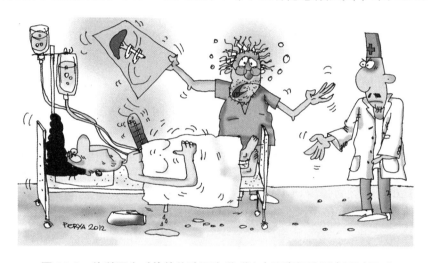

图 16.2 外科医生对他的住院医生说:"这个胆囊切除再爽不过了!"

(一)胆汁漏

如果你在 LC 结束时留置的"预防性"引流管流出纯胆汁,你会有何感想?"他 * 的,倒霉"?但是,除了骂几句脏话外,你应该庆幸自己留了那根引流管!每个外科医生遇到这种并发症都会不寒而栗,这意味着你把一个简单易行的一日外科手术变成了一个复杂手术,本来外科医生是人们心中的偶像(甚至魔术师),现在且需要饱受羞辱和指责,名誉扫地。

胆汁漏可以依据其解剖特点分为"简单漏"和"复杂漏",但是,即便是**胆囊管漏**(一般认为胆囊管漏属于简单漏,比较容易处理),也可能发生悲惨结局(可能的原因是胆汁发生了感染)。病人会迅速出现重症 SIRS,其根源就是这种令人捉摸不透的"致死性胆汁",这种胆汁可以引起迅速发展的炎症反应,最终可能导致多器官衰竭。令人百思不得其解的是,在该疾病谱的另一端(轻型病例——译者注),腹腔内慢慢被胆汁(可能是没有感染的胆汁)所

---

① 译者注:日间外科(day surgery,day procedure),又称为一日外科,是指病人在当天入院手术,并当天出院的情况。不同国家对日间外科的定义也不尽相同,大多是指病人不在医院过夜;但是,美国的定义是在医院最多可以住 23 小时。一般适用于无合并症的疝修补术、甲状腺切除术或乳房良性肿瘤切除等手术,如今在美国已经占到总手术量的 70%以上。

充满,病人可以数日平安无事——病人是因为微恙、腹部饱胀、肠麻痹和轻微黄疸等非特异性症状而返回来找你看病。

胆汁的来源可能是:

- **胆囊管**——常见,而且"容易"处理。
- **大胆管损伤(胆总管或肝总管)**——不太常见(我们希望如此),但是,不太容易处理。
- 胆囊床处**肝实质损伤**——为微小漏,具有自限性。
- **Luschka 副肝管**起自右肝叶直接(独自)汇入胆囊——罕见,难以预见,但"容易"处理。
- **胆管变异**,引流右肝叶的一个段,在肝门部汇入右肝管与左肝管汇合部——罕见,难以预见,而且"难以"处理。

下面我们着重讨论前两种胆汁漏。

(二)胆囊管漏

胆囊管漏的原因可能是因为胆囊管太粗或水肿夹闭欠牢靠,结果夹闭的钛夹滑脱。胆总管残留结石导致胆总管远端梗阻,胆汁流出受阻,结果表现为胆管系统高压,也会将夹闭胆囊管的钛夹撑脱。很重要的、并且你能够做到的一点是:在横断胆囊管之前,一定要注意胆囊管是否已经闭妥,如果你认为有必要,你可以采用足够大的钛夹、追加一个"安全"夹、或者用结扎法处理胆囊管。Serg Baido 医生发明了一种简单的、单手打结法[①]。我们希望你能熟悉这种打结方法(http://www.youtube.com/watch? v=I9sKta2pZm4)——包你满意!

胆囊管漏可以在术后即刻出现,也可以在数日后出现。我们曾经见过一例胆囊管漏在病人推入复苏室时就表现出来了,此时,病人主诉右肩疼痛(注意:右肩痛并非都是"气体痛"[②]!);我们也曾见过病人在术后翌日早晨引流管中流出胆汁——该病人一切都好;我还出乎意料地在术后 10 天(在我们几乎记不起该病人姓甚名谁的时候……)见过病人出现了胆汁漏表现。

(三)胆汁漏的处理

诊断了胆汁漏,下一步怎么做则取决于特定情况,也就是说,取决于原位是否留有引流胆汁的引流管?

1. 引流管中有胆汁引出

- 最重要的是,请不要慌张,更不要发狂——这不是世界末日。万幸的是,你事先留了一根引流管,现在,你就有足够的时间来决策下一步如何做。
- **第一步是评估病人**:有无 SIRS 征象? 腹部是否柔软? 白细胞计数是否在正常范围? 血胆红素和肝功能是否正常? (切记:即使在风平浪静的 LC 之后,肝酶也会有轻微

---

① Thanakumar J, John PH. One-handed knot tying technique in single-incision laparoscopic surgery. *J Minim Access Surg* 2011; 7: 112-5.

② 译者注:气体痛(gas pain)在临床上不少见,原因是用二氧化碳建立气腹,二氧化碳遇到腹腔内的液体会生成碳酸。碳酸对膈肌形成刺激,病人就表现为右肩痛,此称"气体痛"。

升高，白细胞计数也是如此。）**如果这些指标都正常，这意味着胆汁漏已经经引流管完全引出，得到满意控制。**

● **第二步是设法确定胆汁漏的源头**。头脑中重新回顾一下手术的情景：你是否实施了 CVS？ 如果你做到了 CVS，就根本不可能损伤主胆管。手术是否存在"创伤"？ 你是否"抠"到胆囊床里面去了？ 从而伤及肝实质，有绿色的液体从引流管引出也就不足为怪了。你对胆囊管的夹闭满意吗？ 你上了几枚钛夹？ 相对你的钛夹来讲，胆囊管是否粗了一点？ **切记：凡事皆有可能，"屁"漏的发生也是如此，即使胆囊管的夹闭无懈可击也有可能漏！** 人们往往会不痛不痒地把胆汁漏归咎于那难以捉摸的副肝管——这种解剖变异其实极为罕见。

● 如果病人的情况"不错"，你就不需要匆忙采取任何侵入性步骤（即：ERCP）。可以再等上 1～2 天，同时监测病人的 SIRS 和肝功能，观察引流管中的引流物。与此同时，为你自己（和那位垂头丧气的病人）鼓气，你可能需要做一些无创检查，如：超声检查（排除明显的胆汁积聚）或 HIDA 扫描（证明胆汁流入十二指肠），如果你打心底里着急，请申请一个 MRCP 检查了解主胆管是否完整。来自肝表面胆囊床处的胆汁漏可能会很快停止（除非胆汁漏是来自变异的右侧肝段胆管损伤）。胆囊管的"小漏"也会自行停止。1 天后，引流管就不会流东西了！ **不过，即便胆汁漏在数日后仍然持续存在，你也不必大惊失色。** 过去开放胆囊切除术的经验（那时甚至还没有 ERCP）告诉我们：只要远侧没有梗阻（如：胆总管结石），绝大多数引流通畅的胆汁漏最终都会停止。常见的情况是临床征象和非侵入性影像检查都提示胆汁漏得到了满意控制，胆总管也完好无损，此时，你就可以让病人带引流管出院，采取每日门诊随访或电话随访策略。如果是在 LC 术后 1 周，病人每日的纯胆汁引出量在 500 mL，你完全不必太紧张，因为或许 1 天后胆汁引流量就会突然降至 50 mL，再过 1 天就完全没有引流物了！ **总之：在 LC 术后，大多数得到控制的胆汁漏其处理方法就是建立信心，同时对病人及其引流情况进行观察。**

● 显然，病人应该在享有充分知情权的基础上参与决策的讨论。**应该让病人对一些比较有侵入性的选项充分知情，如：行 ERCP 来了解胆道解剖情况（到底是哪里在漏？），加上经乳头放置内支架**——降低胆管压力、加速漏口的闭合。一种合乎情理的方法是起初采用"等着瞧"的方案，如果在 1 周后，胆汁漏依旧持续不止（胆囊管的"大漏"可能会耽搁比较长的时间才会闭合……），则采用 ERCP 加内支架置入方案。你必须不断为你自己和病人鼓气，确信这种保守方案是安全的。请相信我们：这绝非戏言！

● 切记，虽然 ERCP 加内支架置入在大多数病例是安全、有效的，但是，并非无并发症（如：胰腺炎、十二指肠穿孔，等，而且内支架还需要在某个阶段借助内镜取出）。有些地方不具备 ERCP 条件，或者说在当地该技术的水平很一般。既然如此，在胆汁漏自行闭合的可能性很大（只要漏的部位引流通畅，病人没有脓毒症表现）的情况下，何必火急火燎地追逐这些处理方案呢，凭着耐心和细致的观察，你就会得到如愿以偿的结果。回想法律诉讼案例，我们发现这样一个案例：一个病人在一次"顺心如意的 LC"后随即发现引流管中有数毫升胆汁；这个病人马上就被送去做 ERCP（未发现任何漏的证据！）；翌日，该病人因十二指肠穿孔处于奄奄一息状态。这不是"节外生枝"

吗？多么令人郁闷！

- 显然，如果病人的情况"不妙"，如果你怀疑胆汁漏无法通过引流管来获得满意控制（此类情况应该罕见），如果你具备担忧胆总管损伤的理由……，那么，请按照下文的框架行事。

2. 未留置引流管，你怀疑胆汁漏

既然你的 LC 病人情况不妙，或者说恢复情况不如预期（我们在前文已经告诫你无数次），现在，你怀疑有胆汁漏，不过，你首先得拿到证据：

- 第一步是诅咒一下自己："见鬼了，阴差阳错，我当时怎么就没有留一根引流管呢！"
- 不，第二步不是 ERCP；你需要做的是**对胆汁漏做出明确诊断，排除其他严重并发症**，如：内脏损伤或肺栓塞（pulmonary embolism，PE）。胆汁漏的临床特征是 SIRS 伴有腹部触痛、腹胀和肠麻痹。**腹内的胆汁被吸收入血流就会导致血胆红素逐渐、持续攀升。**
- 第三步应该是腹部影像检查。超声和 CT 能够为腹腔游离积液提供证据，不过，切记，胆汁漏和胆汁积聚是一个相当缓慢的过程，通常需要 24 小时以上才能见到明显的游离积液。CT 的优势是有助于排除其他"飞来横祸"，如：十二指肠损伤。从胸部开始 CT 扫描，同时除外 PE。是先做超声检查还是先做 CT 检查，一切都取决于临床病象和医院的偏好。
- 为了为胆汁漏的诊断提供确凿的证据，我们建议你申请 **HIDA 放射性核素扫描**，这种检查简单易行、无创、诊断正确率高、普及面广。在放射性核素注入后 1～2 小时，你就可以看到放射性核素在肝内浓聚；如果胆总管未被横断或梗阻，你就可以见到放射性核素流入十二指肠——这会使你的心动过速得到缓解☺。

一旦胆汁漏的诊断明确，下一步该怎么走？

在菜单上通常都会有为数不多的几项选择，取决于病人、你自己的能力以及你所处的环境：

- 如果胆汁漏的诊断是在手术后即刻或不久（24 小时之内）做出——有些外科医生主张**再次腹腔镜并重新闭合胆囊管**，我们也做过几次这样的手术。但是，你需要记住，在腹腔镜下完成这项工作并非总是轻而易举，如果先前局部的炎症就很重——重新闭合胆囊管，即使不把情况搞糟，很可能会再次形成胆汁漏。**然而，明确诊断、恰到好处地引流和腹腔清理显然是这种方法的优势所在。**最糟糕的情况是，你只能在留置引流管对胆汁漏进行控制后结束手术——现在你知道下一步该怎么走了吧。
- 如果病人因胆汁性腹膜炎（"邪恶的胆汁"）看上去有脓毒症表现，或许就应该做 **CT 引导下的经皮引流术**引流胆汁，甚至通过腹腔镜/剖腹术引流胆汁。
- 然而，在大多数病例，你的当然之选还是 ERCP 加内支架置入。不言而喻，应该给这类病人加用广谱抗生素。**ERCP 加内支架置入通常能使胆汁漏立即停止，就不必对溢出的胆汁进行引流了。**如果病人依旧有 SIRS 和腹部症状，可能就应该再次申请影像检查和经皮引流，将残余的胆汁引出。

如果你对术后胆汁漏的评估提示大胆管损伤，你的心情就会更加沉重。参见下文……

（四）大胆管损伤

如果术后胆汁漏会令外科医生毛骨悚然，那么，大胆管损伤就是现实版的恐怖梦魇（图16.2）。大胆管损伤可以在LC术中和术后不同的时间以不同的方式表现出来，有鉴于此，我们在此特辟一节做专门讨论。该并发症的严重程度取决于胆管损伤的水平和程度，以及是否存在伴随（血管）伤。确诊的时间对结局也有不小影响。我们想把该议题分成下列几个小标题进行叙述：解剖、通用原则和表现形式。

1. 解剖

熟悉大胆管损伤这一恶性事故的解剖对于讨论其处理对策至关重要。胆管损伤的分类系统有多个。虽然从实用的观点来看，把胆管损伤分成"部分损伤"和"完全损伤"，以及"高位损伤"和"低位损伤"基本已经足够，但是，更精确的分类对于肝胆外科医生（最终会卷入该病例的治疗中的外科医生）拟定修补决策不可或缺。目前人们应用最广的分类方法是Strasberg及其同行在1995年提出的分类方法（表16.1），这种分类方法考虑到了胆管损伤的所有情况，包括上文提到过的胆囊管损伤、"副肝管"损伤和迷走-变异胆管损伤。最近，欧洲内镜外科学会提出了一种新的、仅考虑大胆管损伤的分类方法①。

表 16.1　Strasberg 胆管损伤分类[1]

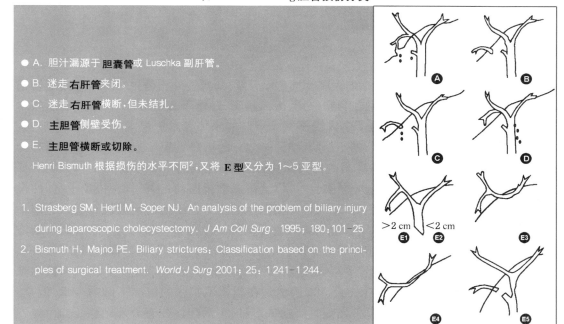

- A. 胆汁漏源于**胆囊管**或 Luschka 副肝管。
- B. 迷走**右肝管**夹闭。
- C. 迷走**右肝管**横断，但未结扎。
- D. **主胆管**侧壁受伤。
- E. **主胆管**横断或切除。

  Henri Bismuth 根据损伤的水平不同[2]，又将 **E 型**又分为 1～5 亚型。

1. Strasberg SM, Hertl M, Soper NJ. An analysis of the problem of biliary injury during laparoscopic cholecystectomy. *J Am Coll Surg*. 1995；180；101-25

2. Bismuth H, Majno PE. Biliary strictures；Classification based on the principles of surgical treatment. *World J Surg* 2001；25；1 241-1 244.

一般的规律是，胆管横断的水平越高，尤其当胆管有部分缺失时，其预后越差，处理和重建的难度也越大。不幸的是，典型的腹腔镜胆总管损伤是因为误将胆总管判断为胆囊管所致，这种胆管损伤属于"高位"损伤，还切除了一小段胆管。分离胆总管的方法不正确往

---

① Eikermann M, et al. Prevention and treatment of bile duct injuries during laparoscop cholecystectomy：the clinical practice guidelines of the European Association for Endoscopic Surgery (EAES). *Surg Endosc* 2012；26；3003-39.

往会引起出血过多,有时还会导致止血举止(使用电凝或上钛夹)手忙脚乱(如果你处于这种情况下,你就应该停下来仔细考虑一下你的分离部位是否有错),这就是胆总管损伤往往都并发缺血的原因所在。胆管缺血,修补手术就不会成功,后期就会发生胆管狭窄。

2. 通用原则

基于上述这些问题,我们认为有必要谈谈大胆管损伤处理的通用原则。大胆管损伤是一种严重损伤,对并发症的发生和死亡有巨大影响。有鉴于此,在有条件的情况下,最好能在早期就请**经验老到的肝胆外科医生**来帮忙。如果你是在术中发现了这种损伤(这种情况不太常见),你就应该立即求助,反之,如果病人的术后表现越来越像大胆管损伤,请将这个病人转到肝胆中心去。胆管损伤的类型是拯救这种残局的重要考量因素。**如果这种损伤是热损伤**,或者说由于分离范围广损伤的胆管伴有缺血,简单的术中修补就不可能成功。反之,如果这仅仅是一种简单的切割伤,尤其当损伤仅累及胆管环周的一部分时,就可以在损伤胆管内插入 T 管后,将破口补起来。最后需要考虑的重要问题是,如果**胆管被切除了一大段**,你就必须请专家来帮忙了。

3. 表现形式

请将上述通用原则铭记在心。至于大胆管损伤的诊断和处理,从实用的观点出发,我们将分三个小标题进行叙述:

- 术中诊断。
- 术后黄疸。
- 术后胆汁漏。

(1)**术中诊断**:术中诊断出来的大胆管损伤十分罕见,那些外科医生之所以造成胆管损伤是因为存在技术粗糙、心情急躁、目空一切、大大咧咧、经验不足等素质,而这些素质根本不可能帮助他们察觉到"刚才捅了个大娄子"。不过,如果你在术中察觉到了大胆管损伤,怎么办:"见鬼,我刚才夹闭、横断的不是胆囊管,是他 * 的胆总管!"[①]**一般来讲,早期修补的结局比后期修补好**,只要是干练老道的外科医生修补就行。因此,如果你感觉自己能胜任这项工作,如果之前你做过几例胆-肠吻合术,你就可以继续向前走:再找一位帮手(即使没有肝胆胰外科方面的培训经历也行,第二位外科医生的优势在于他的情感没有卷入这起不幸的灾难),中转手术(是的,啥玩意,中转!),着手修补之。留置一根 T 管,然后做一期修补,有时是可行之举,尤其适用于胆管部分损伤的病例(D 型)。如果胆总管横断面"整齐",也没有组织缺损,可选之项是留置一根 T 管,然后做端-端吻合。然而,大多数 E 型损伤都需要考虑行 Roux-en-Y 肝管-空肠吻合术,虽然是在胆管不扩张的情况下做吻合术,但是,其结局大多满意。最常见的远期并发症是后期狭窄(内镜治疗往往有效)。但是,如果你不清楚如何处理这种损伤,也没有经验老到的胆道外科医生来帮忙,你的最佳选项应该是中

· ① 主译注:我想起自己 15 年前在 LC 术中发生过 1 例 E 型胆管损伤,刻骨铭心、记忆犹新。病人纤瘦,系结石嵌顿于胆囊管(伟大的 Mirizzi!)。我拽起壶腹部,紧贴结石下方游离胆囊管(其实这是胆总管!),上钛夹、剪断。然后,处理胆囊动脉(其实这是肝总管!当时我已经察觉到这根"胆囊动脉"似乎稍粗了一些)。在游离胆囊床时,又遇到了一根动脉。等胆囊切下来后,我马上取出检查,发现"胆囊管断端"有两个口(一个是肝总管口,一个是胆总管口,也就是说主胆管被切除一段!)。胆管损伤的诊断确定无疑。没有金刚钻,别揽瓷器活。我随即把"我的老师"请上台为该病人做了 Roux-en-Y 肝管-空肠吻合术,由于胆管直径只有 4~5 mm,手术难度可想而知,幸好,手术后病人恢复顺利。

止 LC 手术，**如果有可能，在胆囊床处和胆管近断端处留置引流管**，让病人醒来，把病人转给附近的三级肝胆胰医疗中心。**你可曾记得 Stewart 的摇滚歌曲——第一次伤害最深？** 大胆管损伤也是如此——它要求第一次修补尝试无懈可击，因为，不够完美的初次胆道重建会使得后继的尝试更加复杂、更加扑朔迷离、成功机会更小。

（2）**术后黄疸**：LC 术后病人恢复良好，但是出现了黄疸。偶尔，这种情况可以见于 E 型胆管损伤——术者小心翼翼地在下方夹闭了胆总管，在上方夹闭了肝管（误认为是胆囊动脉上了钛夹——译者注），然后将中间的这段胆管切除——根本没有意识到他自己干了什么事。如果在术后第一天发现病人的血胆红素轻度上升，请不要紧张，但是，如果血胆红素持续攀升（总是伴随有肝酶的上升），你就需要采取行动了。你希望这是因为胆总管残留结石，害怕是胆管损伤。下一步检查是先做 MRCP 还是 ERCP，则取决于你们医院的条件和你心急如焚的程度。治疗则取决于诊断的时机（是早期夹闭抑或后期狭窄）、损伤的程度（是单纯的夹闭抑或胆管横断）以及胆管的条件（纤细抑或扩张）。有些病例可以选择内镜下的扩张和内支架置入进行治疗。但是，大多数病人都需要行外科重建手术——通常是胆-肠吻合术——找一位肝胆胰大佬来做这个手术！如果术后黄疸是残留结石所致，其处理方法请见下文。

（3）**术后胆汁漏**：胆管损伤，并且有胆汁漏入腹腔或经引流管引出。此时，你可以参照前文对胆囊管漏处理方案的叙述进行处理：腹部影像检查、HIDA 扫描、ERCP。在少数情况下，如果条件合适，也可以考虑早期再手术进行重建。**然而，在大多数情况下，诊断都是在数日后才确立，此时病人有全身和局部脓毒症，因此，我们不主张在这个时机尝试重建术**，只能选择分期处理方案：对腹腔内积聚的胆汁行经皮穿刺引流，建立控制性胆瘘，对有些病人（取决于损伤的类型）可以考虑内镜下内支架置入。在脓毒症得到控制、病人的分解代谢停止后，进行后期重建，通常采用的术式是 Roux-en-Y 肝管-空肠吻合术。等到允许进行手术时，病人的胆管通常都有扩张，比较容易做吻合，也不太容易发生狭窄。

大胆管损伤是对外科医生自信心的一记重击。外科医生的自我防御机制（如：死不认错）会使得诊断和处理进一步拖延，自己尝试修补损伤可能会使得结局更加糟糕。这种场景是一种对外科医生综合素质最严峻的考验；或许你的最佳选择是请求援助、把病人转给肝胆胰外科医生，甚至把病人转给另一所医院。你必须全心全意、坦诚相见、推心置腹地把情况如实告诉病人及其家属，因为要想避免被诉诸法庭，就只有稳住他们。**一旦上诉——你的这场官司必败无疑**（⊃第十章）。

（五）残留结石及其相关并发症

结石从胆囊排入胆总管肯定会使得情况更加复杂——包括疾病本身和疾病治疗的复杂性。如果术前就有胰腺炎和阻塞性黄疸的诊断，你在诊断和治疗方面的精力就应该放在核实是否存在胆总管结石这个方面，并且争取在术前通过 ERCP 取出胆总管结石。这是最常用的方案，当然其他可供选择的方案还有腹腔镜胆总管探查术。然而，由于胆总管结石有可能自行排入十二指肠，因此，许多病人的胆总管结石都不需要特殊干预——这就是为什么在胆源性胰腺炎病人中仅有很少病人在术前 ERCP 或术中胆管造影上能见到胆总管结石的道理。

虽然如此，在 LC 等待期间，甚至在手术中，又可能发生另一枚结石进入胆总管。这在胆囊管扩张且胆囊多发性细小结石的情况下更容易发生。即使在胆总管探查术后,发现胆总管残留结石还是可能的——这就是留置 T 管的道理所在,它允许你做术后胆管造影,核实结石是否完全清除。因此,胆总管残留结石"很讨厌",但是一点也不令人意外。从另一方面来看,在胆囊切除术后,胆总管残留结石成了沮丧的源头:令病人(临床症状"同术前")和他的手术医生都感到失望。

预防、诊断与处理

虽然我们无法完全避免胆总管残留结石,但是,我们可以通过术前和术中处理来减少残留结石的发生率,方法如下:

- **术前**:如果病人有结石经胆总管排出的迹象(如:肝酶升高、胰腺炎病史或胆管炎病史),建议你在术前查清楚是否存在胆总管结石。病人的症状完全缓解和实验室结果正常往往意味着结石已经排出——但是,不能肯定已经排出。如果有 MRCP 无创检查条件的话,许多外科医生认为应该首选 MRCP 作为诊断手段。**如果病人有肝酶和血胆红素升高,睿智的做法是不要匆忙,在今后几天中注意了解这些指标的变化趋势。检查的时机过早可能会显示结石**(这些结石最终可能会被排出),**从而导致不必要的干预措施。**
- **术中**:如果术中发现胆囊管增粗,外科医生应该警惕可能有结石排出。在夹闭胆囊管之前,"挤压"胆囊管或许能将"路过"的结石挤回它的老家。在解剖胆囊之前,先在胆囊管与胆囊交界处"暂时"上一枚钛夹,可以防止在 CVS 实施过程中将结石挤入胆总管。这里又要提常规胆管造影这个问题了——我们可以负责任地说:大多数外科医生,包括我们自己,认为常规术中造影没有必要。
- **术后**:如果病人(通常是在术后数日至 1 周)因腹痛黄疸或胰腺炎来就诊,我们应该在头脑里清楚:这种病人大多具有自限性,这往往是"胆道系统的最后一枚结石"。**因此,你通常不需要匆忙去做 ERCP,主要的处理措施是支持治疗、动态复查实验室指标、给病人做明确解释。**影像检查应该包括:做超声检查排除显而易见的结石和胆管显著扩张,如果病人的临床表现未能迅速消退,申请 MRCP 检查。在结石嵌顿、临床症状和实验室指标(甚至无创影像检查)都不见好转的情况下,才是考虑 ERCP 的时候。在大多数病人,ERCP 加括约肌切开术就能解决问题,但是,少数病人的病情会依旧,被迫再次手术,实在是不走运。

读了上文的叙述,你应该明白胆总管残留结石其实并不是一桩"并发症",它就属于胆囊结石病的范畴。然而,它毕竟会导致病人和外科医生心情焦虑,需要细心处理和做过细的解释工作。

(六) 术后出血(参见 ⮕第三章)

尽管手术一丝不苟,止血缜密,但是,有些病人在胆囊切除术后仍然会发生严重出血。如今,血小板抑制剂或抗凝剂的使用很普遍,这些制剂会增加术后出血风险,尤其是胆囊床出血等"表面出血"的风险。**肝硬化基础上的门静脉高压症**显然是大出血的风险因子。"当时肯定是干爽的!"这是外科医生的常见反应,并且,通常都是正确的。但是,持续的渗血会造成血液大量丢失。**有时需要再次手术处理,因为积聚的血凝块会导致所谓的"局部 DIC",**

不清除血凝块（即使在没有"外科"出血点的情况下），**出血就不会停止**。在"不太干爽"的手术中留置引流管会受到一些外科完美主义者的谴责——但是，只要你没有用引流管来取代恰如其分的止血措施，就不能把这种做法看成过失罪。故此，我们的忠告是：如果胆囊床的止血欠满意，就留一根引流管；引流管能避免血肿积聚，有利于天然的凝血机制发挥其神奇效果。**切记**：引流管没有东西流出来并不能除外大出血！

　　血液大量丢失伴血流动力学不稳应该引起外科医生的警觉：是否可能为动脉出血。肝右动脉（有时其行程靠胆囊床很近）损伤，在手术中由于血管的收缩作用，其出血可能看似已经控制，但术后又开始出血。试图通过钛夹和电凝控制这种出血，而未能确切找到出血点，就可能产生**假性动脉瘤**，在术后数日破裂发生大出血。如果你怀疑假性动脉瘤，病人的胃肠道出血（因为**胆道出血**）就增加了该诊断的筹码，你的优选方案就应该是血管造影加栓塞术。如果病人因出血行再次手术，请千万注意毗邻的胆管——"城门失火，殃及池鱼"，这两个结构同时损伤的情况可是太常见了。

（七）内脏并发症

　　在胆囊切除术后，如果病人的情况出现了问题，人们通常会把目光盯在胆道系统上。但是，像每一例腹腔镜（或一般手术）一样，并发症可以发生在其他系统和脏器。我们不会在此对 LC 的一般并发症（肺炎等）进行叙述，但是，我们会再次提到**邻近结构损伤**（参见 ➡ 第六章和第九章）。

　　十二指肠损伤通常都发生在手术困难的情况下，此时，十二指肠球部由于炎症变化被"上拽"、贴近胆囊，从而使得手术分离困难。偶尔，还有胆囊-十二指肠内瘘存在，而你且完全被蒙在鼓里；在分离结束后，并未发现十二指肠上留了一个窟窿。**结肠**也可以因为胆囊周围的炎症而受累——如果在分离过程中损伤了结肠，这就成了术后感染的潜在源头。

　　如果内脏损伤在手术中被发现了，一般都能通过修补取得成功，通常都需要留置引流管。但是，如果在术中没有怀疑，也未能发觉，那么，内脏损伤就会成为可怖的灾难性事故。内脏损伤的临床表现轻重不一，十二指肠游离漏如果被遗漏，病人可以在 24 小时内毙命；结肠损伤的表现（脓毒症和腹膜炎）比较迟，有时在术后数日才表现出来。内脏损伤的诊断并不总是轻而易举，常常会延迟，通常都需要再次手术，内脏损伤如果被遗漏一般都预后恶劣，并发症发生率和死亡率都很高。因此，要永远持怀疑心态，时刻保持戒备心理。只要 LC 术后的疼痛超出预期，就应该立即引起重视，仔细考量……

（八）"胆囊切除术后综合征"

　　我们想在这里提一下"胆囊切除术后综合征"这一颇具历史意义的诊断名词，因为如今在诊断不明确的情况下偶尔还会用到该名词。其实，"胆囊切除术后综合征"是一个筐，里面装满了各种疾病，其中大多数疾病已经明了。它们的共同特点是发生在胆囊切除术后，临床表现相似，主要是疼痛和消化不良。如前文所述，在有些病人，这些症状是残留结石所致。消化病（如：溃疡病或慢性胰腺炎——译者注）的症状可以酷似胆道疾病的症状，如果你在术前没能做出消化病的诊断，就可能导致不必要的胆囊切除术。有些症状可能与胆囊切除术本身有关，如：腹泻（人们的解释是由于胆汁持续流入肠道所致），寄希望于数周后自行缓解，只有少数病人为顽固性腹泻。在年长的人，胆囊切除术后综合征持续存在，最终可能被证实是腹内癌症（如：胃癌或结肠癌）所致，之前是错误地将这些症状归咎于胆囊结石，而行了胆囊切除术。

一旦排除了残留结石，我想你的最佳选项就是把病人转给消化科医生。但是，说到底，预防胆囊切除术后综合征的时机是在"胆囊切除手术前"，给病人做得体的评估，排除其他酷似胆囊疾病的诊断。

（九）后期并发症

即使在成功的胆道手术后很长时间，病人有时还会因为数月（甚至数年）后出现的并发症来骚扰你（或其他外科医生）。

大多数胆总管结石都来自胆囊，真正的**原发性胆总管结石**见于胆总管流出道不畅的情况。**乳头部狭窄**在老年人比较多见，可能与既往的炎症或结石排出有关，最终瘢痕形成。其主要治疗手段是 ERCP、括约肌切开加取石术，但是，多发性结石和胆总管直径很粗就可能需要手术处理——行胆总管探查，或许还需要行胆-肠转流术（如：胆总管-十二指肠吻合术）。

即使没有结石，病人也可以因为胆管狭窄造成胆道梗阻发生**后期胆管炎**。胆总管部分损伤或热损伤会在初次手术后数月发生这种狭窄。胆-肠吻合口也会在后期发生狭窄。切记：狭窄也可能是恶性疾病所致，与之前的手术毫不相干！

"污水坑综合征"[①]是一种特殊并发症，见于胆总管-十二指肠侧侧吻合术后，在胆总管结石、胆总管直径比较粗、病人年龄比较大的情况下，有些外科医生喜欢采用该术式。这种手术的优点是比较简单、安全，并且可以为胆总管提供引流，缺点是留了一段胆总管远段，依旧会被残留结石或复发结石堵塞。尽管你为胆总管建了一条替代的引流通道，但是，胆总管的远段依旧会有感染复发发作。ERCP 和括约肌切开术本该解决这个问题，然而，再次手术离断胆总管远段（甚至把术式改为肝管-空肠吻合术）或许在所难免。

（十）非结石性胆囊炎

虽然非结石性胆囊炎不属于胆道外科并发症，但是它属于其他疾病所致的胆道并发症。非结石性胆囊炎常见于（但不仅仅见于）重症病人，如 ICU 的病人、创伤后病人或其他手术病人，非结石性胆囊炎是胆囊充盈（由于长时间禁食）和低血流状态（由于血流动力学不稳、升压支持或缺水）共同作用所致。病人的全身情况通常不允许外科医生"大干一场"，如果在抗生素使用后病情未见迅速改观，通常就应该行超声引导下的经皮经肝引流术。如果没有条件行超声引导下的经皮经肝引流术，可能就需要做胆囊切除术，因为坏疽性胆囊炎会迅速接踵而至。

四、结语

在谙熟了上文提及的众多可能发生的并发症后，你就应该能够对这些信息进行整合，

---

① 译者注：污水坑综合征（sump syndrome）在中国大陆又称为胆总管"盲襻综合征"。

为胆囊切除术后病情"不妙"的病人制定一套条理清晰的处置方案。

LC 术后病人的恢复过程应该"悠然自得"、"一天一个样"。如果病人的术后过程不那么"轻松",就应该引起我们的警觉:或许哪方面有不尽如人意之处。难度大的手术会使我们保持对术后问题的警惕性;正是那些"手到擒来"的手术往往会麻痹我们外科医生的才智,造成了虚假安全感。疼痛程度出乎预料(需要反复使用麻醉性镇痛药物)、心动过速、发热、腹部触痛,当然还有腹膜炎或脓毒症征象——这些都应该使你寝食难安,迫使你依据临床所见做一些检查——请把这一天腾出来专门做观察、血液检验,甚至影像检查(超声、CT、HIDA、MRCP)。切记,腹腔内的胆汁可以"悄无声色",要警惕那些蛛丝马迹(soft sign),这些征象或许能帮助你提前做出诊断,而不是在术后第 5 天、等到胆汁从脐部伤口倾"囊"而出才做出。

至此,你应该能领悟到**留置引流管**与**不留置引流管**之间的天壤之别了吧。虽然我们没有推荐在每例胆囊切除术后常规留置引流管,但是,在高风险胆汁漏情况下,留一根引流管就等于给你留了一根救命稻草,或许也给病人留了一根救命稻草,免去了再开一刀。分离困难、炎症情况、组织水肿、胆囊管极宽、甚至是你在为一位低年资住院医师当助手并感到他的一举一动都不如你的意愿时——在这些情况下留一根引流管并非弥天大罪,如果翌晨一切完好,把它拔了就行。其实,这可以成为戒律!

如果你认为出了问题,选择正确的处置路径有时也非易事,主要取决于当地的做法、影像检查条件和介入放射条件。许多情况可以采用非手术处理,但是,其前提是诊断正确无误。先采用简单、价廉、侵入性小的检查方法——血细胞计数和生化检查、超声检查和 HIDA 扫描,你希望得到的信息大多可以从这些检查中得到。根据需要可以增加 CT、MRCP 检查,ERCP 既有诊断价值,又有治疗作用,但是,它是一种侵入性检查,有其自身风险,因此,在选用时要理智。

有些情况可能适合行**早期再探查**,早期再探查可以达到早期诊断,也有利于早期处理——至少可以依据需要做满意的引流。然而,早期再探查应该选择性地采用,不要让它成为你对每位术后呃逆的本能第一反应。

枕戈待旦、专心致志、见机行事、既不犹豫不决,也不匆匆忙忙。只要你能熟悉这些潜在的胆道并发症,并加以琢磨,你就十之八九能预防或成功处理这些并发症。保持"敏而好学,不耻下问"的心态——向你们当地的胆道大师求教。

(石　欣　译)

第十七章

阑　　尾

Moshe Schein

　　没有阑尾，人类照常能潇洒自如地活着，但是，外科医生要想潇洒自如地活着就难了。

Rudolph Virchow

　　说阑尾毫无用处，那是不对的——它能让成千上万名外科医生坐上豪华轿车。

　　如果一位病人患右下腹疼痛，且没有阑尾切除术的瘢痕，请给他/她留一条瘢痕。

　　许多俏皮话能体现外科医生与阑尾之间的特殊爱恨纠葛关系，在这一章里，我从头至尾都写满了这类俏皮话。其实，急性阑尾炎和阑尾切除术依旧是普通外科医生的"家常便饭"。在人们眼中，阑尾切除术属于小手术，通常都是让处于住院医师培训阶段的"小"医生去做——你几乎不会看到声名鹊起、炙手可热的"大教授"把宝贵的时间浪费在这种不起眼的小手术上。外行人似乎也不把阑尾切除术这种小手术当回事；其实，在他们总的心灵深处且充满了对阑尾破裂或穿孔的恐惧，不过，一般来讲，他们认为阑尾切除术不是什么"大事"，因此，寄希望于术后康复风平浪静——就像拔一颗牙齿（但不是磨牙）一样。对处于迅速上升期的腹腔镜阑尾切除术（laparoscopic appendectomy，LA）来说更是如此，因为 LA 的术后康复通常更快。

　　唉，天有不测风云，人有旦夕祸福。生命一般都不会十全十美，阑尾切除术也有一长串相关并发症，有些比较"小"，另一些则可能置病人于死地。这就是我们为什么会另辟一章专门对这一不起眼的"夜爬虫"样器官进行叙述的缘由。

　　为了写这一章，我们**从现实生活的角度**在 SURGINET 网站（一家国际普外科医生在线论坛）询问网友们遇到过或见过同道们发生过哪些阑尾切除并发症。将网友们的报道搜集、归纳于表 17.1，这张表基本涵盖了 LA 和开放阑尾切除术（open appendectomy，OA）的常见和罕见并发症。我会对所有这些并发症一一论及——包括其预防和处理。我衷心希望我们的年轻读者在读了这一章后能感悟到他们年长同行的辛酸经历——阑尾切除术并非永远是"一块蛋糕"；即使它看上去像一块蛋糕，它也可能瞬间化为泡影。因此，请对这一退化的组织残片给予尊重，感谢哪位不知名的外科医生说过这样一句至理名言：**我这一辈子有两桩事一直琢磨不透：女人和急性阑尾炎。**

表 17.1　SURGINET 网站的网友报道的阑尾切除术的并发症

阑尾切除术的"常见"并发症	点　评
术后阑尾动脉/阑尾系膜出血	有死亡病例报道
伤口感染(浅部 SSI)	也可以见于腹腔镜 trocar 部位(通常是取出阑尾的 trocar 部位)
持续性肠麻痹与术后早期小肠梗阻	
腹腔或盆腔"积液"或脓肿(器官/间隙 SSI)	
盲肠后血肿伴感染	止血是关键!
坏死性筋膜炎(深部 SSI)	可以起源于伤口,也可以起源于 trocar 部位
盲肠瘘	见于阑尾根部穿孔后,盲肠缝合欠妥。
阑尾切除术后残端蜂窝织炎	
膀胱损伤	腹腔镜手术前,病人应该排空膀胱,即使是开放阑尾切除术也应该如此
切口疝	比较常见于中线切口,右下腹局部切口罕见。
腹腔镜阑尾切除术的"特异性"并发症	
不全性阑尾切除	往往导致复发性阑尾炎
Endo GIA① 引起盲肠损伤	
迟发性盲肠穿孔	腹腔镜下分离阑尾残端有困难
阑尾残端漏	见于用钛夹处理阑尾残端时
Trocar 致腹壁下动脉损伤——腹壁血肿	
误将末端回肠当作阑尾,用闭合器横向闭合	
肠管破裂	
小儿腹主动脉损伤	诊断延误,截瘫
Endo GIA 闭合线出血	
因 Endo GIA 上装载的 3.5 mm 钛钉洒落引起小肠梗阻	

一、术前考量

　　穿孔阑尾所占比例不是衡量医疗品质的好指标。穿孔的比例可以因为你做的非穿孔阑尾炎少而增加。高比例的穿孔其实可能是一件好事,因为,这意味着你只开必须采取外科处理之病人。

Roland Andersson

　　随着我们在阑尾炎诊断方面的警惕性增强,就可能出现这样的情况,那些本来会自行缓解的病人就可能被安排了治疗。这些利益冲突就是本病处理中摆在人们面前的最新挑战:如何提升诊断正确率、减少不必(和潜在危害的)手术的数量,同时,对那些能自限的阑尾炎病人又不过度治疗。

Frederick T. Drake 和 David R. Flum

---

①　译者注:Endo GIA＝内镜用切割缝合器。

由于这不是一本外科治疗学手册，而是一本有关并发症的书，我们不必强调理想诊断、术前准备和最优化（在本书其他章节已经讨论）对结局改善的重要性。然而，有个问题必须借此机会谈谈。

（一）阴性阑尾切除术是并发症吗?

在这里"阴性"的意思是手术中发现阑尾"苍白"——阑尾正常！阴性阑尾切除术可以进一步分类如下：

- 阑尾正常，未发现有其他病变——**不需要手术！**
- 阑尾正常，发现有其他外科病变，并做了处理（如：Meckel 憩室炎）——**治疗性手术。**
- 阑尾正常，**发现有其他病变，并做了处理**，其实，这些病变不需要手术处理（如：盲肠憩室炎、肠脂垂炎）——可避免的**治疗性手术。**

何谓"正常"阑尾? 这个问题并非十分清楚。病理学家对急性阑尾炎有不同的定义。甚至有人坚持认为用手擦擦阑尾或者用腹腔镜分离钳折腾阑尾就能造成阑尾炎性改变，病理医生就会下早期急性阑尾炎之诊断，草草出具报告。有些病理医生对他们的外科医生"很给面子"，总是想方设法"确认"术前诊断——难道你见过哪份病理报告上写着"正常"胆囊不成？

我认识一位外科医生，他就为一位已经做过阑尾切除术的病人做了一次"阴性"阑尾切除术！不过，**我这里指的"阴性"或"正常"的意思是你在手术中看上去阑尾绝对正常：没有肿胀、没有炎症、没有坏疽、也没有穿孔——什么都没有！ 你打心眼里明白这条阑尾是正常的，你忙活了半天的手术根本没有必要**，或许有害。你根本不必等待病理报告、寄希望于病理医生给你一个确认词"早期阑尾炎"，以便你可以告诉病人家属："要不然就穿孔了……"**不要自欺欺人，承认这一点：阑尾"阴性"，手术是多余的！**

有些"老顽固"（和一些装"老"的年轻人）不认为阴性阑尾切除术是并发症。在他们过去读的那些书里，15％的阴性阑尾切除率提示这是一位谨慎小心的外科医生。当我在约翰内斯堡接受外科培训期间，我的一位朋友常常吹嘘他切除的阑尾有半数是"苍白"阑尾。那时，我们没有任何腹部影像检查条件，这位医生又不愿意在"不典型"病例身上"花费"时间来"密切观察"。然而，庆幸的是，今非昔比，如今，我们拥有现代腹部影像（超声和 CT）检查条件，有急性阑尾炎的各种评分系统，当然，还要加上历久弥新的老观念（老观念认为对诊断不明确的病例采取观察手段是安全的），阴性阑尾切除率完全应该低于 5％。 如果你的阴性阑尾切除率高于这个数字，那么，你的行医方式一定存在不当之处，你的制度或许还有你自己根本就是一位不耐心的"外科莽汉"！

我自己目前就是一位顾影自怜的外科医生，负责一个县的外科医疗，最近 7 年来，我没有切除过一例正常阑尾。并且，我没有"漏诊"或"延误"过一例需要行阑尾切除术的病例，一例都没有。至于我们对急性阑尾炎的诊断细节，请阅读其他书籍[①]，但是，我在这里只想提一句：在如今的年代，应该把阴性阑尾切除术看作是一种并发症！ 阴性阑尾切除伴有不容忽视的并发症发生率，甚至会导致死亡，依靠细致的临床评估加腹部影像检查来避免阴性阑尾切除术并不难。**诊断性腹腔镜**（固执己见的外科幽灵们对这种检查青睐有加）是一

---

① 《Schein 外科急腹症》第 1 版（英文第 3 版），科学出版社© 2011 年：第 28 章。

项需要在全身麻醉下进行的侵入性操作,即便在腹腔镜下阑尾外观正常,人们最终还是会把阑尾切掉。**又是一例不必要的手术——一桩并发症！**

至此,如果你确诊(基本排除了一切疑点)这位病人患了急性阑尾炎,你会匆忙把他推入手术室吗?**不一定！**

大多数成年急性阑尾炎病人,除非已经穿孔、病情不轻,都可以等至翌晨、在更满意的条件下实施手术。现在人们逐渐认识到半夜三更做阑尾切除术是一种没有必要的清规戒律,此时,手术团队成员睡意正浓、睡眼惺忪、疲惫不堪(不是理想状态)[①]。因此,还是给病人开列输液和抗生素医嘱后回去蒙头大睡吧！

(二)非手术处理的地位如何?

全世界流行的态度是:有病的阑尾都应该在福尔马林缸找到归宿。这一理念深受积重难返的信条支撑:无端担心轻症阑尾炎进展为穿孔;害怕法律诉讼(在他们圈子里,外科医生不认为非手术治疗是标准治疗手段);认为阑尾切除术(尤其是 LA)不仅能即刻提供治疗,并发症发生率也少;因为给病人采用抗生素治疗其住院时间就长,而轻型急性阑尾炎在一帆风顺的阑尾切除术后通常 24 小时就能出院,因此外科医生打心眼里对非手术治疗有抵触感。还必须考虑经济利益驱动这一因素。然而,即使是严格按薪水收入的外科医生也往往会罹患功能性兴趣综合征[②]("手痒"综合征——译者注),难道开刀不比开抗生素更有趣?

然而,在现实生活中——有确凿的证据支持——大多数急性阑尾炎病人采用抗生素非手术治疗有效(像急性结肠憩室炎一样)。**非手术治疗在下面几类病人不仅合情合理,而且可以减少并发症:**

- 那些因为手术-麻醉风险(如:心肌梗死后)令人望而却步的病人——能使阑尾切除术后死亡率的排序雪上加霜的正是这些病人。
- 拒绝手术的病人。
- 远洋途中的病人、宇宙飞船上的病人、核潜艇上的病人或在缺医少药的乡村地区。
- 临床症状正在缓解的病人——疑诊的轻型急性阑尾炎在看外科医生时病情已有好转。
- 病态肥胖病人。
- 患轻型急性阑尾炎的早孕(前三个月)妇女,此时任何手术都可能导致流产。
- 不折不扣的"CT 急性阑尾炎"病人:CT 片上能见到炎性阑尾,但是,缺乏全身炎症临床/实验室证据,局部体征轻微。
- 显然,阑尾包块或阑尾周围蜂窝织炎[③]病人应该采取非手术治疗。这是大多数外科

---

①　主译注:我对 Moshe Schein 大夫的这些意见不敢苟同。是否需要立即手术,其一取决于病情的严重程度,其二取决于外科医生的判断能力(你认为没有穿孔,正确吗? 你是否修到了 Moshe Schein 的"道行"? "没有金刚钻,别揽瓷器活")。其余的理由请参见《Schein 外科急腹症》第 1 版(英文第 3 版),科学出版社ⓒ 2011 年:第 28 章:212,主译注。

②　译者注:功能性兴趣(funktionslust)是一个概念,是指从新近发展的功能或技能的操练中获取的乐趣。唐纳德·赫布和罗伯特·怀特指出,在能力获得时人类似乎有一种立足自身的内在愉悦或自我奖赏。

③　译者注:这里的原文是 appendiceal phlegmon(阑尾蜂窝织炎)。在我的印象中,阑尾蜂窝织炎就是化脓性阑尾炎;阑尾周围蜂窝织炎与阑尾周围脓肿关系密切,或许能暂时保守处理。可能中国人的概念与西方存在区别,所以本文翻译成"阑尾周围蜂窝织炎"。

医生认可的方案,不存在争议!

细致的临床评估,加影像检查(在没有影像检查条件时,可以采用临床评分系统),就应该能够对"轻症病例"与坏疽性或穿孔性急性阑尾炎做出鉴别;轻症阑尾炎一般采用非手术疗法就有效(值得注意的是,许多轻症急性阑尾炎不用任何治疗就能自行缓解),而坏疽性或穿孔性急性阑尾炎就不太可能通过非手术治疗缓解,必须采取手术处理。

最后一件事:当手术决策已经确定时,**不要忘了开列抗生素**。在手术期间,你应该能判断出,这种抗生素使用是预防性的抑或是治疗性的(参见下文以及 ⇨第四章和第五章)。

二、术中考量

> 阑尾总连着盲肠。
>
> **Mark M. Ravitch**

我想把手术操作细节放到"术后考量"中讨论,因为届时我们会列举并详细讨论阑尾切除术后的特异性并发症。然而,我们会借此机会提两个"手术"议题:OA 与 LA 的论战,以及切口选择的争议。

(一)腹腔镜阑尾切除术与开放阑尾切除术

有关这一议题的争议已经偃旗息鼓。多项比较研究(放在一起综合考虑)表明 LA 确实能达到与 OA 相同的结果,而且,LA 术后疼痛轻、出院早(数小时)、恢复全面活动快(数日)、伤口感染率低。有些报道声称**穿孔性急性阑尾炎行 LA 者**,腹内感染的发生率高,但是,其他报道对这一结论持怀疑态度。难怪,但凡外科医生手中有摄像头和腹腔镜手术器械的地方(从波士顿到孟买),他们都会乐此不疲地将 LA 作为首选。只要上 YouTube[①] 看看——似乎每个手中有摄像头的人都会急不可耐地上传一段经过仔细剪辑的视频片段炫耀自己做 LA 的灵巧性!(你见过哪位外科医生上传的视频片段是炫耀他能用手指通过一条长 3~6cm 的切口将一条阑尾切除的吗?)

不过,我坚信,总的看来,**LA 比较容易出现严重并发症**——这些并发症的潜在风险比 **OA** 的并发症大。"文献上可没有这么说",你可能会反驳,但是,正如你我所知,**文献存在偏倚**:将 LA 与 OA 进行比较的随机研究都不是腹腔镜的门外汉做的,外科医生不太愿意发表他们的恶性事故——你会写一篇个案报道叙述在 LA 手术中你是如何损伤腹主动脉的吗?你会愿意把这段视频片段上传到 YouTube 上去吗?☺因此,在"现实世界中",并发症往往没有公布于众,或者就是从"佳绩"中"被剔除"了。但是,看看我们的四周,品味文章的字里行间,我们发现了一长串并发症(有些并发症极为怪诞),这才更接近 LA 的真实情况,几乎都是我们在过去那些美好时光见所未见的并发症(参见图 17.1)。我并不想仅谈论腹腔镜的专有并发症(如:trocar 损伤腹壁下血管),还是想谈谈与阑尾切除操作直接有关的并发症。你能想起猴年马月哪位外科医生在 OA 手术中未能将整个阑尾切除吗?哎呀,在 LA 这种情况可不少见。**这不是一篇针对 LA 的长篇批评文章:我并不想把 LA 贬为一无是处的劣**

---

① 译者注:YouTube 是一家互联网视频共享网站的名称,可供网民下载、观看及分享的视频短片。

等术式,或者说我更看好 **OA**。我只想告诫你 **LA** 更容易出事故,尤其当外科医生在半夜三更需要单打独斗、在腹腔镜方面的经验积累不多、面对问题又不愿意中转时。

谈到中转 OA 的问题,给我的印象是那些沉溺于腹腔镜中难以自拔的年轻外科医生已经丧失经右下腹小切口处理高难度 OA 的技巧。这也为我们带出来下一个议题:**切口的选择**。

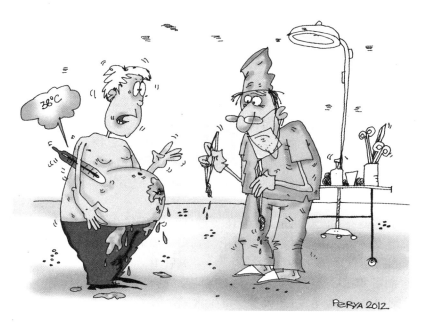

图 17.1 "大夫,你跟我说过腹腔镜阑尾切除术很安全的。"

(二) 开放阑尾切除术的切口选择

毫无疑问,以 **McBurney** 点为中点的经典右下腹肌肉分离切口(可以斜向切开皮肤,也可以横向切开皮肤)对病人来讲"不太痛苦",术后早期和后期的切口并发症和腹壁并发症也比直切口(如:正中切口或旁正中切口)少。

我已经想不起来我无法通过右下腹"局部"切口完成单一的阑尾切除术是猴年马月——包括阑尾尖部位于胆囊附近的情况或需要行盲肠切除术的情况。如果必须改善暴露,你只要将切口向内侧或外侧延长,必要时,可以切断肌肉。就我来说,仅当存在经右下腹切口无法显露的其他病灶时才会考虑正中切口,(如:溃疡病穿孔、乙状结肠憩室炎穿孔)。**然而,在如今这个术前影像和/或腹腔镜的年代,这种出乎意料的诊断应该属于凤毛麟角!**

为什么如今我们依然会见到、听到和读到外科医生采用正中切口行阑尾切除术呢?

原因之一:当外科医生决心将 LA 中转 OA 时(通常是因为技术难题,往往反映的是复杂急性阑尾炎),他的直觉是将脐下的 trocar 孔与耻骨上的 trocar 孔"连起来",这就构建了一个巨大正中切口剖腹术。

原因之二:"现代"腹腔镜外科医生习惯于"一切尽收眼底"——要求看到每一滴脓液,以便将其吸除。为了为山穷水尽的 LA 续写辉煌,建议将 LA 中转成长度有限的右下腹切口,就有违这些医生的直觉。

因此,本来一个小小的右下腹局部切口足以搞定的事情,现在且采用了长长的正中切口,这位病人的"罪"可受大了——疼痛更甚,恢复时间更长,SSI 发生率、腹部切口裂开率和后期切口疝形成率更高。我对这些年轻外科医生的忠告是:要学习掌握高难度的 OA 手术。对高年资老一辈的建议是:要让你的徒儿们先从 OA 学起,而非一开始就做 LA,尤其当面临的是穿孔性急性阑尾炎时。

三、术后考量

在这一节里我会概括谈论表 17.1 所列举的并发症,并讨论这些并发症的预防和处理。

不过,首先请记住:不识庐山真面目,只缘身在此山中。一定要跳出思维的桎梏! 有一位外科医生曾经与我谈起过一例他遇到过的病人:因单纯性急性阑尾炎行 LA 手术,手术"顺利",术后 24 小时,就在病人即将出院之际,这位年轻病人出现了急性弥漫性腹膜炎。不,这不是阑尾残端处理不当所致的肠内容物外泄,而是溃疡病穿孔。在手术后,凡事皆有可能!

在开始讨论感染性并发症之前,我们还想谈几句**术后抗生素**使用方面的话。⤴第四章已经对术后抗生素使用的持续时间做过讨论。我们要提请你注意的事项如下:

- **"阴性"阑尾切除术**或单纯性阑尾炎①——术后不必使用抗生素。但是,如果你给了 1～2 个剂量的术后抗生素,我并不会指责你。
- **坏疽性阑尾炎**:继续用 1～2 天术后抗生素就足够了。
- **穿孔性阑尾炎**:术后使用一般不超过 5 天。

如果病人能进食,并准备出院的话,你可以尽早将静脉用抗生素改为口服。在有些国家(如:美国),或许你希望延长抗生素的使用期限,以免出现法律诉讼,即便证据表明这种抗生素使用时间的延长毫无必要。这是外部氛围迫使我们实施"防御式医学"②需要支付的代价……

(一)切口并发症

- **切口感染**(浅部 SSI)是阑尾切除术最常见的并发症。急性阑尾炎的病期越晚,切口越长;病人的体质越胖(等等——参见 ⤴第五章),发生切口感染的可能性就越大。从逻辑上来看,LA 后伤口感染的发生率比较少,但是,每个戳孔部位都可能发生感染,最常见的感染部位是将阑尾取出的那个戳孔,还是请你用一个腹腔镜标本袋(endobag)!
- **深部 SSI**:深部 SSI 罕见,但是,人们对它已经有详细叙述,深部 SSI 包括单纯急性阑

---

① 主译注:对阑尾外观正常(white worm)或为单纯性阑尾炎的病人要格外警惕(这种病人往往是医疗纠纷的源头!!)。手术中请一定评估腹腔渗液的性质(溃疡穿孔? 肠绞窄? 胰腺炎? ……),并仔细检查远段回肠 1 米及盆腔后,才能关腹。中老年人(这类人本来就不应该是急性阑尾炎的高发人群)还应该注意盲肠和升结肠是否有肿物(结肠癌!)。

② 译者注:防御式医学(defensive medicine)或防御心态(defensive attitude)是指在疾病的诊断和治疗中,医生的主要目标不是病人的健康,而是自我保护,努力避免可能发生的医疗失误和法律诉讼。

尾炎术后发生于 LA 戳孔处的坏死性筋膜炎。有人认为甚至在阑尾切除术后敞开不缝的伤口也可以发生坏死性筋膜炎！**绝对不要说绝对不会——永远持怀疑态度，核查一切。**

关于伤口感染的预防和处理细节请参见 ⮑第五章。我对所有阑尾切除伤口都采用缝合处理；在"污秽"手术，我会在伤口内塞入"细纱条"，留置 2～3 天。只要恪守本章以及 ⮑第四章和第五章罗列的一些原则，你的手术病人的伤口感染率就应该少到可以忽略不计的程度——就像我一样☺。

（二）腹腔或盆腔"积液"或脓肿（器官/腔隙 SSI）

这一组名词代表的是一组疾病谱，容易被临床医生和文献混淆——也就是说，在"脓肿"这一个定义之下涵盖着多种程度不同的疾病。该疾病谱的范畴如下：

- **非感染性腹腔积液**。举例：一名儿童因坏疽性急性阑尾炎做了阑尾切除术。4 天后，患儿依旧有峰形热。申请 CT 检查示盆腔有游离积液。继续用抗生素，患儿康复。这个病例摘自一篇已经发表的系列病例报道，文章的题名为"用抗生素治疗阑尾切除术后盆腔脓肿"。显然，这个病例的盆腔积液不是包裹性脓肿，且根本没有"感染"——发热的原因是残余 SIRS。
- **感染性腹腔积液**。举例：一位年轻成人因穿孔性急性阑尾炎和弥漫性脓性腹膜炎采用 LA 手术。术后 5 天，病人依旧有显著 SIRS 和肠麻痹。CT 提示盲肠周围有境界明确的积液。继续用抗生素，数日后 SIRS 和肠麻痹消退。这位病人的积液或许已经感染（我们永远也不可能搞明白），但是，并非所有感染性积液都需要手术引流——**幸亏有腹膜的防御机制和抗生素的辅助作用，感染性腹腔积液消退是常事**。
- **腹腔脓肿**。让我们假设上面提到的那位病人在使用抗生素后病情无改善。3 天后复查 CT 示积液有"边缘强化"——脓肿。我们在 CT 导引下做了引流术，抽出脓液 25 mL。此后，SIRS 消退，肠麻痹缓解。
- **多发性腹内脓肿**。这是急性阑尾炎后期的结局，这种并发症的持续时间长，情况严重——需要反复经皮穿刺引流或再次手术处理。

至于腹内感染的诊断和处理，参见 ⮑第四章，或参阅我们之前撰写的书籍[①]。下面是针对急性阑尾炎并发症预防方面的几句金玉良言。

无论是 OA 抑或 LA 都应该遵循"源头控制"（阑尾切除）和"腹腔清理"原则（⮑第四章）。**然而，我坚信在腹腔镜下完成这些任务容易发生失误，病人在 LA 术后发生腹内感染并发症的概率高**——这种看法来自文献，也来自我们在"现实世界中"的亲眼目睹。首先，在 LA，阑尾容易被撕破或触碰，形成污染——单纯性阑尾炎被外科医生搞成了"穿孔性"。其二，腹腔镜医生普遍存在一种强迫意念，就是"把一切冲洗干净"，这是术后腹腔积液和脓肿的祸根！是的——这种腹腔积液其实就是你注入腹腔的生理盐水、未能完全吸尽而已。

Mark M. Ravitch 先生的一条古老格言如今仍然有其现实意义："既然那位外科医生道

---

① 《Schein 外科急腹症》第 1 版（英文第 3 版），科学出版社ⓒ 2011 年；第 49 章和第 52 章。

出了阑尾炎性腹膜炎的范围,说明他的手术做得不当[1]。"他老人家的隐喻是(在他生活的那个时代世界上还没有腹腔镜)阑尾切除术最好还是从局部右下腹切口进行,即使在弥漫性腹膜炎也是如此。他的理念是为了处理脓液,你并不需要实实在在看到脓液。你只要切除阑尾,将 *Poole* 吸引头(请温柔些!)插入腹腔,注意吸去升结肠外侧沟、盆腔及其周围的脓液。然后,用湿纱布垫蘸去所有液体。**你完全可以通过 5cm 长的 McBurney 切口完成一次尽善尽美的腹腔清理**。如果你能在直视下一清二楚地把脓液一滴滴吸干净,这说明你的手术做得过大——例如,做了一个正中切口。

在穿孔性急性阑尾炎病人,如果选择 LA 加广泛腹腔冲洗,这种手术也属"过大"范畴——或许有害。**因为你把本来局限于右下腹和下腹部的脓液和细菌搞得整个腹腔到处都是**。然后,如果这位外科医生未能将液体全部吸出,就会发生积液和脓肿。我的大多数阑尾切除术都是 OA,并且只做 McBurney 切口;我从来不做冲洗!在过去 20 年里,我只有一例病人因为穿孔性急性阑尾炎术后腹腔脓肿形成需要做经皮穿刺引流术[2]。我从未遇到过"积液"!那些对腹腔镜一往情深的外科医生,只要在 LA 手术中不做冲洗,也会有相同的体会——没有积液,也没有脓肿!那些坚持冲洗的外科医生就会遇到脓肿,即使在单纯性急性阑尾炎 LA 后。如果你问我:"有证据吗?文献上可没有这样说……"那么,我会劝你最好不要读这一章,甚至这本书也不是为你而作。

在 OA 或 LA 手术后留置引流管——它能预防积液和脓肿吗?不,当然不能!请不要把我的肺给气炸了!研究和经验告诉我们留置引流管毫无用处。引流管什么都预防不了,只会造成并发症(⮕第四章)。

(三)持续肠麻痹与术后早期小肠梗阻

穿孔性急性阑尾炎在阑尾切除术后发生肠麻痹 4~5 天,在你和我看来都不能算作并发症。但是,使用 iPhone 的这代病人可不这么想,他们期望能在术后 1 天回家——与其女友分享彼萨饼——而如今且要在医院里忍受折磨,左侧鼻腔里插了一根鼻胃管,这属于重大并发症。

急性阑尾炎的病期越晚,手术的创伤越大,肠麻痹的时间就越长。偶尔,起初看起来似乎是肠麻痹其实是术后早期小肠梗阻。有关该专题的详细叙述请参见⮕第八章。

---

① 主译注:Mark M. Ravitch 先生是一位极为精明的外科前辈。在开放阑尾切除时代,如果你切除了阑尾,并且你能说出腹膜炎的范围,这就提示你的切口太大、你的分离范围太广,就可能造成脓液的扩散。对格言不应逐字细究,格言只是传递一种信息,偶尔可能会夸大其词。Ravitch 先生希望藉此向年轻外科医生传递这样一条信息:把阑尾切除,尽可能清尽脓液即可。

② 主译注:Schein 先生在这一段文字里用了多次"从不……"、"从未……"、"只做……"这类不留余地的"绝话"。这需要基于两大基本前提:其一是过硬的普外科基本功——术前诊断正确,他绝对是一位普外科"高手",你呢?其二,优秀外科医生的基本素质——耐心、仔细、勤勉,善于动态观察病人,先生,您呢?如果你缺乏上述任何一点,请运用你的智慧,不要"死心眼"。例如:在诊断模棱两可时选择"探查切口"也无可非议。重中之重是确保不出事故或少出事故。凡事不宜一概而论、千篇一律。西方人讲究严谨(贬义词是刻板),讲究精确,这是科学发达(物质文明)必然从西方开始的原因所在。中国人的哲学讲究"变通"(当然是有底线的变通)——条条大路通罗马,不赞成一条道走到黑,不能在一棵树上吊死。这是中国人的人文精神(精神文明)超凡脱俗之处。

（四）出血性并发症（参见➲第三章）

记得在我还是医学生的时候,遇到一位小男孩在 OA 手术后 1 天出现严重休克。再手术中发现该孩子满腹是血。当时那位主治医师果断地临床诊断,并把患儿紧急推入手术室,给了我深刻印象,从那时起,我就决定做一名外科医生! 幸运的是,从那天起,30 多年过去了,我从来没有经历过一例阑尾切除术后出血。但是,我曾有过几例"差点遗漏"的出血,因此,我在阑尾切除手术中总是像强迫症似地细致止血。我喜欢用 3－0 微乔®线对阑尾系膜做锁扣式缝合(locking suture)处理。你当然可以采用如今人们热衷使用的钛夹、Endo GIA™、超声刀®、LigaSure™,甚至"只用"电凝①。**如你所知,你可以为所欲为——几乎什么都行……**

阑尾切除术后出血的来源可以是阑尾动脉、阑尾系膜断面的小血管,也可以来自腹腔镜 trocar 插入过程中受伤的腹壁血管。

阑尾切除术后因出血被遗漏造成死亡(常见于 LA 后!)已有文献报道——嘿,多么平淡无奇、举手之劳就能避免的惨剧! **该如何预防呢?**

在阑尾切除完毕、在盲肠放回原位后,请一定,一定要再次检查有无出血。在 OA 手术中当你将部分盲肠及与之相连的阑尾一并拖出来时,在 LA 手术中将阑尾向前外侧牵拉时,阑尾血管存在张力,血流就会中断,因而见不到出血。当盲肠放回原位后,血循环恢复,离断的动脉或系膜就可能原形毕露、发生出血!

因此,我再三强调,请一定,一定在盲肠放回原位后重新核查是否有出血。如果是 LA 手术,请再次吸引,再次察看:是否有出血? 如果是 OA 手术,当盲肠放回原位后,它就失去了踪影。在关腹前,请再次用吸引头吸引盲肠周围,放一块 4×4 的纱布,然后取出——注意纱布的颜色。再用纱布试一次。如果纱布依旧是**红色**,请再次用拉钩将切口牵开,显露盲肠,看看究竟何处在出血。最常见的是小动脉搏动性出血(在 LA 手术中最常见的是 Endo GIA™闭合线出血)。缝一针或者上一枚钛夹……就能使之成为"差点失误"——你杜绝了一场悲剧,也避免了无地自容。

现在,吸尽腹腔内的剩余积血。陈旧血液是细菌的绝佳培养基,容易形成感染性血肿或脓肿。不,根本不需要用生理盐水冲洗陈旧血液☺。

（五）阑尾残株并发症

是的,对这个地位卑贱、组织脆弱的阑尾残端,你的处理方法有结扎、缝合、闭合、夹闭、胶合或烧灼等等——无论你采用什么办法处理阑尾残端(我个人的做法是在盲肠水平用 2－0 微乔®缝线贯穿缝扎处理阑尾残端,缝针要缝住盲肠壁),阑尾残端总是许多并发症的"万恶之源"。

阑尾残株蜂窝织炎

阑尾残株蜂窝织炎甚至可以发生在已经紧靠盲肠、"处理上无可挑剔"的残端。病人的阑尾切除术一帆风顺。7 天后他再次找到你,有右下腹疼痛和触痛、发热和白细胞升高。伤

---

① 译者注:LigaSure™＝结扎速™,是一种止血器械,原理同双极电凝。在我国目前已经广泛使用。

口看上去完好。这是阑尾残株蜂窝织炎的特征性表现。如今,该病的诊断易如反掌:CT 检查能显示蜂窝织炎累及盲肠——与能够通过引流处理的脓肿截然相反。数日的抗生素治疗就能治愈这种比较少见的并发症,这是标准教科书未提及的一种并发症。

LA 这个"病毒"的蔓延又扩充了阑尾残株并发症的疾病谱:既往那些神秘的个案报道如今已经屡见不鲜:

- **阑尾残株漏**。阑尾残株闭合不善(大鼠的研究⋯⋯和来自印度的为数不多的几个病人⋯⋯"证实"钛夹,甚至热能,都能满足阑尾残端的封闭要求⋯⋯,但是,这并不等于你就可以在你的病人身上尝试这种方法!),会导致阑尾内容物泄漏,结果形成脓肿或粪瘘。阑尾残株漏的诊断依据是临床评估加 CT;运用你的常识拟定治疗决策:是经皮引流抑或再手术。

- **阑尾残株阑尾炎**。病人可以在阑尾切除术后任何时间出现典型急性阑尾炎的表现。在过去 OA 时代,这种并发症罕见,主要见于复杂阑尾炎手术后,并且往往是经验不足的家庭医生/外科医生在条件欠理想情况下做的手术。在如今这个腹腔镜阑尾切除时代,这种并发症就比较多见了,可能是在阑尾切除术中外科医生对阑尾根部的误判,结果阑尾残端残留过长(阑尾部分切除术或阑尾半切除术)[①]。由于病人和为他看病的社区医生(甚至急诊室医生)没有意识到在"阑尾切除"后还可能发生急性阑尾炎,因此,诊断被遗漏或延迟是常事。有位同事曾经与我谈起:有位病人在另一所医院做过 LA(切记:并发症总是发生在"其他医院"☺)。之后,该病人先后因 13 次(!)有据可查的右下腹疼痛、触痛、白细胞和 C 反应蛋白上升在不同的医院和医生处求医。做了 6 次(!)CT,然后,才有人(我的同事)诊断为阑尾残株阑尾炎,通过腹腔镜做了处理。显然,腹腔镜再次阑尾切除术可能会有难度,还可能导致**盲肠并发症**(参见下文)。

LA 手术中杜绝阑尾残株并发症的办法是像 OA 手术一样正确处理阑尾残端。无论你是选择 Endoloop® 还是选择 EndoGIA™ 处理阑尾残端,都应该在阑尾根部处理。你一定要**看清楚阑尾-盲肠交界处。如果你看不清楚,就应该中转!** 把阑尾残端留得过长就为法律诉讼留下了伏笔⋯⋯

(六)盲肠并发症

在 OA 年代,盲肠并发症主要见于阑尾根部穿孔的病例——此时,炎症/穿孔累及盲肠壁——留下的残端无法实施安全闭合。如今,用腹腔镜阑尾切除术——尤其在高难度/晚期病例,在盲肠壁附近使用高能器械或误击发 Endo GIA™——都会增加盲肠壁并发症的风险。**盲肠漏可以在"早期"就发生,甚至也可以在 5 天后发生**(热损伤所致的延迟漏),临床表现轻重不一——脓毒症、局部蜂窝织炎、脓肿和粪瘘。

预防:总的说来,应该对盲肠有敬畏感——无论在 OA 手术中,还是在 LA 手术中,都应该注意勿蹂躏盲肠。当阑尾穿孔发生在阑尾根部与盲肠交界处时,请用一把线性闭合器紧靠阑尾根部闭合其残端,**将盲肠壁包含在闭合线内**。你也可以在腹腔镜下采用该办法。注

---

① 译者注:防止这种情况的关键是在手术中要在三条结肠带的汇聚处处理阑尾根部。"阑尾根部位于三条结肠带汇聚处",这是每个医学生都熟知的基本知识!

意勿伤及毗邻的回盲瓣或造成回盲瓣狭窄。如果你手上没有机械闭合器,你可以沿阑尾根部将盲肠切去一块,采用缝线基本吻合法缝闭缺口。

如果你发现**阑尾和盲肠黏成一个大的炎性蜂窝织炎团块**,怎么办?首先,你应该诅咒自己,承认你做错事了,因为阑尾周围蜂窝织炎/包块可以,并且也应该在术前得到诊断,通过保守方法进行处理(在上文已经提及)。**现在你有两种选择**:打退堂鼓,结束手术,用抗生素来治疗病人;抑或继续前行(我敢断言你的自命不凡会驱使你采纳第二种选项)。如果阑尾切除术似乎不安全,你显而易见的选项就是切除一段盲肠,行回肠-盲肠吻合术。任何一位外科医生如果因急性阑尾炎亲手做过的盲肠切除术或右半结肠切除术超过 2~3 例,就说明你这位医生太鲁莽。

（七）损伤邻近脏器

邻近脏器损伤这类恶性事故(即使不滑稽搞笑)大多与腹腔镜手术有关,参见 ➲ 第九章。在(粗枝大叶、漫不经心的)LA 手术中,小肠、输尿管、主动脉和髂血管损伤,当然还有盲肠损伤,这些在文献中都已有报道。数年前,我让一位总住院医生带领一位低年资住院医生做一例 OA 手术。手术开始半小时后,电话把我从茶水休息室唤去手术室:"我们不知道到底该怎么做?"我见他们正在打开的**膀胱**里寻找着什么!**在病人入手术室之前即刻,一定要确保病人排空膀胱!**

（八）诊断错误

在前 CT 时代,阑尾炎误诊并不少见。我们这些在术前不使用 CT 或用得很少的外科医生,不仅会不时地遇到"苍白"的阑尾,还会遇到导致这些临床表现的其他疾病。这些酷似阑尾炎的疾病大多不需要手术处理,但是,如果你是在手术中遇到这类疾病,病人又处于全身麻醉之下,往往就会勾起外科医生升级手术的欲望——想多干活,新的潜在并发症也伴随而至。举例如下:

- **盲肠憩室炎穿孔**。像乙状结肠憩室炎一样,盲肠憩室炎可以采取保守治疗。如果你是在术中遇到这种疾病,通常的处理办法就是立即做盲肠切除术。
- **急性乙状结肠憩室炎**。切记:乙状结肠可以位于腹正中线的右侧。如果你在阑尾切除术术中意外发现乙状结肠炎未穿孔怎么办?是就此打住,抑或升级手术?我想你清楚正确答案是什么!

诸如此类的还有:Meckel 憩室炎、炎性盆腔疾病、甚至异位妊娠破裂,等等。本章已经写得太长,我必须搁笔了。关键在于:通过获取正确的路线图(影像!)来获取术前正确诊断,这一点极为重要。为什么不把影像检查利用起来呢?

（九）法律考量

在医疗事故的法律诉讼案例中,即使这个地位卑贱的阑尾为数也不少。按照上诉理由的频度,排序如下:

- **技术缺陷**(如:阑尾切除一半,留了一半;伤及邻近结构)。
- **误诊或诊断延误**。

● 手术室耽搁（如：你的老板想把他那些择期私人手术①做完……）。
● 随访欠规范和未能发现/处理并发症。

我由衷地希望，在读了本章和➡第十章之后，你永远不会因为阑尾切除案例被迫出庭辩护。

> "看来，我的特权可大了去了，只要在一位可爱小男孩的右下腹做一个切口，娴熟安全地把那个充满脓液的阑尾掏出来、割掉，就能解除他的病痛折磨以及来自疾病的威胁，我的第一例手术……。我感到这既奇妙，也是一种特权。我乐此不疲。"
>
> **Francis D. Moore**

（尤承忠　译）

---

① 　主译注：希望能找个好大夫开刀乃人之常情。在西方国家（尤其在欧洲大陆），只有科主任才具有让病人选择的特权。当然，病人需要支付更多医疗费用，这个科主任自然能从中获利。此称私人病人（private patient）。因此，择期私人手术（elective-private list）就是科主任的、在当日手术安排表中的私人病人。

第十八章

胰　　腺

Gregory Sergeant　　Mickaël Lesurtel　　Pierre-Alain Clavien

　　上帝之所以把胰腺藏在后方,是因为不愿意外科医生去骚扰它。

　　自从首例胰腺切除术的报道面世以来,胰腺外科一直被认为是培训阶段住院医生的手术禁区。情况确实如此,胰腺手术往往伴有很高的并发症发生率(换句话说,大多数报道的并发症发生率为 25%～60%)。然而,其中绝大多数并发症可以采取保守方法处理——不必行再手术。尽管如此,这些并发症还是对病人的住院时间、术后康复和病人全身情况有严重影响。从肿瘤学角度看,这些并发症往往会造成辅助化疗推迟,或者根本无法进行化疗。胰腺手术后并发症的处理需要一些专门知识和技能。**其实,已经有文献证实专病中心的病例数和外科医生的经验与术后结局存在良好的相关关系,对胰腺手术来讲尤其如此。**显然,如果病人因为胰漏和胰瘘发生了脓毒症和出血,其救治就需要具备经验和额外的资源条件。

　　Michael Trede 说过:"胰腺导管腺癌是一种不治之症",这句话有它一定的道理。其实,对诊断为胰腺导管腺癌病人持谨小慎微态度的外科医生并不少。从另一方面看,"大男子式"的外科医生也时可见到,在他们看来,每天早餐后剁一块胰腺下来才是大牌外科医生的标志(图 18.1)。不过,我们既不希望你胆小怕事,也不希望你成为外科界的"希特勒"——

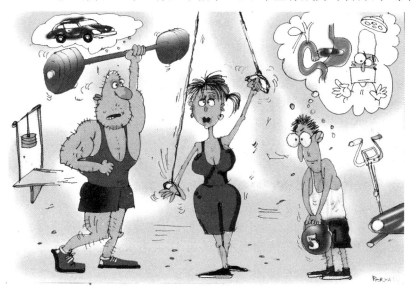

图 18.1　在健身房。大男子 **1**:"我开的车是保时捷……";大男子 **2**:"我每天早晨做一例 Whipple!"

我们希望你能运用你的常识办事。

可以把如今做胰腺癌手术的外科医生分为三类:"积极根治"派,这些外科医生总是尽力做大范围的摘除手术,切除大血管并进行血管重建;杯弓蛇影的胆小鬼,这些外科医生不愿意染指任何复杂、耗时、有风险的手术;最后一种是"理性"派,这些外科医生揆情度理、量体裁衣,会根据疾病的分期、病人的全身情况和对手术耐受力来拟定术式。

Abdool R. Moosa

一、术前考量

不做计划的人必败无疑。

温斯顿·丘吉尔

(一) 可切除性与可手术性

在预防胰腺手术后并发症中最重要的一点就是选择在解剖学上能够达到 R0 切除(即:**可切除的肿瘤**)的病人,同时这个病人的消耗不太严重、能够耐受这种大手术(即:**可手术的病人**)。

根据 MD Anderson 癌症中心 Katz 及其同事的定义[1],胰腺癌中有一类称之临界可切除性。**临界可切除性胰腺癌是指邻近肠系膜上动脉(superior mesenteric artery,SMA)、邻近或包绕一小段肝总动脉、或造成肠系膜上静脉(superior mesenteric vein,SMV)-门静脉(portal vein,PV)轴闭塞(但是,闭塞的上方和下方都存在足够长的静脉使得静脉重建成为可能)的胰腺癌**。其实,其中有些病人能从多学科新辅助治疗策略中获益,包括全身化疗加(或许)局部-区域放疗使肿瘤降期。值得注意的是,这些治疗的降期效果不一定能在放射学上显示出来,因为放射学很难对肿瘤与纤维化进行鉴别。如果外科医生对胰腺手术中的血管切除加重建技术不在行,明智之举就是将病人转给对这种复杂手术有专长的专科中心。

除了这种"解剖学"界定外,临界可切除性胰腺癌病人的界定还有两个条件:**可疑远处转移病人**以及**体能状态欠理想**的病人,也就是病人存在多种内科夹杂症需要逐渐康复,不允许马上做腹部大手术。后面这种情况就是指病人的可手术性。

远处转移未定者或可疑远处转移者首先可以从全身化疗中获益。化疗为疾病自然史的评估提供了机会,同时避免了在全身性疾病、预后不满意的病人身上实施高风险手术。同理,胰腺癌病人往往有吸烟史,这些病人就容易罹患心血管夹杂症,这些心血管病可能需要优先进行处理(如:行冠状动脉支架置入)。胰头部腺癌病人的另一种情况是在确诊时其病史中近 3 个月体重下降了 15kg,属于恶液质病人。**这些严重营养不良病人术后并发症的发生率高**,因此,合理的措施是在胰腺手术前尽一切努力改善这些病人的营养状态和免疫

---

[1]　Katz MH, *et al*. Borderline resectable pancreatic cancer: the importance of this emerging stage of disease, *J Am Coll Surg* 2008; 206: 833-48.

状态,目标是避免发生形形色色的围手术期并发症。

（二）腹腔镜探查

> 让时间回到 2004 年,我有幸在 Johns Hopkins 观摩了几周,这所医院的胰腺外科享誉世界,被喻为胰腺外科的麦加圣地。我很荣幸地见到了外科巨匠 John Cameron 干活。我记得有一次他在为一位病人做胰头部腺癌手术,取了一条冗长的正中切口,不一会我就发现即使当今世界"最伟大的"外科医生也会面临腹膜癌瘤种植。
>
> **Gregory Sergeant**

关于诊断性腹腔镜在胰腺外科中的应用,尽管周围的研究不少,但是,我们依旧采取务实策略。如果病人没有黄疸(或者病人已经留置了胆道内支架管),对诊断明确的腺癌(尤其对临界可切除性病例)、对高度可疑的病灶(如:巨大的黏液囊腺癌),我们建议在任何择期胰腺切除术前,先行**诊断性腹腔镜**探查。如果发现腹膜癌瘤种植,或者发现了之前未察觉的肝转移灶,这些病人就免去了不必要的剖腹术。如果病人有阻塞性黄疸(ERCP 加内支架管置入无效)或者病人有胃流出道梗阻,我们就不会先做诊断性腹腔镜,**因为,对这些病人,我们无论如何都会考虑采取姑息性转流术**。诊断性腹腔镜很难对胰腺癌的局部可切除性做出评估;然而,如果 *Treitz* 韧带或肠系膜根部看上去有受累,肠系膜上动脉紧邻、包裹或受侵的可能性就很大。实际上,该信息通常可以通过术前影像检查获取。

（三）黄疸

经典的信条是为有黄疸的病人做手术容易出现并发症,新的证据对这一观念进行了批驳。一般说来,对阻塞性黄疸病人做术前内支架置入并无必要,除非病人有胆管炎、严重瘙痒或器官衰竭(常见的是肾衰竭)需要处理、需要推迟手术。**其实,在术前放置内支架的病人,围手术期感染性并发症更多,其常见原因是胆道污染**。因此,经验老到的外科医生都明白为严重黄疸病人做手术难度更大,容易发生弥漫性渗血,尤其在肝十二指肠韧带的分离过程中。此外,这类病人在转给你的时候往往已经留置了胆道内支架——外科医生迷恋开刀,消化科医生对放置内支架管情有独钟、乐此不疲……

（四）慢性胰腺炎

慢性胰腺炎的手术具有很大的特殊性。**慢性炎症可以使得所有的常见组织解剖间隙严重纤维化并消失,包括小网膜囊、与 SMV 接触的胰后隧道和肝十二指肠韧带**。此外,由于脾静脉栓塞或门静脉狭窄造成这些病人**节段性门静脉高压**的情况也不罕见,节段性门静脉高压会增加术中出血的风险。没有金刚钻,别揽瓷器活。我们认为如果一名外科医生没有大量胰腺手术经验垫底,最好还是离慢性胰腺炎远些。尽管慢性胰腺炎手术的术中过程往往比较复杂,出血多,但是,其术后过程通常顺利。

（五）近期发作过急性胰腺炎

我对病人说胰腺就像老婆:她会发无名之火,一旦她发火了,你最好保持低调，不要惹她，直至她有好心情为止。

Karen Draper

急性胰腺炎可以是为了引流胆管而行 ERCP 加乳头切开术的并发症，少数也可以发生在取活组织检查之后。在本章的前文中，我们已经归纳了我们对 ERCP 的严格选择标准。**通常我们也不推荐对胰腺病灶取活组织检查或细针穿刺细胞学检查，除非是囊性病灶。** 随着现代影像学的发展（如：三相增强 CT、增强 MRI 和 DOTATATE - PET[①] 扫描），不需要采用侵入性内镜检查或活组织检查，正确区分胰腺病灶已经变得越加容易。如果对近期发作过急性胰腺炎的病人做胰腺切除术，外科医生在手术台上的日子可能会度日如年、惨不忍睹。**在 ERCP 或活组织检查后有急性胰腺炎发作的病人，我们建议将胰腺切除术的日程安排推迟数周。** 有些严重病人或许已经不允许做进一步的切除手术，甚至会出现提前死亡。关于如何处理急性胰腺炎的并发症（如：感染性胰腺坏死），已不属于本章讨论范畴。

（六）门静脉狭窄或闭塞

> 未雨绸缪，为大出血做准备。

门静脉狭窄或闭塞的常见原因是肿瘤包绕、真性肿瘤侵犯（相当罕见）或放疗后纤维化。然而，这并不等于说这种肿瘤就不允许做切除术，只要门静脉的切除段不太长（最好不超过 3 cm）并且 SMV 的近段通畅就行。更重要的是门静脉狭窄或闭塞的流出道能否保持原状。如果流出道不能保持原状（如：门静脉的肝门部有海绵样变），术后肠系膜静脉血栓形成的风险就急剧增高。

与重度门静脉狭窄或闭塞相关的另一个问题是静脉侧支循环形成（节段性门静脉高压症），导致术中失血量增加。

二、术中考量

（一）术中出血

> 如果不是因为隔三差五的恐怖出血，外科手术就基本谈不上畏惧感，也不会有人在操刀之前畏葸不前、望而却步。

Samuel Gross

当你紧贴大血管进行操作时，不难想象偶尔你会因为这些大血管（肝动脉、门静脉、肠系膜上静脉和肠系膜上动脉及其与钩突和空肠相连的分支）大出血而结束手术。**这种大出血最常见的原因是在胰后隧道创建时或在钩突与门静脉分离时撕破门静脉或肠系膜上静脉。** 我们的金玉良言：不要惊慌失措！请你的助手用两把卵圆钳分别夹着纱布球压住破口的近侧和远侧控制出血。下一步是在直视下缝合修补出血的破口——只允许尝试一次！如果尝试失败，找一位经验更丰富的同行来助你一臂之力（现在，你能理解在专科中心做这

[①] Ga - 68 DOTATATE - PET ＝ 一种新的生长抑素类似物。

种手术的优势了吧!）。切忌一开始就盲目做缝合、上钛夹或血管钳……

（二）柔软的胰腺（the soft pancreas）

我讨厌所有这些胡说八道,什么俊美仅存在于皮毛。它已经够深了。你究竟想要什么——一条迷人的胰腺?

J. Kerr

正常、柔软的胰腺依旧是胰腺外科医生不共戴天的劲敌,根本谈不上迷人。好在专心细致的外科医生几乎总能从术前的影像检查中进行预测,如果胰管纤细,胰腺的质地一定是柔软的。在十二指肠肿瘤、神经内分泌肿瘤或胆管远端小肿瘤,胰管都会依旧纤细,胰腺的质地通常都柔软、娇嫩。在为这种病人做**胰腺吻合**时,你应该用最轻巧的手法,在缝针扎入胰腺后,注意万勿调整运针的方向,在打结时,要注意手中抽动的缝线不能撕裂或切割胰腺组织。**我们坚信在柔软胰腺,最佳的吻合方法是胰管-肠黏膜的胰-空肠吻合术**;然而,如果你不常做胰腺手术,那么,你的最好方法就是你认为最得心应手的吻合方法。其实,文献中报道的吻合方法五花八门、层出不穷,但是,至今还没有重复研究能证实一种方法优于另一种方法。在胰腺柔软的病人,我们建议在胰-肠吻合口留置引流,因为这种病人有很高的术后胰瘘发生率（**10%~30%**）。

（三）扩大淋巴结清扫与局部区域淋巴结清扫

是选择扩大淋巴结清扫抑或局部区域淋巴结清扫是一个争论不休的老问题。扩大淋巴结清扫并没有带来生存改善,且带来了术后并发症发生率的增多,或许还导致辅助化疗的耽搁。当然,你或许可以将局部区域手术野之外的增大淋巴结或 PET-阳性淋巴结切除。但是,你应该铭记:继发于胰头癌的位于腹主动脉-下腔静脉之间的阳性淋巴结,和继发于胰体尾癌的腹腔动脉干旁的阳性淋巴结,其实都属于 M1 病期,预后不良。因此,请不要做广泛淋巴结清扫术。切记:病人不会因为大量乳糜腹水或久治不愈的顽固性腹泻(可能是腹腔动脉干周围广泛清扫所致)而受益。

（四）门静脉切除

在行门静脉切除和重建术前,我们倾向于将门静脉的所有流入和流出静脉分支都控制起来。同样重要的是游离肠系膜根部,目的是避免在行端-端吻合时吻合口存在张力。如果切除的门静脉比较长(>3 cm),即使游离了肠系膜根部,吻合口依旧可能存在张力过大,此时的明智之举是采用血管移植间置。我们喜欢采用自体静脉移植(如:髂外静脉、左肾静脉)或同种(homologous)静脉移植,不太愿意使用人造血管移植。当脾静脉在门静脉-脾静脉交界处切断后,脾静脉是否应该常规植回原处仍然不明了。不做脾静脉再植引出的问题可能是门静脉血流量减少,从而导致术后血栓形成风险增加。脾静脉结扎的另一个风险是发生胃静脉曲张,如果这种病人能长期存活,则有 30% 的概率发生上消化道出血。

（五）是否留置引流?

无论你那"经验丰富"的同行如何评说,这方面的证据都非常有限。大多数胰腺中心都常规在胰-肠和胆-肠吻合口附近留置 1～2 根低负压引流管。其他一些学者的研究表明留置被动引流或根本不留置引流其结果与前述引流方法相比并无差异,甚至术后胰瘘的发生率有所减少。但是,当我们夜晚躺在床上时(是的,肝胆胰外科医生有时也需要睡觉),我们从来没有因为留置引流管而后悔不已、捶胸顿足。

我们常规留置 1～2 根不透 X 线的 BLAKE® 硅胶引流管,除非胰腺质地硬、有萎缩,并且胰管有扩张。我不会给这些病人留置引流管,如前文所述,这种病人的胰瘘发生率应该低于 5%。留置引流管的另一个原因(尽管这是一本实用主义的书籍,但是我们是一所学术型医院)是国际胰瘘研究协作组(International Study Group of Pancreatic Fistula,ISGPF)已经对术后胰瘘下了定义,其要求是在术后 3 天引流液/血浆淀粉酶比值大于 3。这是迄今为止人们最常用的分类系统。

三、术后考量

> 知己知彼,百战不殆。
>
> 《孙子兵法》

(一)胰漏

3 天前,你为一位 65 岁、患壶腹部癌的肥胖病人做了一个 Whipple 手术。引流管引流液的淀粉酶是 200 U/L,血淀粉酶是 70 U/L。你想拔除引流管;但是,你的高年资住院医师提醒你胰腺组织柔软、娇嫩。其实,你在手术结束时就谈论过做这例吻合就像在"豆腐"上做缝合一样,你在胰管-空肠后壁吻合过程中打结时,就拉豁了两处。你是老板,因此你依旧决定拔除引流管。在术后 5 天,该病人出现低热,呕吐 3 次。你开始用胃动力制剂和静脉用抗生素。他的发热消退了。就在出院前的那个傍晚,他突然发生腹痛、呕血和低血容量性休克。你请来了你们医院的介入放射科医生。20 分钟后(病人已经来到血管造影检查室),病人的脉搏消失。

胰腺切除术后最令人毛骨悚然的并发症是胰瘘。不仅仅是因为胰瘘的术后病程长,更重要的是 因为胰瘘可能成为腹腔脓毒症无法控制和急性术后出血的病因——急性术后出血是各种胰腺切除术后最常见的死亡原因(与病人合并的夹杂症完全没有关系!)。

胰瘘处理的难点往往在于如何及时做出诊断。如果病人体内有引流管,引流液的淀粉酶高就是足够的证据。然而,有些病人则可能表现为术后脓毒症征象(如:发热＞38℃和心率快)、胃排空障碍和腹部不适。一种策略是仅依据经验启用抗生素,加一些胃动力制剂,依旧对可能的严重并发症持否定态度。**一种比较安全的策略可能是恪守源头控制原则,做腹部 CT 检查,看看是否存在未引流的积液,做血培养和尿液培养,核查静脉通道……,在一开始就做。**其实,未引流的积液是急性出血的重要风险因子,这种积液会侵蚀 GDA 残端、肝动脉残端或脾动脉残端(后者见于远侧胰腺切除术病例)。因此,应该请介入放射科医生及时将这种积液引出。由于这类未引流的积液往往位于背侧,当介入放射引流有难度或不可能时,就需要行**外科引流**。在手术中,显然只有傻瓜才会按捺不住冲动希望尝试重做一次胰-肠吻合术！

不过,在大多数时候,只要你足够细心,保证在手术中将引流管留置到位(因为在术后3～5天引流液中淀粉酶水平会高),这种包裹严密的胰瘘通常都可以采用保守方法处理。**其实,在术后第一天,高淀粉酶的引流液通常是清亮的,在术后4～5天逐渐变为绿色(少量肠液反流所致)或浅灰色(吻合口周围坏死)**。如果胰瘘的引流通畅,病人就可能没有症状,能够进食,甚至可以带引流管回家。在胰-胃吻合病例,你可以用一根 Salem 鼻胃管(与墙式负压吸引相连)保持胃腔空虚,或许能减少胰瘘量。在这两种情况,你都应该逐渐拔出、剪短引流管直至胰瘘闭合(这可能需要数周时间)。**80％的胰瘘采用保守处理足矣**。

偶尔,在胰瘘伴脓肿形成或积液的病例,经皮途径无法完成引流,就需要做再次剖腹术。尽管有人推荐做全胰切除术,我们仍然不太愿意做这种手术,原因是在这种特殊情况下做这种手术的死亡率极高。**我们倾向于做广泛引流,为胰瘘控制的改善尽心竭力**。

远侧胰腺切除术后的胰瘘通常更为常见,但是,只要引流通畅,就不成问题,因为这里没有胰-肠吻合口(胰液就处于未激活状态)。如果胰瘘持续不闭,乳头切开术加胰管内支架置入术就可能有利于胰液流入十二指肠,减少胰瘘的流量。

(二)术后出血

江河日下,一落千丈……

术后急性出血会导致病人在数分钟内毙命。**切记:胰腺切除术的**早期术后出血**通常是由于关腹前止血不善**(往往是紧靠 Treitz 韧带的小肠系膜断面止血不善),也可能继发于**凝血功能障碍**。反之,后期术后出血则高度提示大动脉假性动脉瘤破裂。胰-空肠吻合口漏或肝管-空肠吻合口漏都可能因腐蚀性胰液或胆液的流出消化了毗邻的易感动脉。常见出血点是胃十二指肠动脉(gastroduodenalartery,GDA)的残端(图18.2)。也就是说,除非有依据证实,胰腺手术后的延迟性大出血一定是假性动脉瘤出血。75％病例的致死性并发症与胰瘘有关。因此,对已经确定胰瘘的病人,必须仔细观察是否有假性动脉瘤形成。

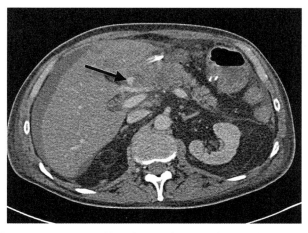

图 18.2　胰十二指肠切除术后 CT 血管成像示肝脏周围血肿,肝动脉(箭头)开始有造影剂显现

半数术后出血病人表现为少量血液反复从引流管流出或胃肠道反复小量出血(鼻胃管、呕血或血样便)——此称前哨出血(sentinel bleed)——是大出血的前驱表现。由于内脏大动脉出血存在潜在的致死性结局,因此,对每一次前哨出血都必须立即进行检查和处理。在这种病人(情况稳定的病人),你的反应必须是立即做一次高质量的、有动脉相的**增强 CT 检查**,对假性动脉瘤和/或造影剂外溢进行定位。这种情况的治疗选择是请介入放射医生做血管造影栓塞,因为这些出血的外科处理往往是鸡飞蛋打的噩梦,大多以孤注一掷的全胰切除术收场,病人的死亡率极高。然而,在你那经验老到的介入放射医生帮助下,80%以上的此类病人(更不必说你的冠状动脉了)能够得救。在血管造影中,其治疗方法可以是用钢圈对假性动脉瘤做选择性栓塞,也可以在肝动脉内放置一枚覆膜支架将出血的 GDA 残端堵起来,同时该血管的通畅性不受影响(图 18.3)。如果你能确定病人的出血已经停止,你或许可以考虑一次延迟再次剖腹术,根据需要,将腹腔内血肿清空,或改善胰瘘的引流情况。

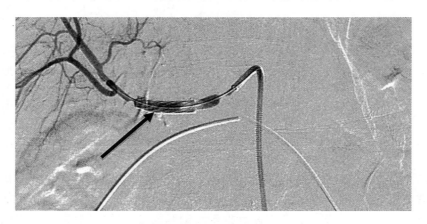

图 18.3 发现出血源于 GDA 残端,放置一枚覆膜支架(箭头)

(三)缺血性并发症

> 典型情况是那位老兄在术前没有阅读 CT 片的情况下就贸然去做胰十二指肠切除术。他没有注意到替代右肝动脉。由于在肝十二指肠韧带的分离过程中血管痉挛,该动脉难以看清。在横断胆管时,这根替代右肝动脉也一并被切断。在肝管-空肠吻合的前提下,右肝叶缺血就会导致右肝脓肿形成。

胰腺手术后大多数缺血性并发症是由于腹腔动脉干或 SMA 的变异所致。**这些变异应该在增强 CT 上(包括动脉相和门静脉相)就察觉到和预见到。**

有一种变异就是**替代右肝动脉**。该动脉通常起源于 SMA,在"胰十二指肠复合体"的后方上行至肝总管后方进入右肝,是右肝的主要血供来源。因此,这根动脉是需要保留的,除非被肿瘤累及。在术前增强 CT 片上要常规对这根动脉予以注视,在肝十二指肠韧带的分离过程中要常规寻找该动脉。如果该动脉受损伤,本应该尝试血管重建,但是,这通常不可行,因为该动脉的口径比较细,或许还有组织缺损。应避免采用人造血管进行血管重建(因为存在感染风险)。如果无法做血管重建,或者说这一损伤被遗漏了,你可能只能指望或寄希望于来自左肝动脉、膈下动脉和后腹膜的侧支动脉来营养右肝叶了。但是,如果侧支血供不足,你就应该对右肝脓肿的发生有心理准备,因为细菌可以经过肝管-空肠吻合口在梗死区域造成二重感染①。

术后肝脏缺血的另一种潜在原因是**腹腔动脉干狭窄**，系正中弓状韧带综合征②造成的外来压迫或动脉粥样硬化所致。在这类病人，肝脏的血供来自 SMA（通过胰十二指肠动脉弓和 GDA）的反向血流。**由于 GDA 在胰十二指肠切除术中需要离断，肝脏的血供就可能变得岌岌可危。**如果术前影像就怀疑或在术中注意到了腹腔动脉干狭窄，就必须做**术中 GDA 阻断试验**③了解肝总动脉的血流减少情况——外科医生可以在 GDA 钳夹阻断前后评估肝总动脉搏动性血流的强度。如果依旧心存疑虑，就需要用 Doppler 来评估肝动脉血流。**如果在血流动力学上有狭窄存在，就不应该离断 GDA，因为此时前肠（肝、胰、胃）的血供就依靠 SMA。**对这类病人，你的办法是显露正中弓状韧带，将其切开，如果病情是动脉粥样硬化所致，你就需要做腹腔动脉干血运重建。如果你在术前就发现了狭窄（往往是大块钙化的动脉粥样硬化斑块），血管内球囊扩张加内支架置入或许能避免术中行血管重建之需。

术后 SMA 和肝动脉血栓形成极其罕见。其病因可能有多种，包括广泛纤维化（如：术后放疗）、炎症、既往就存在的血管病变和未引起注意的术中内膜剥离。

总之，缺血性并发症通常会导致（不可逆性）肝脏缺血，结果造成大团肝细胞溶解和肝脏坏死。大多数病人会发生肝脏梗死区的二重感染，细菌可能是通过肝管-空肠吻合口污染胆管树。这种并发症占胰腺切除术后死亡和并发症发生率的数量不容小觑，要特别予以重视。

（四）胃排空障碍

胃排空障碍又称胃瘫，在胰十二指肠切除术后是一种常见问题。许多病人的胃排空障碍是特发性的，找不到明确病因。因此，有些胰腺中心（不包括我们）在胰腺手术后常规用红霉素，希望减少这种并发症的发生率。然而，在下"特发性"这个诊断之前，你必须排除胃-空肠吻合口梗阻（通常是由于水肿，因此具有自限性）或胃后积液（retrogastric collection）等潜在病因。如果你怀疑胃后积液，最好做一次 CT 检查，进行对因治疗。对症治疗的方法有采用鼻胃管进行胃减压，和静脉用胃动力制剂（如：红霉素）。显然，还应该进行营养支持，最好是肠内营养。切记：在把问题归咎于胃-空肠吻合口或"自身造化"之前，请一定先排除胰漏！

（五）乳糜腹水

这种并发症十分罕见，但是，比较多见于**扩大淋巴结清扫**之后。乳糜腹水的特点是引流管中的流出物从起初的浆液性变成奶白色。液体中存在甘油三酸酯、乳糜微粒和淋巴细胞，有助于证实该诊断。大多数病人保守治疗有效，保守治疗的措施包括低脂饮食（用中链甘油三酸酯）。采用肠道休息加静脉营养在有些病人有效。病人往往需要行腹腔穿刺放液，由于奥曲肽

---

① 译者注：作者在这里用了二重感染（superinfection）这个词，这与我们在外科学、微生物学和药理学学过的概念似乎有出入。

② 译者注：膈肌上主动脉裂孔的前缘称为正中弓状韧带。腹腔动脉干的解剖特点是紧贴膈肌下方起源于腹主动脉。如果腹腔动脉干的起源位置高或膈肌位置下移，正中弓状韧带就对腹腔动脉干形成压迫，形成正中弓状韧带综合征（median arcuate ligament syndrome，MALS）。MALS 有多种临床症状，包括腹痛、恶心、呕吐和消瘦。确诊依据是血管造影或 CTA。确诊后需要手术治疗。

③ 译者注：该试验在每例胰十二指肠切除术中都应该成为常规——在离断 GDA 前用血管钳阻断一下，观察阻断前后搏动力量的变化。

具有抑制淋巴流量的作用,研究表明奥曲肽用于乳糜腹水有效。如果上述几种方法都无效,你就可能不得不在淋巴管闪烁造影引导下做外科手术干预,结扎发生漏的淋巴管。

(六)门静脉和肠系膜上静脉血栓形成

如果不做门静脉切除,胰腺切除术后的病人很少会发生门静脉血栓形成(portal vein thrombosis,PVT)。不过,早期 PVT 或 SMV 血栓形成者术后死亡率增加。初始的症状一般不具特异性;然而,肠管缺血会引起术后转氨酶高和脓毒症,这些应该引起外科医生的警惕。门静脉双功超声或腹部增强 CT 检查会马上告诉你门静脉血流是否存在。

如果病人出现了肝衰竭或肠管缺血征象,提示这个病人对 PVT 已经难以耐受,我们就会着手做再次剖腹术。门静脉取栓术要求取出 SMV 近侧和门静脉左支和右支内的血栓。不过,病人通常对急性 PVT 有良好的耐受性。其实,在这些病人,肿瘤在术前对门静脉的压迫就会诱导静脉侧支循环形成,从而减轻了术后 PVT 的结局。此时,肝素等抗凝剂就足以避免血栓向 SMV 延伸。

照例,最好的方法是预防。在门静脉重建时,最重要的一点是避免张力,因为张力通常会使吻合口狭窄。如果两断端的距离在 3 cm 之内,只要整个肠系膜根部得到了完全游离,一般来说一期吻合并不难。在做门静脉一期端-端吻合时,你可以采用一种"生长因子"来预防狭窄、有利于再灌注后吻合口的舒展:用两根缝线(我们用 Prolene®)连续缝合法分别对前壁和后壁进行吻合后,有意距血管壁约 1 cm 打结——故意让缝线"松松垮垮"。当你松开血管阻断钳后,门静脉血流就会将吻合口优雅地充盈起来,吻合口就会舒展开来,不会有狭窄,也不会有漏。如果两断端的距离超过 3 cm,可能就需要做自体静脉(在上文已经提及)或人造血管(肯定不是我们的首选之项)间置了。

(七)术后腹泻

术后腹泻是一种比较常见的问题;在大多数病人,术后腹泻的治疗并不难,但是,也有一些顽固性腹泻治疗效果不佳。依据经验,我们把术后腹泻分为三类:

- **吸收不良性**:是胰腺外分泌功能不足的结局。用胰酶治疗应该能解决问题。
- **神经病变性(neuropathic)**:是腹腔动脉干或 SMA 周围神经丛受伤害后的结局。这种情况最难治疗,可能需要长期使用洛哌丁胺(易蒙停®)和阿片酊治疗。
- **医源性**:是服用胃肠动力药物的结局,也可以继发于抗生素使用(如:难辨杆菌性结肠炎)。

总而言之,在胰腺外科(或许超过外科学中的其他任何一个领域),不仅手术技巧,还有对手术并发症的预见性和处理是获取满意结局的关键所在。这些因素决定了专业外科团队与非专业外科团队之间的差异,**也是专业外科团队为何在并发症病人救治方面成功率高的原因所在**。

(苗 毅 译)

第十九章 肝　脏

Erik Schadde　Pierre-Alain Clavien

　　长期以来,肝脏一直是普外科医生的潘多拉魔盒。切开肝脏就开启了出血、胆汁漏和其他并发症的门户,可能会给病人带来不寒而栗的恶果,给外科医生带去铭肌镂骨的伤感。**肝脏外科在腹部外科领域中的地位比较特殊,其理由不言而喻**:肝脏重约 3 磅(1 磅≈454 克——译者注),有双重入肝血供——肝动脉和门静脉,门静脉的血流约占心排血量的1/6——肝动脉和门静脉都与藏匿于腮红色肝组织中的海绵样毛细血管相连。肝脏的血液通过 3 根手指粗的大静脉在右心尾侧 1 cm 流入下腔静脉。整个肝脏还是一个错综复杂的毛细胆管网络。

　　由于肝脏的血管和胆管结构从外部无法窥清,肝脏手术就犹如在夜幕下或恶劣气候中飞行:你必须依靠辅助导航手段,大多数时候,你面对的是来自自然力量的挑战。由于脐裂把肝脏分成从外部可以分辨的两叶,因此在 1950 年代之前,大多数肝脏择期手术都是沿该平面断离肝脏。1952 年,法国外科医生 Lortat-Jacob 首先描述了解剖性右肝叶切除术,自那时起,肝脏外科技术的发展使得肝脏手术能像人体其他部位的手术一样安全。现在让我们浏览一下把肝脏外科推至如今这一地位(使得肝脏手术能够常规、安全地开展)的几个重要里程碑。当然,这取决于多种因素……

一、术前考量

(一)肝组织的功能受损

　　许多原发性肝脏肿瘤都起源于受损的肝脏,如:病毒性肝炎、肝纤维化,甚至肝硬化。这种功能上的损害可能导致**术后肝衰竭**,并且往往导致病人死亡。普外科医生早就知道,即使手术方式未涉及肝脏,肝硬化病人也有很高的死亡风险。在肝病病人,切除部分功能障碍的肝实质风险就更大。密歇根大学的 C. G. Child 创建了举世闻名的"Child"评分系统用于评估肝硬化门静脉高压病人分流术的死亡风险。当把这个分类系统用于肝脏切除手术时,人们清楚地发现只有"Child A 肝硬化"病人在肝切除后才能取得可接受的结局。但是,即使在 Child A 肝硬化病人,其死亡和严重并发症的风险也是增加的。对这些病人可以做更具特异性的试验来识别,如:吲哚菁绿(indocyanine green,ICG)试验或其他代谢性肝功能试验。Barcelona 诊所有一个信誉卓著的肝脏团队,他们提出利用**经颈静脉肝静脉楔压**

来测定门静脉压。依据常识,只要门静脉与下腔静脉之间的压力差>**12 mmHg**,或者在 **15 分钟后 ICG 的血浆滞留量大于 15%～20%**,就应该避免对肝硬化病人做大块肝切除术。小块肝切除是否安全则取决于外科医生的判断和经验。**请注意,在门静脉高压症病人,即使是小块肝切除也可能会导致出血不止和肝功能失代偿。**

在因为需要做肝脏手术而转给你的病人中,你需要设法把那些可能有肝实质损害的病人挑出来,检测这些病人的功能容量①能否胜任肝脏大块切除术。

届时,你就必须把 Child 评分系统及其衍生评分系统["Child-Pugh 分类"(图 19.1)]搞得滚瓜烂熟。到 Google 上去搜索吧!

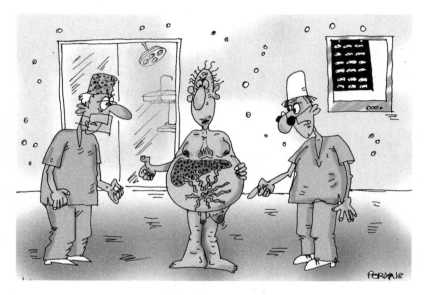

图 19.1 外科医生对内科医生说:"先生,不过这个病人是 Child C⋯⋯"。内科医生答曰:"我管不了你说的 Child C 是什么人,我只知道这小子的疝需要修补!"

(二)残肝的体积

> 斗狗的精彩性,不在狗的大小,而在打斗的激烈程度。

Mark Twain

为了在肝切除术后避免发生肝衰竭和死亡,你应该考虑的主要问题是**能切除多少量的肝脏**。1952 年,Lortat-Jacob 描述的那例肝切除术切除了肝脏的 **60%**,这个病人活下来了,肝功能没有损害,病人完全康复。1975 年,Tom Starzl 报道了 1 例其他各方面都健康的 19 岁少女,他切除了这位少女 **90%** 的肝脏,病人手术后一度病情垂危,但是,最终还是恢复了正常肝功能。

人们基本一致的共识是:如果病人的基础肝功能正常,那么应该保留 **30%** 的肝脏;如果病人有肝实质疾病的基础、肝功能有损害,那么,至少应该保留 **40%～50%** 的肝脏。

---

① 译者注:功能容量(functional capacity)在这里应该是指肝脏的功能容量,即肝脏功能储备。也就是说要做吲哚菁绿清除或潴留试验。

（三）哪些病人非转给肝脏外科中心不可？

肝脏外科的创业期持续至 1970 年代，在这个时期，大块肝切除的一般死亡率高达 20％。此后，滚滚 Limmat 河水（你知道这是何处？①）奔流不息，肝脏外科在标准化和专业化方面不断前进。如今，人们的共识是：在经验丰富的中心，大块肝切除的死亡率应该低于 5％，小块肝切除的死亡率应该接近 0％。外科分科高度细化后，大多数领域的证据表明专科中心和外科医生个人的经验在预防并发症和死亡方面至关重要。底线是：你不应该染指择期肝脏手术，除非你或你的合作伙伴所做的肝脏手术达到了一定数量。这个"一定数量"是多少？人们对此尚存在争议，还是让我们划定一个数字吧：你每年所做的择期肝脏手术数至少应该达到 30 例！

既然肝脏手术有如此之多的风险，作为当今的一名普外科医生，是否除了别无选择的情况之外（如：在创伤外科），就完全不能"触碰"肝脏了？毋庸置疑，肝脏外科的有些经历应该成为每位普外科医生的基本功。**欲在肝脏损伤的处理中得心应手，最好的"备战"方法就是择期肝脏手术。**从另一个角度来看，预防肝脏术后并发症的关键之举在于懂得何时应该将择期肝肿瘤切除转给有经验的中心。无论是良性肝脏肿瘤还是恶性肝脏肿瘤，如果你希望所做的肝切除术没有并发症，你所需要的不外乎是恰如其分的经验、扎实苦练（最好是经过正规的进修学习）、解剖知识、单次剂量的抗生素、一套合适的肋缘拉钩、术中超声设备、能为你提供围手术期低中心静脉压（central venous pressure，CVP）的麻醉师以及对你选用的那种肝实质断离方法驾轻就熟。**但是，如果你拟行手术的病人……**

- 年龄大于 70 岁。
- 患有病毒性肝炎、非酒精性脂肪性肝炎（non-alcoholic steatohepatitis，NASH）、肝纤维化或肝硬化、阻塞性胆汁瘀积或大剂量术前化疗。
- 肿瘤的位置有难度（如：紧靠 3 根肝静脉或下腔静脉以及肝门部肿瘤）、肿瘤大或肿瘤多发往往需要行扩大切除者。
- 不能耐受低 CVP 者，以及那些实施低 CVP 有难度或无法实施者（如：肺动脉高压病人或充血性心衰竭病人）。
- 围手术期出血风险高的病人（如：抗凝剂、抗血小板聚集剂、血小板减少）。

因此，为了避免过高的 M&M，你最好还是把这类病人转给一家专科肝脏中心，例如，把病人转给我☺。

二、术中考量

（一）显露问题

首先是肝脏的显露和手术入路问题。与教科书中勾画的肝脏不同，肝脏是一个弯曲的脏器：肝右叶深深地向右膈下间隙凸起。对主刀医生的双手来讲（完全不同于解剖学家的

---

① 译者注：利马特河（Limmat River）位于瑞士苏黎士湖的左侧，蜿蜒曲折穿城而过，流入苏黎世湖。

双眼),肝脏的右后段其实是位于右前段的后方。早年,为什么左肝切除容易被人们所接受正是因为其显露简便。Lortat-Jacob 所报道的首例解剖性右肝切除术选择的是胸-腹联合切口,该切口能满意显露下腔静脉、右肝静脉以及右肝叶的一些细小引流静脉(肝短静脉——译者注)。此后,人们发明了设计考究的**肋缘拉钩**,如:Fowler 拉钩或 Thompson 拉钩(又称 Thompson 多功能自动拉钩——译者注),从而基本淘汰了胸部切口。如今,多数外科医生喜欢采用双肋缘下横切口[①](又称 *Chevron* 切口或"屋顶状"切口),在切口方面人们已经很少有不同意见。这种切口需要横断腹直肌,因此,病人术后疼痛比较重,但是,腹壁肌肉的筋膜缘可以分两层满意对合,筋膜对合缘的血供充沛,切口裂开和切口疝罕见。有时可以在双肋缘下切口的基础上加一个正中切口(形似享誉全球的梅赛德斯-奔驰汽车标志图),这种切口有助于显露肝静脉-下腔静脉交界区。如果你是在一所比较小的医院(或在发展中国家)行医,发现自己的处境可能需要做肝脏手术,手头没有肋缘拉钩,你可以用一把 *Balfour* 拉钩(又称腹部自动拉钩或三翼拉钩——译者注)来当作肋缘拉钩使用——拉钩的两个侧翼分别放在两侧肋缘处,然后,将拉钩展开。

万能手术台也大大方便了肝脏手术的操作。经验老到的肝脏外科医生往往会将手术台向左右倾斜,利用重力来帮助牵拉。

总之,你应该准备一套肋缘拉钩,熟悉它的用法,以备你行肝脏手术之需。

(二)出血问题

出血是肝脏手术中需要克服的大问题。从 1637 年 Ambroise Paré 在战地医院结扎颈动脉起,控制来自大血管的出血已经成为普外科医生的家常便饭(不一定有佳肴享用)。然而,来自肝组织的大血管出血有其不同的特性——**表现为肝实质无休止的持续性渗血,这种出血不仅来源于可识别的血管,还来自肝实质的充沛血液灌注**。后一种出血是一种比较常见的找不到明确出血来源的情况,外科医生只能通过手指或纱布压迫,或者在腹腔内填塞纱垫才能最终将出血止住——也就是说,假如病人的凝血系统正常的话。创伤所致的肝脏裂伤会发生出血、形成血凝块,如果处理不善,会发生致命性大出血。早年的肝脏外科医生很快就认识到这种出血单靠压迫法并非都能奏效。依据文献描述,人们对缝合法处理肝脏裂口进行过反复尝试,然而,缝合肝脏就像在软质奶酪上进行缝合一样——像在法国 *Camembert* 软质奶酪上缝合,而非我们瑞士人钟爱有加的 *Emmenthaler* 大孔奶酪上缝合。因此,用于锚定缝线的衬垫技术应运而生。

处理肝脏出血的一大手段是采用 *Pringle* 手法。1908 年,J. Hogarth Pringle 报道了整块钳夹肝蒂进行入肝血流阻断(包括肝动脉和门静脉)来控制肝脏创伤手术中面临的出血。如今,该手法已经成了现代肝脏外科断离肝实质过程中减少出血的可选手段:打开小网膜,用一把直角钳经肝十二指肠韧带后方通过 Winslow 孔套住入肝血流结构,用止血带或弹性好的血管阻断钳阻断这些结构。

在肝实质断离中,除了压迫和采用 Pringle 手法外,人们发现逐一结扎肝实质内的血管

---

① 译者注:作者在原文中写的是双肋缘下横切口(transverse subcostal incisions)。其实,Chevron 切口应该是"双肋缘下斜切口",也就是"屋顶状"切口。

能进一步减少出血。为了将肝实质内的血管游离出来,有人发明了"指捏法"[①]:用拇指和食指捏挤,在两指之间你能摸到"抵抗物",从而将血管找出来,游离、结扎之。如今,肝脏外科医生用于肝实质离断的方法花样迭出:弯 Kelly 钳(钳夹法)、超声吸引刀(如:CUSA®[②])、高压水刀(Waterjet®)或封凝器(如:LigaSure™、Enseal®)。**迄今尚无证据表明这些新技术是否优于"钳夹法"——或许这是如今应用最为广泛的技术。**

其实,最难控制的、且难以看清楚的出血是来自肝静脉的出血。一种特殊情况是在肝实质断离过程中肝静脉的侧方分支容易从肝静脉主干上被扯下来。一个好办法是用手指压迫片刻——大多数静脉出血用这种方法能止住。有时需要用 6-0 单股缝线仔细缝合才能止血。

来自肝实质的出血不仅取决于入肝血流,还取决于静脉的出肝血流。肝静脉的压力与 CVP 有很好的对应关系。麻醉师应该监测 CVP,并通过反 Trendelenburg 体位(头高位!)、血管扩张剂和利尿剂来降低 CVP。**随机研究表明在手术中将 CVP 维持在低水平(<5 mmHg)可以减少肝切除术中的失血(三大因素之一[③])。**虽然如此,肝脏大手术中输血的比例依旧在 20% 左右。

如果 CVP 过高,无法很快降下来,一种久经考验的老办法是**填塞加等待**。在肝实质断离面大出血的情况下,千万不要把吸引器头插入血管壁破口内,因为你的负压瓶会在顷刻间盛满 1.5 L 血液,其速度之快完全出乎你的想象。心平气和地告诉麻醉师他的部分团队成员可以出去做一次茶歇,但是**他需要留下来进一步把 CVP 降下来**(当然,我们会把手术团队中最年轻的成员留下看着病人的肚子……并把麻醉师留下)。30 分钟或更长时间(如果需要的话)后,等你精神抖擞、容光焕发回到手术室时,你会发现截然不同的情景。

> **切记:**如果你想做出血少的肝脏手术(出血越少,M&M 就越低!),就应该掌握得心应手的肝实质离断方法,选择性地(间断)采用 Pringle 手法(阻断 15 分钟,灌注 5 分钟,周而复始),并且还要有一位能将 CVP 维持在 5 mmHg 以下的、技术高超的麻醉师(每所医院至少都能找到一位☺)。

(三)隐匿解剖问题

如何通过肝脏内部的解剖来指导你的操作依旧是一项难题。1897 年,苏格兰外科医生 James Cantlie 在一次尸体解剖中发现肝脏真正的解剖正中平面并非沿脐韧带走行,而是沿胆囊窝走行。直至 1950 年代,法国解剖学家 Couinaud 发表了他的观察结果,依据 Glissonian 三联复杂分支类型的肝脏八段分段法才为人们所知晓;无独有偶,就在同一时期,Lortat-Jacob 做了全世界首例解剖性肝切除术。**解剖性肝切除术在理论上的优势是在肝段的分水岭区域胆管和血管相对少。**为了有助于指导肝实质的断离平面,有些外科医生青睐于

---

① 译者注:指捏法(finger fracture technique),法文为 aka digitoclasia,是 1958 年中国台湾的林天佑医生发明的,也有说是越南河内的 Tong That Tung 发明的。

② 译者注:CUSA®是超声吸引刀(Cavitron Ultrasonic Surgical Aspirator®)的英文首字母缩略词,用于肝脏或胰腺的离断。超声切割止血刀(ultracision harmonic scalpel,UHS),简称超声刀。两者原理和用途不同。

③ 译者注:减少肝切除术中出血的三大手段请参见下文的框内。

术中超声检查,而另一些外科医生则钟情于动态 CT 影像 3 - D 重建。在日本,人们依旧酷爱将蓝色染料注入肝段门静脉的分支,用来勾勒肝段在肝脏表面的境界。理论上讲,由于肝脏解剖存在天然变异,就支持在高风险手术(如:肝移植手术中的活体供肝者)中使用这种在肝表面划定肝段境界的手段。为了能胜任这种手术,你最好能找一位经验丰富的老者在一旁为你指导、保驾的情况下积累几次断离肝脏的经历。**在肝脏手术,知道如何照葫芦画瓢是不够的。**

> **切记**:在未摸清楚肝脏内部解剖情况前,在使用术中肝脏超声检查前,请勿贸然实施择期肝脏大手术。

(四)肝脏手术的术中灾厄

天有不测风云,人有旦夕祸福。病人在手术台上因大出血不止而丢掉性命是肝脏手术(像创伤手术、血管手术、胸部手术和心脏手术一样)的真正不测。尽管术中死亡应该说是一种极其罕见的事件,然而,即使在经验丰富的外科医生手中、在门庭若市的繁忙中心,都可能发生此类事件。在任何肝脏大手术中,最重要的一点就是对风险最大的区域反复推敲,仔细选定每一步骤,避免在没有安全措施的情况下做任何危险操作。

1. 下腔静脉出血和肝静脉–下腔静脉交界处出血

当肿瘤毗邻下腔静脉和肝静脉主干时,当病人既往有该部位手术史、如今行再次手术切除时,人们应该能预料到来自这些结构的出血。**因静脉属支被撕裂[可以是直角钳分离造成撕脱,也可以仅仅是过度牵拉(如:牵拉右肝叶)撕脱]造成腔静脉–肝静脉交界部和下腔静脉出血,有些出血只需要持续压迫 2～3 分钟即可止住,另一些则可能属于"摊上大事了",需要做全肝血流阻断处理。**因此,你的上策应该是先在肝门处套一根 *Pringle* 止血带、在肝下下腔静脉套一根止血带并在肝上下腔静脉套一根止血带,作为防范措施,然后再跳进去厮杀。你应该把下腔静脉和肝静脉主干受累的病例转给病人量多的中心,但是,如果万一你发现自己处于这种窘境,基本要点是知道如何做全肝血流阻断,花费的时间要恰当。

只有当断离尾状叶,结扎细小的引流静脉时,来自**下腔静脉前面**的出血通常才会是一个问题。如果在尾状叶还未与下腔静脉完全断离时就出现了这种出血——就像在"绕肝提拉手法"(hanging maneuver)[①]中掏过一把直角血管钳或硬质塑料管一样——因为有尾状叶压迫出血点,这种出血必然会自行停止。

2. 分离肝门三联时的损伤

来自门静脉的出血可能是肝脏外科最大灾祸之一,因为门静脉的管腔偶尔比较细,与下腔静脉相比,不太容易修补,容易发生狭窄,除非有恰当的"生长因子"允许缝线松一些(参见➲第十八章,第274页)。损伤可以发生在肝门部分离过程中,尤其当用一个手指在肝门的后方将肝门结构上推时,因为这一举动会把门静脉压扁,看上去就不再是一根手指粗的"蓝色"静脉了。汇入门静脉的胰腺引流静脉应该用 4 - 0 缝线结扎处理,以免撕裂门静

---

① Liddo G, *et al*. The liver hanging manoeuvre. *HPB* 2009;11(4):296-305.

脉。最难处理的门静脉撕裂要数胰后门静脉撕裂和肝门部一级分支以远的门静脉分支撕裂。**肿瘤累及门静脉**时,处理方法应该是在破口近侧和远侧各上一把血管钳,切除受累的门静脉段,就像胆管癌的手术处理一样。然而,恕我再次强调,这种肿瘤应该转给经验丰富的中心处理。

在肝切除术肝门外结构的分离过程中,极少数情况可能会伤及**肝总动脉**或对侧(右或左)肝动脉。在肝切除术后,日后的残肝无法单独依靠门静脉发挥功能。一定要保留完好的动脉血流,可以请血管外科或移植外科医生来帮忙,想方设法采用补片修补或间置血管移植修补(一位实力派的肝脏外科医生必须具备上述所有技能!)。

三、术后考量

(一)胆汁漏

有资格驾船航行的只能是船员,办事员不行。

Ivor Lewis

肝切除术后最常见的并发症是胆汁漏。

你为一位无肝硬化的巨大肝癌的年轻病人做了一例绝对令人刮目相看的左肝叶切除术("小菜一碟",你与一位合伙人谈道),出血只有 300 mL。由于你向来不习惯留置引流管,因此这次术中也没有留置闭式负压引流,术后最初 4 天病人一切如常。实验室检测指标也很满意。就在出院那天,病人出现了低热(38.3℃),但是,你没把它他当回事,因为这个病人感觉良好,归心似箭。然而,你从眼睛的余光里见到你的总住院医生耸了一下双肩,表示了他内心有不同意见。5 天后,病人出现了高热和腹痛,他将这个病人收入住院。CT 检查示肝脏断面有大量积液。你相信介入放射医生能把积液放出来,因此插了一根引流管。值班的实习医生打电话给你,声称引流管里流出了脓液,就是一种"伤口深部间隙"感染,引流管里未见胆汁流出。星期一,引流液呈胆汁样,你开始启用一种每周花销不菲的品牌抗生素。眼下,每日引流管的引流量为 800 mL,但是,胆红素只有 2.1 mg/dL(35.9 μmol/L)。你很清楚当存在大量腹水时,胆红素可以被充分稀释,你内心确信这是一桩胆汁漏。再完美的肝切除术,肝脏断面的小漏也在所难免,你向那位病人解释道。病人因为右肋缘下留置的猪尾巴导管而感觉疼痛,有肠麻痹和呕吐。其实,由于手术和如今的鼻胃管每日 2L 的胆汁样引流液,他的饮食一直不理想。你那位总住院医生每天都想做一次 ERCP,但是,你让他稍安毋躁,指出 ERCP 并非没有风险,如:胰腺炎等,在这种病人,ERCP 是万不得已的最后一招。直至周末,你的营养师打电话给你询问你是否同意为这个病人启用 TPN。你没有表示异议,但是,你内心指望这个问题在周末过后就会烟消云散。星期六,你正在观看世界杯决赛,开赛不久,你接到了一个电话,你被告知你的那位病人在病房里呼吸促、血压低(虽然已经用了预防性肝素治疗)。病人做了气管插管,胸部 X 线示左胸大量渗出液,因而又插了胸管。腹部 CT 示大量积液。

你那位 ICU 医生显然不喜欢足球,他在电话里建议你把这个病人推入手术室,"因为肯定有哪不对劲"。你驱车来到医院,与病人家属谈话,拟定手术方案。你决定腹腔积液应该再留置一根引流管进行引流,并在星期一做一次 ERCP。由于 ERCP 检查未发现漏,你又假设胆汁漏来自右肝叶的"隔出"(excluded)肝段。星期三,你最终还是把病人推入了手术室,不得不用手在骇人的绿色粘连中抠来抠去——在肝脏表面根本无法找到胆汁漏——此时,你的总住院医师正在谈论如何在下一次讨论会上报道这一"有趣病例"。你起初的"小菜一碟"感觉瞬间演变成一场梦魇。

这个病例说明胆汁漏可以引起一连串的问题,甚至可以严重危及病人的生命。大多数胆汁漏是微小漏(源自肝脏断面的细胆管根部),只要引流通畅,就能自愈。然而,胆汁漏也可能来自肝内的大胆管,还可以来自肝门部附近的主肝管损伤,需要早期行 ERCP 加内支架置入。如果病人存在胆汁漏,ERCP 检查"阴性",你就应该考虑是否为隔出胆管(与主胆管系统的联系被切断),这种情况往往需要手术修复。

胆汁漏病人的死亡率比无胆汁漏病人大约高 3 倍。至于如何预防、如何处理胆汁漏,迄今还没有系统评价,也没有随机临床研究能给出答案。每一位肝脏外科医生都会发生胆汁漏,但是,出了并发症是一回事,如何把胆汁漏处理好、如何预测胆汁漏可能带来的风险是另一回事。

我们对这类事件的处理方法如下:

- 迄今,尚无证据表明常规留置引流管能提高胆汁漏的诊断率或改善胆汁漏的处理,前提是只要你有合格的介入放射科医生做后盾,能够对术后积液进行引流。许多胆汁漏依旧无法得到诊断(有些甚至没有症状,临床表现轻微),有些在引流管拔除后才出现临床表现。然而,如果有朝一日你在非洲一家不具备 CT 和介入放射条件的地区医院做肝切除手术,我们建议你在手术结束时留置一根闭式负压引流管……,祝你好运☺!

- 注意,左肝切除、中肝切除(涉及 4、5 段和 8 段)和胆-肠吻合的病人有比较高的胆汁漏发生率,而蒂部的断离方法(无论是肝内抑或肝外)、肝实质的离断方法(无论是采用时髦的解剖分离器抑或用钳夹法)以及腹腔镜肝切除抑或开放肝切除对胆汁漏的发生率都没有显著影响。至于解剖性肝切除与非解剖性肝切除相比是否不太容易发生胆汁漏(理论上讲,前者似乎有一定优势),依旧存在争议。

- 如果在最初 4~5 天的引流后胆汁的流量未见减少,就应该考虑 ERCP 加括约肌切开和内支架置入来诊断和处理大胆管的胆汁漏,也有利于对隔出肝段的胆汁漏做早期再探查。

- 在介入放射留置引流管后,要复查 CT 核实脓肿或积液有无消退,即使引流管中无液体引出也要做 CT——不要只相信你留置的引流管。

- 当你处理胆汁漏和脓肿时,设法让自己成为外科微生物学家。考虑耐药菌株的可能性;开始可以依据经验用广谱抗生素,然后,依据在源头控制期间采集的合适标本的药敏结果缩小抗菌谱。**不要到引流管里面采集标本做培养**,因为,引流管一定会有医源性细菌定殖,如此,你就需要面对一切细菌——这就是你经常会从那些所谓的"感染科专家"那里得到的高见。

- **善于透过现象看本质**，食欲不振、肠麻痹（及其误吸风险，尤其在老年人）和胸膜腔渗液仅仅是表象问题。当引流管内流出的胆汁量大时，病人可能会发生肾衰竭，因此要提防这种病人发生失水和电解质失衡。预见与该术式相关的并发症，对需要处理的表象问题进行处理，如：插入胸管、气管插管和内镜检查。如果一位病人发生了一种简单并发症，住院医师往往会在该并发症所引起的一系列表面问题的后面紧追不舍——头痛治头，足痛治足；治标不治本。**见到船就试图驾船远航，接踵而至的厄运当属意料中之事。**

- **对上述那个病例来讲，修补隔出肝段的胆汁漏并非易事。** 文献中推荐择期将隔出的肝段切除，甚至建议采用乙醇消融或门静脉栓塞使相应的肝段萎缩。如果有可能，我们会选择切除术——当然，这种再手术堪比从北坡攀登 Eiger 峰①，应该由经验丰富的肝脏中心来做。

（二）肝切除术后肝衰竭

术后肝衰竭是肝切除术后第二大常见并发症，也是肝切除术后的主要死因。

完美风暴②的场景（参见下文的病例）恰到好处地描绘了术后肝衰竭的诱因。术后肝衰竭取决于多种因素：

　　一名 76 岁的糖尿病病人因结直肠癌伴肝脏三枚大转移灶转诊到你处。2 年前，你曾经为这个病人做过结肠切除术，病理诊断为 T4N2 肿瘤，你对这个病人的情况记忆犹新，因为他发生了吻合口漏，在 ICU 住了数周，需要做转流性回肠造瘘术和后继的造瘘口还纳术。现在，CT 检查示他有肝脏转移灶，已经做了几个疗程的化疗加贝伐单抗（Avastin®）治疗。转移灶位于肝脏右叶越过了中肝静脉至第 4 肝段。你们医院放射科医生的预测是：在按计划做肝脏切除后，剩余的肝脏约为 26％。血小板值和肝功能试验都在正常范围，CT 和超声检查示肝脏外观正常。你决定做一次扩大右肝切除术。

　　术中，你遇到了广泛粘连，花费了不少时间、丢失了不少血液才勉强见到肝脏。你分别在右侧和左侧离断了肝脏与膈肌的联系，以便能满意地翻转肝脏。在游离右肝叶和下腔静脉细小静脉属支（就是肝短静脉——译者注）的过程中，你损伤了下腔静脉。数秒钟内失血约 200 mL，你那位总住院医师不得不牵拉肝脏，与此同时，你在尝试控制出血。你被迫延长切口，数分钟后出血才得到控制。那位第一年的麻醉住院医师曾经在该病人的手术开始时告诉你他是如何的激动，因为这是他有史以来的"第一例肝切除病例"，此时，他遇到了麻烦，无法将 CVP 维持于低水平，据他说，这是因为"该病人的血压对肝脏沿下腔静脉轴翻转难以耐受"。你要求他将病人的头部抬高，似乎经过漫长的等待后他的

① 译者注：艾格尔（Eiger）峰是阿尔卑斯山最东端的山峰，位于瑞士伯尔尼境内，高 3 970 米。
② 译者注：完美风暴（Perfect Storm）是一部美国电影。描绘一帮捕鱼人士结伴而行，从美国佛利达州出加勒比海捕鱼，走失方向，同时通信失灵，不知暴风雨情，恰巧又航行至两个飓风眼的交汇处，险象环生，在劫难逃。连后来去救援的直升机也遭劫。悲剧收场。在戏里，气象部门把海上同时出现两个飓风的现象，称之为 Perfect Storm，网友认为该影片的确切中文翻译应该是"众祸齐至、天劫难逃"。

主治医生终于到场,然而,可喜的是最终事情有了进展:你离断了右肝动脉和右门静脉支,入肝血流得到控制,你用 Pringle 手法套了一根止血带以备急需,开始在脐裂的稍右侧沿切除平面做切开。在你采用"钳夹法"离断肝实质的过程中,又遇到了来自大静脉上几个破口的广泛出血,此时,病人的 CVP 依旧很高。你决定采用 Pringle 阻断入肝血流,共阻断 3 次,每次 15 分钟,目的是看清你需要结扎和离断的肝内结构。病人的情况变得不稳定,麻醉师被迫使用大剂量"升压药"才能将血压维持住,最后,你还是想方设法完成了切除术。术后 6 小时(超出了你认为所需的时间),你最终还是把病人的气管插管拔除后从手术室推出来送入 ICU。病人需要输 4 单位血。

此时,病人的转氨酶值达数千,血小板在下降,INR 升至 2.3。你的这个病人需要数升容量复苏,因为在术后第一夜他表现为少尿,并且需要用去甲肾上腺素。尽管如此,他的血压依旧在走下坡(虽然他术前患有动脉性高血压)。由于血钾水平上升,启用了静脉-静脉血液过滤。之后几天,由于 INR 和血胆红素持续上升,你做了一次 Doppler 超声检查,结果示肝动脉入肝血流正常。病人逐渐出现黄疸,术后第 5 天的血胆红素是 10 mg/dL(170.1 μmol/L),INR 是 2.8。你心里清楚这个病人的存活机会是"五五开"……

- **肝实质的功能**可以因为肝炎、脂肪变、化疗的毒性作用或纤维化而受损,这些疾病都可以以轻微程度存在于机体,不会有血小板计数减少或门静脉压增高征象。这些变化难以发现,除非你在术前做活组织检查。如果你拟行手术的残肝量小,人们也很难对这些改变的最终影响做出预测。

- **在手术中,肝实质会进一步遭受伤害**:由于采用了 Pringle 手法,阻断的总时间超过 45 分钟,门静脉和肝动脉的入肝血流消失,加之手术将肝脏沿其固定的下腔静脉轴长时间的旋转造成左肝静脉(引流残肝的血管)流出道的通畅性受影响。间歇性入肝血流阻断(每次阻断 10～15 分钟,开放 5 分钟)具有失血少和细胞保护的优势,**Pringle 阻断的总时间超过 45～60 分钟,就可能导致肝脏缺血性损害**。此时病态肝脏的耐受能力自然会大打折扣。

- **缺血的肝实质所释出的因子会使血压下降,在术中和术后引起肾功能障碍**。过多输液会导致肝实质肿胀,加之流出道不畅,肝细胞功能进一步受伤害。过多使用"升压药"会引起动脉血管收缩,肝脏血流量进一步减少。

- 由于满足人体代谢功能所需求的肝细胞量取决于病人的体重,因此,在肝切除术后,残留肝细胞的最低需求量看来就是以不发生"**小体积**"(small-for-size)肝脏综合征为度。虽然肝脏外科的研究和流派各异,但是,合适的残肝量无论如何都应该保证在全肝量的 **20%～30%**。本病例的残肝量是 26%,看来你是鲁莽了一些——没有确切搞清楚在遭受术前化疗和术中形形色色的伤害后他那肝实质的代谢功能是否依旧完好。

肝细胞功能障碍的表现特点是进行性凝血功能障碍(INR 上升)和肝内胆汁瘀积(intrahepatic cholestasis)(血胆红素上升),研究表明这两项是结局的可靠预测指标。在术后肝衰竭的众多定义中,有一点你必须清楚:如果在术后 5 天 INR 和血胆红素依旧在攀升,该病人的预后就铁定了——除非存在胆道梗阻或感染等能够处理的因素。感染(大多是由于胆汁漏）会加重术后肝衰竭的病象。

术后肝衰竭该如何处理,这个问题很难回答:死亡率大约为 50%,也就说,有些肝脏还是能恢复的。主要处理手段是通气、透析、改善营养状态、治疗感染、仔细监测肝脏血流(用双功超声)和肝功能。我们一定会把发生这种问题的病人转给病人量多的中心,绝不拖延。

切记:如果你想做择期肝脏手术,一定要通过适当培训,不断积累经验。如果你希望不发生并发症,请听从我们的金玉良言(表 19.1)。

表 19.1　肝脏手术并发症的预防

术前阶段
- 熟悉病变肝实质的评估方法。
- 具备依据 CT 和 MRI 计算肝脏体积的能力。
- 熟悉哪些病人需要转至病人量多的医疗中心。

术中阶段
- 掌握肝实质的离断方法。
- 在设备中备一套满意的肋缘下拉钩。
- 熟悉用术中超声指导你的切除术。
- 熟悉肝切除手术中可能给你造成麻烦的关键几步。

术后阶段
- 积极处理并发症。
- 了解胆汁漏和术后肝衰竭。

"法国人讲'糟糕的肝脏',在美国人就是神经崩溃的意思。每人都会有一个'糟糕的肝脏',并且每个人都愿意乐此不疲地谈论它。"

Art Buchwald

(刘胜利　译)

第二十章 乳 房

Danny Rosin

> 阿斯亚托起自己的乳房凑近他的脸庞。"亲亲！吻吻！"她请求道……。他像小乳猪那样用嘴唇亲吻着她的乳房,酣畅,痴迷……,他完全沉浸于美妙之中不能自己……。今天,它是一尊天赐尤物。明日它将成为垃圾。
>
> 引自：**Alexander Solzhenitsyn** 著《癌症病房》

一般认为乳房手术是"小手术"。术前不需要做那么多准备工作(除了诊断和定位),术中的手法也谈不上复杂(剜去一块肉,把伤口缝漂亮一些而已),显然不会有许多并发症……。这也是我们在本章中不准备按照规范的要求书写,跳过术前、术中和术后考量的缘由。但是,正如你马上会发现的,情况比你的想象要复杂得多,并发症比你愿意接受的程度要多。请往下读！

乳房手术一直被认为是小手术。外科医生的角色就是切除一些脂肪组织,至多切除整个乳房,在腋窝或许要花些功夫——技术上也谈不上是大挑战。从前,乳房肿块切除术被认为是第一年住院医生的手术。一切都似乎是那么简单、手到擒来,除了一些轻微的伤口感染、偶尔的浆液肿或血肿外,还会有什么并发症？

然而,今非昔比,你说的这种情况似乎已不复存在,如今的乳房外科已经基本变成了一门亚专科。热衷于乳腺疾病的外科医生已经发生了质的飞跃,他们不仅要掌握外科技术,还需要参与决策制定,需要了解肿瘤学、遗传学和整形外科方面的知识——以便能回答病人提出的问题,才能拟定治疗方案和参与到多学科团队中去。

基于乳房外科医生的上述质变,乳房手术的并发症可以分为：
- **"常见并发症"**,手术区域局部的术后问题。
- 与乳房和腋窝相关的**后期**并发症。
- 与**肿瘤治疗**(主要是放疗)和**整形-重建手术**相关的并发症。
- 有些问题本身并不是并发症,但是它给治疗带来了难度,这个难度可以是术中的,也可以是术后的,但是都与**乳房疾病**本身有关。

一、"常见"术后并发症

（一）伤口感染(参见⮥第五章)

乳房手术属于"清洁手术",因此,外科感染很少见,这对乳房外科医生(和病人)是幸事。然而,乳房是一对敏感的"性感"器官,尽管其伤口愈合问题在大多数外科医生看来是"小事一桩",但是,在病人看来却是天降厄运,会给病人的心理造成沉重打击和毁容的感觉。

1. 预防

尽管人们对清洁手术在一般情况下是否应该预防用抗生素的争议方兴未艾,但是,**有些高风险情况还是应该预防用抗生素的**。这些情况是指有下列伴随情况的病人,如:肥胖、糖尿病、使用类固醇激素和免疫抑制剂,以及局部因素(如:放射治疗后的组织、积液风险高、使用引流管或有定位钢丝的情况)。其他或许能降低感染机会的技术因素(其实外科所有手术都是如此)有:避免死腔、避免过度烧灼组织、仔细止血、善待组织和尽善尽美地缝合伤口。迎合一下病人的心理——不要在乳房上用订皮机!

2. 治疗

对诊断明确的感染,其处理方法可以是简单的抗生素治疗(覆盖 Gram 阳性球菌,因为这是最常见的病原菌),也可以是穿刺抽脓,甚至是敞开伤口进行引流和清创。在有些病人,伤口已经裂开,只能将伤口敞开处理等待二期愈合(或者至少是延迟一期愈合)。

(二)血肿(参见⮕第三章)

由于乳房组织中没有大的知名血管,血肿不应该常见。源自胸肌的穿支血管或许会出血、回缩,但是,一般都能够在术中得到控制。外科医生老是说"我缝合的时候可是干爽的"。但是,在手术结束后,仍然可能有出血,从而引起血肿,病人有疼痛,这种血肿一般不会引起血流动力学变化,但是会影响外形,并进一步出现伤口愈合问题。

1. 预防

出血性并发症的术中预防请参见⮕第三章。

2. 治疗

必须核查凝血指标(在发生意外出血后)。一般不需要输血。主要问题在于局部加压是否足以控制出血、限制最终血肿的大小,抑或需要再次手术控制出血和清除血肿。滞留在体内的血肿可能需要很长时间才会消失,往往还会有疼痛、发热、继发感染和自发性引流(就是血肿自引流口破溃——译者注),后者会使病人不知所措,带来恐慌。**虽然外科医生的天性是不愿意再手术,但是,早期清空血肿并把出血止住是一项值得的尝试,不但可以缩短病人的康复时间,还能带来更满意的外形效果**。话虽如此,我必须强调乳房手术后因出血再手术的情况罕见——简直是奇闻轶事! 因此,请三思而行,但愿你不会情不自禁地去做这种手术。

(三)乳房切除术后皮瓣缺血

要达到"至善"境界的乳房切除术,就应该在正确层面将皮肤与乳房组织分离。如果保留的皮瓣厚而"健康",可能会因为残留乳房组织而残留了癌细胞(或者,假如这是一例预防性乳房切除术,残留乳房组织就留下了今后发生癌症的后患),对病人构成威胁;如果保留的皮瓣薄,就会损害皮肤的血供,造成皮肤缺血和坏死。如果准备做一期重建术,这种矛盾就变得越发凸显,因为,硅胶假体的植入会增加皮肤张力从而进一步损害皮肤血液灌注。这就是整形外科医生常常对着乳房外科医生骂骂咧咧的道理:"你毁了我的皮瓣!"大皮瓣往往是大乳房保留皮肤手术的结果,大皮瓣容易发生血供不足,尤其在远离血供的皮瓣缘。缝合口张力大通常是因为肿瘤太大需要行广泛切除的结果,缝合口张力大是一种众所周知的造成皮肤缺血的因素。

皮肤缺血可以表现为轻微的变色(这种情况一般都能自行改善),有时可以表现为伤口裂开、伤口(或移植皮片)感染,严重者是显而易见的坏死,需要行再次手术清创、等待二期愈合。

预防与处理

保证皮瓣健康、血供满意和理想的厚度是"这桩交易的秘笈"之一,需要长时间才能学会。创建皮瓣的方法有多种,如:电刀分离法、用手术刀或剪刀分离法和闭式分离法,有时还可以用生理盐水做皮下浸润以方便分离。尽管外科医生往往会对着他奶奶的乳房发誓他的皮瓣分离技术最好,或许创建完美皮瓣的功劳应该归功于经验积累和敬业。

避免在有张力的情况下进行缝合至关重要,避免的方法是仔细设计切口,有时要做非常规方向的切口。将皮瓣向上方和下方做进一步分离,超出乳房的周缘,或许能多利用一些皮肤做到无张力缝合。在极其困难的病例,应该考虑请整形外科医生帮忙用远位皮瓣来覆盖创面,甚至行皮肤移植。

如果皮瓣有缺血,就需要密切观察,判断是否需要再次手术,以及何时手术。将坏死皮肤修剪至健康、出血缘并进行无张力缝合是处理这种给外科医生以心理打击的并发症的关键之举。在一期重建病例,还应该考虑取出假体或者暂时用扩张器来取代永久假体。

(四) 浆液肿

在组织广泛分离手术所形成的大死腔(如乳房切除术)以及在残留腔隙(如乳房肿块切除术)的部位,术后积液是常事。**是把这个腔留着,还是把这个腔闭合起来,在乳房外科界的看法截然不同,但是,随着肿瘤整形外科在当今逐渐成为热门,"动员"[①]乳房组织来闭合腔隙和重塑乳房的外形也逐渐成为受青睐的方案。**

1. 预防与处理

如上文所述,有些乳房外科医生喜欢把那个腔留着,让浆液肿来填充,从而保证乳房的外形完整。遗憾的是,这种效果的持续时间短暂,最终的结局可能是外观更丑陋(参见下文)。在乳房肿块切除后,动员其邻近的组织设法把腔隙缝合起来可以减轻浆液肿的形成,会有微小的、但是能够被接受的乳房变形,这种变形是永久性的,当然在瘢痕成熟和放疗后还会有一些变化。**如果由于分离范围广(乳房切除术)或淋巴管离断(腋下清扫——参见下文),预期有大量积液,我们建议留置预防性引流(一定用闭式负压引流系统!),直至流量减少。**人们对引流管的拔除时机未做明确规定,多长时间属于"太长",多少引流量属于"够少了",主要取决于外科医生的观念。即使在引流管拔除后,又出现积液也不少见,并且往往

---

① 译者注:在这里"动员"的原文是"mobilize"。在整形外科领域,人们往往会把这个词译成"游离",容易与游离皮瓣(free flap)等其他词混淆。

需要做进一步处理,如:反复穿刺抽吸(请一定注意无菌操作!)和加压包扎。

2. 乳房切除术后持续性浆液肿

由于分离范围广和死腔存在,乳房切除术后皮瓣下积液几乎是肯定的。血肿也是常事,即使是小血肿,也会造成积液。因此,必须考虑引流,引流量会逐渐减少,取决于局部因素,通常持续一周左右。在有些病人,液体的分泌和积聚持续不减,其原因有时是因为存在异物,如:现今人们常用的硅胶假体,特别当假体的包装材料是胶原薄膜(AlloDerm®)时。巨大血肿会逐渐"机化",长时间存在,形成包裹性积液。

虽然这类积液大都会随着时间的推移逐渐消失,有些病例需要花费数周或数月,在这期间,病人会有诸多不便、疼痛、工作或活动能力受限以及需要多次来医院复诊,或许还需要做反复的针刺抽吸。继发感染也不少见。

长期引流(无论是最初的引流管未拔除,还是再次经皮插入第二根引流管)都可能最终使积液消失。**少数病例如果不行外科干预,积液就不会消失,此时,你需要处理的是浆液肿的纤维囊,可以做纤维囊部分或完全切除术**,有时也可以用电刀对具有分泌作用的囊壁进行烧灼。

(五)伤口裂开

在 100 年前,现代乳房外科之父 William Halsted 说过:"决心将罹患恶性肿瘤的乳房切除的外科医生与奢望把这种伤口缝起来的外科医生应该成为不共戴天的死敌。"幸运的是,如今我们的外科手术已经不再像 Halsted 要求我们做得那么积极了;在他那个时代,胸壁留有巨大伤口裂隙很正常,如今,这种情况仅见于被漏诊的晚期乳房癌病人、采用几近销声匿迹的"清创性乳房切除术"①(这里用词有些政治问题,正确的现代术语应该是姑息性乳房切除术)后。不过,伤口感染、血肿和浆液肿都会导致缝合后的伤口裂开,结果形成了渗液多、疼痛剧的伤口,给病人带来极大痛苦。

1. 预防

如今的乳房伤口缝合方法主要是采纳了整形外科的理念,一般是用可吸收线做精细的皮内缝合。仅仅缝合皮肤(尤其当其下留有一个腔隙的情况下)的缺点是缝合处比较薄弱,容易发生伤口裂开。**分层缝合的优点是把部分张力分给深部的皮下组织承担,理应能减少此类并发症。**

2. 治疗

一旦发生了伤口裂开,主要焦点是立即做缝合,做延迟缝合,抑或不缝合。在清洁伤口,因浆液肿逐渐增大造成的伤口裂开可以在局部麻醉下做立即缝合,这有助于加速病人的康复。加用抗生素可能有助于减少继发感染的风险。如果问题来自巨大血肿,就需要清除血肿和缝合伤口,这种手术最好还是在手术室环境(条件和设备)下和麻醉条件下进行。如果是因为伤口感染造成伤口裂开,比较安全的处理方法就是将伤口敞开引流,等待二期愈合,或在感染控制后做延期缝合(参见 ➎第五章)。

---

① 译者注:"清创性乳房切除术"其原文是"toilet mastectomy",用 toilet 这个词在英语国家或许会引发"政治问题"。

二、美容问题

*从心理学上来讲,女性就等同于乳房,乳房是女性自恋和性爱的象征性实体,
也是女性与他人交往和文化内涵的标志。*

Dominique Gross

尽管乳房外科的主要结局应该用肿瘤学指标来衡量,但是,美容指标也是该学科的核
心内容。作为一个女性器官,乳房的重要性导致了乳房外科的革命性变化——主要术式从
以往的乳房切除术变成了如今的保乳手术(breast-conserving surgery,BCS)。然而,力求
维持乳房"完整"往往会导致乳房外形的严重毁损,人们不禁要问:保留乳房的价值何在(图
20.1)。

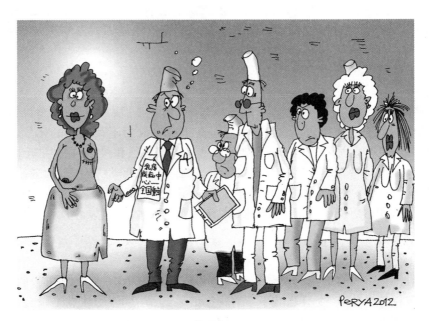

图 20.1 主刀医生向住院医师们传经送宝:"在保乳手术后,这堪称超一流美容效果的典型范例……"

(一)畸形

乳房肿瘤要求切除大量乳房组织,大量乳房组织切除后,一定会造成乳房体积的缩小。
在术后早期,这种体积的丧失可能几乎看不出来,尤其当组织切除后的腔隙被渗液充满时,
最终的外形可能只有在(瘢痕成熟、瘢痕挛缩以及放疗后改变)数月后才会变得显而易见。
乳房变形的程度轻重不一,可以是凹陷、皮肤回缩、空腔形成或乳头偏斜,甚至乳房完全变
形,乳房变形常见于保乳手术后,即:乳房肿块切除术后。

1. 预防

现代肿瘤整形技术涉及腔隙的闭合、组织动员、乳头转位和细致周密的瘢痕设计,目的
都是减轻乳房的变形,这些都已超出本书的范畴。杜绝了死腔和积液往往就定格了乳房外

形的永恒结局,瘢痕成熟和放疗作用所造成的变化微乎其微。

2. 治疗

如果乳房的变形很明显,整形手术或许能解决一些问题,可以用自体脂肪组织注射做缺损填充,可以用组织瓣做局部修复,在极其严重的病例还可以做全乳房切除术加乳房重建术。大多数女性会对这种结局采取"将就"态度,选择不做进一步的手术,因此,畸形的预防和仔细的手术设计不管怎么强调都不为过。

（二）不对称

一侧乳房切除后,不对称是预料之中的事。虽然我们可以做到比较好地保留乳房的外形,但是,乳房体积缩小有时很明显,放疗作用会使乳房进一步缩小,在乳房体积大的病人尤其明显。肿瘤整形技术可以用来做肿瘤切除术加乳房缩小术,有时对侧乳房缩小术可以同时做,从而达到即刻对称的效果。有些外科医生喜欢将对侧乳房的手术放在后期做,因为乳房的最终大小只有在所有肿瘤治疗结束后才会定格。

（三）瘢痕形成

瘢痕形成主要取决于皮肤的特质,肥厚性瘢痕和瘢痕疙瘩形成通常是外科医生无能为力的事。然而,有些技术可以用来减轻不雅观的瘢痕。按自然皮纹[如:皮肤皱褶、环乳晕线和 Langer 线(在乳房 Langer 线基本呈环形)]取切口可以给病人带去更纤细的瘢痕。**对深层的组织采用分层缝合可以为瘢痕提供支持,避免瘢痕变宽。**

三、疾病相关性并发症

（一）未能发现病灶("可触及的病灶")

如今,很多乳房病灶太小,手感无法触及,是通过乳房影像检查发现的。其实,乳房手术,尤其是那些临床评估为良性的病灶(如:纤维腺瘤),手术方案往往是依据对病灶的触诊拟定的。偶尔,在临床上,主刀医生可能因为术前清楚地摸到,但在术中摸不到病灶而大惊失色。大的、质地致密的结节性乳房就容易造成此类混乱,注射局部麻醉后,可触及的病灶更容易"消失"于被麻醉剂浸润的组织之中[①]。此外,既往针刺活检所致的血肿也可能会被误诊为肿块,且在手术前被机体吸收消失了。

未能发现病灶的另一个原因是**"定位钢丝脱位"**。用于标记拟切除病灶的定位钢丝锚定不牢靠就可能会在病灶切除过程中因为铺巾或挪动病人体位时发生脱位。

另一个可能出现的问题是**正确病灶迷失**。主刀医生必须确定他所摸到的病灶就是影像检查描述的病灶和活检时获取标本的病灶。此时,一丝不苟至关重要,因为可触及的良

---

①　主译注:这是局部麻醉下经常遇到的问题,并且往往导致医疗差错。我的做法是:主刀医生戴上手套、消毒、铺巾后,用非优势手捏住肿块(不要松手!),然后用优势手开始做浸润麻醉、切开、分离,直至用钳子夹住肿块,才松开抓捏肿块的非优势手。

性肿块很容易分散主刀医生的注意力,结果切错了病灶。

如何预防与处理这类情况呢?对不甚明显的肿块(即使主刀医生认为他能摸到)最好都要做术前细针定位。在主刀医生无法确定肿块位置时,**应该中止手术**,最好在适当定位后再战。如果有超声诊断仪,并且超声诊断仪能发现病灶,你就可以在手术台上进行定位,手术可以照常按计划继续。在定位钢丝脱位的病例,除非主刀医生能确认病灶的正确方位和深度,万勿依据臆断进行手术。最好是推迟手术,而不是在术后面对病人时低声下气地承认需要再做一次"恰如其分的"手术。

(二)病理医生找不到病灶

与其趾高气扬地向病人宣布"不是癌症",主刀医生宁愿对病灶被遗漏诚惶诚恐。还有一些情况是病灶在做活组织检查手术时已经完全切除,尤其是真空辅助活组织检查[①]。所有需要做细针定位手术的病例都应该用放射学对切下标本做一次复核。尽管如此,如果病理检查未发现病灶,就需要再次做乳房影像检查核实原来的病灶是否已经消失。一定要怀疑搞错病人或搞错标本的问题,并采取积极态度予以排除。

(三)手术切缘阳性

如果可触及病灶与周围正常组织的手感差异明显,就比较容易保证手术切缘远离肿瘤,**在一个境界清晰的浸润性肿块周围存在乳管内病灶(如:DCIS)的情况不少见,这种情况使得病灶范围超出预计,容易出现切缘阳性,从而需要再次手术处理。**在肿瘤(新辅助)治疗后手术的病例,明确切缘是否有肿瘤残留可能需要一定技巧。

在现代影像技术的支持下,包括 MRI,如今我们有可能在术前更好地确定肿瘤边界,尤其当难以明确切缘是否有肿瘤残留的病例,包括化疗后手术的病例和浸润性小叶癌病例。可以用多根钢丝来定义切缘。在肿瘤标本切除后,在创腔的周壁再切取一些切缘组织可能更有助于核实切缘是否确实阴性,也避免了人们对"紧靠"切缘的误解(到底何谓紧靠切缘,其争议已超出本章讨论的范畴)。**不管怎么说,阳性切缘和紧靠切缘都是常见(高达 1/3 的病例)情况,我们纳闷这是否应该算作并发症。**对所有做乳房部分切除的病人都应该告诫可能发生这类问题,且可能需要再次手术。

(四)仅仅在石蜡切片中发现哨兵淋巴结阳性

最近几年,人们对腋下淋巴结的看法发生了天翻地覆的变化,腋下淋巴结受累的真正含义在今天反而不如以前明确了。越来越多的证据表明随着现代肿瘤治疗的进展,腋下"清扫"或许毫无必要,并且在大多数病例对结局没有影响。**因此,根据哨兵淋巴结的冰冻切片结果来决定是否需要行腋下淋巴结清扫术的做法正在被人们淘汰**(如果你等的时间够长,一切都会过时,包括你自己……)。然而,在哨兵淋巴结冰冻切片未发现癌细胞的病例中,进一步的病理检查最终会发现一定百分比的淋巴结中癌细胞呈阳性。其实,不能把这种假阴性结果看作并发症,也是可以理解的,但是,这需要与病人和肿瘤科医生深入细致地讨论下一步需要采取的行动——如果确实有必要的话。

---

① 译者注:需要用到麦默通®(Mammotome®)这种仪器。

（五）肿块再切除问题

"纠结"的焦点是切缘与美容之间的矛盾,我们必须像"肿瘤整形"外科医生那样考虑问题。

Marvin J. Silverstein

对保乳手术的渴望可能极为强烈,并且人们可能不禁会问难点在哪里。**当然,我们必须兼顾女性喜好,但是,影响事件的进程是主刀医生义不容辞的责任。**遗憾的是,乳房肿块再次切除的发生率相当高,在有些情况甚至高达 30%。乳房肿块再次手术就会带来乳房变形的机会增加。在有些病例,即使是再次手术,依旧无法达到切缘阴性,这种情况通常见于广泛乳管内癌。外科医生必须摆脱"再试一次"(即:"切香肠片")的想法,直接决定行全乳房切除术。至于如何降低切缘阳性率我们在上文已做了讨论。在考虑下一步的手术范围之前,要再做一次影像检查,MRI 的一大优势是能够发现多灶病灶和多中心病灶。重要的是要坦诚地与病人讨论手术选择,包括乳房切除术和重建术,目的是减少病人的苦恼和扫兴……,以及法律诉讼的风险。

四、腋窝相关性并发症

许多乳房手术并发症都与腋部手术有关。虽然在术前大多数女性的主要关注点是拟行手术的乳房部位,然而,在术后腋窝部的苦恼似乎变成了主要问题。**万幸的是,腋窝手术的范围在过去十多年来已经显著缩小。**哨兵淋巴结活组织检查技术为人们所接受以及对**腋下淋巴结转移临床意义概念的变化,已经使得(并且已经成为一种潮流)腋下淋巴结清扫术的频率下降。**虽然如此,许多病人依旧饱受术后腋部并发症的痛苦,这些并发症可以是短期的,但是相当多的病人是长期的,给病人造成了功能丧失,而且很难处理。

（一）淋巴液积聚

淋巴管离断后就流入腋下手术区域。**影响淋巴液流量的因素有多种,包括手术分离的范围,以及腋部的脂肪量和淋巴结量。**在腋部淋巴结清扫后于腋部留置引流管基本是清规戒律,通常在术后 5～7 天、引流液量减少后拔除,但是,反复积液并不少见,如果病人有症状,可能还需要做穿刺抽吸。在少数情况下,需要将原来的引流管长期留置或更换引流管进行持续引流,这就增加了感染风险。人们尝试了一些方法来减少淋巴漏的量,甚至避免留置引流,其方法是在腋窝解剖分离过程中采用超声切割止血刀(Harmonic Scalpel®)等淋巴管封凝器械,但是,这种方法还未被公认为治疗标准。用精细的解剖分离和淋巴管封凝(结扎、钛夹夹闭)来替代剪切、撕扯和钝性分离操作或许有其优势,有研究表明能减少引流量、有助于早期拔管。

（二）疼痛

疼痛或许是腋下清扫术后最常见的症状,遗憾的是,这种疼痛可能会旷日持久存在。感觉神经受伤(保留跨越腋窝的肋间臂神经并不容易)、瘢痕化,外加放疗造成的损害,往往会引起慢性功能丧失（可以合并有感觉减退和感觉过敏），沿上臂和前臂的放射性疼痛，以及上臂和肩部运动痛。虽然术后疼痛比较轻微，持续时间也短，但是，这类神经疼痛可以在术后晚些时候才出现，可以在术后数周或数月（在放疗后不少见），并且可以持续疼痛数年。

在仅仅做哨兵淋巴结活检的病人，慢性疼痛的发生率就大为减少，但是，绝不会销声匿迹。这可能与寻找哨兵淋巴结时所做的解剖分离操作程度有关，并且依旧存在神经损伤的可能性。

慢性疼痛的**预防**。虽然保护腋下运动神经被认为是义不容辞的使命（参见下文），但是，为了多切取淋巴结往往会牺牲感觉神经。我们建议你不遗余力地避免损伤腋部感觉神经，然而，即便是小心翼翼地对这些神经予以保护，也难免发生神经失用症（neuropraxia）和最终的神经痛。**腋下清扫加腋部放疗造成的附加伤害会大幅度提升慢性疼痛的风险。**仅当做了极其慎重的多学科讨论后，才能考虑联合使用这两种治疗手段，因为腋下清扫或许不具有明确的生存获益。

慢性疼痛的**治疗**并不容易，会让你灰心丧气，我们的建议是理疗并把病人转给疼痛专科医生。为什么现在（术后 6 个月）的疼痛比术后 1 周的疼痛更剧？要回答病人提出的这个问题并不容易。

（三）淋巴水肿

途经腋下的淋巴管被切断，就可能导致淋巴液瘀滞，最终受累上肢发生肿胀。就像其他类型的组织损伤一样，放疗造成的瘢痕化会使淋巴管的堵塞进一步加重，使这一问题雪上加霜。其最终淋巴水肿的表现形式轻重不一，轻者是轻微的、间歇性远侧肢体肿胀，重者是整个上肢严重的持续性肿胀。在极为严重的病例，皮肤改变加溃疡形成、疼痛和运动受限会使得患肢丧失功能。在严重淋巴水肿持续存在、未引起重视的病例，其患侧上肢会发生**淋巴管肉瘤**。

幸运的是，如今我们已很难见到严重淋巴水肿病例。这应该归功于仅做哨兵淋巴结活检和避免腋部手术，即使病人做了腋部淋巴结清扫术，清扫的范围也比过去小多了，避免了上至腋尖部的所有淋巴结构全面清扫。

淋巴水肿的预防和治疗。限制腋下清扫的范围（仅清扫与肿瘤结局有关的、确实必须清扫的淋巴组织）是进一步减少这种功能丧失并发症的关键之举。因此，如果病人有腋部清扫的适应证，保留部分上肢淋巴管（不清扫第三站淋巴结）是当今人们推荐的做法。不允许对残留淋巴管有进一步的伤害，外加放疗的任何优势都需要经过深思熟虑。**炎症病程会引起反应性淋巴结增生，可能会进一步妨碍残留淋巴管的通畅性，甚至会在术后数年造成淋巴水肿。**有鉴于此，要尽可能避免患侧上肢的损伤和感染。对业已形成的淋巴水肿，治疗困难，并且只有部分病人有效。理疗加淋巴按摩或许能减轻肿胀的程度，为了能持续控制淋巴水肿，可能需要穿戴弹力臂套（compression sleeve）。

（四）运动神经损伤

跨越腋部、在手术中容易受伤的运动神经有两条：

- **胸长神经**沿胸壁下行，司前锯肌运动。该神经受伤后的表现是疼痛、肩部运动无力和受限，然而，该神经损伤的特征性表现是翼状肩畸形。

- **胸背神经**在腋窝后壁与肩胛下动脉伴行,司背阔肌运动。该神经损伤会导致肩部运动功能障碍。

寻找和保护这两条神经是不可或缺之举,因为这两条神经的永久性损伤(切断)会导致严重功能丧失。在腋窝解剖过程中避免使用肌松剂会有助于主刀医生寻找这两条神经,因为机械性刺激(用你的解剖镊夹神经!)或电刺激可以诱发肌肉收缩,起到警示作用。

(五)冻结肩

由于肩部疼痛和僵直,冻结肩的表现是肩部运动受限,它可能是上述诸多并发症的严重结局。不愿意做肩部运动就会导致活动范围进行性下降、僵直、疼痛,最终发生关节肌肉挛缩和钙化。为了避免发生肩部功能丧失,就应该对这种情况有所认识,并早期进行干预。理疗(包括被动运动和主动运动)应该能预防病情进一步恶化,恢复肩关节功能。

五、乳房重建术后并发症

(一)积液与引流量多

如上文所述,大皮瓣和死腔的存在加上异物的存在,就可能造成持续性积液。在假体存在情况下,继发性感染的风险就越发凸显,长期引流直至引流液"完全不淌"是通常人们遵循的准则(需要支付的是因引流管留置而发生继发性感染的代价)。尽管肿胀是可逆的,并且有自限性,但是,也可以被病人看成是美容手术失败。虽然主刀医生一般认为每日引流量低至 50 mL 就可以拔除引流管,但是,整形外科医生往往会坚持仅当低至 10～20 mL 时才……

(二)切口裂开与假体感染

在硅胶假体存在的情况下,伤口问题的最终结局会有多种可能:轻微的裂开需要局部处理或简单再缝合;完全裂开伴假体外露、感染,必须取出假体。虽然谈不上是致死性并发症,但是,**乳房重建手术失败给病人带来的身心痛苦巨大,因为这类病人的期望值通常都很高——虽然在入院时是为了切除一个乳房,但是,她们憧憬带着一对充满诱惑力的乳房离开医院。**

精细的外科技术,目标是保证皮肤的血液灌注满意和伤口永久闭合,辅以预防用抗生素,就应该能减少切口裂开和假体感染的发生率,但并不能完全消除因伤口愈合出现问题带来的重建术失败。

(三)乳房重建部位缺血与坏死

以组织为基础的乳房重建术采用的方法是组织带蒂移植或组织游离移植,无论从质地的一致性上还是从外观上讲,这类乳房重建术可用于大多数乳房切除术后的乳房重建。然而,其代价是手术时间长、技术复杂,往往需要用显微外科技术做精细血管吻合。不难想象,在这种手术,游离的组织发生部分或完全缺血不会少见。可以预见,在远离滋养血管的部位,皮缘会有轻微坏死脱落,移植块周边的脂肪组织会发生相对缺血,这些情况通常都能自行愈合。**即使在术后数月,病人还可以出现"脂肪坏死"性肿块,需要与真正的乳房肿块和复发性恶性病灶进行鉴别。这往往需要做细针穿刺细胞学检查进行核实。**

以组织为基础的乳房重建术完全失败(血管血栓形成和组织坏死)属于巨大并发症,被迫再次手术切除用于移植的组织。减少这种情况发生率的办法是严格选择病人,避开血管病变、血栓形成倾向、甚至吸烟等高危人群。残局的治疗很困难,因为广泛组织缺损难以闭合,甚至不允许做暂时人造假体重建,这段经历会使病人万念俱灰。

(四)供区问题

即使以组织为基础的乳房重建术成功了,组织的供区(通常是腹壁)还可能出现短期或长期的并发症。特定的重建手术决定了特定的并发症。

如今,TRAM[①]瓣之所以会逐渐失宠,是因为其最终形成的腹壁缺损(即使在采用补片的基础上进行修复后)往往会导致腹壁无力、膨出、不对称,甚至疝形成。DIEP[②]皮瓣仅利用皮肤和皮下组织,把腹直肌留在原位,保持了腹壁的完整性(往往同时做腹壁整形术)。然而,感染和伤口裂开等腹壁伤口愈合问题时可见到。尽管这些问题远离乳房,但是由于辅助治疗(化疗或放疗——译者注)需要推迟至伤口愈合后进行,就会引起人们对肿瘤的关切。

幸好,所有这些重建术后的问题给整形外科医生造成的烦恼比你大得多☺。你(普外科医生)的任务是为病人提供建议:为她寻找你所熟悉的、最好的整形外科医生。有时,对乳房切除术后希望尝试复杂重建的高危和老年妇女,你需要打消她们的念头。在上年纪的女性,穿戴填充式文胸并非见不得人、无法活下去。大多数病人的丈夫会同意这种看法;把这些人利用起来说服他们的妻子——乳房重建术不一定是上策!

六、放疗后并发症

尽管这些并发症是在手术"完成"后(因此,你不会像手术并发症那样有"内疚"感)发生的、与肿瘤治疗有关,甚至被看成是意料之中的不良反应,虽然如此,我们还是应该熟悉这些并发症,因为这种病人会不停地到你这里来随访、担忧,有时甚至会埋怨……。因此,有必要简单谈几句:

- **短期皮肤改变。**轻者表现为晒伤样红斑,重者为Ⅱ°烧伤水疱和皮肤剥脱,这些变化一般有自限性,像其他各种烧伤一样,需要局部处理,包括控制疼痛和局部用药。皮肤改变的发生取决于放射剂量和放射方法。在如今的放射计划和技术条件下,严重

---

① 译者注:TRAM(transverse rectus abdominis myocutaneous)是"横行腹直肌肌皮"的英文首字母缩略词。TRAM瓣是切取一侧下腹部腹壁下深动脉供血的整块腹直肌及其表面的结缔组织(筋膜)、脂肪组织和皮肤用于重建乳房的整形外科技术。其缺点是术后并发症多、功能影响大。

② 译者注:DIEP(deep inferior epigastric perforators)是"深腹壁下动脉穿支"的英文首字母缩略词。DIEP瓣是一种从腹壁切取皮肤和皮下组织(不含肌肉)用于重建乳房的整形外科技术。一般适用于下腹部皮肤和脂肪比较多的个体。与以前的TRAM手术相比,目前人们更倾向于DIEP瓣,因为TRAM手术不允许病人在术后提12千克以上的重物,以免发生疝。

病例已经很少能见到。

- **疼痛**。上文已经对慢性疼痛做过讨论,一部分疼痛是电离辐射造成的慢性组织损伤所致。在照射过的乳房和腋窝区域,水肿、纤维化和微血管改变会导致慢性疼痛,瘢痕周围的触痛可能会更加显著。继发性炎性改变,包括红斑和皮肤水肿,会引起疼痛(主要是烧灼感),并且往往很难与炎性乳癌鉴别,有时需要取活组织检查排除这种可能性。

- **乳房变形**。尽管对乳房外形的主要伤害是外科医生所为,在手术后的数月中,乳房还会经历进一步变形,原因是进行性瘢痕挛缩。来自放疗的附加组织损伤造成的组织水肿和继之而来的纤维化,会进一步加重乳房的最终变形。尽管放疗对乳房外形的影响难以预测,但是,瘢痕化越轻,最终的变形就越轻。如上文所述,避免出现"浆液肿充盈的死腔"或许能减轻最终的瘢痕组织形成和挛缩,最终能减轻放疗对外形上的后期影响。

- **毗邻器官损伤**。如何把电离辐射对准只希望其发挥神奇疗效的区域,是一项复杂的工作,取决于物理学家的精明度和放疗肿瘤学家的睿智度。现代放疗依靠仔细的设计,需要利用 3D CT 影像和多向射线,其目的都是为了减少附带伤害。尽管如此,偶尔毗邻器官依旧会受到杂散光子的伤害,从而造成心脏或肺损伤。早期的放射性肺炎、后期的放射性纤维化以及慢性咳嗽伴肺功能进行性恶化依旧对乳房癌的幸存者构成影响。

- 左侧乳房癌放疗时会有大剂量的**射线抵达心脏**,对心脏所有的组分都会构成损害,包括心包、心肌、心瓣膜、冠状动脉和传导系统。心包炎是心脏急性放射性损伤的典型表现,随访数年或数十年后,病人会出现慢性心包炎、心肌病、冠状动脉疾病、心瓣膜损害和传导性疾病。

- 放疗后并发症的**预防**是放疗肿瘤学家掌控的事,治疗是呼吸科医生和心脏科医生的职责,与外科医生不相干。然而,每当你在术前谈话中讨论 BCS 与乳房切除术的优缺点时,一定要交代放射治疗的这些可能发生的严重延迟效应——显然,乳房切除术(在大多数病例)就不需要做放疗。需要让病人清楚 BCS 并非灵丹妙药。在未来的几年中,她们或许会为选择了保留那一丁点脂肪组织而付出代价。

七、局部复发

在哪些情况可以看成是并发症与哪些情况属于侵袭性疾病的自然病程之间人们很难划定一条精确的界限。但是,一般来讲,在看到那位病人在术后数月或数年因肿瘤在手术瘢痕处或瘢痕附近复发而再次来到你面前时,外科医生(尤其是那些心慈面软的外科医生)会感到难辞其咎,甚至会感到内心不安。虽然无论从肿瘤学角度,还是在表现形式的分期上,远隔转移灶都被认为是一种无可奈何的结局,但是,局部复发可能确实与外科技术有关。

关于手术切缘的安全距离,业内依旧存在争议,这显然已经超出了本书的范畴。为了达到完全切除肿瘤这一目标,应继续保持过去的优良传统:在可触及肿瘤,你的操作应该距肿瘤远一些；多切除一些"切缘"；做广泛切除时要融入肿瘤整形技术；在不可触及的、用定位钢丝定位的病灶，对切下的标本要做一次乳房摄片复核；以及为病理科医生做正确、清晰的标记。**要认真对待切缘受累和切缘紧靠问题，最好在最佳治疗方案（现在就做再切除术？先做化疗？ 仅仅做追加照射？ 全乳房切除术？）和合理影像检查的多学科讨论会之后，使其得到满意解决。**

八、法律并发症

"未能诊断出乳房癌"是美国医生被诉诸法庭的最常见的原因之一。因此，你必须时刻保持戒备心理，还要运用一些常识。有时你无法两者兼用。

John Kennedy

从情感上来说，女性对乳房的依恋超过她们自己身体的其他部位。乳房癌的诊断对女性及其家人的精神打击巨大，在这种背景下，即使是相当轻微的并发症也往往会被无形放大。一桩伤口并发症使得预先安排好的辅助放疗/化疗向后延迟一周左右，这本来在临床上无碍大局，但是，对乳房癌病人来讲，就似乎成了天灾。

乳房癌已经成了一门赚钱的行业，在其周围到处是骗人的鬼话和虚假的广告，因此，就难怪在这个社会中，与乳房手术相关的法律诉讼（有些手术是被指责为医疗差错，有些确实是医疗差错）是如此层见叠出。随着标准医疗制度的跟进，针对"手术部位左右出错"（是的，把正常乳房切掉了，癌症的乳房还留在原位）和非必需的乳房切除术（这在以往很常见，原因是主刀医生错误解读冰冻切片结果，立即实施了乳房切除术）的法律诉讼已经有了大幅度下降。但是，针对乳房癌"漏诊"或"延误诊断"的法律诉讼依旧常见。**事实上，研究表明在全部针对医生的医疗差错的法律诉讼中，女性乳房的恶性肿瘤依旧在频率上高居榜首，赔款数居第二位；在被起诉的专科中，放射科医生位居首位。**虽然我们外科医生会感到后面一句话比较顺耳，其实，我们外科医生也同样是经常被诉讼的对象，因为在乳房癌病人整个治疗过程中外科医生的地位往往最凸显。

有确切的证据表明乳房癌的诊断延迟 3 个月对病人的治疗或预后并无不良效应（从常识上看，我也不同意这一结论——主译注）。但是，这种"证据"往往不会影响陪审团的判决：即使诊断被延误 6 周就可能导致数百万美元的判罚。通常的规律是，延误的时间越长，平均的判罚金额越高。

乳房重建术的灾厄（无论是真正的，抑或是认识上的）往往都会导致法律诉讼。由于我们不相信重建-整形外科医生会不厌其烦地翻阅这本拙著（因为读书赚不到钱！），因此，我们就不会自讨没趣对这一议题做进一步叙述了。

切记：在乳房疾病的治疗中，你必须格外细心、超级体贴、无比温柔——不仅是对病人，还包括对待她的乳房。"要特别注意触诊手感不好、影像学正常的肿块部位"，"典型乳房癌的诊断不费吹灰之力——正是那些年轻病人的不典型乳房癌才会给你的诊断带来麻烦"[这两段都是 Michael Dixon 的名言]。

要跟上时代的步伐，不断更新自己的知识，尽管在事实上"医学教授发明乳房疾病的检查方法比发现这些方法徒劳无益来得快。"[David Dent]。

让我来引用南非开普敦 David Dent 教授另一句名言来作为本文的结语。

"事实上，人们内心的'那杆秤'在合理性方面令人惊叹。我原本认为我们乳房切除术的并发症发生率为零。当然是指我做的手术。在加入预防用抗生素的国际多中心前瞻临床研究后，我们有了一位全职的数据处理员，他需要每天与每个病人和实习医生面谈。我们的并发症发生率变成了 25%，包括浆液肿、伤口感染（伤口边缘不就是微红吗？不，这就是感染！）、血肿和部分裂开。大多数是极轻微的并发症，但是确实存在。并发症是耳濡目染、眼见为实。"

David Dent

（张亚男　译）

第二十一章

甲状腺、甲状旁腺与肾上腺

Saba Balasubramanian

本章分为以下 4 节：
1. 概论。
2. 甲状腺切除术。
3. 甲状旁腺切除术。
4. 肾上腺切除术。

第一节　概　　论

在教科书中读到内分泌外科这部分时，我想你们中的许多人或许都会有些厌恶感——没完没了的实验室检查；一长串药物，有些药物的名称读起来煞是拗口；错综复杂的内分泌反馈机制图解；有限的几种切除术式味同嚼蜡；并发症的数量令人心灰意冷，并且会持续终生。因此，还是让我来为您奉献一份简洁、饶有兴趣的版本。

背景与术前考量

做内分泌手术的外科医生其背景五花八门，可以是普外科医生、头颈/耳鼻喉科医生，是的，甚至还有泌尿外科医生。内分泌外科疾病的发病率比较低，加上病例分布在多个亚专科，因此，外科医生要在这方面积累病例数和经验就不那么容易。内分泌外科的术式就是**纯粹的切除术**（这几乎是唯一的特征，不需要做任何重建，当然，甲状旁腺自体移植除外！）。这可能给人一种并发症容易预防的感觉。此外，人们有时不把**术后内分泌问题**（如：低钙血症和肾上腺功能减退）看作"手术问题"，有些病人被转给了内科医生或内分泌科医生进行处理。尽管良好的合作关系和多学科参与在治疗复杂内分泌疾病方面至关重要，但是，深入了解术后急性内分泌紊乱对主刀医生来讲有利于早期发觉这些问题并进行恰当处理。

像所有外科手术一样，手术的必要性应该经过深思熟虑。该手术的目的是：
● 治疗疑似抑或诊断明确的**癌症**？

- 治疗**内分泌功能亢进**及其特异性症状或相关疾病？
- 治疗**压迫症状**（像甲状腺肿那样）？
- **预防将来的问题**（如：巨大甲状腺肿造成的气道受压，原发性甲状旁腺功能亢进症造成的骨质疏松、肾功能损害或血管并发症）？
- **改善外貌/感觉**（在巨大甲状腺肿病人）？

手术范围（一如既往，你干的活越多，发生并发症的可能性就越大）取决于病灶性质，有时（说来也奇怪）取决于你处的工作环境。与甲状腺、甲状旁腺和肾上腺有关的各种术式是：

- **甲状腺**：全甲状腺切除术；甲状腺次全切除术；Dunhill（一侧全切除，对侧次全切除）手术；半甲状腺切除加峡部切除术。在一些甲状腺癌病人，无论是预防性淋巴结清扫术抑或治疗性淋巴结清扫术可能都需要一并行甲状腺切除术。
- **甲状旁腺**：目标性/靶向性甲状旁腺切除术；单侧探查和双侧探查行单个/多个腺体切除（有时需要做次全切除或全切除加自体移植）。在 MEN1 综合征①和肾性甲状旁腺功能亢进症建议行胸腺切除术。
- **肾上腺**：单侧或双侧肾上腺切除术。偶尔，在双侧嗜铬细胞瘤等情况下，需要行肾上腺部分切除术（保留部分肾上腺——译者注），以减轻对类固醇激素的依赖。偶尔，在巨大肾上腺癌伴局部侵犯的情况下，需要行邻近器官（如肾脏）的根治性切除术。

尽管手术范围取决于术中所见，但是，**手术计划及拟行手术的深层次理由应该在术前与病人进行讨论**。这一点很重要，因为这会影响病人对结局的期望值，包括术后是否需要行激素替代治疗，以及需要行再次手术的可能性。在有些情况下，手术范围需要依据局部情况量体裁衣。**在 Graves 病**（原发性甲状腺功能亢进症）或多结节性甲状腺肿、终生服用甲状腺素替代难以依从的病人，首选术式可能是甲状腺次全切除术，而不是甲状腺全切除术。因为甲状腺功能低下会危及生命，其风险超过疾病复发和再手术的风险。

外科医生还应该确保病人理解了可能发生的并发症风险。表 21.1 对内分泌手术特异性并发症做了一次比较全面的罗列。

表 21.1　与甲状腺、甲状旁腺和肾上腺手术有关的特殊并发症

并发症的类型	甲状腺切除术	甲状旁腺切除术	肾上腺切除术
内分泌特异性	低钙血症 疾病复发	持续性/反复性高钙血症 低钙血症	肾上腺功能障碍 持续性/复发性疾病
入路特异性	肥厚性瘢痕/瘢痕疙瘩	肥厚性瘢痕/瘢痕疙瘩	Trocar 疝或切口疝
毗邻结构损伤	气道受损 发音变化（喉返神经损伤）	发音变化（喉返神经损伤）	肝脏/大血管损伤（右侧） 脾脏/胰腺/大血管损伤（左侧）

哪些可能出现的风险需要详细向病人交待，哪些并发症极其罕见、仔细交待后会引起病人不必要的焦虑——杞人忧天，外科医生需要在两者之间做一权衡。有些外科医生和病人认为这种术前谈话是家长式的；然而，外科医生一定要善于在罕见并发症（及其更为罕见

---

① 译者注：MEN1（multiple endocrine neoplasia 1）是"多发性内分泌肿瘤 1 型"的英文首字母缩略词。

的结局)的斜坡①上画一条线。例如：在第一次行甲状腺和甲状旁腺常规手术的病人，我不会交待气管切开的可能性，因为我认为这种并发症极其罕见。在这种并发症上花费口舌会引起病人不必要的、过度的焦虑，甚至可能导致病人拒绝手术，因为从病人的角度拒绝才是最佳之选。

在这一章中，我不但会对并发症的预防和处理做详细解释，还会谈论这些并发症深层次的病理生理机制。我们不会在此讨论**一般并发症**(如：感染和出血)和入路相关并发症(如：肥厚性瘢痕、瘢痕疙瘩和伤口裂开/切口疝)。也不会讨论在甲状腺癌的治疗中偶尔需要采用的有关颈部外侧区淋巴结清扫的并发症及其处理。

第二节　甲状腺切除术

为甲状腺肿的病人行甲状腺切除术或许比其他任何手术更能彰显外科医生的造诣……

William Stewart Halsted

一、术前考量

在甲状腺手术前要**确保甲状腺功能处于正常状态**，这是预防围手术期甲状腺危象的要诀，可喜的是，如今，甲状腺危象已经极为罕见。在甲状腺功能亢进病人，抗甲状腺药物(＋/－β-阻滞剂)往往有助于在数周内使甲状腺功能恢复正常。偶尔，病人可以表现为**甲状腺危象**(病人情况很不好，伴有心率速、其他心律失常和心衰竭)，需要在手术前迅速纠正其甲状腺功能状态。我们对这种病人的处理是联合用药，包括抗甲状腺药物(卡比马唑或丙硫氧嘧啶)、Lugol 碘液(非常矛盾的是，大剂量的碘在短期内能抑制甲状腺激素的合成和释放——Wolff‑Chaikoff 效应)、考来烯胺(阻断肠肝循环，增加循环中甲状腺激素的排出)、β-阻滞剂(拮抗甲状腺激素的效应，减少外周 T4 向 T3 转化)以及(很少用)类固醇激素。

对有发音改变的病人，应该在术前行**声带核查**，不过，这并非是每位病人的必查项目。然而，在大多数医疗中心，该检查项目是常规(你可以给它起个名称，称为"防御式处理"②……)。发现声带异常的机会很少(在无症状的病人约为数百分之一)，但是，一旦发现了声带异常，就可能会改变拟行的手术范围。

血钙和维生素 D 的基线水平测定或许有助于低钙血症和/或维生素 D 缺乏病人的发现或治疗，从而降低短暂**术后低钙血症**的风险，在甲状腺全切除术前尤为重要。

---

① 译者注：依据并发症的发生频率从高到低排序，就形成了一条递降的"斜坡"。文中这句话的意思是你应该在这个斜坡上确定一个点，发生率高于该点的并发症就需要在术前向病人交待。

② 译者注：防御式医学(defensive management)是指在疾病的诊断和治疗中，医生的主要目标不是病人的健康，而是自我保护，努力避免可能发生的医疗失误和法律诉讼。

对术前诊断为甲状腺髓样癌(medullary thyroid carcinoma，MTC)的病人,应该通过生化检查排除嗜铬细胞瘤之诊断。如果发现有嗜铬细胞瘤,就应该先做肾上腺手术,然后做甲状腺手术,减少甲状腺切除术中来自高血压危象的真正危险。

最后,想想该病人是否为**胸骨后甲状腺肿**。大多数胸骨后甲状腺肿都能从颈部切口进行处理。但是,如果甲状腺肿伸展达气管隆突水平或超过隆突水平,明智之举还是做好胸骨切开的准备,或者找个人为你做后盾,一旦有需要时他能全力以赴!

二、术中考量

在既往有甲状腺切除手术史的病人,寻找喉返神经就需要具备在安哥拉探地雷的全部洞察力。

David Dent

喉返神经是甲状腺手术中需要识别并予以保护的最重要结构。先游离甲状腺腺叶,将其向中线牵拉,就可以在气管食管沟内看到这根皎白色的索状结构,其表面有纤细的血管匍匐。在右侧,喉返神经并非行走在气管食管沟内,一般呈斜向走行。一种极为罕见的、外科医生应该时刻铭记的情况是位于右侧的**喉不返神经**。有时,在极为巨大的甲状腺肿,可能需要做兴师动众的解剖和游离才能抵达喉返神经所在的平面。此时,就应该注意对喉返神经的识别,注意该神经的位置有无变异,是走行在腺叶的腹侧抑或在背侧。在这种情况下,避免神经损伤的方法之一是紧贴甲状腺包膜的腹侧面或背面进行解剖分离。**最好能沿神经向头侧追踪直至其入喉处,入喉处是该神经损伤最常发生的部位**。然而,在有些情况下(如果经过分离,甲状腺腺叶已经确定离开了喉返神经平面),分离显露喉返神经的全程可能并非明智之举,因为分离显露喉返神经可能会损伤甲状旁腺的血供。偶尔,如果你无法清楚地找到喉返神经,同时甲状腺的血供也已经离断,并且基本完全游离,理智的做法是不对该区域做进一步探查,以免意外损伤喉返神经或甲状旁腺。如果哪位外科医生发现自己经常遇到而不是偶尔遇到这种情况,我会建议你找一位经验老到的内分泌外科医生做老师,在他的指导下跟着他好好再学习。在甲状腺次全切除术中是否应该常规显露喉返神经是颇具争议的问题。我很少做甲状腺次全切除术,因此,我不认为我有资格回答该问题。然而,对该神经的行程(尤其对其入喉位置)了如指掌会有助于你在甲状腺次切除术中避免损伤该神经(即使在其入喉处附近未能找到该神经)。

在常规甲状腺手术中,**术中神经监测**[①]的应用已经越来越普遍。几乎没有证据表明这种监测能降低神经损伤的风险。然而,如果你发现一侧神经信号消失,就说明该侧神经损伤了,此时,另一侧的手术就应该慎之又慎(要限制分离范围、延期手术或者避免手术),以免发生双侧声带麻痹。

---

① 译者注:这需要用到一种"术中神经探测仪"的设备。在神经完整、探测仪的探头触及神经时,仪器会发出报警信号。

有一种替代方法可以不显露喉返神经,至少可以用于甲状腺良性疾病,这种方法是在甲状腺腺叶上缝几针牵引线,从而将该腺叶提起来,紧靠甲状腺包膜慢慢地将腺体削去,留一薄层,避开该神经行经的区域。最后,可以留一小片甲状腺后包膜,目的是在Berry 韧带的顶部避免伤及喉返神经的入喉段。

Ari

我不主张常规显露**喉上神经外支**;在大多数病例,了解该神经行程的变异加上紧贴甲状腺包膜仔细分离就应该能避免该神经损伤。

通晓**甲状旁腺**的解剖细节及其与甲状腺、甲状腺下动脉和喉返神经之间的关系是保护有活力的甲状旁腺不可或缺的。术后**甲状旁腺功能低下**的常见原因是甲状旁腺的血供受损,比较少见的原因是不慎切除了甲状旁腺。在甲状腺切除术中,确切见到每个甲状旁腺并非必须。但是,如果你能在手术的开始阶段就见到了这些甲状旁腺,就能采取措施保护这些腺体及其血供(血供常常会匍匐至甲状旁腺包膜上)免遭损伤。如果未能见到甲状旁腺,包膜的分离对这些腺体的保护至关重要。显然,与结扎甲状腺下动脉主干相比,结扎甲状腺下动脉分支("紧贴甲状腺结扎")不太容易导致甲状旁腺缺血。如果在手术结束时,甲状旁腺有缺血表现(是苍白,不是发黑,后者只是提示静脉瘀血),你可以将该腺体切下后切成片,种植在血供良好的肌肉内(如:胸锁乳突肌内)。种植时,要注意肌肉床不能有渗血。

一位经验老到、足智多谋的外科医生的标志是能根据术中所见变更手术走向和限制手术范围。如果一侧的甲状腺手术出现了困难,在牵挂神经完整性之余,就需要做仔细盘算是否继续做另一侧的手术。如果你做的是良性多结节性甲状腺肿,就可以放弃另一侧的腺叶切除术,让病人过些时候在真正必要时再来复诊。同样,为了避免伤及喉返神经和/或甲状旁腺,可能需要实施一侧甲状腺近全(near total)切除术或甲状腺次全切除术。甲状腺癌也是如此,因为延迟的甲状腺全切除对预后的影响(如果说有影响的话)微乎其微。**一位甲状腺腺叶完整(没有被切掉——译者注)、气道通畅的病人总比甲状腺全切除、以气管切开(因双侧喉返神经麻痹)告终的病人强得多。**

由于甲状腺癌的总体预后极其良好,因此,我们就应该把这种疾病的重点放在降低手术并发症的发生率上。在进行中央区淋巴结清扫时,清扫的范围也应该有所改良(至少对对侧是如此),目的是降低术后甲状旁腺功能低下和喉返神经损伤的风险。

病人的颈部形状往往会对你那鬼斧神工的甲状腺切除术构成影响。就这一点来讲,我宁愿为长颈鹿做手术,也不愿意为河马动刀!

对引流管有何高见? 我不常规留置引流管,但是,我也不会在这里说"从不"! 我会在中央区淋巴结清扫术后留置引流管,偶尔在甲状腺再手术后也会留置。在我看来,引流管并不能降低出血所致的再手术率,然而,引流管确实会增加术后并发症发生率并延长住院时间。但是,我不会为这一争议滔滔不绝,我衷心希望能听到人们对这一议题的其他看法。如果你选择了留置引流管,请记住在翌日清晨、在可怖的出血未能成为现实的情况下拔除之。

三、术后考量

（一）急性气道梗阻

虽然急性气道梗阻罕见，但是，它是甲状腺手术后早期最令人担惊受怕的并发症——正是出于对这一并发症的畏惧，人们才不太愿意把甲状腺切除术列入日间外科手术[①]。急性气道梗阻一般有多种原因：最常见的原因是血肿和气道水肿，双侧喉返神经麻痹少见，气管软化就更少见。据报道，**甲状腺切除术后气管软化**主要见于发展中国家，可能与巨大甲状腺肿持续存在导致气管软骨薄弱有关；这些病人往往还夹杂有营养不良。大出血一般都发生于术后最初 6 小时内，但是，也可以延迟至术后 48 小时才发生。如今术后出血的发生率为何稍有上升，我怀疑是否与越来越普遍地使用现代血管封凝技术（如：超声解剖止血刀——译者注）和钛夹（与结扎相比较）有关；然而，术后出血的总发生率还是很低的（约为 1％）。

满意处理急性气道梗阻的关键在于早期发现和迅速评估。如果病人在甲状腺切除术后发生了严重呼吸窘迫，就需要马上采取下列措施：

- 让病人取直立坐位，开始吸氧。
- 评估伤口，如果有血肿，则应该清空（一般是在床边拆除皮肤和皮下的缝线）。**是的，立即把伤口撕开或许能救命！**
- 类固醇激素单次静脉注射或许有助于减轻气道水肿。
- 紧急气管插管并在麻醉下再手术控制出血。

（二）发音变化

> 单侧喉返神经损伤的表现是发音变化，但是，不会有窒息：在合唱队里，他们会把《圣母颂》逐渐唱成《老人河》[②]。

David Dent

甲状腺手术后的发音改变（如：发音嘶哑或发音无力）是常见情况，并不一定是显而易见的或永久的神经损伤。绝大多数发音改变会自愈，术前的知情告知在使病人心情平静方面有重要价值。有些医院对所有病人都**常规做术后喉镜检查**；关于喉镜检查最理想的时机众说纷纭，因为检查时机过早会有过多的暂时性声带麻痹病人被纳入，这种声带麻痹大多会自行恢复。**言语疗法**（speech therapy）对术后发音改变有效，但是，在有些病例，可能还需要做进一步干预，如：声带注射或声带中线化。有些病人会有音质变化，但是喉镜检查没有神经损伤证据。在有些病人，其原因可能是**喉上神经外支**损伤，这种损伤的效应可能在喉镜下难以辨别。虽然如此，除非你的病人是一位女中音歌剧演唱家，绝大多数这种病例的

---

① 译者注：日间外科（day surgery），又称为一日外科，是指病人在当天入院手术，并当天出院的情况。不同国家对日间外科的定义也不尽相同，大多是指病人不在医院过夜；但是，美国的定义是医院最多可以住 23 小时。一般适用于无合并症的疝修补术、甲状腺切除术或乳房良性肿瘤切除术。

② 译者注：《圣母颂》的曲调很优雅，《老人河》则比较苍老、嘶哑。

结局是幸福的☺(图 21.1)。

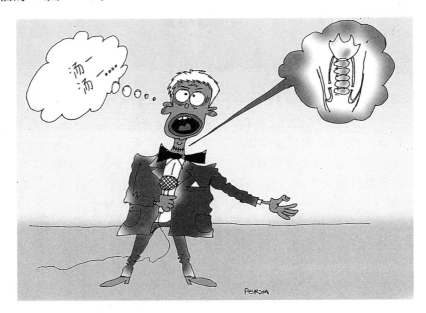

图 21.1 歌剧演唱家在甲状腺切除术、双侧喉返神经损伤后彩排……①

（三）低钙血症

简直难以置信，丢失如此微小的甲状旁腺竟然会造成如此之严重的灾难性结局。

William Stewart Halsted

在绝大多数病人，甲状腺切除术后低钙血症是甲状旁腺功能低下所致。甲状旁腺功能低下可能是因为直接损伤了甲状旁腺、甲状旁腺的血管被离断和/或甲状旁腺被意外切除。多数病人是暂时性甲状旁腺功能低下。病人可以没有症状，也可以表现为四肢和口周针刺感、麻木感和感觉异常——你可曾记得何谓 *Trousseau* 征，何谓 *Chvostek* 征？偶尔，病人的症状也可以不具特异性，如：恶心、嗜睡和身体不适感。

关于如何发现、如何正确处理低钙血症，则需要拟定一份清晰明了的预案。有时，术后低钙血症可以迟至术后 72 小时才表现出来。有些医院把术后早期的血甲状旁腺激素（parathyroid hormone，PTH）降低作为术后低钙血症的标志，即使病人没有症状，也会用钙剂/维生素 D 添加剂治疗这些病人。血钙水平低加之血 PTH 水平低，甲状旁腺功能低下的诊断就确诊无疑。偶尔，术后血钙水平低下并非由于甲状旁腺功能低下，而是由于**骨饥饿综合征**。骨转换加快是严重甲状腺功能亢进症②的标志，这些病人手术后会有大量钙从循环进入骨骼。这种病人的特点是血 *PTH* 水平增高（继发于低钙血症）。**重要的是要对甲状旁**

---

① 这只是一幅讽刺性漫画。在现实生活中，双侧喉返神经损伤的病人多半需要行气管切开术……

② 主译注：原文在这里的用词是"severe hyperthyroidism"。为此我专门写信问问本章的编者，并得到确认。他认为："甲状腺功能亢进症在行甲状腺切除术后也可能伴发骨饥饿综合征"。当然，原发性甲状旁腺功能亢进症容易伴发骨饥饿综合征，不过，这一段文字讨论的是低钙血症，不是原发性甲状旁腺功能亢进症。

腺功能低下的低钙血症与骨饥饿综合征的低钙血症进行鉴别，因为这两种低钙血症在治疗方面存在微妙的巨大差异。在前者，你的治疗是给予钙剂加活化的维生素 D（如：阿法骨化醇或骨化三醇）（因为此时机体几乎没有可利用的 PTH 用于维生素 D 在 1 - α 位上的活化）；而在后者，单独短期用钙添加剂就足矣。有时如果病人有维生素 D 缺乏，或许就需要使用未活化的维生素 D。对启用阿法骨化醇或骨化三醇的病人应该仔细监测，因为这类病人在术后数周至数月有一个显著的高钙血症风险。大多数病人可以在术后 3～12 个月内停用这些添加剂。但是，有些病人则需要比较长时间的使用添加剂，目标是保持血钙水平处于正常值的低限，因为如果把血钙的目标定得稍高会增加高钙尿症及其并发症的风险。从远期来看，由甲状旁腺功能低下所致的低钙血症会伴有肾损害和骨病风险上升。

　　你还想打瞌睡吗？

第三节　甲状旁腺切除术

> 病人有肾结石
> 骨痛、骨松脆、骨折
> 主诉口渴和便秘
> 进而是消化性溃疡
> 常被怀疑有精神问题
> 遂测定钙和磷
> 欲明确其内在的机制
> 可能是甲状旁腺功能亢进症在作怪。

Hajo A. Bruining

　　甲状旁腺手术的有些问题与甲状腺手术相同，包括喉部神经相关性并发症和气道并发症，这些在上文已有叙述，恕不在此重复。只有那些经常实施甲状旁腺手术的外科医生才有资格做甲状旁腺手术。到底"恰当手术量"为多少才能算得上"经常实施"，国际上尚无一致意见，我个人的观点是甲状旁腺手术应该由至少每个月做一例甲状旁腺手术的外科医生来施行。

一、术前考量

　　结局满意的关键之举是诊断明确。随着一些疾病（如：正常血钙性甲状旁腺功能亢进症以及 PTH 值正常、未受抑制的高钙血症[①]）的早期诊断越来越多和认识加深，人们认识到最重要的是确保生化诊断正确无误。应该对手术的主要目标（即：纠正高钙血症）向病人做

[①]　主译注：原发性甲状旁腺功能亢进症的特征是高钙血症和 PTH 增高，或非抑制性（不合理的正常）PTH。

出明确解释。纠正高钙血症会降低终末器官①（骨骼和肾脏）持续损害的风险。**然而，在手术成功后的病人，临床效应（如：骨折、进一步形成肾结石、肾功能进行性恶化和胰腺炎）可能照常发生。**对于把症状（如：倦怠、骨关节疼痛、情绪改变、易怒、头痛和健忘）"归咎于"原发性甲状旁腺功能亢进症的病人，应该在术前告知：解除症状仅仅是手术的次要目标，这一目标并非都能达到。要明确病人是否合并有维生素 D 缺乏，如果病人合并有维生素 D 缺乏，就可以预期该病人会发生术后低钙血症。如果病人的血钙不太高，维生素 D 缺乏症的治疗可以在术前就开始；但是，如果病人的血钙太高，维生素 D 缺乏症的纠正可以在术后进行。

可供选择的**术前影像学检查**（超声、Sestamibi 扫描、CT、MRI、选择性静脉血取样）和**术中检查**（超声、亚甲蓝静脉注射、冰冻切片、术中 PTH 测定、放射学核素导向技术）有多种，在减少手术失败风险方面，不同的医院所使用的预案也各异。虽然还没有可信的证据表明术前影像检查的使用可以提高甲状旁腺手术的成功率，但是，术前影像检查已经成为常规。**如果术前影像检查未能发现异常甲状旁腺，就应该怀疑多腺体病变的可能性，偶尔可以是位于甲状腺内的单一细小腺瘤。手术方式**（目标性/靶向性手术、单侧探查术和双侧探查术）则取决于术前影像检查结果。我们的做法是先做 Sestamibi（MIBI）扫描，仅对两种影像检查一致的病人行目标性/靶向性甲状旁腺切除术。在采用术中 PTH（IOPTH）测定的医院或许会更放心大胆采纳目标性/单侧探查方案。

只要统计报表提示初次手术的成功率能稳定在 95% 上下，任何定位方法与手术方案的组合都可以接受。有一种观点是不能被接受的，那就是先做目标性/靶向性手术，如果第一次手术失败，再考虑做双侧探查。再次手术往往需要对初次手术那侧的另一枚腺体看一眼！与"小切口"、高失败率相比，大多数病人还是会选择手术一次成功。我经常会向病人解释：与目标性手术相比，双侧探查的并发症（疼痛和瘢痕长）仅有略微增高。说来也怪，我所见过和听过的第一次甲状旁腺切除术后发生神经损伤的病例都是在目标性手术之后！

在血钙>3.0 mmol/L（>12 mg/dL）的病人，术前静脉输液是一种合情合理的谨慎之举。对那些血钙水平高于此值的病人，应该在术前数日把血钙水平降下来，可以联合使用含钠静脉输液和襻利尿剂，偶尔还要加静脉用二磷酸盐制剂。

二、术中考量

关于神经寻找和保护的原则在前文已经述及。寻找甲状旁腺的方法应该全面而有序。

在单个腺体病变的靶向性甲状旁腺切除术中，增大的腺体通常可以通过术前影像检查得到确定，不会有什么难度。然而，由于切口小，显露往往有限，就有可能损伤紧邻的喉返神经。

在双侧颈部探查过程中，可以通过仔细解剖分离和探查来**寻找异常腺体**。如果在甲状旁腺的常见部位未能找到这些腺体，就应该探查其他部位，如：食管旁/食管后间隙和胸腺。

①　主译注：终末器官(end-organ)损害又称靶器官(target organ)损害，通常是指循环灌注的重要器官（如：心脏、肾脏、脑、眼），因高血压、低血压或低容量血症未能控制造成的持续性损害。

人们见过极为罕见的异位甲状旁腺——可以高达颅底附近或在颈动脉鞘内。很偶尔的情况是，如果找到了 3 枚甲状旁腺都正常，正在寻找第 4 枚甲状旁腺，就应该想到这枚近乎正常大小的甲状旁腺腺瘤是否可能位于甲状腺包膜下或甲状腺腺体内。

三、术后考量

许多术后并发症已经在甲状腺切除术一节中做了叙述。甲状旁腺手术后的**低钙血症**多见于表现延迟的人群，原因在于重症骨饥饿综合征。这种病例可能需要每日用数克钙剂口服（＋/－静脉）维持数日至数周。在发达国家，这类疾病的病情一般比较轻、发现也早，低钙血症就不常见，除非存在下列三种情况：

- **MEN1 综合征**——在这种疾病，手术的目标是切除全部甲状旁腺，仅留一枚甲状旁腺的一小部分（即：甲状旁腺次全切除术）。替代术式是甲状旁腺全切除术加自体移植术。
- **肾性（继发性）甲状旁腺功能亢进症**——同 MEN1 综合征。
- **甲状旁腺再手术**——此时，残留的正常甲状旁腺组织可能微乎其微，甚至没有。

低钙血症的治疗原则请参见前文，像前文所强调的一样，甲状旁腺功能低下性低钙血症需要与骨转换加快所致的低钙血症进行鉴别。以便决定是否需要用活化维生素 D（阿法骨化醇或骨化三醇）来治疗这种低钙血症。

术后高钙血症依旧存在是令甲状旁腺主刀医生毛骨悚然的并发症！与通常人们的看法相反，高钙血症未能治愈并不能说明主刀医生经验不足或无能。在不同的教科书和文献复习中，高钙血症未能治愈的原因有一长串，但是，可以扼要归纳如下：

- 多腺体病变未能发现和/或治疗不当。
- 位于常见部位的小腺瘤（但是主刀医生未能发觉）。
- 位于颈部或纵隔的异位腺瘤。

持续性高钙血症病人该如何处理？在决定再手术前，需要考虑多种原因：

- 血钙的水平是有所改善，抑或与术前同样高？前者见于多腺体病变、其中一枚或多枚病变腺体已经被切除的病人，后者见于异位腺瘤未被发现的病人。
- 手术失败的原因在何处？是由于在初次手术中多腺体病变未被认识，抑或是因为腺瘤（单个腺体病变）未被发现？
- 初次手术的适应证的强烈程度如何？是严重高钙血症，是严重骨质疏松，抑或是肾损害，还是症状轻微、处于临界水平的高钙血症？**后者可能还是以保守治疗为上策**。

如果病人有再次手术的适应证，大多数外科医生会同意这次手术应该请一位经验老到的甲状旁腺外科医生（通常是指经验在你之上的外科医生！）来做。必须全面复习上述讨论过的各种原因，并与初次手术的主刀医生讨论术中所见。我强烈建议你进一步做定位检查，除非情况很清楚——手术失败的原因是多腺体病变，并且残留腺体的位置已经在初次手术中确认无疑。

第四节　肾上腺切除术

一、概述

只有在**内分泌医生、麻醉医生和外科医生能精诚合作的单位才能取得肾上腺手术的最佳结局**。病人的选择、细致的生化诊断和恰到好处的术前处理,其重要性怎么强调都不为过。像内分泌的其他术式一样,生化诊断(无论病灶是有功能的还是无功能的)对恰如其分的术前告知、期望值调控(management of expectations)和术前准备都有重要意义。**生化检查的最低要求**包括类固醇生化指标测定和尿或血浆的儿茶酚胺及其代谢产物水平测定。对伴有高血压和/或低钾血症的病人,应该测定肾素/醛固酮水平。要结合当前的用药情况(有些药物可能会影响某些激素的测定)对这些检查结果做仔细考量。不耻下问,如果心存疑虑,请找一位关系好的内分泌医生或生化学家咨询!

需要做肾上腺病灶活组织检查的情况罕见。即使在怀疑为肾上腺转移性肿瘤或淋巴瘤、需要做活组织检查的病人,最为重要的还是通过生化检查确保能排除嗜铬细胞瘤。不遵循这些基本原则就可能酿成大祸。大多数内分泌外科医生都会耳濡目染:在肾上腺肿块病人、未做生化诊断的情况下进行活组织检查或类似的介入操作,结果发生了心肌梗死,原因就是未能诊断出嗜铬细胞瘤。正是因为这个原因,我奉劝你,当你在因其他疾病行急诊剖腹时,术中发现腹膜后肿块,请不要取活组织检查或探查。

肾上腺肿块的**手术方式**应该由术者的经验、肿瘤的大小和肾上腺癌风险的大小来定。**一般而言,对肿瘤比较大(>10 cm)、怀疑为肾上腺癌的病例,大多数学者不愿意采用腹腔镜手术,因为这种情况容易发生包膜破裂**,可能会增加局部复发率。在肾上腺癌和嗜铬细胞瘤,应该避免肿瘤包膜破裂,因为这容易造成肿瘤"种植",结果发生局部复发。肾上腺手术可以选择开放,也可以选择腹腔镜;可以选择前入路,也可以选择侧方入路或后入路。更详细的叙述已经超出本章的范畴。需要通过肾上腺切除术来治疗的综合征形形色色,至于这些综合征的围手术期特异性问题我们分别叙述如下。

二、嗜铬细胞瘤

(一)术前考量

应该用最大耐受量的 α-阻断剂将血压控制至满意水平。能达到这一目标的用药方案有多种。我们的做法是以酚苄明(一种不可逆性 α-阻断剂)10 mg,每日 2 次的剂量开始。在手术前的 10 天内,每 48 小时将剂量逐渐加大 10 mg,直至最大耐受量。病人往往会主诉鼻塞(原因是药物所致的鼻黏膜血管扩张效应),同时有体位性低血压和心动过速。通常,我们会鼓励病人增加口服液体摄入量,目的是"补充血管扩张"的循环容量。**在肿瘤切除后**

血压立即下跌是常事，人们认为充盈满意的循环对这种血压下跌有好处。如果病人出现了令人讨厌的严重心动过速，可以用 β-阻断剂。**我要强调的是在 α-阻断剂达到剂量之前不应该使用 β-阻断剂，因为这可能会因为失控的 α-兴奋剂作用触发高血压危象。**

（二）术中考量

嗜铬细胞瘤的血供通常比其他肾上腺肿瘤丰富。这类肿瘤有一种从动脉获取血供的倾向，不但从知名动脉（腹主动脉、肾动脉和膈下动脉）获取血供，还从周围的腹膜后和腰血管获取血供。最好能请一位经验丰富的高年资麻醉师来处理术中心血管血流动力学变化，采用动脉导管和中心静脉导管对手术全程做密切监测，备好各种静脉用缩血管药和扩血管药。在手术中，主刀医生与麻醉师之间的良好沟通有利于手术过程沿比较平稳方式向前。例如，最好能在肾上腺静脉主干离断前通知麻醉师，以便麻醉师对预料之中的血压陡然下降有所准备。

> 重要的是在解剖分离进程中，手术操作要细致入微，用钛夹或缝线等措施控制所有进入腺体的小动脉——约有 40 条细小动脉灌注肿瘤。这些小血管现在可能没有出血，但是，晚些时候可能出。
>
> **Ari**
>
> 腺体的静脉引流得到控制后，你就可以把那芬兰人的谨小慎微收起来，挑选一种常用的血管封凝器，可以是超声切割止血刀（**Harmonic Scalpel®**），也可以是 Ligasure™，快速切除腺体。
>
> **Danny**

（三）术后考量

术后把病人送入 ICU 进行处理有助于发觉和恰到好处地治疗低血压。在嗜铬细胞瘤切除后的最初数小时，病人偶尔会发生低糖血症，但是，这种情况不难处理。由于围手术期**大量的体液转移**（外周血管阻力下降所致）和需要快速输液来维持循环，**血红蛋白值显著（稀释性）下降**（数克/dL）是常事，在评估病人是否存在术后出血时，必须考虑到这个因素。**嗜铬细胞瘤复发**是一种少见情况。然而，我们的做法是对所有嗜铬细胞瘤手术后的病人常规每年做一次尿和/或血生化检查，以便能早期发现复发性病灶。**恶性嗜铬细胞瘤**很少见，只有在存在局部浸润或转移时才能确诊——组织学检查在恶性嗜铬细胞瘤的诊断方面不可靠。

三、肾上腺皮质醇增多症

Cushing 综合征（皮质醇增多症）可以是外源性的（由于类固醇激素的使用），也可以是内源性的（体内产生过多）。后者最常见的病因是能分泌 ACTH 的垂体肿瘤（**Cushing 病**），从而驱使肾上腺分泌过多氢化可的松——ACTH-依赖性皮质醇增多症。其他病因包括能自主分泌类固醇激素的**肾上腺腺瘤**或**肾上腺腺癌**（ACTH-非依赖性皮质醇增多症）——这类疾病是肾上腺切除术的适应证。有时，在 ACTH-非依赖性肾上腺皮质增生症（这种病可以累及两侧肾上腺）需要行双侧肾上腺切除术；偶尔，在 ACTH-依赖性（垂体性或异位分泌性）肾上腺疾病、在分泌 ACTH 的肿瘤治疗后无效的病人，也需要行双侧肾上腺切除术。

几句金玉良言：

- 外科医生应该懂得**与通常的病人相比，这些病人容易发生并发症**，如：局部/全身性感染、伤口裂开和静脉血栓栓塞，容易发生并发症的部分原因是长期类固醇激素过多，部分原因是相关疾病（如：肥胖、糖尿病、高血压和其他心血管问题）所致。
- **用类固醇激素覆盖围手术期**——静脉用大剂量氢化可的松（100 mg，6～8 小时 1 次），以便机体能应对业已增加的类固醇激素需求量。在因氢化可的松过多行**单侧肾上腺切除术**的病人，由于对侧肾上腺的功能受抑制，可能需要数周至数年才能恢复。在此期间，需要将围手术期类固醇激素的用量逐渐递减至生理剂量，然后维持至生化检查证明对侧肾上腺功能恢复（对单侧肾上腺切除的病人而言）。**双侧肾上腺切除术**的病人需要终生用类固醇激素。与内分泌同行密切合作并听取他们的建议是多学科治疗不可分割的组成部分，在这种情况下，多学科治疗的价值无可估量。
- **出院病人继续用类固醇激素替代**（为单侧肾上腺切除、对侧肾上腺功能受抑制的病人提供补偿，也可以为双侧肾上腺切除术的病人提供补偿）者**与普通人群相比远期死亡率高两倍**。一定要警告这些病人如果不按照要求服用类固醇激素就会有风险，即使是"微恙"（如：胃肠炎和上呼吸道感染），其他各方面都好，也要寻求医学帮助。类固醇激素不足可以出现一些非特异性症状（如：恶心、乏力和食欲不振），如果不予以处理，病人的全身情况就可能会急剧恶化，发生低血压。我们的做法是让这些病人佩戴**"类固醇激素"腕带或胸卡**，告诫护理人员这些病人的肾上腺功能状态，警示如果不遵循正确治疗，就会有致死性肾上腺功能不全的风险。还要给病人一付氢化可的松注射器，以备在无法找到医学帮助时自行注射。

四、Conn 综合征

Conn 综合征（原发性醛固酮增多症——醛固酮过多的病源是单侧性的）病人做手术的主要目的是便于控制其血压。典型的 Conn 腺瘤都比较小，这些病人往往双侧肾上腺都有结节。因此，仅仅根据横断面影像检查来判断肾上腺醛固酮分泌过多位于哪一侧是不可靠的。我们会常规做选择性静脉血取样来判断病灶位于哪一侧，然后才考虑行肾上腺切除术。**术前血压处理**一般都需要联合使用抗高血压制剂，通常包括螺内酯等醛固酮拮抗剂。通常需要在术前使用数周。如果病人合并有**低钾血症**，也应该在术前予以纠正。要警告病人：虽然绝大多数病人在手术后血压会得到控制，但是，还有相当数量的病人会依旧需要长期使用抗高血压制剂。术后如何停用抗高血压制剂的问题最好能与内科医生取得密切协作。

五、肾上腺癌

肾上腺癌很少见,在因功能性或无功能性病灶行肾上腺切除术的病人中,肾上腺癌仅占一小部分。在肾上腺肿块大于 6 cm 的病人中,肾上腺癌则比较常见,但是,横断面影像检查对良恶性的预测不可靠,除非有明显的恶性特征,如:局部侵犯或转移。在偶尔发现的巨大肾上腺病灶,PET 扫描越来越多地被用于预测肿瘤的良恶性。高度可疑的恶性病灶会影响手术方式——在这种情况下,我会避免采用腹腔镜手术,以免在手术中搞破肿瘤包膜。肾上腺癌可以是有功能的,也可以是无功能的;有功能的肾上腺癌通常有氢化可的松分泌过多,就需要按前文的方法进行处理。在手术中,要仔细评估局部侵犯情况,应该考虑连同邻近器官整块切除的必要性。手术是本病治疗的主要手段,手术/切除不当其预后可能更糟糕。

结语,我希望我已经强调了内分泌疾病中至关重要的病理生理知识,目的是获得满意的结局。有人说在手术能力中"手术技巧"占的比重不到 20%,其余的是认知和人际沟通技巧——这对内分泌外科来说真是一语中的。非专科的外科医生在诊治这类病人时,只要稍有迟疑不决的感觉,就应该向经验丰富的同行或专科同行讨教——可以在术前、术中,也可以在术后。总之,从事内分泌外科的外科医生首先应该是一位内科医生——只有重视这些疾病的内科知识,你才不会对这些疾病产生厌恶感!

让我们用内分泌外科巨匠 Jon Van Heerden 的两句格言作为本章结语。

> "精细的手术技巧就是:像女人那样轻柔;一点都不出血。"
> "如果找不到上甲状旁腺,请到下甲状旁腺的下方去找上甲状旁腺;如果找不到下甲状旁腺,请到上甲状旁腺的上方去找下甲状旁腺。"
>
> **Jon Van Heerden**

（胡浩霖　译）

第二十二章

血管外科

Paul N. Rogers

> 鉴于外科医生总是手持器械和手术刀以备紧急处置之需，因此，你应该永远懂得这里存在圣神与平凡之别，在你每做出一举一动（哪怕是极其细微的举动）时请铭记这两者的联系是多么密切①。
>
> **Marcus Aurelius**

如果说凡外科手术都孕育着风险，那么，首当其冲的就是血管外科！这句话的理由有几条：多数血管外科手术的主要特性、人造血管植入、这类病人往往有广泛夹杂症。血管手术的每个阶段都可能有这样或那样的梦魇伴随，从早期的术中出血到后期的致死性人造血管感染。**如果你认为大多数血管手术是预防性的，也就是说对无症状的病人进行手术，那么，凡出现并发症都会引起特别关注，任何稍大一些的"倒霉"事件都会成为厄运。**

在血管外科的黄金时期（大地上走出几位大人物之际），如果说这个时期确实存在过，当时这门专业发展神速，新技术和用于移植的人造材料不断地得到开发，人们也只不过把这个专业看作解剖管道工程而已。遗憾的是，在那时，我们对血管生理复杂特性以及血管生理复杂特性与动脉粥样硬化病变（这是血管外科最关心的疾病）之间的交互关系的理解还极为肤浅。然而，随着经验的积累，我们才认识到，至少在有些时候，动脉堵塞（可能有些症状）本身并不是采取干预手段的适应证。

一般情况下，医生往往会过高估计他们采用的疗法的优势，而低估了这些疗法的风险。外科医生尤其如此。请你推敲下面的情景。

> 据发表的文献报道，主-股动脉旁路术的围手术期死亡率为 2%～5%。有些独立的统计数据把该数值提高至 7%，搞清楚发表性偏倚（publication bias）的原委后，我们可以肯定有些文献的死亡率甚至会高于 7%。现在，让我们假定一位因主-髂动脉病变出现间歇性跛行的病人前来就诊，要求医生能做些事解除他的症状。然后，这位医生解释道：现在出现了一种新药，单次剂量就能完全治愈跛行。缺点是有些病人对这种药物会出现稀奇古怪的反应，无法预料，每 100 片药中有 7 片服用后病人会死去。至此，医生问道，你有吉星高照之感吗，抑或选择继续跛行？
>
> **我们到底是否应该为跛行病人做主-股动脉旁路术？**

---

① 译者注：这句格言的意思是外科医生的每一举动（哪怕极其细小）都可能救命（圣人之作），也可能出错（凡人所为）。两者之间的差别是一步之遥、一念之差。

314

在继续写下去之前,我必须提醒你,我写的这一章不可能做到"包罗万象、面面俱到"。血管外科是一门范围宽泛的专业,如今,有关"血管外科并发症"的全部文章唾手可得(通过google搜索——译者注),因此,恕本章不会涉及DVT、血管腔内手术(endovascular surgery)、创伤、肠系膜血管疾病和慢性上肢缺血性疾病等内容。不过,我们希望奉献给你的是"另一种视角"。因此,我希望你能继续往下读。

一、术前考量

(一)三大要点

病人必须最优化。所有已知患有动脉病变的病人一般都已经用了抗血小板药(最常用的就是阿司匹林)和某种他汀类药物。**围手术期应该停用阿司匹林和他汀类药物,但是,如果是体腔手术,氯吡格雷就应该在术前停用7~10天。**对颈部手术和四肢手术,我不会停用氯吡格雷;其他有些外科医生会停用。那些已经使用β-阻滞剂的病人应该继续使用,但是,尚无确凿的证据表明对之前未使用这类药物的病人应该启用该类药物。通常情况下,其他药物也应该继续延用。要求将糖尿病控制至满意程度。让病人停止吸烟(甭做大头梦!)。

选择至关重要。**动脉疾病是一种多系统疾病。即使没有临床证据,也请一定要假定该病人有冠状动脉和脑血管疾病。**请把血管外科的病人想象成一幢硬板纸糊的房子;每块纸片都刚好能维持平衡,根本谈不上坚固。任何风吹草动都可能导致整座大厦坍塌,因此,采取任何干预措施都必须慎之又慎。这一亚专科领域的风险-获益权衡或许比其他任何专科都难。无症状腹主动脉瘤(abdominal aortic aneurysm,AAA)实施修补术的要求是病人体质棒、瘤体最大前后径在55 mm以上。如果病人的体质不那么棒,但又不那么太差使得手术毫无可能进行,手术门槛又该如何把握? 有人这样写道:"适应证就像口香糖一样可以拉伸,也像外科医生的头脑那样瞬息万变,遗憾的是,动脉可不具备这样的灵活多变性……"

择期的血管外科大手术不是外科独行侠们"走穴"的病种。虽然手术本身可能在外科医生技术能力的掌控范围之内,但是,影响手术结局的其他因素还有许多。研究表明,在病例数大的医院,全套"打包医疗"对结局有显著影响。如:围手术期用药(麻醉!)、重症医疗学科和其他医疗学科(心脏科、肾内科等)就在其中扮演着重要角色,在分析回天乏术(failure to rescue,FTR)概率时,该因素的作用就变得尤为凸显。**如果你们医院没有这些必备的支持条件,请改变你的医疗环境,要不然就把病人转给其他医院。**

当你要求血管外科医生为他所做的不必要手术给出合理解释时,他一定会引用下面的话:我们试图挽救他的小腿,他有休息痛,他的动脉瘤有疼痛,她有TIAs(短暂性缺血发作史),并且一定会加上——他的家人要求我们尽力而为……

(二)颈动脉手术

人的动脉能维持多久,寿命就有多长。

Thomas Sydenham

我们知道**有症状的**颈内动脉严重病变（＞70％狭窄）病人能从手术（动脉内膜切除术）中获益。我们还清楚颈内动脉轻度病变（＜30％狭窄）病人无法从手术中获益。位于这两者之间的病人，手术能否获益无从知晓，其实，这些病人获益的可能性取决于主刀医生的并发症发生率。无症状的严重狭窄病例也同样如此。据说在这类病人做手术每年能将同侧脑卒中的相对风险减少50％，乍听起来你会觉得这是一项值得一试的获益，但是，你会发现每年的绝对风险仅减少1％。这种获益很容易被不太完美的手术所抵消，其实，基于几篇抉择性的随机临床研究（根据推荐的方案进行治疗）结果，有学者质疑这种程度的获益是否可能已经被药物治疗的改进淘汰。切记，即使在有症状的病人，为了避免某种事件的发生，NNT[①]是5或6：这意味着大多数病人不能从干预治疗中获益——我们根本搞不清楚哪些病人能获益！

那么，你或许会问在预防并发症方面我们需要做的有哪些呢？重要的有两件事：正确选择病人和恰如其分的手术知情同意。在病人选择方面，应该考虑三大问题：

- 所表现的症状与本病有关联（康复后的脑卒中、TIA、一过性视网膜缺血），并且与动脉狭窄侧左右相符。
- 狭窄的程度得到了正确测量，足够严重。
- 病人不存在影响他/她长期存活的其他疾病、妨碍他/她从干预手术中获益（期望寿命至少在5年左右）。

手术知情同意的重要性毋庸赘言，但是，这里的难点可能在于病人对风险的把握。必须让病人搞清楚风险与胜算的概念，必须让他们搞清楚手术不能改善既往脑卒中遗留下来的症状。我发现在临行手术前询问病人"你知道我们为什么要做这个手术吗？"和"你知道这个手术有可能发生哪些我们不愿意见到的情况吗？"可以核实病人对知情同意书上的内容是否已经搞清楚。有时，那些已经广泛咨询了多位医生后的病人的回答会让你惊叹！

（三）择期 AAA 手术

> 凡动脉瘤一概拒绝医治……，未必明智；但是，每逢动脉瘤必手术也是危险的。
>
> **Antyllus**，公元前二世纪

像颈动脉手术是预防性手术一样，在择期 **AAA** 手术，病人的选择至关重要。病人必须有承受大手术的生理和心理储备。通过病史询问和体格检查，外加几项简单的检查（血细胞计数、血生化、ECG），就能对多数病人是否能够耐受手术做出评估。对心脏或呼吸功能存在可查见缺陷的病人，以及那些因为不能活动（如：关节炎病人）无法对生理储备进行评估的病人，可能就需要做心肺功能检查。如果发现心脏疾病严重，就应该依据标准临床适应证（standard clinical indications）进行处理；与 AAA 的存在与否无关。**不要鬼使神差地**

---

① 译者注：需治疗病例数（number needed to treat, NNT）是一个用于衡量医疗措施（一般是用药）效果的流行病学指标。在1988年由 Laupacis 首先提出。NNT 是指在临床试验中，与对照组相比，为了避免1例额外不良结果（死亡、卒中等）或得到1例额外有效结果，所需治疗病人的平均数。人们规定 NNT 等于绝对危险降低值（absolute risk reduction, ARR）的倒数，也就是说你需要事先知道 ARR。理想的 NNT 是1，此时，治疗组每例病人都能获益，对照组无一获益。NNT 数值越大，治疗效果越差。

通过心脏介入治疗把这种病人变成"能耐受手术"。再强调一次，手术知情同意是术前常规的重要组成部分。病人必须理解死亡之风险。我想起有一位外科医生在与病人做手术知情同意谈话时对阳痿的风险滔滔不绝，偏偏没有提到病人有死亡之可能。或许，死亡正是这个病人的优先表现形式……

绝对不要忘记大多数主动脉瘤病人并非死于动脉瘤破裂！

（四）急诊 AAA 手术

在破裂性 AAA，手术往往标志着"压轴大戏"上场了，"剧终"在术后就会接踵而至。

重要的问题在于诊断。典型的病史（病态伴腰背部或腹部疼痛、低血压）和搏动性腹部肿块就足以确定诊断。不要因为不必要的 CT 检查而耽误治疗。这一忠告在血管腔内动脉瘤修补术（endovascular aneurysm repair，EVAR）面世后在某些中心的某些病人身上发生了改变：病情稳定的病人或许可以去做一次 CT 检查，评估是否适合做 EVAR 治疗。其他病人都应该直接送入手术室。

避免劳而无功的手术应该成为我们矢志不渝的目标。那些伴有形形色色夹杂症的病人都无法活下来。特别是那些需要长期吸氧的病人、严重心脏疾病病人和依靠透析存活的肾衰竭病人，都强烈提示不适合手术。此外，病人对挽救生命的大手术的态度可能无法预言。重要的是应该询问病人："做一次大手术你介意吗？如果不做这个手术你几乎肯定会死去。"老年病人的回答往往会出乎你的意料："行了，大夫，我这一生没有虚度，我的爱妻已经在一两年前离我而去……"注意，重要的是说："几乎肯定会死去"，因为极少数病人并不会马上死去，甚至有人不做手术会活着离开医院！为你自己留一点摆脱窘境的空间。

在你完成"皮肤消毒和铺巾"、一切准备就绪之前，请麻醉师先不忙把病人麻倒。偶尔，由于诱导麻醉造成的腹壁松弛会使得腹壁对 AAA 的压迫止血作用顿时消失，病人瞬间崩溃。迅速进入腹腔把腹主动脉夹住是最根本的一步！

（五）间歇性跛行的旁路手术

不要做这种手术！这是金玉良言。间歇性跛行（intermittent claudication，IC）的自然史是温和的、没有什么危险。极少数 IC 病人最终需要做截肢术，没有证据表明早期干预会降低截肢的风险。其实，有时反过来也是正确的。用人造血管行股-腘动脉旁路术大概会使最终的截肢风险翻倍。**在 IC 的治疗方面，锻炼、血管成形术和外科手术三种治疗方法的研究结果表明最终结果（数年后）三组相仿。**因此，在这些病人的处理中最重要的是仔细评估，控制这些病人的危险因素，最关键的可能是戒烟。应该启用抗血小板药和他汀类制剂。要给这些病人下诊断，解释这些疾病的自然史，然后，鼓励这些病人在力所能及的范围内进行行走锻炼，希望经过数月的锻炼病人的症状会逐渐改善。

我需要借此机会指出我坚信经皮血管成形术（尤其是髂动脉的血管成形术）对 IC 来说是一种合情合理的治疗方法。但是，介入放射不是外科，也就不属本书的讨论范畴了。

（六）临界性肢体缺血（critical limb ischemia，CLI）

此时，你被逼上梁山了。如果不能成功地实施血运重建术，就可能需要做大段截肢术。

如果你有经皮血管成形术和外科手术两种方案可供选择,或许你应该选择经皮血管成形术。如果外科手术势在必行,很重要的一点就是要在病人的最优化方面多花些精力,其实,这类病人往往是一幢极不稳定的硬板纸糊的房子。优质的血管造影影像对于拟定手术来说不可或缺。术前的静脉图像可能有助于你选取一段合适的静脉管道用于移植。如果病人的肢体上存在感染性坏死或溃疡灶,请确保这些病灶"浸泡"在抗生素之中,这或许能减少人造血管感染的风险。

切记:这种病人不需要一根通畅无阻的人造血管去坐轮椅或病卧床榻,请选择直接截肢。

(七) 急性肢体缺血

这里存在两大问题:

- 病肢是否有活力?
- 病因是血栓形成抑或栓塞?

在考虑这两大问题之前,最好能先启用肝素。希望肝素能起两大作用:减少血栓的延伸倾向和降低进一步栓塞风险。

通过临床检查来判断病肢的活力(你还记得在医学院读书时学到的"肢体缺血 5 Ps 征"吗?)。有无神经功能障碍? 毛细血管充盈情况如何? 有无肌肉触痛? 病人的症状和皮肤外观有无改善? 如果患肢显然存在活力,你就有时间做下一步评估、检查,或许是观察。如果患肢已经丧失活力,你就必须做出决策该患肢是否有救治的余地。皮肤上有固定的灰青色尸斑,肌肉呈"木板样"并且有挛缩,都提示患肢已无可救治。

区别血栓形成与栓塞可能有难度。栓塞的几种可能病因是临床上能找到栓子的来源——最近的心肌梗死、心房纤维颤动——病人没有 IC 病史,对侧肢体的脉搏正常。**血栓形成**多见于有严重动脉疾病病史的病人,对侧小腿存在脉搏异常。如果两者的鉴别诊断依旧模棱两可,就只能拖延时间等待血管造影进行诊断了。之所以要求对这两种病进行鉴别,是因为如果病因是血栓形成,仅仅经股动脉行血栓取出术往往不够。**此外,在有些血栓形成病人,患肢活力受到的威胁迫在眉睫时,其最佳治疗方法是动脉内溶栓术,早期做介入放射干预会有助于救肢。**

如果栓塞的诊断不言而喻,往往可以将病人直接送入手术室,在"简单"的局部麻醉下行栓子取出术。在这种情况下,如果不太可能需要全身麻醉,也一定要请求麻醉辅助;必要时用一些镇静剂,最好请一位不参与动脉手术的人员来对病人进行术中监测。

上肢缺血比小腿缺血少见得多。常见的情况是患肢依旧有活力,密切观察一段时间就可以换来病情的改善。上肢血管之间有相当丰富的侧支,栓子容易在这些部位卡住,尤其在肘部。随着时间的推移,这些侧支通路就会开放至一定程度,从而可以避免行取栓术。此乃天大的好事,因为经肱动脉取栓术的结果并非都令人满意,其中一个原因就是肱动脉管径细。

(八) 静脉手术

静脉曲张是选错老祖宗的结果。

William Osler

本文的关注重点是静脉曲张（varicose veins，VV）的治疗。人们还不清楚在许多患有静脉曲张的病人曲张静脉引起症状的机制。在人群中，VV 的发生率随年龄稳步上升，在 45 岁以上的人群中，仔细评估 VV 的发生率超过 40%。当然，许多病人是因为"VV 症状"来找医生的，但是，这些症状在没有 VV 的人群也很常见。当然，有许多研究盛赞 VV 手术的优势，表明手术能改善病人的生活质量（quality of life，QoL）。这些 QoL 评分表都是针对"VV 症状"和手术相关性改善专门设计的。这种手术相关性改善可能是手术的安慰效果，也就是说，可能是病人对他们小腿的外观改善感到满意的结果——因为曲张静脉的外观确实是一件让病人烦心、难以释怀的事！不管怎么讲，VV 手术后健康方面的改善确实不足挂齿——这里的关键词是美容效果！

观察 VV 这一议题的另一个视角是考虑与之相关的法律诉讼。在英国胜诉的案例中，最常见的手术治疗案例依旧是 VV 手术。你可能会感到诧异，这不就是浅表手术吗？然而，我的观点是这个问题与这样的事实有关：由于这类病人大多在来医院就诊时情况并不严重，因此，这些病人对治疗造成的任何问题都尤为敏感。

那么，我们该如何面对这一雷区呢？我提出一种三管齐下的方法。首先，让病人正确认识手术部位的意义（设法让他们对做手术有退怯感）；其次，细致解释可能发生的、我们不愿乐见的结果（还是设法让他们对做手术有退怯感）；最后，在那些选择手术的病人避免发生并发症。

手术的作用是什么？手术绝对不是"必需的"。静脉曲张会复发。症状可能不会改善。还会添加瘢痕。

可能发生的"倒霉事"是啥？DVT、神经炎、瘢痕和复发。

经过所有这些努力之后，如果病人依旧要求治疗，你可以选择的手段有多种：传统手术方法——大隐静脉-股静脉汇入口或小隐静脉-腘静脉汇入口结扎、大隐静脉抽剥加点式撕剥术（静脉切除术）；大隐静脉热消融术（激光或射频）；超声导引泡沫硬化治疗（ultrasound-guided foam sclerotherapy，UGFS）。这些治疗方法都有其拥护者，因此，争论还会继续一段时间。最近，我把我的手术选择都限定在传统手术方法上——主要并发症基本上是大同小异！

总之，你术前应该干的工作就是确保病人对手术治疗的局限性和风险能倒背如流。让他们必须睁大眼睛来选择治疗方法。这属于美容外科手术（几乎永远是……）。

二、术中考量

一种行之有效的办法是，每当你实施手术（无论什么手术）时都能注意到你有可能造成的常见问题，和不那么常见的问题。在手术实施过程中，将这些问题铭记在心，有针对性地避免发生这些问题，你就能减少这些问题的发生率。

我们在上文曾经提到多数血管外科手术在性质上是预防性手术；我们应该设法预防问题的出现。是否决定采用手术治疗首先取决于对风险/获益比的仔细评估。在有些病人，随着手术的进展，你会越来越清楚地发现该比值可能并不是我们先前所想象的。换句话说，如果你遇到了意想不到的困难，你的明智之选可能是放弃（哇，是的，是放弃）这种术式，而不是继续蛮干、将病人暴露于难以接受的风险之下。宁愿增加一例做了手术但未能对 AAA 实施修补的病人，也不要在医院死亡率统计报表上加一个数字。

在有难度的术式中，一定要考虑到后两步——"如果这一步不起作用，下一步如何应付?" 在没有想好你的这一举措万一不起作用时下一步该如何应对的情况下，千万不要轻举妄动。一定要步步为营，为紧急撤退留出后退之路。

血管外科手术普适性的忠告有几条。**戴光学放大镜**，我发现最合适的是 2.5 倍。这是颈动脉内膜剥除术和远侧旁路术不可或缺的装备。在实际工作中，当你已经逐步熟悉戴放大镜手术时，你会发现放大镜可以用于各种手术——就拿皮下出血点来讲，你可以对出血的血管实施精确电凝，而不是实施"焦土政策"。即使你的视力极好，戴上放大镜后你的视像也会得到提升，手术品质得到改善。况且，你的视力总有一天会打折扣，为什么不现在就开始适应放大镜呢?

如果准备使用人造血管，请预防用抗生素。 预防用抗生素要与局部情况相吻合，不过，至少应该覆盖金黄色葡萄球菌。手术后不必继续使用抗生素。我想你对这些已经烂熟于心……

（一）颈动脉手术

1. 勿伤及神经

在该手术的风险中，首当其冲的就数**面神经下颌缘支**，切口位置的设计不够仔细就可能伤及该神经的分支（这种损伤看似不可能，但是……）。在给病人铺无菌巾时，最好能将耳垂的下部露出来，以便能正确设计切口。在该手术皮肤切口的上端往往会遇到**耳大神经**；该神经基本都能得到保护，但是，少数病例必须牺牲该神经，遗留微不足道的并发症。其他皮神经则必须离断之。随着切口的深入，在切口上端往往会见到**舌下神经**跨过颈内动脉（internal carotid artery，ICA）。该神经先向尾侧走行，然后拐弯走向腹侧，跨过 ICA 表面。由于有一根源自颈外动脉的小动脉向背侧走行供给胸锁乳突肌，因此，舌下神经拐角部的位置往往是恒定的。如果需要显露 ICA 的更远侧，可以通过仔细结扎、离断这根小动脉后将舌下神经游离出来；如此，你就可以将该神经向前上方牵开。**千万注意你的助手用于牵拉切口上端的拉钩**；确保拉钩位于舌下神经平面的浅面。最后一条必须避免损伤的神经是**迷走神经**，迷走神经位于颈动脉与颈内静脉之间的沟内；损伤迷走神经会引起**喉返神经麻痹**。在用自动牵开器将颈内静脉向后方牵开时，稍有不慎就会钩上该神经。

2. 勿造成栓塞

"把病人从颈动脉上分开来"。我把这句箴言归功于（道听途说而已）Norman Browse 爵士——一位在伦敦从事外科事业、兢兢业业的血管外科医生。这条原则不言自明——在分离过程中，应该尽可能少地骚扰颈动脉，以免松动的动脉粥样硬化物质从狭窄部位脱落下来。

对有症状的颈动脉疾病来说，如今的标准治疗方法是在有指征时应该尽早实施手术治疗。 我们知道这意味着在手术时颈动脉内存在新鲜血栓物的可能性增加。有些术中卒中就是这种物质造成的栓塞。请千万想方设法不要让血凝块进入大脑!

人们对转流问题存在争议。 目前似乎还不可能对转流的确切作用做最后定论。有些外科医生常规做转流,有些外科医生是选择性地做转流,有些从来不做。如果你很少采用转流,你就至少应该让自己熟悉这种方法的使用。小心翼翼地插入转流管,不要损伤远侧血管。如果转流管的插入不那么轻而易举,千万不要勉强向 ICA 远侧置管;在没有转流的情况下,请迅速完成手术,我们知道真正需要转流的无论如何只有一小部分病人。在松开阻断钳让血液流经转流管时,请缓慢松开,以便能看清转流管内是否存在气泡,并再次夹闭阻断钳,避免发生气泡栓塞。

3. 补片

补片是好东西。使用补片后,颈动脉就不容易发生再狭窄。采用何种材质的补片或许不是大问题。使用人造补片后,固然有少量补片会发生相关性感染风险——大致相当于采用静脉补片发生破裂的风险。

4. 避免血肿

细致的止血至关重要,因为所有这类病人都会使用抗血小板药物。大多数血肿是因为静脉出血,因此,请确保所有静脉都得到了稳妥的结扎,要特别注意静脉交汇形成**面总静脉**的方式。最好是分别结扎面总静脉的属支,而不是大块结扎其汇合部。

(二) AAA 手术

> 一言以蔽之,血管外科的特别之处就在于这类手术基本上都是灾难性的。
>
> **Cid dos Santos**

1. 切勿损伤静脉

术前读 CT 片应该会引起你对静脉引流变异的警觉,这些变异的静脉会给你带来麻烦。**要特别注意是否存在走行于腹主动脉背侧的左肾静脉,如果存在这种变异,当你为腹主动脉上阻断钳时就应该倍加小心**。如果你需要离断走行于腹主动脉腹侧的正常左肾静脉,以改善肾旁主动脉(juxtarenal aorta)的显露,请确保尽可能紧靠下腔静脉妥善结扎左肾静脉;这有助于保留肾脏的侧支静脉引流,避免发生肾静脉高压。其他有损伤风险的静脉是髂静脉。**在你试图将髂动脉掏出来上阻断带时,就可能伤及髂静脉**。最好的办法是分离范围仅限于髂总动脉,先分清楚髂总动脉的前方和侧方,然后才采用前后方向上阻断钳。

2. 避免损伤髂动脉

在动脉存在广泛钙化的情况下,你可能很难找到可以用来上无损伤阻断钳的柔软部位。**在这种情况下,你的最好办法是采用球囊压迫法来控制来自下肢和盆腔的反向血流出血**。此时,采用小号 Foley 导尿管比 Fogarty 取栓导管效果更好,因为 Fogarty 取栓导管的球囊壁菲薄,在充盈膨胀后遇到钙化粥样斑块的碴子容易发生破裂。Foley 导管的球囊则比较厚实。在远侧主动脉吻合口还剩最后 1～2 针时拔除球囊导管。

3. 将栓塞率降至最低

在动脉吻合最后几针前还有一件事要做,那就是依次冲洗人造主动脉和髂血管。用肝素生理盐水冲洗管腔去除松动的碎屑和血凝块。这些手法有助于降低股血管栓塞的发生率,也减少了"垃圾足"的可能性。避免栓塞的其他策略包括先夹闭髂动脉,后阻断主动脉,以及避免多次尝试夹闭主动脉阻断钳。

4. 对择期手术病人全身用抗凝剂

就在主动脉夹闭前，请麻醉师给予普通肝素 3 000～5 000 单位。目的是在术中减少远侧血管内血栓形成的可能性。**然而，在已经破裂的 AAA 病例，给一位即将因出血而死亡的病人使用抗凝剂似乎不是明智之举。**明智的折中办法应该是在出血得到控制、主动脉敞开后立即通过髂动脉滴注肝素生理盐水进行远侧循环的局部抗凝处理。

5. 注意勿损伤肠管和脾脏

在腹腔内手术操作时，要想方设法将小肠和横结肠用纱垫挡开。如果你一定要将肠管移至腹腔外，请一定用湿纱垫将肠管盖起来。不要因为牵拉横结肠及其系膜而损伤脾脏。**在手术结束、准备关腹之时，请看一眼乙状结肠。**血供满意吗？你是否需要将先前结扎的肠系膜下动脉重新植回（就是重新将肠系膜下动脉与腹主动脉或髂动脉做吻合——译者注）以改善左侧结肠的血供？

6. 尽可能远离腹股沟

腹股沟区的伤口问题多多、臭名昭著。这里的皮肤皱褶湿润，又邻近会阴部，是污染的绝佳源头。此处的伤口感染司空见惯，虽然这些伤口感染可能都不那么严重，但是，如果深面有人造血管材料，感染的潜在风险就大了。**不用我说你也能悟到人造主动脉感染后可能发生的结局。**大多数 AAA 可以采用直管型人造血管修补，但是，如果无法利用直管型人造血管进行修补，你的最佳选择应该是主-髂动脉重建术，而不是主-股动脉旁路术，从而避开在腹股沟做切口。主-股动脉重建术后的后期人造血管感染率大约是主-髂动脉重建术的两倍。

7. 通过腹股沟的隧道式人造血管移植可能酿成大祸

如果你被迫采用分叉型人造血管与股动脉做吻合，在腹膜后隧道的制作过程中请一定小心。这可能会伤及输尿管，甚至有病例记录将左侧的人造血管隧道洞穿了乙状结肠（!）。**为了避免损伤输尿管，请在输尿管周围勿做太多分离，因为输尿管的骨骼化会损伤输尿管血供。还要注意在缝合关闭后腹膜时勿缝住输尿管。**最后，在输尿管后方将人造血管通过隧道送下去。在人造血管隧道这个议题的讨论结束前，我要提一下，如果不加注意，股-股动脉交叉式人造血管移植（femorofemoral crossover graft）的隧道会洞穿膀胱（在既往有下腹部手术史的病人应特别警惕），此外，至少有一份病例记录将腋-股动脉人造血管隧道洞穿了结肠肝曲。请你一定要谨小慎微、如履薄冰。

8. 对关腹（或不关腹①）要给予特别关照

导致 AAA 形成的代谢缺陷显然也会使得这些病人容易发生切口疝形成。如今，有些外科医生主张预防性使用补片来预防切口疝的形成。我这里所说的"有些"肯定不包括我本人。

（三）动脉闭塞性疾病的旁路手术

你在一例麻烦的 AAA 术前彻夜难眠；你也会在一例远侧旁路术后夜不能寐。

Angus G. Maciver

---

① 在 AAA 破裂的手术结束之际，请不要忘记考虑是否应该将腹壁切口敞开（腹腔开放术）的问题，这可以避免腹腔室综合征。一定要问一下自己：我能够，我应该，把这个腹部切口关起来吗？不关腹可能是一项救命决策。

我们在上文已经说过不要对跛行的病人实施旁路手术。但是，如果你对我们的忠告置若罔闻，鬼使神差地做了这种手术，有几个要点你必须铭记在心。在下肢的旁路手术，请采用静脉旁路，不要用人造血管做旁路。我们知道与静脉旁路相比，人造血管旁路的最终截肢率大概是两倍。如果你原本计划在膝上做股-腘动脉旁路术，然而术中发现该平面的腘动脉不适合做这种手术，切勿阴错阳差的到膝下去做手术。宁愿放弃该手术。

CLI 的手术风险更大当是情理之中之事。静脉永远是优先考虑采用的管道，然而，如果找不到满意的静脉（你在上肢找过满意的静脉吗？），人造血管也是可以接受之选。原位静脉和倒转大隐静脉移植效果相同，不过，我发现小静脉与小动脉的吻合更简便易行[①]！如果采用人造血管移植，最好能在吻合口采用某种类型的静脉补片——你可以选择 Miller 袖口，可以用 Taylor 补片[②]或 Wolfe 靴，一切都取决于你的偏好。在吻合口加了这些改进方法后，旁路的通畅率会增加。**请确保你的移植血管没有扭曲或折叠！**

当你在为 CLI 病人分离血管时，请记住，该患肢存活的可能性取决于细小的侧支血管，千万不要因非必需的分离操作无谓地损伤这些细小的侧支血管。一定要细致入微、一丝不苟。

（四）急性肢体缺血

如果有可能（通常都有可能），请在局部麻醉下行取栓术。请仔细斟酌动脉切开的位置和方向。经典的取栓术是横向切开动脉，但是，如果不能保证血流恢复，就可能需要做旁路术，此时，一个深思熟虑的斜切口或许能有助于你做出更好的选择。

在小腿缺血，一定要考虑到是否需要行筋膜室切开术。有言道：如果你想到了这个问题，就说明你应该采纳之；这显然是无稽之谈，因为这意味着筋膜室切开术必须成为常规了。需要考虑的因素是缺血时间长短和严重程度。长时间严重缺血者发生再灌注水肿的可能性就大，做筋膜室切开术的需求也大。**如果你决定做筋膜室切开术，正确的筋膜室切开术应该是 4 个筋膜室的切开；正确的筋膜室切开术可以通过两条仔细定位的切口来完成。**至于这两条切口该如何做，自己去查吧！用单股缝线暂时松松地做皮内缝合，这有助于在术后逐渐收紧缝线使皮肤合拢，减少了皮肤移植的需求。

（五）静脉曲张手术

仔细寻找大隐静脉-股静脉交汇区；显露该部位。不要把静脉与动脉搞错了（请严肃一点！！——股浅动脉被抽剥的情况不止一次）。千万勿损伤股静脉。在与股静脉交汇平面结扎大隐静脉，确保万无一失。抽剥大隐静脉时，你应该从腹股沟至膝采用抽剥术；不能从踝部采用抽剥，因为这会大大增加隐神经损伤的风险。

小隐静脉-腘静脉交界处位于筋膜的深面。循小隐静脉追踪直至该静脉显然已经进入腘窝。小心勿伤及神经，注意你助手的拉钩。

---

① 译者注：作者的意思是原位静脉更方便吻合。
② 译者注：请参阅《普外科精要》第 2 版，科学出版社 © 2010 年；第 29 章：519。

三、术后考量

精心拟定的计划往往会牛头不对马嘴、漏洞百出。

Robert Burns[①]

最近,全国性的统计报表表明并发症发生率相同的医院死亡率且不同。因此 FTR(我们在本章前文和➲第二章都提到过)这个名词应运而生,可以用来解释这种现象。FTR 通常反映的是医院的医疗水准。人们一般认为单个外科医生并不足以让 FTR 发生显著变化,但是,作为病人的主管医生,在术后阶段关注病人的细节,确保医疗过程中的任何缺陷迎刃而解是你义不容辞的责任。在血管外科病人,人们会发现这些缺陷通常是因为缺乏重症医疗条件以及对术后并发症的认识晚、处理迟所致。

(一)颈动脉手术

术后卒中无论对外科医生还是对病人都是不幸。医生和病人都知道这种事件可能会发生,但是,他们的悲伤之情丝毫不会因此而减轻。这个问题该如何解决呢? 如果这种情况在复苏室就已经很明显,就需要考虑是否应该行颈动脉早期再探查这个问题。**如果手边有双功超声检查条件,就意味着你能搞清楚这根血管是否通畅。**如果证实血管已经堵塞,许多外科医生主张立即返回手术室,重建血运;基于这种策略的好消息已有报道。有些外科医生认为不做再次探查他们的许多病人照样能康复。到底应该听谁的? 文献无法给我们帮助。你自己去拿主意吧。

脑过度灌注综合征的特点是病侧偏头痛、神经体征和抽搐;其原因是脑灌注的增加超过了 100%。人们对脑过度灌注综合征这一议题的讨论不少,但是,缺乏特异性的治疗方法,唯一有用的办法是快速控制血压。

(二)AAA 手术

我们的目标是良好的疼痛处理、维持体液平衡和早期下床活动。**千万不要受每小时"正常"尿量要求的误导,用静脉输液把病人给淹死;**每小时有 30 mL 尿量足矣。术后立即就可以开始口服液体,随后不久就可以开始进食,只要病人能耐受。如果病人发生了麻痹性肠梗阻,你就只能让步、放弃早期口服进食了。早期口服进食的目的被称之为"加速术后康复"(enhanced recovery after surgery,ERAS),然而,这不过是一个被过度炒作的时髦名词,适用于优质、合理的外科规范。如果手术前暂停了 DVT 的预防措施,切勿忘记重新启用。

术后早期是**出血风险**最高的时段(不过,你在缝合伤口时可能是干爽的……)。密切监测必不可少。如果你的病人留有术后止痛用的硬膜外导管,千万不要把它假设为低血压的原因。一定要怀疑出血。**一定要考虑到腹腔室综合征的可能性——要监测腹内压!**

术后早期的另一个问题(所幸很罕见)是**结肠缺血**。其线索就是直肠出血。结肠缺血

---

① Robert Burns 是一位苏格兰人。

比较容易发生于 AAA 破裂手术的术后,因为这种病人发生围手术期低血压的可能性比较大。缺血可以仅局限于黏膜层(缺血性结肠炎),也可以是透壁性的(结肠梗死)。前者通过支持治疗可以恢复,而后者则必须做再次剖腹术(行 Hartmann 手术)。CT 有助于两者的鉴别。

在 AAA 手术后,还可以出现许多其他潜在的"内科"问题,除了需要请与你已经有密切合作经历的 ICU 医生帮忙外,可能还需要请你们医院的心脏科/肾内科/糖尿病科医生协助。在请这些亲朋好友的问题上千万不能优柔寡断,但是,也绝不能让他们来接管这种病人、干出荒唐之事。

(三)动脉闭塞性疾病的旁路手术

与该手术相关的术后早期特异性问题是出血和移植血管失败(移植血管闭塞——译者注)。由于这类病人往往伴有多种内科夹杂症,因此,就必然存在许多与内科夹杂症相关的其他问题(急性冠状动脉综合征、卒中、胸部感染等等),但是,我不准备在这一章中对这些问题的处理做不必要的、冗长乏味的叙述。**动脉出血的问题简单而直观:你未能正确做好吻合、移植静脉上的侧支口被遗漏或移植静脉被瓣膜刀切破。请马上去把它补起来!**

(四)移植血管即刻闭塞

> 你无法让可触及的脉搏变得更易触及。

这是一桩令人心烦意乱的问题。**移植血管不通的可能原因有多种**(想想看——流入量是否足够? 径流量①是否理想? 移植血管在技术上是否满意?),**但是,如果你在一开始就认为这个手术值得为之一搏,在劳累了一整天后再次返回手术室来挽救这种情况就是正确的选择。**

你再次探查移植血管的正确方法是在问题可能出现的部位(如果你知道问题出在何处)或在最容易显露的部位(如果你确实搞不明白为什么移植血管不起作用)。一般来讲,你所要做的就是简单地将移植血管内的血栓取出。偶尔,你会发现吻合口不满意,需要用补片做重新吻合,或者不得不将这根移植血管延长与另一个部位做吻合。此时请注意移植血管发生扭曲或打折的可能性[只有在半路杀出个程咬金(由另一位外科医生来插一脚)时才会出现这种情况,因为在初次手术中你肯定会仔细避免这种问题]。术中动脉造影或许有助于确保一切如愿以偿。

在手术结束时,当然要检查足部,保留周围灌注、脉搏和/或踝肱指数的证据。请你亲自做这项检查。这使我想起:不知有多少次,病人的患肢已经完全缺血,而住院医师或护士的记录是周围脉搏很好——在夜半三更什么稀奇古怪的事情都会出现。

(五)移植血管后期闭塞

移植血管后期闭塞一般是由于(这个或那个)吻合口新生内膜过度增生所致,也可以是上游或下游的动脉硬化进一步发展所致。这正是许多人造血管旁路手术的命运。移植血

---

① 译者注:径流(runoff)是指雨水流出流域出口断面的水流量,在本文就是流出量。

管后期闭塞往往不会有严重后果——IC 重新出现、能自行缓解的短暂"缺血",甚至什么都没有。**然而,在有些病人,其后果是急性肢体缺血或临界性肢体缺血。**此时,你就必须干些事了,或者做大段截肢术。**血管造影是必不可少的项目。**

如果患肢不需要行<u>即刻</u>血运重建(由于严重缺血),你可以尝试动脉内溶栓术。如今,尝试动脉内溶栓术的指征已经相当明确:患肢的活力必须受到威胁,移植血管的闭塞必须是最近发生的(4 周内),必须没有溶栓的禁忌证(最近手术史、出血倾向、活动性溃疡,等等),病人必须对卒中(溶栓术可能发生的重大并发症)风险知情。**如果溶栓术不是你的选项,那么,就应该尝试移植血管的手术取栓术,或考虑放置一根新的人造血管。**

有时,血运重建并非是正确的治疗方法——你会从血管造影上发现潜在的疾病已经进展至你根本不可能做一次成功的手术,也就是说,截肢可能是你的唯一选择。偶尔,主刀医生会从这位病人既往情况知道血运重建是不可能的事——上一次(现在失败了)人造血管移植本来就是"最后的机会沙龙"[①]。一定要牢记:人造血管旁路术失败留下一条新鲜切口并不是截肢术的必备条件[②](图 22.1)。

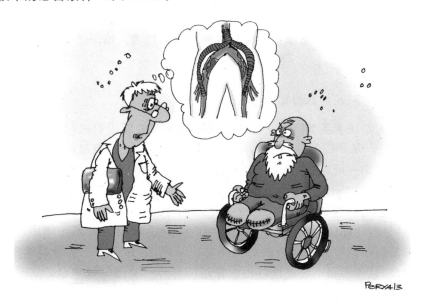

图 22.1 老人问:"大夫,你依旧认为这个寄希望于帮助我行走的旁路手术是聪明之举吗?"

(六)移植血管感染

1. 移植血管感染

我们之所以把这一议题拿出来单独讨论,是因为人造血管感染是一桩灾厄。人造血管

---

① 译者注:最后的机会沙龙(last chance saloon)是 19 世纪在美国兴起的一种酒吧。这种酒吧一般开在邻近禁止售酒或饮酒的地方。从招牌上的文字顾客就知道这是最后一次畅饮的机会了,继续走下去就无酒可以饮了。因此,无论需要或不需要都会痛饮一杯。本文的意思也是如此,不管病人是否有适应证,都搞一把,因为这是"最后的机会沙龙"。

② 译者注:这句话的意思是:并不是一定要先尝试人造血管旁路术,等到术后早期发现人造血管失败(闭塞)才考虑截肢术。

感染的发生可早可晚。一旦发生感染，为了根除感染，将人造血管切除几乎是必须之选。有几种情况例外。过去人们对跛行病人往往会采用主-股动脉旁路术，因而腹股沟部的窦道在过去很常见，这种窦道提示这是一种局限性的轻度感染。这种窦道往往不会进展，除了有刺激性分泌物不断从小瘘口流出外，病人会继续逍遥自在地活上数年，对健康没有大影响。如今，这种致病性弱、迁延不愈的感染并不常见，因为做主-股动脉旁路术的人少了，另一个原因是致病性比较强的 MRSA 定殖和感染增多了。人造主动脉的 **MRSA 感染往往是致命性的**！

2. 移植血管感染后的取出

如果发生了人造血管感染，病人的体质情况也适合手术处理，那么，取出人造血管就是你唯一的选择。**通常需要将整段人造血管全部取出，但是，在有些情况下，或许残留一小段与血管相连的人造血管于体内是你可能做到的/可接受的/明智的选择。**残留一小段人造血管于体内可能需要满足几项条件：残留段人造血管已经完全与周围组织融为一体；残留段人造血管远离人造血管的感染部位；分离这段人造血管有难度，并且可能会危及人造血管的通畅性。同样，如果感染的人造血管是分叉型人造血管，或许可能只有其中的一个臂有感染迹象；此时，就可能只需将有感染迹象的臂切除，但是应该注意避免未被感染的、与周围组织融为一体的、对侧臂受到污染。

人造血管取出后，在处理方面还有几种另外的选择：什么都不做；原位换一根人造血管；（另外找一条路）换一根人造血管。令人诧异的是，在将原来用于救肢的人造血管取出后，即使不换一根人造血管，受累的患肢并不都会丢失。就好像在经过一段时间（有时是短时间）的强化灌注后，给侧支循环的形成赢得了契机，最终使得患肢能依靠自身得以存活。无论是什么原因，在将股-腘动脉、股-股动脉或腋-股动脉人造血管切除后，不换一根人造血管进行替代，一般都是有可能的。**然而，如果不做进一步的血运重建，患肢就显然不能存活，那么，只要有可能，你就应该尝试再做一次人造血管旁路术。**

主动脉人造血管则不同。你根本不可能将主动脉人造血管切除后不做某种形式的人造血管替代。可供选择的方案是：用一根固载抗生素的人造血管（在利福平溶液中浸泡过的涂层 Dacron®）做原位替代；用一根覆银人造血管替代；用冷藏的同种异体血管替代；解剖外旁路术（双侧腋-股动脉旁路术），可以一期，也可以分期进行；用股浅静脉替代。如今还没有资料表明在这些方法中某一种比另一种更优越。因此，就我来说，在这背水一战的情景之下，最简单的方法就是最好的方法——原位替代。已经有数位作者报道了其良好的远期结果。

（七）主动脉-肠管瘘

在我们讨论千钧一发的危急情况时，谈谈主动脉感染的另一种表现形式——主动脉-肠管瘘——是再适合不过了。主动脉-肠管瘘不那么常见，但可以发生于主动脉人造血管植入后的任何时候。常见部位是主动脉的近侧吻合口，因为该吻合口毗邻十二指肠，最终侵蚀入十二指肠腔。其最常见的临床表现是上消化道出血，如果病人表现为上消化道出血并且既往有主动脉手术史，你首先应该怀疑这一诊断。这种病人一般都有低热和炎症指标（白细胞计数和 C 反应蛋白）升高。上消化道内镜检查未发现其他相关病灶——但是，如果你能把镜子向十二指肠远侧插深一些,你会发现自己看到了那根人造血管! **一般来讲,CT能显示在人造血管周围存在积液和小气泡,具有诊断价值。**在模棱两可的病例,PET-CT能显示主动脉周围的炎症反应,进一步明确诊断。在过去,主动脉-肠管瘘的处理是用开放手术(切除原人造血管,换一根新的人造血管),这种处理方法的死亡率极高,因为这类病人往往已经病得气若游丝。最近,随着覆膜支架的问世,有些外科医生认为从血管腔内对瘘口进行封堵或许应该成为首选之策——为等待病人的病情平稳赢得时间,然后才考虑了断性修补术。这种花拳绣腿显然会使得最终的手术变得错综复杂、扑朔迷离,它需要在瘘口部位放置一根内置架,把残余感染的处理寄希望于抗生素。乍看这似乎是一种极富幻想力的设想,但是,我认为这种方法只会使那些否则会死亡的病人多活几天而已。

最后……

> 血管外科需要担当和注重细节,这是与外科其他专科的不同之处。要求你**现在**就去医院的情况犹如家常便饭!有时,长时间的手术换来的是彻底失败——可能是因为AAA破裂病人死亡,也可能是人造血管移植后发生闭塞的病人在三更半夜一个电话让你到医院来为其做翻修手术。又有时,你必须前往收拾不是你搞出来的残局——是其他专科医生捣鼓出来的出血(他们能捅娄子,且没有能耐收场),当你在凌晨2点在手术台上使尽浑身解数疲于招架之时,他们且鼾声大作,根本没有意识到四面楚歌的危险。如果你希望在这个充满并发症的学科中满意地活下去,就必须以临危不乱、处变不惊的心态(以及适可而止的诅咒……)来面对所有这一切。

> "请记住,一切都是拙见。"
>
> **Marcus Aurelius**

(秦永林　译)

第二十三章　肥胖外科

Ahmad Assalia

　　严重肥胖有碍躯体的移动和运动。还会压迫血管造成狭窄。气道阻塞和气流不畅使得病人脾气暴躁。……总的来讲，这些病人容易发生猝死……容易出现中风、偏瘫、心悸、腹泻、晕厥。……任何增加这些病人体力的活动都会促发上述病情。

Avicenna

　　从事肥胖外科行业的外科医生曾经寥寥无几，那些老旧的外科学教科书中几乎不会提到这个问题，然而，在过去20年中，这门学科经历了一场革命——事实是在1992年美国国立卫生研究院（National Institutes of Health，NIH）颁布了共识声明，该声明把病态肥胖看成是一种外科病，原因是饮食和药物干预的失败率极高（～95％）。起初，人们把这种手术看成是一种"荒诞手术"，那些所谓的"外科巨匠"和有尊严的医疗机构都对这种手术敬而远之。之后这门学科经历了一段内心矛盾期："好吧……，让我们启动肥胖外科吧，因为，其他医院也开展了……，市面上有那么多'胖子'，这一方面可以增加我们的手术量……，此外，收益也可观，还为我们提供了操作高级腹腔镜的机会……，何乐不为呢？我们不愿意心甘落伍！"等等。

　　再看看，如今的情况如何？ 如今肥胖外科被看成是普外科中"最炙手可热"、"最性感"的一门亚专科——在美国的教学医院，减肥手术已经成了普外科最常见的手术！为什么会这样？

　　首先，由于肥胖是一种全球范围的问题，每个地方的发病率都在攀升（好了，你一定知道哪个国家是世界纪录的保持者☺）。其次，已经积累的大量资料表明，与其他非手术方法相比，减肥手术是安全（当然……，是基本安全）和有效（当然……，是一般来讲）的。其三，随着微创外科革命的到来，绝大多数减肥手术是在腹腔镜下完成的——在各方面都具有显著优势。其四，已经有企业（减肥产业）投入巨资并（积极的）推广——显然是由于商业原因驱使。其五，虽然内分泌医生有些不太乐意，但是，人们已经认可减肥手术是2型糖尿病相关肥胖（又称为**糖胖病**）的最有效治疗手段。其六，如今已经有许多关于肥胖干预的研究，并且肥胖外科专业期刊如今已成了外科文献的主流刊物——如果在从前，有谁会信？——甚至有些杂志的影响因子颇高！

　　然而，无论是公众还是媒体，甚至在医疗界——我想，甚至包括本书的某些主编——依旧在用放大镜看待与减肥手术有关的每一个严重并发症和死亡病例。许多人依旧认为肥胖病人,尤其是外科医生,应该还有选择——减肥手术不是"必做"的手术,它有点像美容外科,许多病例可以,也应该避免做手术("仅当他们在少吃……")。这些观点显然是错误的……

这使我不禁想起届时我们为之做手术的将是一位重症慢性病病人,而不是健康的超重病人!所以说,有并发症不奇怪,肯定会有许多并发症。毕竟,我们做的是肥胖病人的复杂胃肠道手术,有并发症是常事。

并发症和死亡取决于手术的类型,以及主刀医生和该医院在这方面的经验。一般来讲,术式越复杂,发生并发症和死亡的可能性就越大。腹腔镜胃绑带术的死亡率约为0.1%,腹腔镜袖状胃切除和胃短路术约为 0.2%~0.8%,胆胰转流术约为 1%。腹腔镜袖状胃切除和胃短路术的总并发症发生率约为 10%~12%,严重并发症发生率约为 3%~4%。这些数字与官方估计的数字基本相符;但是,在此之外一定还有一个"真实的世界"和它那"不为人知的墓地"……[①]

一、术前考量

肥胖外科有着与上消化道外科任何手术相同的风险,包括"外科"并发症和"内科"并发症——我不会重复讨论那些在本书其他章节已经讨论过的内容。

减肥手术一定是择期手术,必要时,我们会推迟手术。我们有很大的余地来选择我们认为合适手术的病人,为他们做术前准备。我们不应该听从病人软磨硬泡要求你立即做手术,因为"他/她对这种肥胖情况实在受不了了!"一旦这种肥胖病人(在花费多年积攒脂肪后)决定尝试手术治疗,他/她会渴望马上就做手术!我们当然不应该屈服于这种压力。

下面是我希望强调的几大**要点**:

- 肥胖病人会有多种相关疾病,即使没有这些相关疾病,你也必须把他们看成"不健康"的人!这些病人给麻醉和医学增加了特殊的难度——病人的 BMI 值越高,手术风险就越大,在非减肥性普外科手术这是尽人皆知的事实。这种病人的呼吸道、心脏、感染、血栓栓塞和伤口并发症发生率都会增加。其中有些病人可能存在隐匿的、未得到诊断的心脏疾病,可能会发生术后心脏事件,甚至死亡。简而言之,应该对这种病人进行全面的术前检查和系统性麻醉评估。
- 我们应该鼓励病人术前减体重,有依据表明术前减体重能减少并发症发生率。如果病人的肝脏极大(由于脂肪沉积),我们就应该让病人食用低碳水化合物饮食至少数周,目的是让肝脏体积缩小,减小因大肝脏造成的技术难度。**我们不应该因为肝脏巨大而在手术中费尽九牛二虎之力,也不应该把缩小肝脏作为减肥手术的前提条件而犹豫不决!**
- 肥胖病人应该道明他/她希望做这一手术的正当理由——**愿意依从术后饮食方案!**在我的肥胖外科生涯的初始阶段,我承认我对病人不太挑选,没有对这一点给予太多关注。当时,我的信念是:精诚所至,金石为开——凡事皆有可能;或许我还唯恐

[①] 译者注:这句话的意思是,对文献上的数字要多一个心眼,它不一定是真实情况。有人为了达到这样或那样的目的,会剔除一些"不合要求"的病例或数据(隐藏了某种不可告人的东西),从而使得数字"很漂亮"。

病人会去找其他外科医生或医院做减肥手术。这给我带来了不少术中麻烦和原本可避免的并发症。在获取"真经"并认识到（就在眼下☺）肥胖病人多如牛毛之后，我开始懂得对极度肥胖的和那些肝脏巨大的病人来讲坚持术前减体重策略确实是值得的！

● **我们应该尽最大可能控制慢性夹杂症。**再强调一次，我们有足够的时间来做到这一点。糖尿病病人应该得到理想控制——因为我们已经知道未得到控制的糖尿病病人术后并发症的发生率高。阻塞性睡眠呼吸暂停病人应采用 CPAP[①] 装置治疗（目的是治疗肺动脉高压），让病人知道这一点极为重要，要他们把自己的呼吸机带到病房来。

● **有些并发症可以通过常规来进行预防（或减少）**，如深静脉血栓形成（deep vein thrombosis，DVT）/肺栓塞（pulmonary embolism，PE）可以通过预防用抗凝剂来预防，最好能联合使用序贯压迫装置。这是基本预防措施，应该成为术前预案的组成部分。

● **应该选择我们熟悉的术式，避免那些我们没有多少体会的术式。**我这里有许多关于减肥手术的"故事"，是一位正处于那种"最时髦的"腹腔镜减肥术式"学习曲线"的爬升阶段的外科医生所为，我本来可以与你分享这些故事，但是我不会……，我希望你也有为数不多的几个故事。

● **设法根据病人的情况对手术进行量体裁衣**，不是所有这种病人都能用你唯一掌握的一种术式来处理！如果你认为这位病人需要做一种你没有足够经验的术式，此时，请放下你的臭架子，把病人转给有相当经验的外科医生。例如：腹腔镜胃绑带术失败的病人有严重代谢并发症和/或胃-食管反流，他还是一位"爱吃甜食者"，最好的治疗方法或许是改做短路手术，而不是袖状胃切除术。再有，垂直捆绑胃成形术（vertical banded gastroplasty）失败后的较好选择是胃短路术（更好的选择是胆胰转流术），而不是袖状胃切除术。如果病人希望做某种术式（他是在网上读到的……），而从你的判断来讲这对他并不是正确术式，你应该毫不犹豫地拒绝为他做这种手术，我们知道他最终会找到愿意为他做这种手术的外科医生……

● **再次手术的并发症发生率一定更高！**因此，我们应该设法仔细选择病人，并为他们选择正确的翻修术式。万一我们遇到了**惹不起的手术状况**（如：由于之前的复杂"腹腔镜胃绑带术"或垂直捆绑胃成形术，胃-食管区已经处于"不可能"状态），我们应该提前拟定替代方案——在手术前就让病人了解在手术中可能会采取的各种替代方案。

● 最后，在如今的**预防式医学**时代，我们应该与病人谈起（不止一次）、解释和详细告知所有可能发生的风险。我们一定要确保病人已经完全领会减肥手术是一种为严重疾病而实施的手术，不是没有并发症的美容手术。应该让他们确实明白所抱的期望值要现实些——例如：超级肥胖的大妈想变成一名超级模特是极不可能的事（图 23.1）。仔细把这些谈话内容写下来归档！你绝对不会因此而后悔，这是保护你自己，因为你永远无法知道何时病人会指控你未能恰当履行告知义务（例如："他说这是一种简单手术，几乎没有并发症……"）。

---

① 译者注：CPAP.（continuous positive airway pressure）是"持续气道正压"通气的英语首字母缩略词。

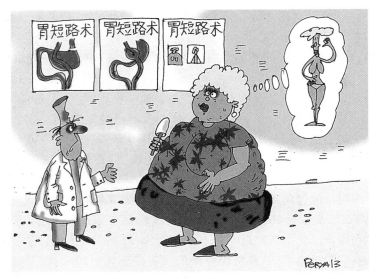

图 23.1 "大夫,您会为我推荐上面的哪种术式呢?"

二、术中考量

炉火纯青的外科技艺无可替代。在手术后,病人还要为漫长、讨厌的术式支付代价。正确摆放病人的体位和理想的 trocar 布局会进一步增加手术的安全性。

各种常用减肥手术的并发症预防要点如下(参见图 23.2 强化你的记忆)。

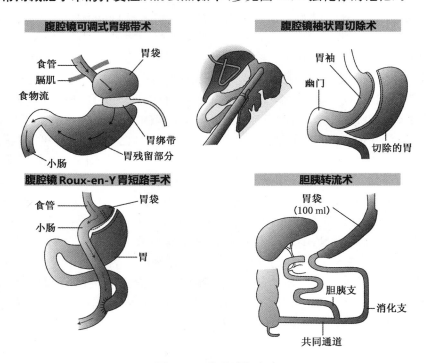

图 23.2 常用减肥术式

（一）腹腔镜可调式胃绑带术

腹腔镜可调式胃绑带术（laparoscopic adjustable gastric banding，LAGB）要求在环绕胃上部创建隧道时没有创伤、沿解剖间隙进行。在创建过程中，需要避免损伤胃和食管下段。细巧的操作有助于避免损伤肝脏和脾脏引起出血。如果能保持分离间隙的正确无误，避免进入小网膜囊，似乎根本没有必要在腹侧胃壁的绑带上加做几针胃-胃缝合来防止绑带滑脱。

（二）腹腔镜袖状胃切除术

腹腔镜袖状胃切除术（laparoscopic sleeve gastrectomy，LSG）有两个最常见的、具有潜在致命性的并发症需要预防：出血和闭合线漏，漏的最常见部位是紧靠胃-食管交界（His角）下方的闭合线。

1. 出血

在游离胃底离断胃短血管时，应小心勿伤及脾血管和脾脏上极。胃是血供极为丰富的器官，闭合线容易出血，因此，在离断胃和创建袖状胃时要确保仔细止血。所用闭合器的钉脚高度要正确：在胃窦部应该使用比较高一些的吻合钉（4.2～4.8 mm），胃底部应该使用比较矮一些的吻合钉（3.5 mm）。在闭合线出血时，可供选择的补救止血措施有：止血用钛夹、用连续缝合法缝合闭合线，以及用速即纱®（氧化纤维素）等局部止血材料或生物胶。

加强闭合线的措施五花八门，但是，人们对这些措施的使用意见不一，不过，这些措施似乎有比较好的止血效果；然而，尚没有证据表明这些措施能降低吻合口漏的发生率。在闭合线上涂生物胶尚无科学证据，但是，"看上去舒服"——是主刀医生的一剂"镇静剂"？最后的点睛之笔：在手术结束前，确保病人的血压足够高**——我会特地要求麻醉师有意将血压调高，看看闭合线是否有出血**。在有些术后发生出血的病人，你发誓在关腹时闭合线干爽得像西奈沙漠！ 出了什么岔子呢？ 最可能的原因是术中血压有点低，然而，当病人醒来后，或许是由于疼痛，血压会峰型飙升，闭合线开始出血！ **重要信息：胃的血供充沛，如果你的闭合线很长**，请在关腹前确保血压足够高来模拟术后疼痛和应激情况，否则，绝对不要关腹。

术前 DVT 预防措施是否会增加出血的发生率？ 答案或许是肯定的，但是，其出血程度不会发展至危及生命。你也不应该因为害怕出血而省略 DVT 预防措施。

2. 漏

如上文所述，在胃的不同部位，采用正确尺寸的吻合钉很重要。**在游离胃后壁和松解既往失败手术**（遗憾的是，我们的许多病人都会有这种不愉快的经历）**的粘连时，很重要的一点是不要离断小弯的血供**。同样重要的一点是你创建的闭合线要呈直线形——不是他 ＊的呈锯齿形！ 我会特别注意避免热力损伤（尤其在胃底的后壁头侧），我认为这可能会引起漏[①]。

---

① 主译注：由于腹腔镜手术在内镜切割缝合器（endo-GIA）切割后（注意，此时的断面与吻合钉之间的距离很靠近）断面往往不再做浆肌层间断缝合包埋。如果此时断面黏膜下有出血，你就会用电凝止血。由于电凝烧灼会使断面坏死、"下缩"，结果吻合钉外露、脱落或融化，加上胃腔或肠腔内的压力（尤其当流出道有梗阻或不畅时），就形成闭合口漏。在用电刀对胃肠切端做止血处理时请千万注意！

即使你的技艺登峰造极——你我的技术不是都已达到了炉火纯青的地步？——我们依旧会有 1%～2% 的漏发生率。没有依据表明在闭合线上加缝一层或使用加固材料能显著减少闭合口漏的发生率。

关于留置引流管？ 大多数外科医生会沿闭合线"预防性地"留一根闭式负压引流管，寄希望于引流管能为他们鸣响术后出血和**早期漏**（术后 1～2 天）的警报。由于闭合口漏有可能造成令人毛骨悚然的结局，又由于引流管具有早期发现漏的可能性，在有些病例引流管的存在还有助于把漏变成控制性瘘[①]，因此，常规留置引流管似乎是符合情理的。我常规留置引流管。

3. "管状胃"狭窄

尽管罕见，管状胃狭窄的典型部位在角切迹（胃体与胃窦的交汇点，邻近"鸦爪"）或闭合线上的加固缝合部位（由于边距太大、卷入的组织太多，使得已经不宽敞的袖状胃进一步狭窄）。为了预防这种情况的发生，我们应该注意在临近角切迹时，**不要太靠近校准管[②]击发 endo-GIA，在闭合线上做加固缝合时边距不能太大——**一定要在内衬校准管的情况下做缝合！

世界上尚不存在万能校准管。 虽然人们的观点是校准管越细，袖状胃的口径就越小，降体重的效果就越好，但是，尚没有确凿的证据表明这种观点一定正确。如果你希望创建一个小口径的、紧绷绷的袖状胃来达到更好的节食作用，你可以采用比较细的校准管（32～36 French），此时，你应该清楚这个袖状胃可能会比较窄、出血比较多（因为闭合器比较靠近小弯血管），或许比较容易发生漏（原因不清楚，但是，可能与袖状胃内的压力更高有关）。采用 **36～42 French** 的校准管似乎是比较安全的选择，这也是我喜欢采用的型号。

胃-食管交界处狭窄或食管本身狭窄，甚至闭塞， 是极为罕见的并发症，原因是在最后一步胃袖切除时使用 endo-GIA 不够注意。技术正确、始终将校准管保持在位应该能避免这种悲剧。

（三）腹腔镜 Roux-en-Y 胃短路术

腹腔镜 Roux-en-Y 胃短路术（laparoscopic Roux-en-Y gastric bypass，LRYGB）的有些并发症与袖状胃切除术相同，此外，LRYGB 还有其自身的、与两个吻合口（Roux-en-Y **胃-空肠吻合口**和**空-空肠吻合口**）创建有关的特异性并发症。

1. 出血

在创建胃袋（gastric pouch）时，上文所述的原则在此同样适用。然而，出血也可以来自小肠系膜断面、小肠的闭合线、大网膜或 trocar 孔。还可以来自吻合口（胃-空肠吻合口和空-空肠吻合口所使用的吻合钉高应该在 3.5 mm）的腔内出血。显然，在将插入线性切割缝合器的肠腔切口缝闭之前应该检查肠腔内是否有出血，如果有出血，就应该采用缝合法把血止住。这一原则同样适用于手工吻合。

---

① 译者注：控制性瘘（controlled fistula）是指建立一个通道，有利于肠内容物直接流出，不使漏出的液体进入游离腹腔。

② 译者注：校准管（calibrating tube）是在腹腔镜袖状胃切除术中从口腔插入用于控制袖状胃口径的管子。

2. 漏

吻合口漏是该术式的致命伤！你创建的吻合口越多，发生这种可怖并发症的风险就越大。漏可以发生于胃袋本身，可以在空-空肠吻合口或胃-空肠吻合口，但是，**最容易发生漏的部位是胃-空肠吻合口**。血供满意、肠襻切端健康和吻合无张力是降低任何胃肠吻合口漏风险的要诀（⤴第六章第一节），当然也适用于该处。外科医生曾经在 LRYGB 手术中尝试过形形色色的吻合方法——手工缝合与吻合器（线形的与管形的相比）吻合相比，不过，没有发现某种方法比另一种方法更优越。大多数外科医生会将亚甲蓝注入胃袋，甚至行术中内镜检查，来判断胃-空肠吻合口的完整性。如果发现有漏，就进行缝合修补，然后再试。我会在胃-空肠吻合口附近留一根引流管——大多数外科医生都是如此。

发生吻合口漏后活下来的病人往往会有吻合口狭窄。然而，吻合口狭窄发生率比较低的似乎是采用线性切割吻合器或口径大一些的管形吻合器（25 mm），不是 21 mm 的管形吻合器。

3. 预防后期小肠梗阻

已知该术式造成的肠系膜缺损容易形成内疝，从而引起绞窄性小肠梗阻。因此，大多数权威主张在初次手术中缝闭这些缺损。**然而，最近，有些报道介绍了一种结肠前、胃前正确导向的（antegastric right-oriented）Roux 支胃-空肠吻合（不缝闭缺损）法**，梗阻的发生率很低（～1%）。把小肠襻提上来与胃做结肠前胃-空肠吻合，而不是通过横结肠系膜孔，就避免了内疝的可能，从而减少了小肠梗阻的发生率。

有些外科医生依旧不常规缝闭这些缺损。其理由有几点：缝合缺损耗时、不够精确；即使在缺损缝闭后有时小肠梗阻依旧会发生；不管怎么说，大多数梗阻发作会允许我们花些时间来诊断和治疗。我本人采用上述方法不缝闭缺损，延迟性小肠梗阻的发生率约为 2%。

4. 预防残胃扩张

外科医生一定要注意勿损伤短路胃（bypassed stomach）（胃袋远侧的胃）的迷走神经分布，同时避免空-空肠吻合口狭窄。

（四）腹腔镜胆胰转流加或不加十二指肠转位术

腹腔镜胆胰转流加或不加十二指肠转位术（laparoscopic biliopancreotic diversion with or without duodenal switch，BPD/BPD－DS）是一种比较复杂、不太热门的减肥手术，在欧洲和北美只有为数不多的几个中心开展，其降体重的主要机制是吸收不良。经典的 BPD（Scopinaro 手术）会涉及远侧胃切除和创建十二指肠残端，自然就会有相应的并发症。BPD－DS手术由袖状胃切除术加十二指肠-回肠吻合（"十二指肠转位术"）构成。在经典的 Scopinaro 手术，**最远侧的吻合口**（肠-肠吻合口）是距盲肠 50 cm，而在 BPD－DS 手术是 100 cm。为了达到能够满意降体重，又不发生营养不良之目的，正确测量肠管的长度和确定用于营养吸收的共同通道长度至关重要。

上文提到的关于预防出血、狭窄、漏和延迟性小肠梗阻的所有术中考量均适用于本术式。

（五）再次减肥手术

再强调一次，我们必须依据前一次失败的减肥术对再次减肥手术进行调整。几大要点如下：

- **在 LAGB 手术后**，明智之举是撤除绑带，再等 2～3 个月以便上部胃及其毗邻结构恢复，然后才做 LSG 或 LRYGB。虽然病人（和外科式狂妄）会要求我们一次把事办妥（如：撤除绑带加做 LSG 或 LRYGB），但是，有证据表明分期方案更安全！
- 有时，由于前次手术的闭合线（如：垂直捆绑胃成形术）或局部瘢痕形成，以及 LAGB 失败后的变形，上部胃看上去不适合使用机械吻合装置。在这种情况下，主刀医生可能不得不改变方案而行 BPD 手术，在健康的、既往未触碰过的胃壁上使用所有机械吻合装置。
- 如果按你的判断解剖关系很不清楚，或者遇到了严重并发症，明智的选择应该是中转开腹，甚至放弃手术。一定要牢记：病人依旧肥胖但人活着，总比手术完成了但人死了要好！
- **在手术前**，把所有这些都与你的病人谈清楚：一定要让他们知道手术计划不是写在《圣经》或《古兰经》上的东西，如果发生了某件事情，计划可能就会醒来……，也可能一直呼呼大睡，一点不起作用。

三、术后考量

术后早期可能发生的危及生命的并发症是 PE、出血和吻合口漏。因此，我们的一切注意力都应该放在早期发现和处理这些并发症上。

（一）漏

漏是最可怕的并发症，也是这类病人卧床不起、死亡和诉诸法律的主要原因。**漏的部位与特定的手术式式有关：**

- **LAGB** 术后漏罕见（小于 0.1%），但是，可以来源于胃或食管下段的后壁——是创建"隧道"或塞入绑带过程中操作损伤比较大所致。
- **LSG** 术后漏多来自闭合线——大多数病例来自胃上部（靠近 *His* 角）。对多篇研究进行分析后发现 LSG 术后漏的平均发生率为 2.8%（全距 0%～5%）。
- **LRYGB** 术后漏可以有多种来源：两个吻合口（胃-空肠吻合口或空-空肠吻合口）中的任何一个、分隔胃袋的闭合线、短路胃，甚至来自下意识的肠襻戳破（这一点见于腹腔镜手术）。漏最常见的部位是胃-空肠吻合口。一些病人量大的"专业"减肥中心号称漏的发生率在 1%～2%，但是，"在中心外的该行当里"，真实的数字更高——约为 5%。

1. 诊断

上消化道吻合口漏的种类和临床特点在 ➡第六章第三节已经有详细叙述。在病态肥胖病人，有硕厚的脂肪层挡着腹腔，屏蔽了漏的腹部体征，因此，早期诊断就只能依靠枕戈待旦的警惕性和居安思危的怀疑心态！

> 　　对任何表现为呼吸困难、心动过速、伴或不伴发热、腹部触痛和脓毒症征象的病人，我们都应该怀疑吻合口漏。我们必须牢记在这类病人腹痛和腹膜刺激征不是可靠的特征，这些病人的大多数表现是*非特异性*的，容易与急性心脏事件或 PE 混淆。

　　一定要持怀疑态度，并立即按预先拟定好的预案进行检查和诊断：

- 应该做心电图、查血肌钙蛋白水平、动脉血气分析，甚至胸部 CT 血管造影，排除心脏缺血或 PE——当病人的主诉不是腹部症状时（呼吸窘迫伴心动过速），这一步检查尤为重要。

- **这类病人大多需要做急诊腹部影像检查。**上消化道造影检查（透视）对吻合口漏的遗漏率很高（～50％），因此，**我们的选择是口服造影剂行胸腹部 CT 扫描**，观察有无造影剂外溢、大量游离气体和积液。同时，肺不张、肺炎和 PE（也应该同时做静脉造影）也可以得到诊断或排除。

- 在有些病人，经验性剖腹探查可能是唯一恰如其分的诊断手段（和治疗）！这就是那些你已经排除了心肺问题、影像检查阴性或无法得出结论、引流管没有液体引出……但是正在发着 SIRS 或有脓毒症迹象的病人。主刀医生还必须牢记，即使在发达国家，大多数医院也不具备能装进极度肥胖病人的 CT 设备。因此，这种病人的确定诊断就只能依靠临床判断和再次探查了。如果本来做的是腹腔镜手术，病人的血流动力学稳定，你也具备所需求的技术，你可以采用腹腔镜再探查。此刻，你应该知道中转开腹——或一开始就开腹——都不是罪过！

　　2. 治疗

　　正如 ➲ 第六章第一节和第三节中已经详述的，漏的治疗应该依据临床情况进行量体裁衣。**如果这是包裹性漏或控制性漏，病人也没有脓毒症表现，你可以采取保守治疗：禁食、广谱抗生素和静脉营养。**如果你留了一根引流管，由于这根引流管使得漏获得了控制，那是这位病人的福分。如果这个漏表现为可以通过引流来处理的腹腔积液，（在 CT 导引下）经皮留置一根引流管是我们求之不得的治疗方法。

　　有些漏发生在"**早期**"（最初 1～2 天），提示是技术失败；多数漏（"**典型**"漏）发生在"**后期**"（5 天后），此时，病人通常已经出院。

　　早期漏可以在住院期间通过引流管发现，但是，偶尔，就像消化道的其他各种漏一样，引流管也可以表现不出来。**如果这个漏是通过引流管发现的（引出肠液、口服亚甲蓝、淀粉酶高，等等），并且临床情况提示控制性漏，那么，我们建议的策略是禁食、全肠外营养、抗生素，随后做内镜尝试（用内镜钛夹、纤维蛋白胶和内支架）设法把漏眼控制住。**这种策略的临床有效率可达 60％～80％。或许需要行多次内镜干预，病程可能会历时数月。外科医生必须耐心，直至这些漏得到良好控制、流量减少。

　　如果这不是包裹性/控制性漏，或者病人正在发着 SIRS 或有脓毒症迹象，伴有腹膜炎征象，腹腔镜或开腹探查就势在必行。如果病情的变化不那么快，先做 CT 检查，考虑经皮引流术。如果病人的漏采用经皮引流难以抵达，请采用手术引流——如上文所述，可以经腹腔镜,也可以采用开腹途径。

再探查术的基本原则是清理腹腔和引流(源头控制)。你已经在 ➲ 第六章中读过试图将漏口缝闭起来通常的结果是鸡飞蛋打,你的目标是获得控制性瘘。然而,如果你是在术后 1～2 天做再探查术,局部组织看上去"能接受",你就可以尝试缝几针对漏口进行修补——偶尔,确实会被你补住,但是,一般都不会……☺

最后,在 LRYGB 病人,在短路胃上插一根**胃造瘘管**。在 LRYGB 病人,如果漏来自短路胃,或来自空-空肠吻合口,应该考虑插一根**空肠造瘘管**(在空-空肠吻合口的远侧)。在 LSG 和 LAGB 漏的病人,营养性空肠造瘘也有其用武之地。还是发挥你的常识吧!

需要特别注意的几点:

LRYGB 术后的控制性漏大多会在数周内自行愈合。反之,**袖状胃切除术后的漏**采用保守治疗就不太容易奏效,需要采用内镜干预,高达 1/3 的病人甚至需要外科干预。为什么会是这样?

广为流行的假说是上部胃袖的血供差和胃袖腔内压力高,相比之下,在胃短路术后胃袋的血供就比较好,也不存在高压。**对 LSG 术后漏,我们推荐的内镜治疗包括:**

- 漏后的"早期"阶段(～40 天):放置一根内支架,内支架必须通过角切迹,从而保证管形胃的轴向正确、降低其腔内压力。内支架的平均留置时间大约是 4 周。
- 漏后的"后期"阶段(>40 天):如果病人在放置内支架后无效,或转诊过来太晚,有些专家会建议对袖状胃采用充气扩张(依旧是降低腔内压力)和内镜下间隔切开术——将袖状胃与漏口之间的组织嵴切开,把袖状胃周围的慢性脓肿引流入袖状胃腔内。
- 对 LSG 漏后采用经皮和内镜处理无效的病人采取手术处理:这是最后一招。简而言之,如果在瘘口近侧创建胃袋的可能性存在,你就可以选择将 LSG 改成 LRYGB——将小肠与近侧的胃瘘瘘口做吻合(当然是在清除坏死组织后)。最彻底的方法是全胃切除术加 Roux-en-Y 食管-空肠吻合术。

LRYGB 术后短路胃漏的治疗方法是引流和胃造瘘——引流和胃造瘘都可以由介入放射科医生通过经皮方法来完成。

LRYGB 术后空-空肠吻合口漏的处理应该按 ➲ 第六章第四节列出的原则办。

3. 后期漏

后期漏的一般表现为境界清楚的局限性脓肿,伴有发热、腹痛、不能耐受口服进食、偶尔有某种程度的呼吸窘迫。腹部 CT 检查有助于诊断,大多数病人可以采用经皮引流,并且足以解决问题。如果效果不好,则需要行外科再探查术。

(二)出血

可以是胃肠腔内出血,也可以是腹腔内出血。前者表现为胃肠道出血,尤其多见于需要做多个吻合口的短路手术后,但是,在 LSG 术后确实罕有发生。LRYGB 术后的胃肠道出血一般都来自胃-空肠吻合口。在大多数病人,这种出血能自行停止,但是,如果出血继续,或引起了血流动力学紊乱,就必须行**开腹再探查**对出血部位做直接控制。你可以切开 Roux 支肠襻显露吻合口,也可以通过拆开吻合口来显露吻合口。对术后早期阶段的出血一般不主张采用内镜止血,虽然在经验丰富的内镜医生手中这种方法似乎值得一试。

LRYGB 或 LSG 术后**腹腔内出血**通常有自限性,不需要外科干预。如果出血伴有血流动力学不稳,就是再探查的适应证:对闭合线的出血点(或其他出血部位)做缝合或钛夹夹闭止血通常都能解决问题。偶尔,血肿会继发感染,表现为腹内脓肿,需要行引流术(参见 ⬡ 第三章)。

(三) 肺栓塞

肥胖是一种尽人皆知的 DVT 和 PE 风险因素。在肥胖病人其发生率约为 1%。应该在术前使用低分子肝素或序贯压迫装置减少这种风险——有些病人需要同时使用这两种方法。如今常规使用预防性抗凝措施后这种风险的真实发生率已降至 0.1%~0.2%。**标准治疗方案是手术后抗凝治疗应该持续 2~4 周**。这是大多数外科医生采纳的策略。然而,也有一些外科医生不用这些方案,他们认为使用预防性抗凝后出血率高,声称单独使用序贯压迫装置后 DVT/PE 的发生率已经很低了。对既往有 DVT 或 PE 病史的病人,建议放置下腔静脉滤网。

PE 的**诊断依据**是临床,病人的表现是心动过速、呼吸困难和低氧血症;然后行胸部 CT 血管造影进一步证实,如今,这项检查被认为是最可靠的确诊检查项目。如上文所述,PE 可能与漏混淆不清,甚至胸部 CT 血管造影也无法给出定论。为此,偶尔需要加做排除漏的一些检查,如加做口服造影剂的腹部常规 CT 检查。有关 PE 的治疗问题已经超出了本章的范畴。

(四) 手术特异性并发症

下面是几种主要见于某些特殊减肥术式的并发症。

1. 短路术式

(1) **急性胃扩张**:这是一种极其罕见的并发症,变化快。短路胃扩张可以是自发性的,原因是"下游"空-空肠吻合口梗阻或继发于胃袋创建时 Latarjet 神经损伤。如果病人出现呃逆、腹部胀气伴心动过速,你就应该怀疑胃扩张;在严重病例,血流动力学不稳可能会接踵而至(**切记:严重的急性胃扩张会导致腹腔室综合征**)。腹部平片往往能显示胀大的胃泡,其内有气-液平。但是,如果胃腔内充满液体,腹部平片检查就可能没有什么价值——此时,诊断就需要依靠 CT。治疗方法是对隔出胃做紧急针刺减压(如果时间允许,在影像导引下做穿刺)或外科手术切开胃减压。如果病人的情况没有明显改善或病人出现了血流动力学不稳,你就应该怀疑胃胀破了!必须马上做急诊剖腹术。应该对每个病人做上消化道造影检查或在外科探查术中检查(将造影剂从隔出胃的切开处注入)了解空-空肠吻合口的通畅性(隔出胃扩张的原因可能是吻合口梗阻)。

(2) **小肠梗阻**:**小肠梗阻是减肥性短路手术的一种并发症,尽人皆知**。这不是 ⬡ 第八章中提到的术后早期小肠梗阻,而是在术后数月或数年发生的"后期"小肠梗阻。在体重下降后,内脏脂肪消失,初次手术中造成的肠系膜缺损就逐渐变大,直至足以形成小肠内疝。采用结肠前法就形成两个缺损部位:一个位于 Roux 支系膜切缘与横结肠系膜之间(称为 *Petersen* 缺损),另一个位于空-空肠吻合口的小肠系膜。采用结肠后法就需要在横结肠系膜上开一个口,经此口将 Roux 支上提与胃袋进行吻合(图 23.3)。需要注意的是,粘连可以将肠襻固定于原位,从而有助于避免内疝的形成,遗憾的是,腹腔镜手术后的粘连很轻。

RYGB 术后小肠梗阻的发生可能十分诡异。其症状通常都不典型——阵发性中腹部绞痛,伴或不伴腹胀。由于前肠的解剖发生了变化,因此,病人一般没有恶心和呕吐。病人可以有多次发作史,每次症状发作短暂(自发性疝"进去又出来")。因此,对每个 RYGB 术后表现为腹痛无法解释的病人都应该怀疑内疝之诊断！**在非急诊情况下,我们还必须排除症状性胆石症(这是减肥手术后的常见疾病)和胃-空肠吻合口的吻合口溃疡。**

只有少数病人具有明显小肠梗阻特点:腹痛逐渐加重、触痛和某种程度的腹胀。腹部平片一般都不具特异性。**增强 CT 是你的不二之选**(如没有增强 CT 检查条件,你可以用上消化道造影检查取而代之),但是,即使是 CT 检查偶尔也会因为自行缓解(小肠襻通过缺损孔进进出出)而遗漏病灶。其底线是:在减肥术后的病人,不要被不典型的小肠梗阻表现所误导。

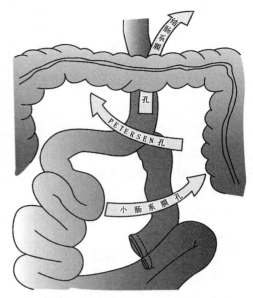

图 23.3　胃短路手术后可能发生内疝的几个部位。

请毫不犹豫地采用 CT 检查,在内疝中嵌顿之肠襻的血供发生障碍之前尽快把病人推入手术室。如果腹部影像检查无法明确诊断、病人的症状不典型,你可以考虑行诊断性腹腔镜来还纳疝入的小肠(如果发现的话)并把肠系膜缺损闭起来。如果病人存在血流动力学不稳、肠襻有坏死、解剖关系搞得你"一头雾水",或因为小肠襻扩张视野很差,你可能就需要行开腹探查了。

(3) 吻合口狭窄和吻合口溃疡:胃-空肠吻合口狭窄不罕见;有时,这种狭窄是吻合口漏愈合的结果。其发生率取决于创建吻合口的技术:管形吻合器、线形缝合器抑或手工缝合。吻合口狭窄的发生率约为 1‰～2‰,小口径(22 mm)管形吻合器可以高达 15%～20%,病人表现为吞咽困难、恶心呕吐,有时还有吞咽痛。上消化道内镜检查不仅有诊断价值,还能采用球囊扩张进行治疗。偶尔,会发生吻合口溃疡,需要用酸抑制剂治疗。如果溃疡持续存在,尤其当病人伴有体重增加时,应该怀疑**胃-胃瘘**之可能。胃-胃瘘的确诊手段是上消化道造影检查,其处理方法自然是外科治疗:用机械缝合器断开胃袋与胃底的联系。

2. LSG 术后管状胃狭窄

这种情况相当罕见,可以见于术后早期,也可以发生于术后晚期。术后早期狭窄是所创建的管形胃太窄的结果——在做闭合线浆肌层加固缝合时缝得太紧。病人的主要症状是严重吞咽困难、吞咽疼痛和呕吐。上消化道造影检查可以明确诊断。治疗首选保守疗法:从术后 6 周开始行内镜扩张。对严重持续性狭窄病人,应该考虑将 LSG 改成 LRYGB。

显然,随着时间的推移,袖状胃会慢慢扩张。胃扩张后病人的体重就会增加。人们通常不把它看作并发症,而看作是该术式失败,可以将袖状胃改成 LRYGB 来进行处理。其实,在"超-超-肥胖"病人,有些专家就推荐采用计划性"分期手术"——先做 LSG,然后做 LRYGB……

3. 腹腔镜胃绑带术

（1）绑带滑脱：这是指在绑带尾侧的胃底向头侧滑动。其临床表现可以是亚急性的或慢性的，但是，偶尔由于胃壁缺血，其表现也可以是急性的、变化迅速。其症状和体征包括上腹部疼痛、胃反流、呕吐、吞咽困难，甚至是急性梗阻表现。上消化道造影检查对几乎所有病人都有诊断价值，造影示绑带已经向下移位，绑带上方的胃袋增大。**应该立即放掉充盈绑带的生理盐水，然后用腹腔镜探查，将疝出的胃复位**。只要胃壁的缺血不那么严重，有些外科医生会重新将绑带调整到位，因为他们"笃信绑带"。另一些外科医生（像我这样聪明的外科医生☺）则认为这是一种严重并发症，应该撤除绑带，采用其他减肥术式……。偶尔，由于绑带滑脱的诊断和治疗过晚，胃壁发生了坏死，不得不采取恰如其分的治疗方案——你知道该如何干……

（2）绑带侵蚀：在多数病人，绑带侵蚀的表现是亚急性或慢性的，但是，也可以表现为注水泵部位急性感染或腹内感染。$1\% \sim 2\%$ 的病人会发生绑带侵蚀入胃。病人一般没有症状，很少数病人也可以表现为急腹症。诊断依靠内镜或上消化道造影。内镜下可以看到侵蚀的绑带已经位于胃内；造影可以看到造影剂围绕绑带自由通过，胃排出没有延迟。

注水泵部位后期感染，加上病人体重增加（因为绑带侵蚀后，对食物的限制解除了）和偶尔的上腹痛，就应该引起你对绑带侵蚀的怀疑。如上文所述，这可能会引起腹内脓肿。**治疗要求你取出整个绑带系统，并修补胃壁**。在大多数病人，这些操作都可以在腹腔镜下完成；然而，有些人主张用内镜取出绑带。在急性穿孔伴脓肿形成的病人，应该行剖腹手术，缝合穿孔，充分引流腹腔。

注水泵部位感染一般表现为注水泵周围浅表蜂窝织炎，抗生素治疗应该能奏效。如果感染比较深（表现为反复感染、持续有流出物或影像检查示绑带周围积液），就必须取出注水泵。在有些病人，甚至可能需要取出整个 LAGB 系统才能根治大范围的感染。这些原则也适用于注水泵部位后期感染。

> "对如今的绝大多数病人来讲，还没有哪种手术既能把体重控制至'正常'水平，又无风险和不良作用、在病人的一生中不会因为其不良作用使这种减肥手术的应用受到质疑。"
>
> **Edward Mason**

> 美国 Iowa 市的 Mason 医生是一位肥胖外科先驱（如果你去了 Iowa，你就能找到答案……），用他自己的经历来说：他见证了肥胖外科的兴衰。今天，有谁还能记得，大概在 30 年前，小肠短路手术曾烜赫一时，有关这种手术的形形色色并发症都不得不公之于众（从而被淘汰——译者注）？那么，从现在起，本章内容是会在 5 年还是 10 年后被淘汰？让我们拭目以待！
>
> **Moshe**

（丁忠阳　译）

第二十四章　创　伤

Ari Leppäniemi

　　创伤剖腹术就好比钓鱼。你往往能如愿以偿——钓到1~2条满意的鱼，但不会喜出望外。有时，你会空手而归，但是，到户外去走走、享受一下那里的气氛，感觉也不错。不知哪一天，在你根本不抱什么奢望时，大家伙上钩了。你马上感觉到"就是它"！这正是作为一名渔翁（或创伤外科医生）需要终生为之准备的事情。你的技巧、耐心、良好的决策能力和一丝运气，你需要所有这一切才能把那条大家伙搞上岸。无论结局如何，你都必须与之共度你的余生……

　　如果说创伤外科干预治疗的目标是将解剖组织破坏所致的生理恶化的自然病程拦腰截断，那么，降低创伤外科并发症风险的关键之举就是把干预处理的延误降至最低。（哎！）听起来不就是并发症吗？其实不尽然。大血管损伤会导致出血，如果出血未能及时控制（或自行停止），那就是致命性出血。另一种类型的血管损伤（内膜撕裂后导致血管内血栓形成）会引起终末脏器缺血、细胞坏死以及脏器细胞量和功能丧失（或肢体丧失）。例如：肠管或膀胱上的窟窿会导致化学性腹膜炎，稍后发生细菌性腹膜炎，如果处理太迟，就会出现全身性脓毒症，病人就会因此而死亡。甚至那些常常被遗漏的四肢细小骨折如果在早期被漏诊，至后期才被发现，也会引起严重并发症，出现功能障碍。

　　诊断延迟最终就是治疗延迟。无论是在一开始的诊断过程中就遗漏了损伤的诊断，抑或是在手术探查过程中未能发现，损伤的漏诊都应该被看作"并发症"。当然，并发症还有一个来源就是在组织缺损重建手术中的技术失误，然而，这些并发症并非创伤外科所特有，其中大多已经在本书前面的章节中讨论过。最后，创伤的处理不仅是开刀的问题；我们对创伤所致生理伤害的处理方法（例如：输液太多或不足）可能会引起病人在之后的病程中发生并发症——例如：凝血功能障碍、感染或腹腔室综合征。

一、术前考量

　　外来机械能（恕本章不会涉及烧伤、电烧伤或化学烧伤）所致的组织损伤可以分为钝性伤和穿入伤两大类。两者最大的不同点在于：**穿入伤**会在皮肤上造成破损，并伤及刀刃或子弹所经通道上的器官（子弹的轨迹并非永远呈直线）。高能枪弹（high-energy missiles）通过膨胀引起的瞬时空化效应（temporary cavitation）和摩擦导致组织损伤，甚至可以造成距弹道 30 cm 的组织毁损。显然，短射程的散弹猎枪枪弹伤、多处子弹伤以及多发性戳伤比单颗子弹穿入造成的损伤更严重。

钝性伤的机制比穿入伤复杂，其造成组织损伤的机制包括直接挤压（挫伤、爆炸伤）、剪切力和急剧减速。多半情况是一个以上的脏器或器官系统受损伤，要确定哪些脏器可能发生了损伤很困难。成功的关键之举是考虑到概率大小（并运用你的临床经验）以及对创伤病人采用体系策略（systematic approach）。

（一）院前医疗

与我们无能为力处理的灾厄或复杂损伤不同，对危及生命的简单损伤未能及时发觉和处理是创伤外科的悲剧。

F. William Blaisdell

创伤医疗从事发现场就开始了，院前医疗是创伤医疗整体不可分割的组成部分（挪威人美其名曰"创伤生命链"）。但是，即便如此，院前医疗也仅仅是创伤体系策略和创伤病人全部医疗（从院前医疗，到评估和治疗，直至康复）组织的一部分。**包容性创伤体系**（inclusive trauma systems）是针对各种创伤病人（包括轻微创伤病人）的系统路径，而**专属性创伤体系**（exclusive trauma systems）则把重点放在重大创伤的处理上。这通常意味着重大创伤病人在创伤中心处理。如今的关键词是地域化（regionalization），也就是说，特殊地域内的创伤医疗以一种体系的方式组织起来，这通常意味着把重型创伤病人直接转送至一所具备处理各种创伤条件的大型创伤中心去。相当多的证据表明创伤体系能救命——估计生存获益约为 **15%～20%**。

在创伤医疗中，传统智慧推崇"黄金时段"理念——在这一时段，由创伤造成的所有重大问题都应该得到诊断和至少得到暂时处理。然而，现实情况要复杂得多。厘清创伤病人处理的复杂性的一个办法是问一个问题：**创伤病人为何会死去**？

创伤病人会死于出血、脑外伤或（后期）并发症（感染和/或多脏器衰竭）。但是，在进一步深入探究后发现，这些病人早期容易死于缺氧（从细胞方面考虑，尤其是脑细胞），原因有氧无法吸入（气道梗阻）、氧无法进入循环（如气胸等呼吸问题）或输送至生命脏器的氧量不足（循环）。**从这一点来看，ABC 首字母策略（A 指气道；B 指呼吸；C 指循环）可谓一针见血、切中要害**。

（二）A 和 B……

院前气管插管或其他形式的**气道**保护的适应证和正确方法已经超出本书的范畴，但是，只要懂得不管怎样保护气道是任何医学急诊中性命攸关的步骤就足够了。保证恰当**通**

气的正确方法则比较有争议。如果发现病人确实存在或可能存在张力性气胸[1]，针刺减压是大多数院前医疗救助者常用的手段之一，但是，针刺减压的有效性（尤其当在高位前胸锁骨中线进行穿刺时）存在疑问。尸体研究表明在肥胖病人或运动员，标准尺寸的针能进入胸膜腔的几率仅约 50%，我们推荐在腋中线第 5 肋间进针穿刺。

（三）C……

大出血可以仅源于大血管损伤、大的实质性脏器损伤（如：肝脏——出血来自肝内或肝脏附近的血管）或大骨骨折（如：盆骨骨折或股骨骨折）。例如：在飞机失事后即刻死亡的病人中大多数是主动脉破裂，这些病人是因为出血即刻死亡。有时，主动脉的出血会被动脉外膜和周围组织包裹，如果包裹未破，当你准备对伤处做修补时，在包裹上开窗就会导致病人死于无法控制的出血（抱歉，我们又用这句陈词滥调！）。

现场和院前医疗期间的出血一般可以分为两类：可控制的和无法控制的。源于四肢伤口的出血和头皮撕裂出血至少可以通过外压法暂时控制出血，可以直接在局部加压，也可以在近侧压迫（近侧压迫仅能用于四肢！我曾经见过有人企图为了控制颈部伤口出血，拽紧领带……☺）。最近来自战场的经验使得**止血带**的使用起死回生，使用方便的新型止血带（伤员自己甚至用一只手就可以按上）在民事领域也得到了广泛应用。另一方面，抗休克裤（military anti-shock trousers，MAST）成为历史似乎是命中注定的事，但是，请绝对不要说满口话……。最后，新一代的军用局部止血敷料已经进入院前医疗实践，目前至少为医药公司带去了收益，但愿也会给病人带来益处……

在缺乏外科和/或血管外科条件的医院里，无法对源于内脏损伤或血管损伤的内出血进行控制。在历史上，先贤（Walter B. Cannon 在 1918 年）曾经提出：在出血得到控制前，不要试图将血压和循环提升至正常。然而，人们曾一度把这一金玉良言抛至脑后，而把积极的院前和术前体液复苏作为标准医疗措施。显然，循环（氧气）停止数分钟细胞就会死亡，首先是脑细胞，继之是其他生命器官的细胞。怎样才能既能维持足够的灌注，又不至于因血压正常后"把血凝块泵脱"、出血增加，人们已经将一些新的策略引入院前体液复苏，如：**低血压复苏**、"小容量"或"限制性"体液复苏、"允许性低血压"，甚至诸如**抄起就跑**（与以前的就地抢救理念相反）的全部概念[2]。抄起就跑策略就是尽快将伤员送至最近的创伤中心。该策略已经在都市地区得到广泛采用，加拿大的一项研究为我们展示了一种令人匪

---

① 主译注：我曾遇到过这样一个病例。病人为男性，壮年。因"被汽车撞伤 1 小时伴胸闷、腹痛"送至急诊室。BP 80/50 mmHg，P 110 次/分，SaO_2 86%，神清、紧张，胸廓右外侧皮下捻发感，腹平软，左侧腹压痛，左下腹穿刺抽及不凝血，骨盆、四肢未见畸形。床边 B 超示：腹腔内中等量积液。床边胸片示：双侧多发性肋骨骨折，右侧少量血气胸。积极体液复苏。入院 1 小时后送手术室，此时 SaO_2 94%，在气管插管全麻下行剖腹探查。术中见脾脏中极破裂，腹盆腔有暗红色不凝血 2 500 mL，盆底双侧腹膜后血肿，肝、胃、小肠、结肠未见破裂，行脾切除术。手术进行至 30 分钟时病人心率和血压迅速下降，在数分钟内出现心脏停搏。立即予胸外心脏按压等抢救措施，并请胸外科行右胸腔闭式引流，喷出大量气体，右胸闭式引流出血性液体 800 mL。手术进行至 1.5 小时时病人死亡。这个病例的教训告诉我们：对外伤后怀疑有气胸或有肺挫伤的病人，切忌在胸腔穿刺引流前行气管插管正压通气，以免把闭合性气胸变成张力性气胸。

② 译者注："抄起就跑"（scoop and run）就是"抢到伤员后迅速转运"。适用于伤情严重的伤员，且存在下列两种情况之一：①没有足够时间来用常规医疗方法稳定病人；②现场（救护车或直升机上）没有救治该伤员的设备或专家。要注意的是，西方发达国家"抄起就跑"的主张是基于转运时间短：创伤中心分布密集，急救半径小，加之普遍使用直升机转运。在我国广袤的边远乡村地区，院前急救的"就地抢救"（stay and play）模式可能还会维持一段时间。

夷所思的现象,即:如果有医生在现场,事实表明伤员的预后更糟糕,很可能是因为医生会做比较多的干预使得伤员在现场的滞留时间延长。显然,在乡村地区,或者在现场眼看病人就要死去,采取一些干预措施还是必要的——也就是说,如果在现场能开展干预措施的话(如:保证气道通畅)。有些热衷于语言创造的人们(或那些没有能力做出决策的人)甚至发明了"途中施救"(play on the way)等词汇。末了,所有人都试图做同一件事:维持病人(和生命器官)活着,直至能实施了断性(definitive)治疗,也就是,通过手术来控制出血和恢复循环(此时,我们需要麻醉师的帮助)。

高张盐水在创伤病人体液复苏中的使用可以快速将容量的丢失部分恢复过来,只需要相对小的容量输入就能改善灌注(例如:7.5%高张盐水右旋糖酐250 mL可以使血容量得到输入量3~4倍的扩大),并且,与乳酸钠林格液相比,该输液还有免疫学获益。这种容积渗摩增加的潜在缺点是高渗性昏迷、持续数小时之多的高钠血症和溶血,但是,临床研究中使用7.5%或稍低浓度的高张盐水,未证实有这些情况发生。**将目标收缩压控制在60 mmHg上下,但是,在脑外伤病人,目标收缩压应该高一些**。奇怪的是,不知道为什么在这个世界的许多地方高张盐水的使用依旧很有限。我猜想其缘由是文明的播散缓慢……

血红蛋白为基础的载氧液(hemoglobin-based oxygen-carrying fluids,HBOCs)在过去25年已经展示出了诱人的前景,如今,它的前景依旧……遗憾的是,在临床上还未找到其使用位置。**重组因子Ⅶa**的作用是使凝血酶暴发性生成,能促进凝血,但是,两篇在创伤病人中的随机研究表明除了有微弱的输血量减少外,未能显示任何优势。因此,人们不推荐在创伤病人常规使用重组因子Ⅶa,此外,本产品的价格令人咋舌。

止血复苏(hemostatic resuscitation)是最新的发明,它基于这样一种发现:组织损伤本身会导致早期凝血功能障碍,这种情况逆转越快,病人的预后越好。此外,正如我们的外科先哲所言:"出血病人丢失的不是乳酸钠林格液……"因此,我们寄希望于院前医疗中全血输入那一天的到来,或许是 Mark 2[①]、冰冻干燥血(只要加点水就能用……☺)[②]。有关大量输血的进一步详细内容请参见➲第三章。

(四)急诊室医疗

在任何急诊场合,混沌程度是所涉人数三次方(n^3)的函数。

Clement A. Hiebert

如果你抵达急诊室,不知道干啥,请开始放置管道,直至知道干啥的人到来。

Rip Pfeiffer

当严重创伤病人抵达医院时,**创伤团队**(在病人抵达医院前已经得到了相关现场信息)就已经严阵以待,会按照预定操练模式做一系列评估和干预(有点像一级方程式赛车途中的紧急停靠加油维修点……)。该团队的领导人(最好由一名外科医生担任)是整场表演的主持人,其他成员(通常是另一名医生/麻醉师、另一名外科医生、2~3名护士和放射科医

---

①　译者注:Mark 2 在这里是指"高级、现代型号或各种产品",可以是汽车,也可以是飞机等等。
②　译者注:市场上只有冰冻干燥血浆。由于红细胞冰冻后会被破坏,冰冻干燥血(freeze-dried blood)几乎是不可能的事。这里是一句幽默话。

生/技师组成)同时开展工作,包括 **ABC**[①] 程序和**初次筛查**(primary survey)。除非病人在现场处于命悬一线状态,团队成员应该先从院前医疗救护者那里获取伤情的 **MIST** 信息[②]。

初次筛查一般需要数分钟。在实施 **A** 时,预案要求注意**颈椎保护**。在实施 **B** 时,**或许在胸部 X 线检查前就需要留置胸管**(如:临床评估发现气管偏向一侧、怀疑有张力性气胸时)! 根据病人的神志、脉搏、血压和周围灌注(温度和皮肤色泽)判断循环满意程度。**暂时控制外出血**。 在前胸部穿入性损伤(有时损伤在"心脏匣子"之外),你头脑中一定要考虑到心包压塞的可能性。颈静脉怒张应该引起你的警觉,不过也可能由于血压低,颈静脉见不到怒张。Beck 三联征剩余的两点(低血压是不言而喻的事,然而,心音遥远你只能从教科书中读到,无法在嘈杂的急诊室听到……)意义不大;不过,**FAST**[③] 会告诉你心包内是否有出血。如果发现心包积液量明显("很少"、"小量"、"微少"和"略微"都可能是显像伪差所致,任何超出这种描述的量都是"明显")和病人有心包压塞的临床表现(FAST 也会出现假阴性!)都是紧急心包减压的适应证。 不要老惦记穿刺减压,穿刺减压是不会起作用的,要么就是抽出很多血——你有可能将穿刺针戳透心壁……。Ken Mattox 曾经讲过一句至理名言:"对心包压塞病人来讲,急诊室医生应该做的唯一一件事是挥手把病人送入手术室……"

人们对急诊室剖胸术尚存在不同看法,几乎绝不会用于钝性创伤病人,因为对这部分病人来讲,急诊室剖胸术劳而无功。 在穿入性创伤病人的紧要关头,采用紧急左前外侧剖胸术来解除心包压塞、控制胸内出血点(如:撕裂的肺脏出血)、实施开胸心脏按压和/或夹闭胸主动脉来减少腹腔重大损伤的出血,有时能救命(就我个人的经历来讲,后两种适应证从来未奏效过……)。**不过,一般的原则是,实施这种手术的最佳实施场所是手术室,手术室也是严重外伤出血病人的最佳救治场所。**

最后,**初次筛查**应该以 **D** 和 **E**[④] 收场。如果该病人不需要立即做进一步干预,该团队就可以步入**二次筛查**阶段(从头至足对可能发生的损伤进行全面评估)。可以插入鼻胃管和导尿管,采用骨盆包扎带来减少骨盆骨折的出血和稳定骨盆,对四肢骨折采用临时夹板固定。接下来就是做**普通影像**检查(颈椎、胸部和骨盆 X 线),虽然越来越多的创伤中心已经跳过普通影像检查,直接将病人送去做 **CT 扫描**(泛-**CT** 检查包括头颅、颈部和躯干)。CT 检查室是危险之地(是的,除了放射线剂量外)!

如今流行的理念是,如果病人的血流动力学"稳定",或体液复苏有反应(出血或许依旧在持续……),他/她或许能做一次 CT 检查。如果急诊室内有 CT 设备,并且能很快完成,当然最好。但是,如果你需要经过一段路程才能把病人推至放射科 CT 检查室,你就可能以**ABCTD**[⑤] 而收场。出血病人在"死亡隧道"中突然崩溃的情况并不少见。

---

① 译者注:ABC 分别是气道(airway)、呼吸(breathing)和循环(circulation)的英文首字母缩略词,是复苏和急救的关键策略。

② 译者注:MIST 常规(the MIST formula)是受伤机制(Mechanism)、已知伤情(detected Injuries)、生命体征(vital Signs)和已做处理及其效果(Treatment)的英文首字母缩略词。

③ 译者注:FAST(focused abdominal sonography for trauma)是"腹部创伤超声重点筛查"的英文首字母缩略词。

④ 译者注:D(disability)是"神经学快速评估"的英文首字母缩略词;E(exposure)是"充分显露所有伤口和身体各部"的英文首字母缩略词。

⑤ 主译注:ABCTD(Airway,Breathing,CT and Death)是"检查了气道和呼吸后就将病人送去做 CT 检查,结果病人死在路上或死在 CT 室"的英文首字母缩略词。

所有这些都是决策问题。躺在急诊室内的创伤病人的去处就是那么区区几条——手术室、ICU、放射科、病房(北美人称之为"floor"),还有就是我们不愿意送他们去的那阴暗场所……。严重外科出血的病人属于手术室。穿入伤的部位和 FAST 检查会告诉你应该首先考虑对哪个腔进行干预。对来自腹内实质性脏器(肝脏、脾脏、肾脏)持续性动脉出血、骨盆骨折出血或某些显露困难部位(锁骨下动脉、椎动脉)的血管损伤出血,只要病人的病情稳定,你可以去请介入放射科医生出手相助,如果没有显著时间耽搁,最巧妙地处理办法当然是血管造影栓塞或放置(锁骨下动脉)内支架。创伤病人出现了脏器功能障碍和/或需要侵入性监测者则需要入住重症医疗病房,可以在术后进入 ICU,也可以在 ICU 内进行非手术治疗。

(五) 非手术处理

人们目前对腹腔实质性脏器损伤的**非手术处理**趋势源于小儿脾脏损伤,其实,如今人们对所有(我们的共同主编警告我"绝对不能讲绝话",但是,在我们中心这确实是真实情况)小儿脾破裂一律采取非手术处理。在成人,约85%的钝性肝脏损伤和脾脏损伤可以采取非手术处理,时而需要用血管栓塞术来控制实质内的动脉出血。非手术处理的禁忌证是血流动力学不稳,除此之外,几乎其他各种钝性肝脏/脾脏损伤病人都可以尝试期待性观察[1]。静脉增强 CT 扫描可以显示损伤的范围,或许还能显示造影剂外溢(动脉性出血可以采用血管栓塞治疗),同样重要的是,静脉增强 CT 扫描可以显示是否存在需要手术处理的伴随损伤。

对采用非手术处理的严重损伤病人来讲,最好能在具备血流动力学监测的场所(过渡病房[2]或 ICU)实施治疗,显然,那些不太严重或单一肝脏/脾脏损伤病人在普通病房也能得到满意治疗。人们对最初几天是否应该绝对卧床休息意见不一,然而,每当想到在病人走动时破裂脾脏周围的果冻样血凝块在抖动,我总感一丝不安……

非手术处理失败的原因有二:已知损伤未能愈合,和未知(遗漏)损伤后来出现了问题。肝脏损伤的非手术处理失败率约为 10%,脾脏损伤约为 30%,大多是因为持续出血或再出血。

切记:如果病人有烦躁不安、脸色苍白、血红蛋白值下挫、腹胀……,最好还是去看一下[3]——用你的眼睛看,因为放疗[4]不可能控制出血,因此……,是的,还应该准备些血!

(六) 哪些病人需要立即手术?

无论是穿入伤抑或钝性伤,创伤病人最重要的术前考量是:**哪些病人现在就需要手术**?

---

[1]　译者注:期待性观察(expectant observation)就是期待病人能通过非手术处理痊愈,期间需要密切观察。

[2]　译者注:过渡病房(high-dependency unit,HDU)是指为那些需要做加强监测、治疗和护理的病人开设的病房,条件和要求高于普通病房,但略逊于 ICU。在有些医院,ICU 和 HDU 是合在一起的,也就是说在 ICU 中有一些床给 HDU 病人使用。这些病人还不能迁至普通病房,但是其医疗护理等级已经下降,病情也不那么命悬一线,就可以在 HDU 住上一段时间。

[3]　主译注:我的理解是:把腹部打开看一眼腹腔内的情况!不是看一眼 CT 片或看一眼病人。

[4]　主译注:放疗(radiation therapy)在这里是一句带调侃意味的幽默话。这里的意思是病情不稳定的病人最好的办法就是到腹腔里去看看,而不是把病人推入放射科做 X 线摄片或 CT。

如今的创伤处理流程令人眼花缭乱，我们无需在此赘述（凡教科书和手册都会有这些内容）。关键是找出需要手术（或其他方法）处理的脏器损伤。在腹部创伤病人，必须控制实质性脏器的出血或血管损伤的出血，必须确保重要脏器的灌注，必须控制空腔脏器（或主胰管）破裂所致的漏，必须恢复腹部和膈肌的解剖完整性。一般来讲，大出血可以通过临床得到诊断（钝性损伤的部位/体腔可以通过超声得到证实）；而脏器缺血和（尤其是）空腔脏器穿孔在出现症状前（可能需要数小时或更长时间），其诊断就比较困难。

（七）遗漏损伤

创伤并发症最常见的原因是遗漏损伤。最常见的**遗漏损伤**是骨折（颈椎、四肢骨），其次为腹部（胃肠道或泌尿道）、头颅（硬膜下血肿、下颌骨骨折）和胸部（血胸、气胸、肋骨骨折）损伤。约 **50%**的遗漏损伤与临床评估草率有关，如：**对轻微的症状和体征未予重视、体格检查不充分或错误解读信息**。1/3 漏诊与影像检查有关（遗漏影像检查所见、检查不当或解读不当）。在漏诊的原因中，很少是由于病人相关性因素（意识改变或血流动力学不稳定），但是，在临床检查时，必须予以考虑。"三次筛查"又称全面体格检查，要求对所有的检查（包括 X 线片和血液检查结果）做全面复习，如果能在 24 小时实施，临床表现明显的、在初次筛查时被遗漏的损伤约 **90%**可以在这次筛查中被发现。我一般是在翌日早查房时在 ICU 或普通病房为创伤病人做三次筛查（不管这些病人夜间是否做过手术）。先检查头部，然后是躯干（包括背部），最后是四肢；你所需要的就是你的双手和听诊器！

（八）一些特殊损伤

1. 钝性肠管损伤

钝性肠管损伤罕见（不足钝性创伤入院病人的 1%），在临床检查时容易被遗漏。术前诊断延迟哪怕是 5 小时也会使并发症发生率上升！所有创伤救治流程都会这样写道：腹膜炎是剖腹的适应证，然而，腹膜炎的体征罕有迅速发展，在嘈杂、忙碌、令人目不暇接的急诊室环境中，在已经用了镇静剂的意识迟钝病人，起初那些轻微的体征很容易被遗漏。此外，创伤病人的腹部触痛可能是因为其他原因，如：腹壁挫伤。**CT 扫描在肠管损伤的诊断方面比临床强**（游离气体、肠管壁增厚、在没有实质性脏器损伤时无法解释的游离积液），在血流动力学稳定的病人，应该用 CT 取代 X 线平片和超声。**诊断十二指肠和结肠的腹膜后穿孔可能需要诀窍——需要依靠 CT！** 单独的**肠系膜损伤**在早期几乎不可能得到诊断，除非有明显出血。我曾经遇到过一位钝性伤病人，临床检查和 CT 检查都无特殊发现，但是病人需要用比较多的阿片类镇痛剂，因此，我决定采取手术处理，术中发现肠系膜有两处大的撕裂，缺血小肠达 1.5 米，所幸没有坏死……

2. 胰腺损伤

万幸的是**胰腺损伤**少见，不过，往往会被漏诊。在 CT 片上发现胰腺横断伤并非易事，有时，即使有主胰管损伤，起初的 CT 检查也可以表现正常。我一直搞不懂"高度怀疑"为何意，但是，我此时的猜想是你是否需要用到它……。夜间大多缺乏做 ERCP 的条件，MRCP（如果有条件做的话）也往往无助于诊断。因此，如果你怀疑，请等至翌晨做 ERCP 或用你自己的眼睛看一眼①。许多研究表明血淀粉酶升高不是胰腺损伤的可靠征象。但是……，如果病人有血淀粉酶升高，我会密切注视 CT 片上的胰腺情况！必要时，再做一次 CT……

3. 膈肌损伤

如果有一个腹腔脏器通过膈肌的破口疝入胸腔，**膈肌损伤**就会在 CT 扫描片上显示出来。肝脏对右侧膈肌的破口有一定阻挡作用，不过，我曾经有一次刚打开腹腔时，找不到肝脏……最后发现肝脏在胸腔内，当我用手摸到肝脏穹顶部将肝脏通过膈肌上的巨大窟窿拽回腹腔时，能听到吸气声。左腰部戳伤比较容易（约 17%）发生膈肌戳破；这种破孔在 CT 片上无法显示（除非有疝存在），这一点与我们那些放射科同道的意见相左，它可能是**腹部外伤病人行探查性腹腔镜的唯一适应证**。

（九）是做决策的时候了！

切记，能给病人带去不同凡响效果的是你决定干什么，而不是你在病程记录上写什么（当然，对律师来讲可能后者是……）。关键的问题是：哪些病人现在就需要开刀？**这里有一份我们芬兰人针对腹部创伤的、简单的非流程性策略——然而，我想这些原则大多也（或多或少地）适用于这个世界的其他地区。**

应该行手术治疗的病人是：

- 因出血导致血流动力学不稳的病人（用 FAST 判断出血主要位于何处）。
- 腹部枪击伤或短射程散弹猎枪伤伤员，除非是低能量切线伤伤口（你依旧需要探查子弹创口！）。在一些病人量多的创伤中心，他们将腹部（尤其是右上腹）枪击伤伤员血流动力学稳定、且没有腹膜炎征象者会送去做 CT 检查，如果 CT 检查未发现"外科"损伤（就是需要做手术的损伤——译者注），就采取非手术处理。在我们那个地方，穿入性枪击伤中有明显脏器损伤者占 90%，你会去碰运气吗？
- 前腹壁戳伤筋膜被戳破者（用手指做伤口探查发现、见到内脏脱出或放射学发现）。在这类病人中，需要行外科修复的脏器损伤占 60%。但是，许多地方是根据 CT 所见和反复临床检查对这类病人选择性地采用非手术处理。我们芬兰人偏向于积极态度……
- 对无症状的戳伤病人，尤其是左侧胸腹接合部戳伤，可以采用腹腔镜探查，排除隐匿性膈肌损伤。
- CT 片显示存在脏器损伤、需要行外科修复者。
- 病人表现为"病态"，无法作出满意解释者。

说了这么多，我得承认我们芬兰人的预案并非颠扑不破的真理（虽然我们在腹部戳伤方面的实际工作依据的是我们科所做的两篇随机研究结果和许多回顾性研究结果……），在这个世界上，有些人"吃蜊蛄"的方法与众不同。如果你认为"等着瞧"比"打开瞧"更合适……，你当然可以多做几次 CT 检查，或仅仅对病人采取期待性观察策略。腹腔镜（腹腔镜能免除 55% 的戳伤病人做阴性剖腹术）似乎颇具诱惑力，但是，在腹腔镜下"顺肠管追查"确保不遗漏肠管损伤并不容易，并且，腹腔镜无法看到腹膜后……

---

① 主译注：我的理解是：把腹部打开看一眼肚子里的胰腺！不是看一眼 CT 片或看一眼病人。

一定要问一下自己：在术前我是否还能做些事来减少术后并发症的发生率？所有穿入伤伤员和可能存在污染的伤员都需要启用抗生素。至于选用哪种类型的抗生素则需要依据局部情况。在腹部损伤，我们一般简单地选用头孢呋辛加甲硝唑……。确保你在术中能拿到血和血制品。不要用晶体液对病人做过度复苏。一边洗手，一边把你的手术策略在脑子里过一遍……现在，开始钓鱼吧！

二、术中考量

恕我在这一部分仅涉及腹部损伤。在这个世界的大多数地方，胸部外伤是心胸外科医生的分内之事，头颅外伤是神经外科医生的行当，骨和关节损伤是骨外科医生的一亩三分地。一名外科医生有能耐"从头开到脚"的时代已一去不复返——至少在西方国家收治严重创伤的大医院是如此。我曾经随国际红十字会在发展中国家医院和野战医院工作过，我竭尽所能（包括用氯胺酮上麻醉，氯胺酮真是外科医生的挚友——它不会引起血压下降，你甚至不必行气管插管……），可是，如今，在我们医院里，我不会梦想着去做开颅手术或骨折手术。当然，在乡村地区，如果你是孤家寡人一个，你或许需要"一专多能"，不过，这又另当别论了……

创伤剖腹术的标准切口是长长的正中切口，从剑突至耻骨。必要时，你可以在任何部位附加横切口延伸至背部，从而确保你能满意显露腹腔和腹膜后的各部位（这就是我对单孔外科的定义……☺）。唯一的例外是既往有腹部手术史、腹正中线有瘢痕、并且需要紧急进腹的病人。在这种病例，你可以先做横切口。虽然我的一位前辈常说："如果你把切口做在拟切除脏器的表面，手术会更加简单易行"，但是，这句话不适用于创伤情况。不要自欺欺人，误将右上腹的弹孔入口都看成是唯有肝脏受伤。（当然，如果你做了术前 CT 检查，你一定会清楚受伤的是哪个脏器，你就能采用更恰当的切口……）。

一旦你打开腹腔，你永远有两项选择：这位病人的"体质是否足够健壮"，以便我能进行全面探查、对损伤逐个做了断性修复；抑或这位病人的生理紊乱程度很严重以致病人无法忍受这种探查和修复——也就是说，你不得不更弦改辙，改行"损害控制"模式①：先离开这个是非之地，来日再战。钓鱼的行话是：切断渔线，眼睁睁看着让你那条几近得手的鱼溜之大吉……，你那枚价格不菲的 Rapala 路亚②还在他嘴里☹……

（一）损害控制

1908 年，James Pringle（是的，正是他因 Pringle 手法而闻名遐迩）首先对肝脏损伤采用填塞法止血做了描述。其时，他为 4 例病人使用了肝周填塞，其中 1 例在初次手术后存活，但 4 天后死于肺栓塞。尸体解剖示肝脏出血（和用填塞处理的右肾出血）已止。William

---

① 译者注：损害控制（damage control）既往的翻译是"损伤控制"。在创伤病人，这种"损害"是炎性介质或腹腔室综合征等因素造成的。由于"损伤"往往有"外伤"的含义，而"损害"不尽然，因此，使用"损害"这个词似乎比较恰当。

② 译者注：Rapala VMC 集团是一家世界领先的渔具企业，该集团的创始人是芬兰人 Lauri Rapala。路亚（lure）的英文原意是"诱饵"，在这里是一种新的垂钓方法，称"路亚垂钓"或"拟饵垂钓"——通过人为操控（鱼形）假饵的摆动，利用不同形状的假饵在水中做出不同姿态，从而引诱鱼类攻击，将其俘获。

Halsted 采用了同一种方法,然而,他在肝脏与填塞的纱垫之间铺了一张橡胶薄膜,目的是防止纱垫与肝脏粘连太紧在撤除时发生再出血(我认为铺橡胶薄膜是他的失误,不过,还是那句话:人无完人……)。然而,填塞疗法还是被人们遗忘了约 70 年,长期以来,人们一直把知难而退、未能对所有损伤做了断性修复的行为看成是"外科胆小鬼"……。直至 1983 年,Harlan Stone 及其同道发现这种金蝉脱壳之举其实能救命,后来的事地球人都知道了……。"损害控制"这个词来自海军(不要将已经受损的军舰停泊下来以免让其成为活靶子,而应想方设法把漏洞封堵起来,把这艘舰开到最近的港口去做全面了断性修复),是美国费城的 Mike Rotondo 和 Bill Schwab 创造的词汇。引入损害控制理念或许是近 **50** 年来创伤外科最引人注目的变革。

哪些人需要行损害控制手术?

所依据的不是解剖(损伤的严重程度),而是生理! 如果病人处于酸中毒和低体温状态,并且血已经出了不少,请考虑采取损害控制。不要等到凝血功能障碍发生,到那时就意味着"为时晚矣"! 我发现另一项实用的信息(尤其当你被叫去为一台正在进行中的手术提供帮助时)是了解**该病人已经输过多少单位的血**。如果输入血的单位数已经达两位数字就应该引起你担忧……。为了避免你忘却时间概念(这在遇到高难度创伤、需要做一些解剖游离时很容易发生),请嘱咐那位你对之有好感的护士每隔 15 分钟提醒你一次:"大夫,又过了 15 分钟"(用异乎寻常的音调……),这有助于你拟定决策。教科书上讲损害控制外科不应该超过 1 小时,不过,我很少能达到这种要求。我认为 1.5～2 小时比较合理……

不要让"血脑屏障"[①]**挡住你与麻醉师的沟通;麻醉师比你更清楚病人的生理状态。**优秀的麻醉师从接手病人起就开始关心凝血功能,会给病人输用凝血因子和血小板……。如今人们关于血浆与浓缩红细胞的最佳比例(1:1 或其他比例)的争议或许毫无意义,关键是尽早使用鲜冻血浆(以及血小板和纤维蛋白原),只要输血就应该输这些东西。如何才能知道病人确实需要哪种血液成分(病人是凝血功能障碍、是纤维蛋白溶解抑或大差不差?)呢?唯一合理的办法是在手术室使用**血栓弹力图**(thromboelastogram,TEG),不过,使用 TEG 需要一定的经验和诀窍。但是,一旦你学会了如何使用 TEG,TEG 提供的帮助很大! 上 Google 去搜索吧!

长期以来,人们一直认为提高手术室的温度是有用的(对病人,不是对外科医生),但是,像许多躺在扶手椅子里拍脑袋想出来的主意一样,咋看似乎不赖,其实根本无法通过科学评估的测试,最近的研究显示手术室的温度对病人体温(当然是除四肢外)的影响极小。

(二) 如何实施损害控制剖腹术

重中之重的问题是止血,大出血都能看到,其实,糟糕的出血能够听到……

当你遇到的病人腹腔内充满血液时,教科书会告诉你采用四象限填塞法。其实,这就意味着在一开始你就需要到处(在肝周、脾周、盆腔等部位)塞纱垫。在将这些纱垫填入腹腔之前,请先将腹腔内的积血捞出来(吸引器通常会被堵塞),然后才塞入纱垫。一旦你控制了出血局面(把情况通报麻醉师!),开始着手慢慢撤除纱垫,先从出血可能性最小的部位

---

① 译者注:这是一个幽默词汇。这里的血脑屏障是指位于手术区域与麻醉区域之间的、由剖腹大单搭在麻醉头架上形成的隔离帘子。帘子的一侧是"体力劳动"的血淋淋的手术区,另一侧是"脑力劳动"的一尘不染的麻醉区。

撤除,并对出血点进行处理。

腹腔内不会有太多的大出血点,如果有,就应该考虑大血管或肝脏出血。像生活中的大多数事情一样,此时有两种可能:你能直接控制出血,或你需要做一些解剖分离才能对出血点进行处理。

肝脏出血一般都能轻而易举地看到,肝脏钝性伤的出血大多来自右叶。暂时控制肝脏出血的办法是采用双手压迫,然后做适当填塞。在此阶段,你很少需要游离肝脏,但是,在之后的阶段,你可能需要用到(参见下文):在大多数病例,这种暂时肝周填塞就能控制出血。如果病人的情况很糟糕,应该考虑做确切肝周填塞(并填塞其他部位,如:左上腹、盆腔、肠系膜根部等)。千万不要将纱垫从肝脏的裂口中塞入肝组织中,而应该通过在肝上、肝下和外侧填塞纱垫设法恢复肝脏的外形。对大多数病例来讲,在肝周填塞前游离肝脏并非明智之举,但是,有时,你需要游离右肝叶才能使得纱垫的压迫满意。右肝叶的游离从右叶下缘开始,先剪开右叶下缘与 Gerota 筋膜上部之间的联系,继续向外侧剪开,沿肝面向头侧剪,紧靠肝包膜离断其韧带直至你能将右叶翻转至中线。千万不要用很多纱垫将肝脏压得太严实,以免压迫下腔静脉。利用肋骨和侧腹壁的支撑作用完成肝周填塞。

(三)大血管损伤

虽然填塞能控制大多数来源的出血,但是,填塞无法控制来自大动脉的出血。你需要对出血的动脉做近侧控制(并且还需要做远侧控制)。更糟糕的是大多数大动脉都位于腹膜后,也就是说你需要做一定程度的解剖分离才能显露这些血管。幸好大动脉出血一般表现为进行性增大的血肿,不是喷得你满脸的显而易见的出血(这种损伤的病人未抵达手术室之前就已经呜呼了)。血肿的位置会提示你哪根血管在出血。关于如何显露腹腔各大血管的详细叙述已不属本书的讨论范畴,但是,这里谈几条基本原则:

- 横结肠系膜头侧中央区腹膜后血肿——考虑出血来自近侧腹主动脉及其主要分支(腹腔动脉干、肠系膜上动脉)→在膈肌头侧做近侧控制(左侧开胸术)或紧贴膈下做近侧控制→游离脾脏、胰尾和左半结肠,将左侧内脏翻向中线显露腹主动脉(一般将左肾留在原位,不过,在必要时也可以将左肾向中线翻转)。
- 横结肠系膜尾侧中央区腹膜后血肿——考虑出血来自肾下腹主动脉或下腔静脉→让助手用手紧贴膈肌下方将腹主动脉压向脊柱,阻断腹主动脉的流入血流→采用快速的 Cattell-Braasch 手法显露肾下腹主动脉或下腔静脉——游离右半结肠、绕盲肠拐过、沿小肠系膜的左侧缘剪开腹膜直至 Treitz 韧带,然后,将全部小肠向上翻起显露肾下腹主动脉或下腔静脉,用止血钳控制(腹主动脉)或者用止血钳夹住纱球("海绵棒")直接压迫控制出血,后一种方法在下腔静脉损伤出血效果很好。
- 外侧区腹膜后血肿——考虑出血来自肾脏和肾血管→游离同侧结肠,在右侧还需要游离十二指肠(Kocher 手法)→用止血钳或手法直接控制出血。
- 髂血管周围血肿或肝十二指肠韧带内血肿(肝动脉或门静脉)——通过血肿进行显露,但是,请记住需要行近侧控制。
- 肝后血肿——考虑肝后下腔静脉······。如果血肿不扩展,请不要碰它,仅做填塞!看在上帝的份上,请千万不要打开这个血肿!请把下腔静脉-右心房转流术丢到脑后去;有关这种转流术发表的文章数比采用这种方法后活下来的病人多。如果肝后血肿在扩展,你就应该请肝脏外科的朋友来帮忙。如果你找不到肝脏外科医生或者他们远在它处、鞭长莫及,**而且你既往有这方面的经验**,你可以计划行全肝血流阻断——在肝脏尾侧和肾静脉头侧的下腔静脉上上一把止血钳(容易做到)、在肝十二指肠韧带上一把止血钳(Pringle 手法)(容易做到)、解剖肝上下腔静脉周围(很困难)或到心包里去解剖肝上下腔静脉并上止血钳控制肝上下腔静脉(相当困难)。要不然,你就只能选择 2P① 了!

● 如果你暂时控制住了来自大血管的出血,你会面临三项选择:**修复、结扎或插入暂时性血管转流管**。有时,直接缝合修补是处理动脉损伤的最佳办法。如果无法做修补或者你的时间紧迫,你可以考虑插入一根暂时性血管转流管。如果你没有时间做修补的话,对几乎所有静脉损伤来讲,一项好的选择就是结扎。我在孤注一掷的情况下曾经结扎过肾下下腔静脉和髂总静脉,从未因此出现问题。

在第一轮填塞和血管控制后,请注意一下病人的生理情况和时间,然后再决定如何走下一步。如果病人体温低、有酸中毒,并且输了不少血液,你只需察看一下填塞,必要时再填一些纱垫。如果填塞部位看上去满意,出血止住了,就不要去画蛇添足了。**如果病人情况不错,你可以考虑继续做了断性修复**(细节请参见下文)。

除大血管或肝脏出血外,其他出血都可以通过填塞处理,尽管有时快速脾切除或肾切除(一定要核查一下对侧的肾脏!)是上策。**切记,严重肾外伤的手术切除与肾癌手术不同**。你只需要沿肾脏的外侧面游离,用止血钳夹住其血管,结扎输尿管,你就大功告成了。(然而,对钝性伤后的非扩展性肾周血肿,最好的办法是留着不去碰它。探查这种血肿的通常结局是逼迫做不必要的肾切除。)有时,人们会采用**腹膜外盆腔填塞**②来控制来自骨盆骨折的(静脉)出血,不过,动脉出血往往需要采用血管造影栓塞术来控制。

在控制出血后,控制污染是你下一步需要优先处理的问题。肠管上的多个窟窿可以采用机械缝合装置或快速手工缝合处理。严重损伤缺血的肠段或多个窟窿相互靠近的肠段应该切除之,肠管的两切端用机械缝合装置闭合,或用脐带专用结扎带③做简单结扎处理。不要做任何吻合!胆囊(罕见)和膀胱(常见)上的窟窿可以用单层连续缝合法关闭。如果你见到输尿管已经离断,就把它扎了,把结扎线的尾巴留长些(这有助于你以后寻找输尿管)。缝闭膈肌上的窟窿,在胰腺断面附近留一根引流管。如果胆总管有断裂,只需通过胆总管的窟窿插一根粗细合适的管子("T-管")将胆汁引至体外。**切记**:胰腺和胆总管损伤是损害控制性剖腹手术后留置引流管的唯独两项适应证。

在出血和污染得到控制后,请迅速打量一下四周看看你是否有什么遗漏,然后,迅速将病人送入 ICU,这是纠正酸中毒、低体温和凝血病的最佳场所。将腹壁敞开! 主张在损害控制手术后将腹腔关闭的学者认为这有助于增加填塞压迫的效果。他们犯了根本性错误。缝闭腹腔不仅没有好处,反而会带来害处。在体液复苏和多次输血后(内脏水肿)关闭腹

---

① 译者注:2 Ps＝pack and pray,就是"填塞加祈祷"的缩略词。
② 译者注:就是在下腹部做一个小切口,在腹膜外分离进入盆腔(不要进入腹腔),清除血肿后做严密填塞。
③ 译者注:脐带结扎专用带(umbilical tape)是一根约 1.5 cm 宽的光边棉质布带,用于初生牛犊(或驴)脐带的结扎。也可以用棉质鞋带代替。

腔，加之腹腔内的填塞，就为创伤剖腹术后的常见并发症之一——腹腔室综合征[①]——创造了绝佳的机会。暂时关腹的方法有多种。比较巧妙的一种方法是采用这种或那种负压敷料——顺便提一下，这种方法是我的共同主编之一（Moshe）首先提出的（*BJS*，1986）。不过，如果你手头没有负压敷料，或者你的时间紧迫，你可以采用久经考验的老式 Bogota 袋。其实，这是哥伦比亚 Bogota 市 Oswaldo Borraez 发明的，其真实名称应该是"Borraez 袋"。取一个灭菌的输液袋或类似物，将输液袋剪开使之呈一张塑料薄膜（不要有毛边和尖角，如果有，请剪去），用缝线（我用 2-0 Prolene®）连续缝合法将该口袋与皮肤缝起来。是的，是与皮肤缝合，不要连同筋膜，因为筋膜容易受缝线伤害。最好能将皮下脂肪层覆盖起来，不要外露变干……，这似乎与美国的关系特别大，因为，美国的枪伤或外伤伤员像其他人群一样似乎越来越胖……☺

（四）了断性修复

在你做创伤剖腹探查术时如果病人的生理情况良好、稳定，你就能奢望对所有受伤的**脏器做了断性修复术**。你只需要先把这些损伤的脏器找到。探查腹腔的方法有多种，选择对你来说是合乎逻辑的和容易记忆的方法（你不会愿意遗漏损伤吧！）。有些脏器容易视见，另一些脏器则需要做一些解剖分离后才能满意显露。一旦见到损伤，就把它补起来，然后再探查下一个脏器。**下文是我的处事顺序**（听起来俨然就是 Frank Sinatra[②]……）。

如果你做了暂时填塞，请小心翼翼地撤除填塞，先从出血可能性最小的部位开始撤，用手捞、用吸引器吸除积血，**把肠襻搬出来**察看横结肠系膜尾侧中央区腹膜后是否存在血肿、胆汁或其他不应该存在的东西，然后，按顺序进行检查：

- 先检查肝右叶、胆囊和肝左叶，察看两侧膈肌，然后检查脾脏。
- 顺势向下**触摸左侧肾脏**，瞥一眼左侧髂血管区域、膀胱（和女性内生殖器），然后是检查右侧髂血管区域。
- 检查右侧肾脏，继而检查胃-食管交界部。视诊胃前壁、幽门和十二指肠的第一部和第二部。
- 做 **Kocher 游离**视诊十二指肠后壁和胰头后面。然后移师 Treitz 韧带，如果十二指肠第三部有任何损伤迹象（无论是术前 CT 扫描，还是在探查中发现局部有水肿、胆汁染色、气泡或血液），你都应该剪断 Treitz 韧带，显露十二指肠第三部和第四部。你可以将你的两食指分别从两侧沿十二指肠第三部的后壁插入，在中部会师（探查其后壁——译者注）。
- 如果你感觉到十二指肠后壁有窦窿，或者当你退出手指时有胆汁随之流出，请采用

---

① 主译注：我曾遇到过这样一个病例。病人为男性，壮年。因"铁器从高空坠落致右顶枕部、右肩和右小腿外伤 5 天，少尿 1 天"转来院。入院检查：深昏迷（颅脑手术后），腹部呈板状。CT 平扫（外院）未发现明显异常。急诊剖腹术。术中见腹腔内无积气，无积血，少量积液，肝脏色泽尚可。从距 Treitz 韧带以远 20 cm 空肠开始至直肠的全部小肠和大肠浆膜面呈花斑状、无蠕动，相应肠系膜无搏动。将腹腔敞开，24 小时后再次入手术室探查，见肠管血供无改善，并且有轻微臭味。遂行相应小肠和大肠切除，高位空肠造瘘，直肠封闭。术后 1 周病人死亡。该病例告诉我们：即使腹部无损伤的外伤病人，也会发生腹腔室综合征。应该注意尽早减压！

② 译者注：Frank Sinatra（1915-12-12～1998-5-14）是 20 世纪最重要的流行音乐人物，他是集歌手、演员、电台和电视节目主持人、唱片公司老板等多重身份于一身的娱乐界巨头，受到全球乐迷的爱戴。他能歌善演，演技出众，三次获得奥斯卡奖。1998 年 5 月 14 日晚，Frank Sinatra 因心脏病逝世。

Cattell-Braasch 手法(参见上文),该手法会为你提供极佳的视像,看清十二指肠的全貌。

- **然后是检查小肠及其系膜**,确保你看到了全部肠管壁,没有遗漏。最后,检查盲肠,顺序检查结肠直至直肠。只要对升结肠或降结肠后壁可能的损伤存在怀疑,就应该游离显露之。必要时应该毫不犹豫地游离结肠的肝曲或脾曲。

- **最后,打开胃-结肠韧带,对胃后壁和胰腺体尾部进行视诊**。看看胰腺表面是否有血肿,不要认为这是包膜下血肿。这种血肿通常意味着是胰腺横断伤,如果你用手指轻轻地触压一下血肿,你会感觉到深面没有胰腺!为了能看清胰腺的全貌,有时你必须游离胰尾(连同脾脏一并游离),并沿胰腺下缘解剖分离。

- **遗漏主胰管损伤是很容易的事**。不要再提术中胰管造影了(将十二指肠壁切开经乳头插管或在远侧胰腺切除后行术中胰管造影)。术中胰管造影根本不起作用,只会带来害处。看清胰腺的全貌加上运气是发现(或排除)主胰管损伤的最佳途径!

将每个脏器损伤的各种修复方式选项和策略都在此过一遍或许需要另外写一本书(况且,市面上这类书已经不少),不过,我在这里想谈谈各个脏器的修复要点,但愿不会让你心生厌恶。下面的内容与本书其他章节的内容可能有重复,但是,顾不了那么多——我希望你能知道我们(芬兰人)的做法:

- 如果肝脏没有出血,勿动它!表面的小出血点可以采用缝合处理。选用可吸收单股缝线和足够大的圆针,打结要小心,刚好能把出血止住即可。深在裂伤和贯通伤缝合后肝内可能存在继续出血的风险(我曾经见过一例病人死于肝内巨大血肿后的肝衰竭),此时,你应该考虑其他止血方法,如:血管造影栓塞术(如果是动脉出血)或肝周填塞。贯通伤创口出血可以将一根 Sengstaken-Blakemore 管插入伤道内,用生理盐水充盈球囊进行内填塞止血——你也可以取一根鼻胃管和一根 Penrose 引流管自制一根 Sengstaken-Blakemore 管[①]。通过指捏法(或某种时髦噱头的器械)扩大肝脏的裂口显露肝内出血点,然后在直视下将出血点缝住,这需要一定的肝切除基本功。**显然丧失生机的肝脏周边的碎裂块应该切除之**。你所需要的就是非解剖性"清创术",解剖性肝叶切除术其实根本用不上。如果肝脏创面上有胆汁漏的迹象,请留一根引流管。如果你对肝脏手术不熟悉,简单的缝合或局部止血又无法控制出血,你应该熟悉的最重要的三大技术是:填塞、填塞、再填塞……

- 与肝脏裂伤的处理原则一样,**脾脏**小裂伤出血的缝合止血是可行的。脾脏部分切除术和用可吸收网包裹脾脏在图谱上看似不错,但是,在实际工作中,这些方法基本无用武之地。一般来讲,最佳选择就是脾切除术!与将一个出血未得到满意控制(同时让你胆战心惊——译者注)的脾脏留在腹腔内相比,脾切除术后暴发型感染(切记,应该告知这些病人疫苗接种和预防用抗生素的重要性)的终生风险毕竟低得多。

- 将撕裂的**肾脏**缝起来控制来自肾实质的出血;但是,一定要记住先用细的可吸收缝线将肾内裂开的腔缝闭。严重肾损伤、肾血管损伤和近段输尿管损伤通常都需要做**肾切除术**,前提是对侧肾脏在位、大小正常。将一个无功能的肾脏(在肾动脉损伤后)留在体内可能会在将来出现问题(高血压),当然,你还是可以在后期将其切除。对严重

---

① 译者注:Penrose 引流管就是烟卷引流条外面的管型胶皮。Sengstaken-Blakemore 管在中国大陆称为"三腔二囊管"。

的肾上极或下极损伤,可以选择用线性切割缝合器做半肾切除术。不过,在用线性切割缝合器做半肾切除术时,请一定要缓慢(数到 7)夹紧缝合器以保证两侧肾包膜在靠拢时不撕裂。左肾静脉严重撕裂可以采用结扎处理,只要你能在肾静脉与生殖静脉交汇点的近侧(靠近下腔静脉侧)结扎就行。我想你一定知道为什么······(如果你不知道,可以给我发 email!)

- **胰腺**损伤的处理取决于主胰管是否存在损伤以及损伤的位置。为了判断主胰管是否完整,你就必须看清楚胰腺的全貌(至于如何显露整个胰腺请参见上文)。如果你怀疑主胰管已经断裂(裂口大或横断伤、胰腺中部破口、胰腺碎裂),请把它当作主胰管断裂处理。**如果主胰管没问题,在胰周留置引流管即可。**如果主胰管的损伤部位位于肠系膜上静脉左侧,病人就需要做远侧胰腺切除术加脾切除术。**在没有其他重大损伤的年轻病人,你可以做保留脾脏的远侧胰腺切除术。**你只需要多花一点时间就可以将胰腺从脾血管上分离下来。然而,如果主胰管损伤位于近侧,切除断裂胰管远侧的胰腺就会冒很大的糖尿病风险。因此,如果病人的情况尚好,我的做法是:在损伤部位将胰腺完全横断,缝闭近断端(不要缝得太深,胆总管就在附近!),用 Roux-en-Y 空肠襻与胰腺远断端做吻合,保留远侧胰腺体尾部。

  然而,在大多数胰腺损伤病人,最安全的办法是"Tim Fabian 法":"胰腺损伤的处理就像吃蝲蛄[①]:吸头······,吃尾······"(但愿你能从这一隐喻中获得乐趣)(图 24.1)。在胰头部(以及十二指肠和乳头)毁损性损伤,你有时可能需要做 **Whipple 手术**。在这类损伤,你的重中之重是控制来自邻近血管的出血。此时,**(分期)Whipple 手术**更多的成分还是清创术——去掉面目全非的胰头和十二指肠,这种手术是损害控制外科的组成部分。你基本都能(或请胰腺外科医生来助你一臂之力)把病人拖至二期手术时做吻合。

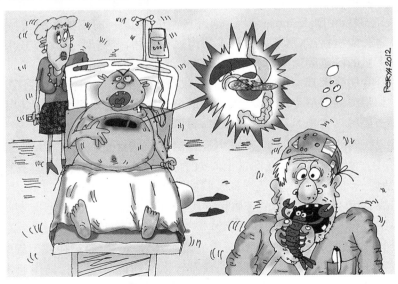

图 24.1　"胰腺损伤的处理就好比吃蝲蛄:吸头······,吃尾······"

---

① 译者注:蝲蛄(crawfish)是学名,在我国江南地区俗称小龙虾或淡水龙虾,它是肺吸虫(并殖吸虫)的中间宿主。这句话是幽默的比喻,意思是说,胰头部损伤的处理原则是引流,胰尾部损伤是切除。

- 十二指肠损伤被遗漏是自寻麻烦。浸泡于胆汁中 24 小时后的十二指肠壁就好比湿手纸；试图把它缝起来(许多人都尝试过……☺)，看吧，接下来会发生什么。肯定是漏。因此，请及时发现十二指肠损伤，这与小肠其他部位的缝合没有区别。我喜欢采用无张力(Kocher!)双层缝合法。如果你能做横向缝合，那是最好，但是，如果损伤需要，做斜向缝合或纵向缝合也无所谓。十二指肠狭窄罕见，还可以在后期通过内镜进行处理。一定要确保十二指肠在减压的情况下进行缝闭。我喜欢(在十二指肠破口缝合前)将一根带有额外侧孔的软鼻胃管在直视下通过损伤处插至十二指肠-空肠曲。有人喜欢在十二指肠上戳一个新孔做管式十二指肠造瘘(Witzel 型)或通过空肠造瘘逆向插一根管子，这都会在肠襻上创建一个新的有风险的窦隧，仅当不得已时我才会采用之。对于比较复杂的十二指肠损伤，多少年来的标准是**幽门隔出术**(pyloric exclusion)(缝闭幽门，做胃-空肠吻合术)，但是，根据最近的研究，这种术式与缝合加减压相比几乎体现不出优势。如果情况确实变得很糟糕(十二指肠漏或十二指肠瘘)，我喜欢做**全十二指肠憩室化**(幽门切除、迷走神经切断、Roux-en-Y 胃空肠吻合和用 T 管做胆汁转流)，不过，需要用到这种术式的情况极少。所有复杂十二指肠损伤都需要做营养性空肠造瘘，这有助于你边启用肠内营养，边等待十二指肠瘘闭合。最后，凡十二指肠修补术都应该在十二指肠旁留置引流管。为什么不在手术中趁手留置一根引流管，而在手术后数日被"逼上梁山"时"再进宫"或依靠那些经皮插入的"米老鼠"[①]引流管……(关于十二指肠瘘的更多细节请参见 ➲第六章第三节)

- **胃上的窦隧需要做缝合修补，切除几乎没有必要。** 在穿入性损伤，请不要忘记，一定要看一眼胃后壁! **小肠损伤**的处理也不复杂：把窦隧缝起来，或切除后做吻合。我喜欢采用老办法——用 4-0 可吸收线连续缝合法做双层的端-端吻合，不过，采用哪种缝合方法还得由你自己定。无论哪种方法只要对你来说是最好的就行。**再强调一次**：在肠管壁水肿时使用机械缝合器进行吻合要谨慎……，**严重创伤一般都会有肠管壁水肿!**

- **结肠是另一回事。** 虽然至少已经有 5 篇研究表明结肠任何部位损伤的一期修补是安全的，但是，**有证据表明在多发性严重创伤、失血量大、同时合并有泌尿道损伤等情况，尤其当结肠损伤位于血供最差的横结肠远侧或脾曲时，应该行转流术**。考虑一下，如果伤员是你的姐妹你会怎么处理，请按同样的方法对待你的其他病人。结肠造瘘术并非世界末日，如果你进入棺椁，并不会因为未做结肠造瘘而感到一丁点儿安慰……

- **腹膜外直肠损伤**需要做近侧转流。除非已经形成脓肿，骶前引流没有任何作用。从肛门看一眼，如果你能看见直肠远侧有窦隧，就可以把它缝起来，冲洗直肠，清除直肠内的粪便，让病人术后恢复顺利些。

- 在内支架插入的情况下用可吸收线间断缝合法修复断裂的**输尿管**，用可吸收缝线双层(有些外科医生用单层缝合)、防尿漏缝合法缝合**膀胱**破口，这些都是不言而喻的事。我喜欢在膀胱修补后留置一根 Foley 导尿管为修补处的愈合"保驾护航"，而不是做膀胱造瘘术。

---

① 译者注："米老鼠"在美国英语里，有"华而不实"、"摆摆样子"、"不太起作用"的含义。

● **膈肌**上即使有一个小窟窿，如果未得到诊断，也会引起严重问题。大多数膈肌撕裂都很小，只要用不可吸收缝线做双层（或单层）缝合修补即可。膈肌外侧部大缺损的修补方法是将膈肌外侧缘的附着部离断，然后将离断的外侧缘与高位胸壁进行缝合。膈肌中央部的大缺损则需要用人造补片进行修补。

至此，你已经修复了所有损伤，清除了腹腔的积血和溢出的肠内容，对腹腔做了温和的冲洗，确保吸尽了所有冲洗液（膈下间隙！），也留置了引流管（在十二指肠、胰腺、尿路损伤，有时在肝脏损伤），正准备关腹。有些腹腔你无法关闭（傻瓜都知道这种腹腔应该让其敞开），有些腹腔你不应该关闭（因为内脏有水肿）。采用现代暂时腹腔关闭技术，这个问题不难解决：让腹腔敞开！但是，如果一切看似良好，你认为不需要行二次探查术（血管修复！），你就可以按常规方法继续将腹腔关闭。用老办法（正如我那些住院医生所言，我那些老掉牙的观点又得到了丰富），我会用几针大边距的间断缝合法缝合筋膜。我不希望见到连续缝合的缝线切割筋膜缘后毁掉整个缝合口。一个小疝总比一个大的切口裂开好……（其他三位主编同意我那些住院医生的诊断——老掉牙的东西！）

您是否注意到我在这一节里一点都没有提到腹腔镜（哇，可有那么一次……，就是在膈肌损伤时），也没有提到机器人手术☺（图 24.2）。

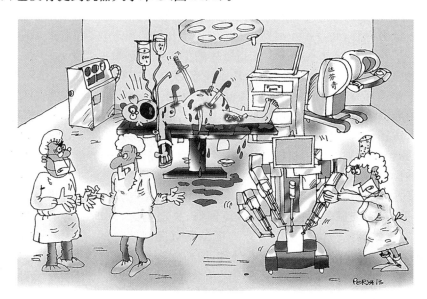

图 24.2 主刀医生："他 * 的，怎么回事???"住院医生："先生，我以为你会用机器人尝试修补这个肝脏……"

三、术后考量

在创伤病人手术后，你首先应该关注的问题是当病人被匆忙推入手术室时**是否有损伤被遗漏。尽早到 ICU 去走一趟，做一遍三次筛查**（参见上文），最迟不能迟于翌晨。［Moshe 告诉我："过去"，病人被约翰内斯堡 Baragwanath 医院"收治"后，外科医生通常要对病床上的病人、病床之间的病人和病床下的病人做"收治后查房"。有时，在病床下你会发现"被遗漏的损伤",但不一定都活着。但愿你们创伤病房的条件会好些……]复习所有的 X 线片,从头顶至足趾为病人做一次全面检查。多发伤病人或许存在初次筛查中遗漏的小骨折、肌腱损伤或血/气胸。一定要警惕可能存在的颅脑损伤或脊柱损伤,不要对申请——或在必要时再次申请——CT 检查或其他检查犹豫不决。切记,最棒的诊断专家是时间:在创伤后 24 小时,无声无息/隐匿的损伤就可能会有所表现(如:钝性肠管损伤)。

在损害控制性剖腹术之后(在你与其家属谈完术中情况、写完手术记录、饮了一杯咖啡、换掉了满是血迹的衣服和内裤……之后),请到 ICU 去走一趟,与 ICU 医生聊几句你的术中所见、所为。察看一下敷料下是否有比较多的出血(你让腹腔敞着,不是吗?)。如果敷料下有比较多的血,或者 ICU 医生怀疑该病人"哪个地方"依旧在出血,千万不要迟疑不决,要毫不犹豫地把病人推回手术室重新填塞——不过,一定要在尝试再次填塞前确保病人的凝血功能正常。

在损害控制性手术后,病人酸中毒的纠正和复温至关重要,应该予以密切监测(碱缺失和乳酸盐这两项指标在监测中很有帮助)。不要通过输太多的晶体液来恢复脏器灌注,这种策略有助于减轻组织水肿,使得术后过程更加平稳,为病人实施计划性再手术和撤除填塞物创造条件。**然而,恰当的时机是什么**?

有些创伤外科医生喜欢在病人的情况稳定后马上做二次手术行了断性修复。但是,这里有一个利弊的权衡问题:**如果你过早进腹,撤除填塞物会冒再出血的风险;如果太晚,感染风险就可能增加**。哥伦比亚港口城市 Cali 的创伤外科医生(他们能见到大量创伤病人)其实就研究过这个问题,他们得出的理想时间是 48~72 小时。在采纳这一观点后,我赢得了"两天半先生"的美名。我喜欢在白天工作时间做二次手术(至少在芬兰是这样:严重的外伤都发生在夜晚和周末,或许与我们的饮酒习惯有关……),并且是我自己去做。然而,即使是同一位外科医生做二次手术,填塞纱垫的数目和部位得到妥善清点,确保所有填塞物全部取出,其重要性也不言而喻。将纱球或纱垫遗留在体内确实会使律师们高兴一把……

取填塞物可不是一桩可以委派年资最低的外科医生去干的小手术——因此,还是请你自己去干! 取填塞物要不引起出血,就需要耐心。先用生理盐水让表层的填塞纱垫浸透,等待片刻(一定要准备 1~2 段笑料),然后一块一块地撤除,一定要让下一块纱垫先湿一下。撤除的方式是轻轻滚动纱垫(像脱手套一样),不要冷不丁将纱垫掀起来。当仅剩肝脏表面的最后一块纱垫时,我会用大号注射器的头部一边轻轻地推它,一边冲水。一旦纱垫全部取出,你剩下来就是做该做的事了:进行吻合和其他修复、冲洗腹腔,当然还有缝合腹壁——如果有可能的话……

腹腔室综合征在腹腔敞开时甚至也会发生,也会在损害控制后二次手术缝闭腹腔后发生(三发性腹腔室综合征①),不过,最常见的还是在初次创伤剖腹术后,在所有损伤都得到

---

① 译者注:世界腹腔室综合征(abdominal compartment syndrome,ACS)学会将 ACS 分为原发性(primary)、继发性(secondary)和三发性(tertiary)三种。①原发性 ACS 又称"外科"ACS,是一类原发于腹-盆腔内的、需要外科手术或血管介入干预的损伤或疾病。这种 ACS 被认为是"经典的"ACS。原发性 ACS 病人通常都有腹内或腹膜后出血、实质性脏器损伤、损害控制外科(如:填塞法控制肝脏出血)或移植。原发性 ACS 还包括骨盆骨折出血。②继发性 ACS 又称"内科"ACS。这是一类继发于腹腔外疾病(脓毒症、毛细血管渗漏)的 ACS。这一术语与用于腹膜炎的继发性含义大相径庭、格格不入。③三发性 ACS 又称复发性 ACS,见于原发性或继发性 ACS 在预防或治疗情况下的复发。例如:外科减压后持续存在的 ACS,或在暂时腹腔关闭二次筋膜缝合后出现了全新的 ACS。

修复、腹腔关闭后发生。腹内高压就像发热，如果你未去测量它，你就无法发觉它的存在。通过 Foley 导尿管测量腹内压简单易行，应该作为所有腹部急诊手术后的常规，尤其是那些伴有休克并接受了大量输液和输血制品的病人。**人们没有规定在哪种压力时需要做减压术，但是，如果压力大于 20 mmHg，你就应该坐立不安了**，尤其当病人同时新出现了你无法自圆其说的脏器功能障碍时。如果尿量开始减少、气道压力增加、病人同时有血流动力学不稳（腹腔灌注压＝平均动脉压－腹内压，应该在 60 mmHg 以上），请考虑腹腔室综合征！如果你还没有用保守疗法（鼻胃管、直肠排气管、停用肠内营养、用经皮穿刺引流腹内积液）的话，先尝试保守疗法，然后考虑通过透析来去除体内的液体，如果效果都不好，就打开腹腔，让腹腔敞开。如果该病人在 ICU 眼看马上就会死在你面前，请在床边做腹腔开放！

用现代技术来处理敞开的腹腔并非灾厄，你可以采用网片中介负压辅助闭合技术[①]（遗憾的是这是瑞典人最先发明的，不过，它管用……☺），也可以采用其他技术（如：Dietmar-Wittmann 发明的“钩-襻式尼龙搭扣”网片[②]），延期筋膜闭合率可达 90%。**如果病人的筋膜未能闭合，局部也会有足够的皮肤可以游离用来覆盖缺损，这是你的最佳选择**。如果届时也没有足够的皮肤可以游离用来覆盖缺损，你就只能等到肠襻上长出一些肉芽组织，行皮肤移植了。**这种“计划性疝”会在 6～9 个月后成熟，届时，你就可以做腹壁重建术了**。如果病人自己有足够的皮肤允许在腹中线进行缝合，我们的首选是**腹壁结构分离技术**（component separation）（这种技术最早是在 20 世纪 50 年代由阿根廷的 Albanese 提出，后来在 1990 年由 Ramirez 等人进行了细化），必要时再加一层肌后垫衬式（sublay）补片。巨大缺损可能需要请整形外科同行来助你一臂之力；我们喜欢采用的技术是显微外科（游离）阔筋膜张肌皮瓣。如果缺损实在太大，腹壁结构分离技术难以修复，但是，如果局部有足够的皮肤可以在中线缝合，你可以选择标准补片修补法（我一般用肌后垫衬式补片修补）。迄今为止，人们对生物补片的地位还未有定论，不过，我曾经在污染术野和感染（不可吸收的）补片取出后用过几次生物补片。请一定要在术前告诉病人生物补片使用后疝发生率高，并强调局部残留的膨出可能会酷似疝复发。

创伤性剖腹术后的大多数并发症的处理与其他腹部外科手术后并发症的处理没有什么两样。术后出血可能需要介入放射（血管造影栓塞术）处理，也可能需要再手术止血。吻合口漏的处理与非创伤性手术后相同（参见➲第六章）。术后腹内脓肿，如果临床表现明显，其处理方法是行经皮穿刺引流或手术引流。胆汁积聚同样需要引流；有时，ERCP 能发现漏的位置（在肝脏撕裂伤后通常是肝脏创面漏胆汁），可以通过留置胆道内支架进行处

---

① 主译注：腹腔开放术带来的问题是闭合困难。Ulf Petersson（*World J Surg* 2007，31：2133-7）发明了一种网片中介负压辅助闭合技术（mesh-mediated vacuum-assisted closure technique），可以提供很高的伤口闭合率（closure rate）：先在肠襻与腹壁之间铺一张带孔的聚丙烯薄膜（中央区有一薄层聚氨基甲酸乙酯海绵），要求两侧抵达结肠外侧沟；再取一张大小合适的聚丙烯网片，周边剪成伤口的形状，再于中线剪开，使其成两张，用 2.0 Prolene 缝线将这两张网片分别与两侧筋膜做连续缝合（针距密一些，保证牵拉有力，又不撕裂筋膜），边距窄一些（防止因筋膜损伤造成最终关闭困难）；然后，在中线将这两张网片缝起来，一方面是防止内脏脱出，另一方面是给腹壁筋膜施加一些拉力，防止其回缩；在聚丙烯网片表面放一块厚的聚氨基甲酸乙酯海绵（接负压，负压维持在 125～150 mmHg）；最表面盖一张大的自黏性聚丙烯薄膜。通过膀胱导尿管观察腹内压（维持在<20 mmHg，呼吸和循环稳定）。每隔 1～2 天去手术室，打开伤口更换负压装置，并收紧聚丙烯网片，以维持腹壁筋膜有一定的牵拉力。直至腹壁缺损仅剩 3～7 cm 就可以考虑去除网片，将腹壁缝闭。

② 主译注：原理与“网片中介负压辅助闭合技术”完全相同。所不同的是 Wittmann“钩-襻式尼龙搭扣”网片（velcro-based patch）有两块（一雌，一雄），只需要将两块网片在中线搭在一起即可。

理。对胰腺裂伤漏诊后的持续性胰瘘，如果主胰管至少有一部分完整（侧壁瘘），最佳的处理方法是内镜下内支架置入，这也是远侧胰腺切除后胰腺残端瘘的首选治疗方法。然而，如果主胰管已经完全横断，并且在初次处理时被漏诊了，这种瘘不太可能自行闭合，除非将胰尾切除。不过，忍耐是金，因为其中有些瘘会自行愈合。十二指肠漏的处理是引流、肠内营养和耐心（参见上文）。

非腹部并发症（如：急性心肌梗死、肺栓塞，等等）显然也会发生于创伤后的病人（➲第十三章）。**在创伤病人，预防血栓形成的措施不该省略，这些措施成为再出血的原因极为罕见**（虽然人们往往会把止血不彻底归咎于血栓形成的预防措施）。有些创伤中心会对无法使用抗凝剂的高危创伤病人采用可回收式下腔静脉滤网来预防肺栓塞。

在过去，多发性创伤病人常常会发生 ARDS 或输血相关性急性肺损伤，尤其在大容量复苏和/或肺挫伤后。ARDS 发生率急剧下降的原因可能是因为人们对输液的积极性不如从前那么激进、通气技术改进和腹腔室综合征的预防。胸部损伤或剖胸术后的胸腔积血（retained hemothorax）需要尽早抽空；发展成胸腔积脓就应该看成是一种失败。

创伤病人阴性剖腹术后并发症的风险为 20%，大多数是肺部和伤口并发症。但是，创伤是一种外科病，因此，只要你的手术做得有理有据，你就不必因此难过、悔不当初。没有人会一贯正确！

哇噻，我的课讲得够长了，我该喝点什么了。至于其他问题请参见本书的其他章节，因为创伤是普通外科的一部分，创伤外科医生就必须成为最棒的普外科医生。

> 要从事创伤外科，又要求并发症很少，这就有点像吃蝲蛄。你一定要有所需的器械，要有思想准备，要熟悉蝲蛄的特点，预计到意外发生的可能性……，并能仔细观察火候。在恰当的时机出手，做恰到好处的干预。如果成功了，千万不要忘记用一杯夏布利白葡萄酒犒劳一下自己。他们永远是绝配……就像钓鱼[①]后泡一把桑拿一样（图 24.3）。

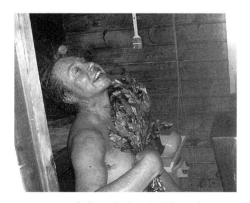

图 24.3 芬兰外科医生的每日常规

（柏志斌 译）

---

① 译者注：这里的"钓鱼"是指做"创伤外科手术"。

第二十五章 小 儿 外 科

Graeme Pitcher

如果手术有难度,说明你的手术做法有问题。

Robert E. Gross

大多数小儿外科医生在谈到对儿科病人的感想时会对你讲下面的话:儿科病人有趣、疾病种类各异;小儿通常都处于人生的初期,因此,没有老年病人的那些退行性夹杂症;你能让患儿的期望寿命超过你自己;你可能只需要用一只手就能把他们拎起来放到手术台上,术中显露也很容易,你能找到原始的组织间隙。所有这些都是小儿外科的真实写照。在这种病人,并发症就肯定应该罕见才是!

然而,真实的情况是小儿外科病人同时患多种先天性畸形的情况屡见不鲜,全身用免疫抑制药物(这些药物会影响伤口愈合)的情况也不足为奇,这些都给外科医生带来了难度。为了避免陷入一大堆的失误之中,外科医生往往还必须深谙那些罕见病的解剖、生理和自然史,新生儿外科尤其如此。几乎没有哪位普外科医生对新生儿外科疾病有全面了解,具备为新生儿做安全外科手术经历的普外科医生甚至更少。**除非你在新生儿手术方面受过特殊培训,否则请把这种病人转给小儿外科医生,不管路途多么遥远。**

家长当然也希望他们那位其他各方面都健全的孩子能闯过手术关,不出现任何并发症……,因此,压力都在外科医生身上! 然而,像各种外科手术一样,在儿童身上做手术也会发生并发症,并发症并不都能预防。主刀医生在与病人家属的沟通中如何交待并发症至关重要。医生–孩子–家长之间的三角关系是儿科临床的难点之一。在医疗过程的任何阶段发生的并发症或挫折都必须在事实完全清楚后尽早以诚挚、透明的方式与患儿的家长(和患儿本人,如果他们能懂事的话)取得沟通。还一定要清晰明了地告诉患儿家长该患儿的预计病程,以及可能出现的并发症对病程的远期和近期影响。**就我的体会来讲,通常给主刀医生造成烦恼的并非并发症本身,而是未能及时提及这些并发症,并坦诚地与患儿家长取得沟通。**

一、术前考量

许多并发症可以通过正确拟定计划来预防。确保病人的手术部位做了正确的标记,并获得同意。手术**左右出错或部位出错**在腹股沟疝修补术特别常见。如果你是在数周前看过这位病人,你就有可能忘却该病人的一些细节。再看一下你的记录,并对麻倒的躺在手

362

术床上的病人检查一次,核实你准备为之做手术的病灶。摸摸精索是否有轻微的增厚感,如果是,就证实疝就位于你准备施行手术的这一侧！对腹部急诊手术的病人,一定要在麻醉后、在你进行皮肤消毒前检查一次病人——你往往会有惊奇地发现,从而需要调整你的策略！

（一）麻醉并发症

虽然小儿麻醉领域有了长足进展,小儿麻醉作为一门亚专科也已经形成,但是,你一定要认识到在有些情况下主刀医生所起的作用相对比较简单,风险最大的严重并发症还是在麻醉,尤其在新生儿。如今,新生儿的麻醉风险依旧高于年长儿童。严重麻醉并发症通常还反映外科医生考虑欠周。有鉴于此,在避免麻醉并发症方面我的想法如下:

- **如果手术能等至今后做,应该避免在新生儿期在全身麻醉下做任何手术**。没有生命危险的囊肿、肿块、隆起和错构瘤不应该在该时期手术。新生儿期的包皮环切术必须并且只能在局部麻醉下施行(也就是说,如果找不到犹太法师☺)。
- 确保分管这台(你马上就要打算做的)手术的**麻醉同行**具备所需的培训和经验。例如:先天性心脏异常的小儿对麻醉就有很高的要求。如果找不到谙熟这类病人的儿科麻醉师或心脏麻醉师,千万不要对紫绀型心脏病或单心室生理的儿童贸然实施任何手术。
- 如果病人能安全地等至翌晨手术,千万不要在三更半夜做任何手术[在成人也是如此！——主编注]。这尤其适用于阑尾切除术。就拿凌晨 2 点躺在急诊室的阑尾炎病人来讲:如果该阑尾炎病人看上去"无并发症",那么,在早晨 7～8 点让一帮充满朝气的团队来手术岂不更安全。如果阑尾已经穿孔且病人处于病态(已经在家里躺了5 天),这种病人就会从静脉用抗生素和数小时的体液复苏,然后在翌晨手术中获益。况且,外科医生也是人,我们也需要睡觉。
- 你可能需要做一些确刻不容缓的**"紧急"急诊手术**(表 25.1)。

表 25.1　需要紧急手术的情况

情况	评论
睾丸扭转	手术简单,只要手术不迟,睾丸就能获救
内出血病情不稳定者	绝不能把这种病人放在救护车里或 CT 室里
骨筋膜室综合征或腹腔室综合征	减压能挽救伤肢或生命
绞窄性腹股沟疝	嵌顿性疝一般都能还纳,但是,如果皮肤颜色有改变或怀疑有绞窄性肠梗阻则不宜采用手法还纳
中肠旋转不良,肠扭转	酸中毒婴儿必须行急诊手术

- **与麻醉师取得良好沟通**。在你与麻醉师之间隔着一道屏风,有时这道屏风所起的作用颇似血-脑屏障(你我都清楚哪一侧是血……),你要设法越过这道屏障。时刻注意监测仪,用眼睛看,用耳朵听。如果台上有出血,请确保你屏风那侧的同行知道出了多少血,为什么会出血,以及你预计还需要花多长时间。

二、术中考量

这里提几个要点：

- **低体温**是一种常见问题，尤其当你做手术的是低体重早产儿时。保持手术室温暖，把孩子包起来，采用保温毯（如：Bair Hugger® 保温毯）。

- **儿童比成人小**（这里没有奖品①）。为了能看正确，你需要用放大镜（即使你的眼睛年轻、炯炯有神）。一般情况下用 2.5 倍的就可以。大多数支持者还备一套 3.5 倍的放大镜。**每例小儿手术都应该戴放大镜！**

- 同样的原因，只要你做的是开放式体腔手术，就必须有一盏**头灯**。

- **腹腔镜手术**在婴幼儿与成人差异甚大。在婴幼儿，请不要做腹腔镜手术，除非你受过专门培训——参见下文。

- **非儿童医院内的手术室安全**
  - 在手术开始前，请确保静脉通道妥善固定（达到你满意的程度）。输血漏至手术巾单上而未进入患儿体内，其不良预后不言自明。婴幼儿手足部的输液外渗也会引起不堪入目的伤害（图 25.1）。

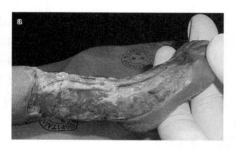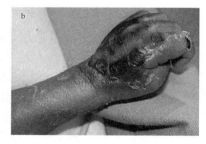

图 25.1　小儿童静脉输液外渗所致的软组织损伤（彩图见彩插）

  - **电凝器的电极板**。确保电极板对这位儿童来讲足够大，粘贴部位尽可能干燥（图 25.2）。

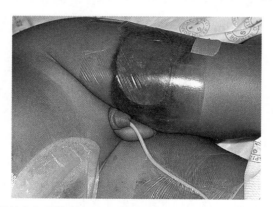

图 25.2　将新生儿型号的电凝器电极板用于大儿童所引起的烫伤，原因是电流聚集（彩图见彩插）

---

①　主译注：这句话的意思是：这不是眼力比赛，你不要指望不戴放大镜做手术能获得大奖。一句幽默话而已。

■ **皮肤消毒**(尤其是含酒精消毒液)可能给新生儿菲薄、娇嫩的皮肤造成损伤(图25.3)。

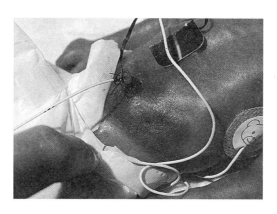

图 25.3 为了插入脐静脉导管(umbilical catheter)用酒精消毒皮肤所致的腹壁皮肤灼伤(彩图见彩插)

■ 只允许用特制的小儿**脉氧仪探头**(图 25.4)。

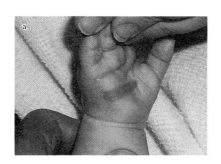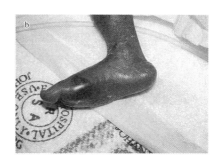

图 25.4 将成人用脉氧仪探头横向施夹后造成的皮肤部分厚度压迫性坏死:a)一名儿童的手部;和 b)足部(彩图见彩插)

■ **在包皮环切术中,不要在阴茎上使用单极电凝器。**此时电流通过阴茎的狭细部位 (阴茎根部最细——译者注)传导,会导致整个器官坏死,甚至失去!(我的描述可能会使你瞠目结舌……)

● 小儿从麻醉中醒来后一般都会有惊恐感,有时会不配合。在此阶段,敷料、引流管和导管都有脱落、移位的风险,应该予以妥善固定,避免迫不得已再次插入,引起家长、儿科和医院的关切。

● **在敷料和各种管道得到妥善固定前不要停止患儿的麻醉。**应与麻醉师取得沟通。敷料越简单越好! 氰基丙烯酸酯胶不仅有辅助闭合皮肤的作用,还兼有敷料作用,且不会被扯掉。**例如:**在包皮环切这种简单手术结束时,就应该在患儿苏醒前将尿布包好,以免小儿在刚做过手术、妥善止血的器官上疯狂乱抓——造成再次麻醉以及拆除缝线、再次缝合之需。

● 局部区域麻醉技术加良好的术后止痛可以使麻醉苏醒变得安全而舒适,对患儿大有裨益。

- 儿童的 **BMI**[①] 正在上升；在美国，我们对这一点的接受比对气候变化的接受都快，伴随而来的是对外科医生的挑战：
  - 特别注意**大儿童和青春期儿童在手术台上的体位摆放**，避免发生压迫性并发症，尤其是长时间的截石位手术；
  - **血栓栓塞并发症在这种小儿更常见**。在肥胖儿童和高危青春期儿童，应该考虑用机械压迫装置和预防用肝素。

三、术后考量

切记：

- 如果你认为术后需要入 ICU，那么，一般都应该去 ICU！
- **将病态的患儿转运至 NICU 或 PICU 途中是一项充满危险的工作**。患儿可能会拔除气管插管，重要的引流管可能被拽出，输液泵和静脉通道可能会出现故障，等等。做好一切准备，确保途中万无一失。由一名经验丰富的护士或呼吸治疗师组成的转运团队能杜绝许多问题。请一定陪伴你的患儿一同回病房。
- **呕吐和误吸是一种常见的、具有潜在生命威胁的并发症**，尤其在新生儿和幼婴，因为这种小儿还缺乏保护自身气道的能力。如果需要用鼻胃管，请确保鼻胃管的位置正确、起到了作用。
- **应该对鼻胃管做仔细妥善固定**避免压迫鼻翼，鼻胃管压迫鼻翼会引起皮肤坏死，可能会给患儿造成长久的美容影响。
- 尽可能确保**术后医嘱**的简洁、明了：
  - **避免因剂量算错造成用药过量**——尽人皆知的小数点位置搞错；
  - **确保肠内用药**医嘱的清晰，从肠内给入。
- **小儿补钾应小心、谨慎**。大多数小儿对轻度低钾血症有耐受能力，不会有任何问题，补钾可能会带来危险（滴注部位的软组织损伤以及人们最不愿意看到的医源性高钾血症）。

四、某些手术的特异性并发症

小儿外科病人的常见并发症参见表 25.2。我们会从表中抽几种并发症重点叙述如下。

表 25.2　小儿外科常见并发症

并发症	评　论
麻醉并发症	在婴儿，一定要考虑是否值得冒这种风险进行手术？
腹腔镜	入路（entry）损伤和截孔口疝

---

① 译者注：BMI(body mass index)是"体重指数"的英文首字母缩略词。

续表 25.2

并发症	评论
管道故障、移位、不满意和躁动不安	中心静脉导管、输液泵（infuso-ports）、透析导管（腹膜和血管）都是生命管道！
切口浅部感染	污染的病例
胃造瘘并发症	漏、装置移位
幽门环肌切开术的问题	幽门环肌切开不充分和黏膜切破
Nissen 胃底折叠术的问题	早期疝、扭曲 Nissen（twisted Nissen）
切口疝	带一点腹直肌鞘的大边距缝合就能避免这种并发症
疝手术的常见失误	遗漏上腹疝、疝复发

（一）小儿的腹腔镜问题

小儿的腹腔镜并发症与成人没有什么两样（⊃第九章）。最令人生畏的是入路损伤造成的内脏或大血管损伤。这种并发症的发生率或许比我们认为的高，因为人们很少会报道。例如：我曾经见过发生在其他医院（是的，这种事一定是发生在其他医院）的一例小男孩因腹腔镜阑尾切除术入路损伤造成主动脉损伤，当时未察觉，后来进展至双下肢缺血。其实，腹腔镜在许多手术都没有明确优势。**小切口手术往往更安全，尤其当你的腹腔镜经验还不够丰富时**。与成人（和戳孔器的大小）相比，婴幼儿和儿童的体腔要小得多。这使得戳孔器位置的安排（尤其在初始阶段）有时很困难，并且肯定存在风险。最安全的方法是采用 Hasson 法（就是用开放法插入 trocar——译者注）。

小儿对高压气腹的耐受性很差。请采用最低的气腹压（8 mmHg 或更低），只要能显露即可。低流量也能提供一种安全边距（a margin of safety），避免意外过度充气。一定要警惕过度充气，只要有疑虑，就放气。单心室生理的小儿依靠的是心脏充盈前负荷。对这类病人应该避免做腹腔镜。

戳孔器一定要位置满意，刚好进入腹腔即可，对手术时间比较长者应该与皮肤或筋膜做固定。在许多病例，你可以不用戳孔器，用 11 号刀片在腹壁戳一个小切口直接将器械送入腹腔即可。这种方法比较安全，也免去了许多挫折。

小儿戳孔口疝比成人常见。在婴幼儿，如果不做筋膜缝闭，甚至 5mm 的戳孔口也会形成疝，尤其当腹白线不缝闭时，因为这里的肌肉最薄。**请尽可能将戳孔做在外侧，争取最大的愈合机会，避免形成缺损**。如果你不用戳孔器，而是用刀片戳小切口来插入器械，请确保器械退出时未将大网膜拖入戳口。

（二）中心静脉导管（管道工程）问题

平心而论，我想没有哪位外科医生会对为小儿放置中心静脉导管这项工作乐此不疲！在我们的私下观察中，外科医生在为内科医生提供技术服务时的表现总是最糟糕的，内科医生需要用到外科医生，但不一定能理解他们。对那些通常已经有病的儿童来说，重返手术室的费用和并发症都是巨大的。解决这个问题的最好办法是通晓这些"生命管道"对该病人的重要性，并确保其正确放置，并起作用，竭尽所能地避免并发症的发生。尽管如此，迄今为止，导管问题依旧是小儿外科临床（通常不严重）悲剧的最常见原因！

最常见的并发症是：

- 导管位置不正确：
  - 太深（会导致阵发性心律失常）。
  - 太浅（会导致滑入头臂静脉）。
  - 导管种类错误。与肿瘤科医生或介绍病人的医生私下核实一下——不要相信传言！——选用哪种导管：是双腔导管抑或单腔导管？是内植式中心静脉导管（Port-a-Cath®）抑或 Broviac® 导管？还是耐高压泵导管（Powerport）（在 CT 扫描、为病人做高压注射时用）？
- 导管在隧道内发生扭曲。
- 在婴幼儿，冲洗管道的肝素水使用过多会出现抗凝作用。

下面是几点遭受挫折经历后杜绝问题之我见：

- 一定要在术前与家长见面，亲自解释手术细节、确切风险和获益。你在谈话中需要涉及置管的所有问题，目的是一旦出现问题，他们不会感到诧异而前来找你。
- 对手术中的每一细节都给予极高的关注，亲自做——不要把操作下放给培训医师来做。
- 确保你留置的导管型号正确、尺寸正确。
- 确保血小板计数能满足手术需求（一般应大于 $50.0 \times 10^9 /L$），如达不到该要求，应该输血小板。
- 杜绝导管的机械性问题：检查导管是否有漏，亲自安装 Port-a-Cath® 的接头，确保没有扭曲。
- 将缝线呈"罗马凉鞋"状缠绕导管后与皮肤做妥善固定。导管出口处最好盘成猪尾巴式线圈状，然后再盖上密封敷料，如此，牵拉导管就不易将导管拽脱。
- 绝对不要遗忘做一次 X 线检查，核实导管位置。
- 术中一定要核查导管是否通畅，并用肝素冲洗。在小儿童，肝素冲洗不宜太多以免造成不恰当的抗凝。为了避免这种并发症，婴幼儿的肝素浓度应该是 10 U/mL，而不是成人的 100 U/mL。
- 最重要的是——如果你遇到了问题，请及时解决之，不要搪塞、敷衍。一旦你那破玩意不能如愿起作用，你就别无它选！

（三）幽门环肌切开术

幽门狭窄的婴幼儿（以及医院里的每个人）似乎年龄越来越小！腹腔镜手术也越来越普及。但是，幽门环肌切开术依旧是一宗充满压力的手术（尤其对那些偶尔做这种手术的手术者来说），原因很简单，因为这类病人其他各方面都正常、健康，我们有理由对他们抱有"完美"结局的奢望。尽管人们的期望值很高，但是，并发症依旧会发生。幽门环肌切开术的并发症分为三类：

- 术中并发症——黏膜切破或出血。
- 幽门环肌切开不充分。
- 伤口并发症。

幽门环肌切开术可以开放做，也可以在腹腔镜下进行。请你用你最擅长的方法去做——这通常是最安全的方法。腹腔镜为这些婴幼儿带去了极大的"伤口获益"：无与伦比的美容效果、降低了伤口感染率和裂开率、相同的术中并发症发生率、恢复时间短以及家长满意度高。**唯独有些研究发现法律投诉率高，原因是幽门环肌切开不充分。**

如果你的病人已经呕吐了三周，家长或医生没有考虑到本病（图25.5）（是的，这种情况在世界的任何地方都依旧会发生！），请确保该患儿在手术前能得到良好的体液复苏和营养支持。有时，在这种被漏诊的病例，甚至需要做术前TPN，并且在严重饥饿病人突然恢复喂饲时需留心提防再灌食综合征（re-feeding syndrome），这种综合征的表现是低磷血症、低镁血症，有时，甚至有昏迷和心衰竭。

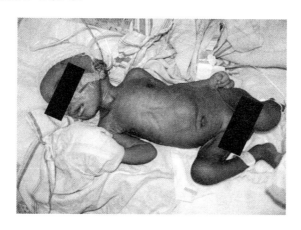

图25.5 这是一名因肥厚性幽门狭窄的诊断耽误而出现缺水、严重营养不良的小儿。注意，腹壁可见胃蠕动波

1. 并发症的预防

仅当你对婴幼儿腹腔镜很熟悉，才选择**腹腔镜幽门环肌切开术**。开放手术的优点是重复性好。戳孔器的插入或许是该手术中最具风险的操作。可以发生肝脏损伤，尽管文献中对此未有很好记载（很奇怪！）。

通常可以对脐部戳孔做钝性扩张至能插入（3mm）摄像头戳孔器，然后小心将摄像头戳孔器插入腹腔。之后，其他器械都在视像下一一插入，一般都不用戳孔器。不要将这些刀戳口做得太靠近正中线，因为在这些腹壁薄弱部位容易形成切口疝。为了避免幽门环肌切开不够充分，应该通过目测和用器械头部触诊搞清楚幽门的境界。从增厚幽门的中部开始行幽门环肌切开术，分别向近侧和远侧切开，注意，向远侧的切口不要延得太长，因为在此处黏膜损伤的概率比较高。**我坚信切开不够很容易发生在近侧，因此，我会不遗余力地确保环肌切开完全延长到了胃壁上。**在手术结束时，外科医生必须确保当你用钝性抓钳抓住切开肌肉的任何一边做头-尾方向牵动时，另一边的肌肉不会跟着动。避免黏膜损伤最好的办法是深谙你手中拿着的手术刀或电刀头的功能，缓慢前进。最后阶段通常是用钝性分离法安全离断残余肌纤维，不至威胁黏膜的完整性。**向胃内注入空气有助于对黏膜破损做出判断。**用单纯缝合法缝闭脐部戳孔，皮肤仅用胶胶合即可。

2. 并发症的处理

如果你搞破了黏膜，千万别大惊失色！你有两项选择：

- 用 6.0 PDS® 细线直接缝闭破口。打一点气看看是否漏气。或者……。
- 一并缝闭黏膜和肌层,将幽门旋转 90°,重新换一个新的位置做环肌切开。这次可别再把黏膜搞破了!
- 这两种选项都可以在腹腔镜下施行,也可以中转开放后施行,主要取决于你的技巧和心情是否坦然。

肌肉切缘出血无足轻重,通常都会自行停止。如果你一定想把这出血止住,通常只要用电凝在出血的浅静脉上碰一下即可。

幽门环肌切开不全的患儿会在术后 24 小时后继续呕吐。这种情况很难通过某项试验来证实。超声检查不会有帮助(幽门环肌依旧肥厚),造影检查一般能显示部分排空。再次手术的决策完全依赖临床,通常是在住院期间、在术后 2～3 天或更长时间后患儿依旧有呕吐,取决于主刀医生和家长的耐心程度!

黏膜切破而未被发觉的情况极其罕见。此时,患儿表现为病态、心率快、有时有发热,以及术后呕吐。用水溶性造影剂做胃肠道检查可以证实诊断。这种并发症的最佳处理方法是再次手术、清洗腹腔,按上述方法缝闭破口。**显然,这种漏如果被漏诊或发现迟可能导致患儿死亡!**

(四) Nissen 胃底折叠术

该术式最常见的临床问题是病人选择不正确。这种手术只有在经过严格的病人选择、充分履行告知同意和合理期望值的前提下,才会起到满意的作用。玩世不恭的人(有哪位实力派外科医生一点都不玩世不恭?)还会加一句能获得最佳结果的病人是那些食管正常、根本不需要做手术的病人! Nissen 胃底折叠术的手术适应证主要有四大类:

- 因持续反流用**积极内科治疗无效**、出现**并发症**的婴幼儿:
  - 食管狭窄;
  - 误吸,有近乎婴儿猝死综合征(sudden infant death syndrome,SIDS)的发作;
  - 由于口服摄入不足,患儿发育迟滞。
- 有解剖异常的儿童,如:食管裂孔疝。
- 因神经疾病而留置 G 管的病例因反流出现了并发症,且内科处理和喂饲处理无效。
- 对有反流症状的年长儿童和青春期儿童,行手术治疗的依据是病人对症状和治疗的耐受程度,或内科治疗失败者。

Nissen 胃底折叠术已经成了小儿抗反流手术的金标准。有些情况需要采用不完全包绕,但是,这种情况寥若晨星。简而言之,如果有其他治疗该患儿的方法,万勿采用抗反流手术。如果你准备做这种手术——就把它做好!

在 Nissen 手术后早期,最常见的技术性问题是包绕方法不正确、包绕移位以及发生了食管旁疝。其临床表现取决于患儿的年龄。婴幼儿的典型表现是喂饲出问题和干呕,这些是包绕失败的仅有症状。如果小儿在包绕术后情况不错,但突然出现问题,请做一次造影检查(图 25.6)。包绕方法不正确包括:包绕太紧、包绕太松依旧有反流(罕见)、包绕手术包在了胃上而不是包在食管上以及形成"扭曲 Nissen"(图 25.7)。

如何做一个恰到好处的小儿 Nissen 胃底折叠术,我的诀窍如下:

- 测量膈肌食管裂孔口径大小,并根据患儿年龄做一个口径恰当的包绕:2～4 kg 的婴儿为 22F,大如成人的青春期儿童为 60F,在这两者之间要谨慎选择使用。

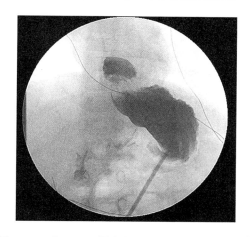 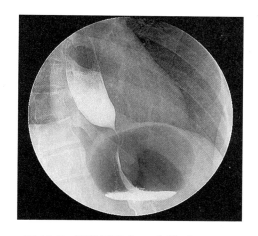

图 25.6　在 Nissen 胃底折叠术后发生的食管旁疝　　图 25.7　双腔胃形成,又称"扭曲 Nissen"

- 包裹的宽度不要超过 2～3 cm,松松地包裹即可,也就是说,要求胃底一圈没有张力。
- 通过结扎胃短血管来游离胃大弯,能在做包绕时将张力风险降至最低,尤其能预防"扭曲 Nissen"这种罕见并发症的发生。"扭曲 Nissen"是指在张力情况下拽拉胃底(尤其是胃大弯的下部)做包绕,造成吞咽梗阻症状。"扭曲 Nissen"的最极端类型就是导致双腔胃形成。
- 如果你计划为一例有神经疾病的小儿(如果你对这种手术的适应证掌握恰当,这种病人应该占这种手术的大多数)做 Nissen 胃底折叠术,你就应该考虑到需要采用胃造瘘管。
- 再手术可能极具挑战性。除非你是一位腹腔镜高手,否则,开放做二次 Nissen 手术或许更安全。

(五)胃造瘘管并发症

在胃造瘘管放置过程中所出现的形形色色的失误也是小儿外科的常见并发症(悲剧)。可惜,介绍病人来的儿科医生压根未把**经皮内镜胃造瘘**(percutaneous endoscopic gastrostomy, PEG)放置 G 管看成一宗真正的手术,认为这是安全的。其实,事实远非如此。在婴幼儿,PEG 放置的并发症发生率比开放式放置 G 管高。结肠和肝脏损伤等并发症的发生率远远高于开放置管。近期放置 PEG 管的患儿在实施喂养后不久就出现水样腹泻,并且排出粪便中含有食物,就是**胃-结肠瘘**。胃结肠瘘需要在开放手术下做修补术(图 25.8)。孩子越小,放置 PEG 管的并发症发生率就越高——强烈建议你做一次安全的"老式"手术。

无论这根 G 管是如何放置的,它都可能在腹腔内或皮肤上出现漏,最严重的病例可以引起**坏死性软组织感染**。这种管子还会因为阻塞而不起作用,也可以向外脱出离开其隧道。随着小儿的生长,这些管子会骑跨在肋缘上,需要重新放置。术后要对这些管子做妥善固定,以免患儿将其拔出。如果出现了腹腔内漏(图 25.9),应停止喂饲,再次检查,冲洗,有效控制漏(通常管子可以保留下来重插)。如果管子不在位,你一般可以取一套 PEG 装置采用内镜法重新插管,免去再手术(另参见 ⮕第六章第三节)。

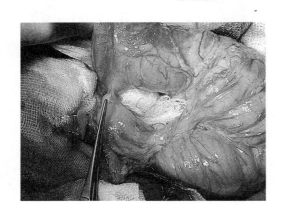

图 25.8　放置 PEG 管时,洞穿了结肠,造成胃与左侧横结肠之间的瘘道

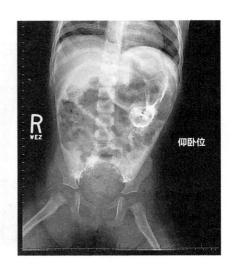

图 25.9　G 管插入后,经 G 管注入水溶性造影剂检查示腹腔内漏

（六）肠套叠

在发达国家,肠套叠是一种低危疾病,容易通过超声得到诊断,大多数病人可以在放射科通过气压或静水压方法进行复位。在许多第一世界的医院里,这种病人在治疗过程中甚至可能未见过外科医生(这种情况使我郁闷,我的肥大细胞开始脱颗粒……)。在发展中世界,肠套叠依旧是一种高危疾病,由于疾病确诊迟,因此婴幼儿病情很重,一般都需要外科医生来处理,相当一部分患儿需要做缺血肠襻切除术。气压或静水压复位也会发生相关并发症。最危险的是肠穿孔且没能引起怀疑。**拟行空气灌肠复位的病人必须满足下列所有条件:**

- 必须做充分体液复苏、保温和通畅的静脉输液通道。
- 由一位外科医生或外科团队的成员陪伴去介入放射科。
- 对 3 岁以下的小儿(年长一些儿童的肠套叠存在病理性引导头[①]的可能性比较大,如:Meckel 憩室、息肉或肿瘤)。
- 无急性腹膜炎表现。

如果在复位过程中出现气腹(在荧光屏下的表现是腔外气影,容易辨认,但是,为了能发现这种放射学征象,放射科医生就需要在使用高压复位时不时地注意这种征象),就必须立即停止充气。在患儿情况不济时,就应该用大口径的管子(一定是从肛门插入——译者注)做腹部减压。**如果出了问题,患儿的情况就会迅速急转直下、令人不寒而栗。为防万一,需要有能力为婴幼儿实施气管插管和复苏的人员在场**(不要以为你那位放射科朋友在场就行了☺)!

可能会出现复位不全。如果肠套叠无法复位(确定不能复位),就应该行急诊剖腹术。大多数病人的复位不成问题,但是,放射科医生总会对最后那个阶段复位已经完成心存疑

---

① 译者注:肠套叠的引导头(lead point)又称"套头"。

虑。因此,在这种情况下,请不要匆忙对患儿实施手术。如果你对这种患儿开刀,那么,你会打开许多腹腔,结果发现肠套叠已经完全复位。宁愿等上8～12小时,评估患儿的临床进展走向,再次做超声检查。这往往能免除不必要的剖腹术。

(七)腹股沟疝和腹股沟区手术

开放法腹股沟疝修补术依旧是金标准。把一个简单、安全的腹膜外腹股沟手术变成一个有难度的腹腔镜手术,还需要对婴幼儿实施深度麻醉和肌松,从直觉上就存在问题,这一观点似乎也得到了腹腔镜疝修补术的数据支持。请确保麻醉安全和简单,这可以减少麻醉并发症风险,麻醉并发症是年幼儿童疝手术最坏结局的主要来源。疝的总复发率应该在1%～2%。降低婴幼儿疝修补术后的复发率取决于经验,这一点无可替代。在疝囊巨大、囊壁薄的婴幼儿,手术十分必要。

(八)是单侧修补抑或双侧修补?

婴幼儿疝修补术后最常见的并发症之一是手术侧修补成功了,但对侧发生疝。**其他各方面都健康的足月出生婴幼儿或年龄稍长的小儿,预计这种情况的发生率约为病人数的5%。**前早产儿[①]、那些腹腔内有大量液体的病人(如:脑室-腹腔分流的小儿或肝硬化小儿)、或对侧已经可以看出有异常的小儿(如:精索增厚或巨大鞘膜积液)都应该做双侧修补——尤其当患儿有夹杂症、麻醉风险比较大时。这种病人在初次手术后数周或数月需要再次冒麻醉风险肯定不是我们希望见到的情况。**足月出生儿、年龄稍长的儿童和对侧检查正常的儿童**都可以采用单侧手术处理。人们对腹腔镜评估对侧疝环的意义存在争议。对年长儿童,如果家长不愿意冒对侧复发风险,我会采用腹腔镜评估。在弱不禁风的低体重早产儿做疝修补术时追加腹腔镜检查,就需要比较深的全身麻醉和肌松,就有比较大的麻醉风险。在这种情况,双侧疝修补术要安全得多。无论你的策略是什么,请确保复发风险已经与患儿的家长做了充分沟通,并且他们对你采取的策略满意。

避免并发症的要点:

- 确保你没有把手术部位的左右搞错。我遵循术前常规标记预案,此外,我一定还会在切皮前、在手术台上为病人做一次检查,确保检查所见与拟行手术部位左右无误。安全永远比抱歉好!
- 确保你戴上了放大镜。即使是年轻人的双眼,如果你能把结构看得一清二楚,手术也会容易得多!
- 把切口做在腹股沟管中点的皮肤皱褶上。这种切口使得你能满意显露深环,因为腹股沟疝修补的主要操作就是在这里展开。
- 在大疝囊的婴幼儿,与设法保持疝囊完整相比,特意将疝囊打开可以使得手术更为简单易行[②]。通常无论如何你早晚要打开它,如果你能够将疝内容物还纳,就可以在直视下进行解剖分离,一切都会变得简单易行。

---

① 主译注:前早产儿(ex-premature infants)是指胎龄在28足周前出生的小儿。这种小儿在麻醉后特发性呼吸窒息的发生率约为30%。

② 主译注:打开疝囊后,术者将食指插入腹腔内还可以对对侧疝环处进行扪查评估,判断对侧是否存在潜在疝。

- 明确界定疝囊的边缘。妥善缝合-结扎疝囊。
- 如果你找不到疝囊，千万不要去挖。把腹横筋膜搞破了，并损伤了膀胱，这种情况难道还少吗！
- 女孩的疝囊一定要打开，以便确认你没有无意中把输卵管给扎进去。
- 在做鞘膜积液手术时，确保你做了大口的开窗排空了阴囊内的鞘膜囊。不要通过离断的鞘状突来排积液，要不然，你就需要在术后在病房里为这位不幸的男孩做穿刺抽吸，甚至在家长不悦的目光之下。

（九）脐疝修补与上腹疝修补

如果在学龄前脐疝未能自行闭合，就应该做修补术。并发症有复发［脐疝术后复发罕见（只要用良好的技术将脐疝口完全闭合，就不应该复发）］、伤口血肿（我会在伤口上放一块小纱布，外面再用一张具有粘合作用的塑料薄膜压紧，预防伤口血肿，或许这种办法是自我安慰而非预防病人的血肿）和感染（这种情况一般容易处理）。让家长有思想准备，手术后孩子肚脐的外观不会马上看上去呈完美的"内凹形肚脐"。肿胀需要数月才会慢慢消退！

上腹疝通常是位于正中线的纤细白线缺损或稍稍有些偏心的白线缺损。其内容物通常只是一小团腹膜外脂肪。这种疝是先天性缺损未能自行闭合——需要在某一时期做修补。修补需要确认缺损的边界，用几针可吸收缝线进行缝闭。复发极为罕见。唯一的难点或失误就在于确认缺损边界。**确保在病人清醒状态下标记疝的确切位置。在麻醉状态下，小儿疝的边界或许难以确认，甚至不可能确认。**

再次确保你准备修补的部位准确无误。我曾经见过小儿的脐部被无缘无故地缝闭了，其实他们患的是上腹疝！

（十）切口疝

任何对腹腔的侵入都可能造成切口疝。如今，我们对切口疝的认识是：在儿童，所有这些疝都是技术性并发症，并且几乎都能避免。在儿童，导致切口疝的因素与成人没有区别。

儿科特异性的预防要点：
- 偶尔，小儿外科医生在为比较小的儿童做缝合时容易缝得过浅。过浅的缝合会导致愈合失败。即使在小小儿，也需要做深深的筋膜缝合！与成人一样。
- 在婴幼儿，分层缝合会导致缝针过浅。有时，单层大块缝合效果更好。
- 根据患儿的年龄不同选择合适型号的缝线缝合筋膜：
  - 4.0 用于新生儿；
  - 3.0 用于婴儿；
  - 2.0 用于 1～3 岁，或 20 千克体重；
  - 0 用于年龄更长的儿童；
  - 1 用于 10 岁以上的儿童。
- 最好用可吸收材质的缝线（如：PDS® 或微乔®）。由于婴幼儿的皮肤很薄，如果你采用的是 PDS® 缝线，请一定要把线结埋妥，否则局部的隆起（至少）会引起家长的牵挂和不安。甚至还会导致其表面的菲薄皮肤形成溃疡。

多年之前,在我们这门学科刚诞生后不久,当时人们都知道小儿外科医生一度无奈地自嘲为"专门致力于尝试不可能之事,锲而不舍"的医生。我不禁感到纳闷,难道这就是当初那个在人们眼中并发症频出、令人大跌眼镜的学科?如今,我们已经成了外科学中能提供常规临床医疗的一个分支,这一事实表明小儿外科在近50年中取得了难以置信的进步。或许有朝一日我们还能医治自负和虚荣!

我从来没有见过麻醉下的孩子能玩任天堂[①](图 25.10),但是,我们能否尽可能少地减少他们的手术痛苦,以便他们能在去手术室的途中、在麻醉苏醒后能尽早地玩上玩具!

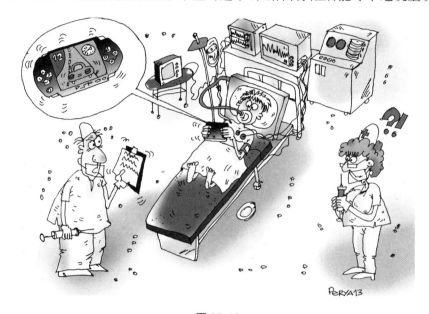

图 25.10

还请记住:儿童不是成人的缩影!

（尤承忠　译）

---

① 译者注:任天堂(Nintendo)是日本一家电子游戏公司及其开发的电脑游戏的名称。

第二十六章

泌尿外科

Zohar A. Dotan

你能从他鞋头上溅到的血迹看出他是一名外科医生或妇产科大夫,从他鞋头的尿迹知道他是一名泌尿外科医生,从他鞋头的咖啡迹断定他是一名麻醉师。

Bernard Cristalli

普外科医生会抱怨(或炫耀)他们每天"在粪坑里游泳"。我们泌尿外科医生的运气要好得多,因为我只需要在尿池中游泳!在这一章里,我会讨论一些普外科医生经常遇到的(就是被普外科医生搞出来的)泌尿道并发症。我还会设法为你支招,如何逃离粪坑,跃入尿池☺!

在我的泌尿外科生涯中,我已经记不清楚有哪个月我会不需要去为普外科医生遇到的泌尿外科难题出手相助。这种由泌尿道的"不速之客"搞出来的或遇到的伤害通常有**两种大类:尿流梗阻或尿漏**。泌尿外科是一门有关管道修复和漏水维修的艺术,也是你面临这些问题时需要掌握的技巧(图 26.1)。

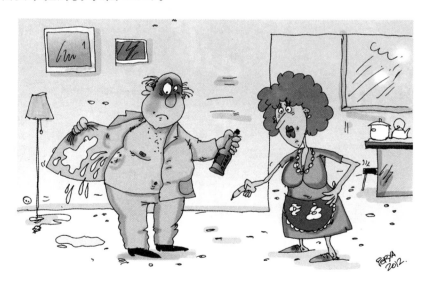

图 26.1 病人从腰部的一个窟窿撒尿。妻子:"你是不是把啤酒洒到睡衣上了?"

一、术前考量

（一）肾衰竭

肾衰竭的定义是肾小球滤过率（glomerular filtration rate，GFR）小于 60ml/分钟。肾衰竭是一种比较常见的情况，总人群中的罹患率可以高达 10%，**其中大多数是无症状的轻中度肾衰竭**。肾衰竭的诊断取决于实验室检查结果，主要是血肌酐（serum creatinine，SCR）水平。SCR 与 GFR 之间的关系并不是线性关系。在轻度肾衰竭，SCR 值的轻微变化可以伴有 GFR 的巨大变化。因此，在术后阶段，外科医生应该对 **SCR 值的轻微变化予以重视**。一般说来，如果男性 SCR 值为 1.4 mg/dL（124 μmol/L）或以上，女性在 1.2 mg/dL（106 μmol/L）或以上，就应该怀疑肾衰竭。

医学生都清楚，肾衰竭可以分为肾前性（最常见）、肾性和肾后性：

- **肾前性肾衰竭**：在外科病人，这提示肾血流量不足，原因是休克或缺水。注意，肾前性肾衰竭病人的 **BUN/SCR 比值**［正常值＝（10～15）∶1］一般都是高于正常（＞20∶1）[①]。
- **肾性**：这意味着肾实质已经有病变，不是慢性病（糖尿病、高血压），就是急性病（如：因严重休克所致的急性肾小管坏死）。
- **肾后性**：这提示膀胱流出道慢性梗阻（或罕见的双侧输尿管梗阻）。这种情况是泌尿外科医生所乐见的。

在新近诊断为肾衰竭的病例或病情逐渐加重者，应该用泌尿系统超声检查除外肾后性病因，包括测定排尿后膀胱残余尿量。在大多数病人，残余尿量少于 150 mL（在一些罕见情况，小容量膀胱可以引起输尿管肾盂积水，同时膀胱残余尿减少）就可以排除肾衰竭是膀胱下（从膀胱颈部至尿道远侧）病因所致。肾盂积水或输尿管肾盂积水一定是异常现象，应该请泌尿外科医生会诊。

（二）肾盂积水或输尿管肾盂积水

肾盂积水（hydronephrosis，HN）的定义是肾盂和肾盏扩张，输尿管肾盂积水（hydroureteronephrosis，HUN）的定义是输尿管、肾盂和肾盏扩张。**集合系统扩张在大多数病人提示存在梗阻，但不尽然**。膀胱-输尿管反流和其他先天性疾病等情况会引起 HUN。梗阻的病因可以是**管腔内的**（如：结石、血凝块）、**管腔壁的**（如：肿瘤、纤维化）或**管腔外的**（如：腹膜后肿块或肿瘤、腹膜后纤维化）。HN/HUN 可以是单侧的，也可以是双侧的，取决于病因。单侧梗阻提示病变位于输尿管-膀胱开口处或其近侧。双侧 HUN 的病变通常是位于膀胱或其以下（膀胱下）。**导致双侧 HUN 的膀胱下梗阻的常见原因是良性前列腺增生症、前列腺癌和尿道狭窄**。

集合系统的扩张程度与肾衰竭的严重程度没有相关关系，尤其在缺水情况下。**如果你怀疑病人有轻度肾盂积水，请先纠正缺水，在 1～2 天后再次做超声检查**。肾盂积水合并感

[①] 主译注：该比值使用的计量单位是 mg/dL，因此，在我国计算该比值时要进行换算。BUN(mg/dL)＝(mmol/L)÷0.357；肌酐(mg/dL)＝(μmol/L)÷88.4。

染者需要迅速采取干预措施,挽救该肾。

在你准备为肾盂积水病人实施择期剖腹术时,要先请你的泌尿外科同行会诊。偶尔,应该先对梗阻肾脏进行引流——可在剖腹手术前先留置**肾盂引流管**,也可以在剖腹手术开始时**逆行留置一枚输尿管支架**。即使肾盂积水与拟行手术的原发疾病毫不相干,这种处理方法也能改善术后结局,并且能在剖腹手术期间为你与泌尿外科医生的通力合作纠正肾盂积水的病因提供机会。

(三)术前影像见肾脏肿块

在因其他病因而非肾脏疾病行影像检查(超声、CT 或磁共振影像)时发现肾脏肿块的情况并不少见。肾脏"肿块影"意味着在 CT 平扫上病灶的测定值大于 15 Hounsfield 单位(也就是说,这不是囊肿!),并且在静脉注入造影剂后病灶有强化。对肾脏存在可疑肿块的病人都应该做进一步术前检查,包括影像增强检查(CT 或 MRI)——假如最初提示肿块的影像检查源自超声或 CT 平扫检查。

肾脏肿块的处理方法取决于肿块的大小、行影像检查的初始病因以及该病人拟行的手术术式。大多数肾脏肿块为原发性肾肿瘤,而非转移性肿瘤或感染表现。对肾脏小肿块来说,其自然史是"良性经过",也就是说,其生长速率缓慢,通常不会发生转移。肾脏肿块的治疗方法通常是外科手术,并且可以与其他外科术式一并进行,前提是手术部位对两种疾病的手术操作都合适——上腹部或腹膜后。肾脏小病灶(小于 4 cm)的治疗可以推迟至外科急诊疾病或外科限期疾病缓解后。如果肾脏肿块大于 4 cm,能否同时行泌尿外科手术则应该请你认可的泌尿外科医生会诊后再定。

二、术中考量

(一)导尿管插入困难

人们一般都是在手术前就插入导尿管,留置导尿管的适应证如下:
- 盆腔手术。
- 手术时间超过 2 小时。
- 大手术或术中需要监测尿量的病人。

导尿管无法插入的情况在临床上比较常见。原因有尿道存在狭窄、之前试插导尿管造成了假道、实施插管的医生或护士缺乏经验。良性前列腺增生症(尿潴留的常见原因)很少会导致导尿管插入困难。

尿道狭窄常见于下列三个部位:
- **尿道口狭窄**很容易确定——导尿管插入不足 2 cm 就无法继续插入。
- **尿道球部狭窄**是尿道狭窄最常见的部位,原因是既往有泌尿外科内镜手术史或性传播性疾病史。
- **膀胱颈部狭窄**可以发生于良性前列腺疾病前列腺切除术(开放或经尿道)后以及前列腺癌根治性前列腺切除术后或放疗后。

导尿管无法插入最简单的**处理办法**是把那根血淋淋的 Foley 导尿管扔进垃圾桶,大叫一声"请泌尿科医生来!"但是,如果周围找不到泌尿科医生,怎么办?

这取决于狭窄的位置。对尿道口狭窄,你可以用一根细的 *Tiemann* 导尿管[①](10 F,直径 1 mm＝3 F)做逐级扩张。另一种办法是插一根细的金属探子对狭窄做缓慢扩张直至 24～28 F。尿道扩张应该在局部或全身麻醉下进行。对更近侧的狭窄病例,你的选项有:

- 插一根细导尿管。
- 逆行插入一根导丝,沿导丝做尿道扩张。
- 做纤维膀胱镜,找到狭窄部位,插入导丝,然后顺导丝对狭窄做逆行扩张。

后两种选项只限于在这方面受过培训的医生采用。

如果经尿道插导尿管失败,在耻骨上可扪及充盈的膀胱,你可以选择在耻骨上插管。我建议你使用超声导引,尤其对既往有下腹部手术史的病人。在正中线耻骨上 1～2 cm 处用局部麻醉剂做浸润麻醉,然后用注射器针穿刺膀胱,以了解膀胱的位置和深度;如果经针头抽得尿液,就在穿刺部位切开皮肤,用 Seldinger 法沿导丝插入导管,或通过一大口径穿刺针引入导管。充盈导管的球囊防止导管脱出。在拔除耻骨上导管前,应该做一次泌尿道评估,确保尿道的完整性和通畅性。有关导尿管插入困难的更多细节,请参阅下文的十诫。

导尿管插入困难时的十诫:

- **在择期手术前找出导尿管插入有难度的病例**:有排尿困难史、前列腺切除史、骨盆骨折史或既往有导尿管插管困难史。只要病人有导尿管插管困难的蛛丝马迹,就请泌尿外科医生会诊。
- 对没有明确适应证的病人**请勿插入导尿管**。
- 无论导尿管的插入多么困难,都要**严格遵循无菌技术**,目标是防止尿路感染和脓毒症。
- 在插导尿管前要用利多卡因胶**充分润滑**,优势手持注射器将 5～10 mL 利多卡因胶逆向从尿道口注入,非优势手捏住阴茎头部防止胶外溢。
- **选择恰到好处的导尿管**,而不是手术室护士给什么就用什么。导尿管根据粗细、头部的形状以及有无球囊和球囊的大小进行区分。"一般"病例采用 14～16 F 的 Foley 导尿管。
- **避免日后发生尿道狭窄**:插导尿管时切忌用力过猛,以免引起假道和尿道出血(尿道口有血排出),从而使得导尿管的插入更加困难,日后还有尿道狭窄的风险。
- **换一根稍细的或不同型号的导尿管**,如:Foley-Tiemann 导尿管或 Coudé 导尿管。
- **设法插一根头端柔软的金属导丝**(如同中心静脉导管插入的 Seldinger 法)。在导丝通过狭窄部位进入膀胱后,将一根 *Council* 导尿管(开孔位于尖端)顺导丝插入。不要忘记用大量胶进行润滑。
- **向泌尿科医生求救!** 如果上面几种方法都失败了,请泌尿外科专家来帮忙。他可能会选择用纤维膀胱镜在直视下插入导丝或在耻骨上插导尿管。
- **在导尿管插入困难的病例**,一旦插管成功,千万不要在泌尿道评估之前拔除导尿管。

---

① 译者注:Tiemann 导尿管在中国大陆又称"前列腺导尿管"。

（二）术中探查对输尿管的识别有误

大多数腹膜后手术和许多腹腔手术都需要显露输尿管，因为避免输尿管损伤的最佳办法是沿其行程显露。有时，人们会误把生殖血管束当成输尿管——当你向尾侧追踪时，输尿管位于生殖血管束的内侧，切记：当你用镊子夹它时，生殖血管不会收缩！右侧输尿管上段可以在升结肠、盲肠和阑尾后方找到。左侧输尿管上段可以在降结肠、乙状结肠及其系膜后方见到。当将结肠及其系膜向中线翻转时，可以见到输尿管位于腹膜后的疏松组织内、躺在腰大肌之上。**输尿管最容易找到的位置是输尿管与髂总血管交叉处，通常就在髂总动脉的髂内动脉、髂外动脉分叉处**。找到了这一点，就可以用血管套带把输尿管套住，顺势向膀胱追踪。为了避免损伤输尿管血供，不应该将邻近的软组织与输尿管分开（使输尿管骨骼化），因为这会导致输尿管缺血和后期狭窄。如果你预先估计术中寻找输尿管会有困难，可以在手术开始时，经膀胱镜插入输尿管导管，以便你术中容易找到输尿管。如今发光输尿管导管已经面世，可以成为你这种腹腔镜外科医生的"宝葫芦"。

（三）腹膜后/腹腔内肿块所致的输尿管梗阻

HN/HUN 的评估应该按上文的方法进行。如果手术准备延迟至梗阻确诊后数周才进行，就应该在手术前对受累侧的肾脏做肾造瘘或插入输尿管导管进行引流。在手术中，先找到输尿管，然后辨认输尿管的受累段。偶尔，可以做输尿管松解术；如果因为技术原因或肿瘤学原因无法做松解术，就需要行受累段输尿管切除术。**仅当输尿管切除长度比较短（<5 cm）时，输尿管端-端吻合术才有可能。在下段输尿管损伤，最好的处理方法是将输尿管再植于膀胱上**。在与髂血管交叉水平以下的下段输尿管缺损通常都可以将输尿管再植于膀胱上；偶尔，需要游离膀胱并将膀胱与腰大肌用不可吸收缝线做固定（腰大肌固定术）。如果缺损（或切除）的输尿管比较长，你可以制作一膀胱瓣，将其与输尿管残端做吻合来解决输尿管缺损问题。另一种选项是回肠输尿管术，也就是取一段能轻松与肾盂做吻合的小肠。在右侧，可以取末端回肠；在左侧，可以在乙状结肠系膜上开一个窗，然后将回肠穿过该窗沿左结肠外侧沟放置。显然，这类手术应该由泌尿外科专家来做！

（四）盆腔肿块侵犯膀胱

盆腔肿瘤或炎性肿块（如：憩室炎肿块）不少见。病人可以诉血尿、气尿、粪尿和排尿痛。任何膀胱肿块或膀胱周围肿块通常都可以在术前 CT 片上看到。然而，术前 CT 片上没有见到并不能排除膀胱侵犯的存在。应该在术前行膀胱镜检查，因为它可能会改变术前分期，以及变更手术术式和手术时机。如果存在膀胱受累，手术选择包括膀胱部分切除术（一种范围不太大的术式）或全膀胱切除术，甚至盆腔脏器切除术。切除一片膀胱，用可吸收缝合线双层缝合法把膀胱缝起来直至不漏尿，并没啥了不起，然而，前面提到的后两种手术只能由训练有素的泌尿外科医生来做。手术中一定要明确输尿管开口位置，如果你未见到输尿管开口，请麻醉师从静脉推注一支靛胭脂，注意哪里有蓝色尿液喷出。

（五）肾脏创伤

主编要求我只谈并发症。因此，有关肾损伤的机制、分级、诊断和处理烦请你参阅其他书籍。

肾损伤在钝性伤比穿入伤多见。大多数肾损伤是低级损伤——即:损伤仅涉及肾脏的周边,未累及集合系统或肾血管。肾损伤的并发症有:

- **出血**——最危险的并发症。肾脏的血流丰富,肾损伤会引起出血性休克,尤其当肾血管损伤后。此时,对侧肾脏的信息至关重要,如果在腹腔探查时发现对侧肾脏缺乏或体积小——并且有必要行肾切除术——就应该在行伤肾切除前,在手术台上行 IVP,核实对侧肾脏是否存在以及有无功能。**如今,在大多数医院,在病人入手术室前的 CT 检查中,对侧肾脏已经得到了评估。**如果手术中发现肾周血肿,对大多数钝性伤所致的肾周血肿来讲,人们不主张做探查,目的是避免不必要的肾切除术。**然而,若为活动性出血、膨胀性或搏动性肾周血肿、或怀疑为主肾血管损伤时,则需要做探查术**。对这种病例,不必预先控制肾门部肾血管——只需要将伤肾从肾床上翻起、处理肾蒂——就像你做脾切除那样。对单独的肾损伤、不需行手术的病人,以及术后出血的病人来讲,最佳选择是血管造影栓塞术!**腹部探查术中发现的穿入性肾损伤则迥然不同:**你必须进行探查,根据探查所见的损伤程度做必要的处理:修复、部分肾切除或全肾切除。
- **尿漏**——见于集合系统的毁损性(Ⅳ级肾)损伤。在腹部 CT 检查上,你可以看到肾周或输尿管周有造影剂,或表现为腹膜后尿液囊肿。治疗选项包括观察、集合系统内引流术和尿液囊肿经皮引流术。
- **肾动静脉瘘和假性动脉瘤**在肾损伤或肾手术后罕见。常用的治疗方法是动脉栓塞术,要避免做手术探查,以免冒肾切除之风险。

(六) 输尿管损伤

在腹膜后手术、结直肠手术或妇科手术(子宫切除术和剖宫产术术中的输尿管损伤风险约为 1%!)中,输尿管可能会被意外结扎或切断。输尿管的解剖及其识别方法已经在上文述及——输尿管最容易损伤的部位是输尿管的最下段。如何预防损伤至关重要——在复杂结直肠肿块或巨大子宫肿瘤的游离过程中,一开始就应该明确输尿管的位置。如果先前预计到解剖分离有难度,逆行插入一根输尿管导管可能有助于你确定输尿管的行程。

在子宫切除术或剖宫产术术中操作粗暴和/或止血操作手忙脚乱都容易造成输尿管损伤。在剖宫产手术中,当将子宫下段的切口向外侧延长或撕开太多时,就可能伤及输尿管。每当手术做到此处,请一定要想到输尿管,始终靠近子宫壁操作,避免深缝和"离侧壁太远"做盲缝。"经验老到的高手"不但能在手术中发现这种损伤,还能做修复。但是,一般来讲,那根造成输尿管梗阻的缝线需要在手术后、在病人出现肾盂积水时才会完全得到诊断。顺便提一下:有些外科医生在手术中会鬼使神差地损伤了双侧输尿管:例如,请读一读一篇来自加纳的病例报道,在子宫切除术后出现双侧输尿管积水的居然有 14 例(!)之多,表现为术后肾衰竭或无尿[①]。

在对受损的输尿管进行修复时,其治疗选项取决于损伤的位置、损伤的严重程度、输尿

---

① Mensah JE, et al. Delayed recognition of bilateral ureteric injury after gynaecological surgery. *Ghana Med J* 2008;42(4):133-6.

管受损的长度以及同侧肾功能。如果受损的输尿管是一小段、损伤为不全性，你可以在留置一根输尿管内支架的基础上用 4 - 0 可吸收缝线间断缝合法对损伤进行修补，要求输尿管管腔不发生狭窄。如果输尿管受损段的长度达到了 5cm，可以在解剖游离损伤输尿管的两断端后采用输尿管端-端吻合术（输尿管-输尿管吻合术）。要求吻合口没有张力（切记，为了避免吻合口狭窄，应该将输尿管的断端剪成铲形斜面——为了增加吻合口的直径，要在输尿管远侧部做一纵切口），输尿管内支架应该留置 6 周左右。如果远侧输尿管有缺损，将输尿管再植于膀胱上是一种实用的办法。先游离膀胱，然后将输尿管修成铲形斜面与膀胱进行吻合。手术结束时，应该在膀胱周围留置引流（就像所有泌尿道重建术病例一样），并经尿道插入一根导尿管引流膀胱 5～7 天。在没有尿漏临床表现的病例，**拔导尿管之前的膀胱造影可以省略**。如果你对引流管里流出的是尿液抑或血浆没有把握，可以送一份标本去检查一下其中的肌酐值。如果检验提示存在尿漏，病人做了复杂重建术，就应该保留导尿管并行膀胱造影，这一点不言而喻。如果你用了输尿管内支架，内支架管就应该留置 6 周以利于吻合口成熟。上段输尿管是重建术难度最大的部位——如上文所述，小段缺损可以采用输尿管-输尿管的端-端吻合术。大段缺损就可能需要用 Boari 瓣（制作一个能抵达上段输尿管区的膀胱瓣）做重建术或回肠输尿管术。**如果该病人的情况不稳定，或者你行医的场所条件极差，请随手用金属血管夹或结扎线把受损的输尿管闭起来！** 1～2 天后，插一根经皮肾造瘘管，再过一段时间行延期重建手术（由泌尿外科医生来做！）。

（七）膀胱损伤

子宫切除术、剖宫产术和乙状结肠或直肠手术等盆腔手术中会发生膀胱损伤。**预防膀胱损伤的办法是在手术开始时插入一根 Foley 导尿管，不过，请记住，空虚的膀胱也可能容易遭受损伤。** 例如，在再次剖宫产术中，膀胱可能与子宫下段之间存在粘连，当你上提覆盖在子宫下段的腹膜时（就是"下推膀胱时"——译者注）损伤膀胱。如果这两个结构（腹膜和膀胱）粘连紧密，或者你没有时间将它们仔细分开时，请高于通常位置做你的子宫切口！**切记，深深地嵌在盆腔内的胎儿头部往往倾向于将空虚的膀胱向上（就是"向腹侧"——译者注）推开，几乎能将膀胱推出盆腔。永远记住：尽可能在高位切开腹膜，因为在正中线下端那看似腹膜的组织可能就是膀胱，Foley 导尿管的球囊马上就会出现在你眼皮之下……**

重要的是能在术中及时发现这种损伤。在口径"恰到好处"的膀胱穿孔病例，你可能根本看不到膀胱黏膜或导尿管，不过，如果你拿不定主意，请找一个人钻到剖腹大单下面去，将加有靛胭脂（或亚甲蓝）的生理盐水通过导尿管注入膀胱。用缝线标记损伤的边缘，用可吸收缝线（我采用双层缝合）修补膀胱破口。最后，还需要用生理盐水充盈膀胱，看看修补口是否漏水。我喜欢在膀胱修补口旁留一根引流管，不过，对留置引流管的必要性并非每个人都认同。Foley 导尿管应该在原位留置 5～7 天。是否需要在导尿管拔除前行**膀胱造影**已经在上文做过讨论。万一发生了（罕见）尿漏，其治疗方法是延长导尿管的留置时间——需要行再次探查和手术修补的情况极其罕见。

三、术后考量

此时，我应该提醒你：与你每天与之打交道的胃肠道不同，泌尿道通常处于无菌状态。

无菌的尿液漏入腹腔在初始阶段是相对无症状的，直至病人因尿液性腹水、肠麻痹或尿液感染后出现腹胀。在这种情况下，腹腔内的尿液会被吸收，导致血 BUN 和肌酐上升。如果取腹水标本送检，你会发现**腹水液肌酐/血肌酐比值大于 1.0，提示腹腔内存在尿漏**。

（一）尿潴留

尿潴留可以表现为急性排不出尿，也可以表现为慢性"排尿迟踌和尿后滴沥"以及排尿后残余尿多。肛周手术和/或脊柱麻醉后的病人比较容易发生尿潴留——对既往有排尿困难史的病人（因为有症状的前列腺增大），以及既往有尿潴留发作史的病人，应该提高警惕。**对采用 α-阻断剂治疗的、有症状的良性前列腺增大病人，在手术前不应该停药，因为停药会增加术后尿潴留发生率。**

尿潴留的治疗取决于其发病是急性抑或慢性、排尿后膀胱的残余尿量以及是否存在急性肾衰竭或肾盂积水。在急性情况下，首先应该经尿道插入导尿管。通常情况下，如果尿潴留的病因是良性前列腺增大，导尿管的插入应该相对比较容易。如果导尿管的插入有困难，要考虑尿道假道（因插管造成的创伤所致）、尿道狭窄、插导尿管的经验缺乏或诊断有误等可能性——切记，尿潴留并不是病人不能产生尿液的唯一解释！

处理尿潴留的要点：

- 确保尿潴留的诊断无误——排除了无尿或少尿。请护士做一次"膀胱超声扫描"（如今，大多数医院都具备这种条件）了解膀胱容量。
- 如果尿潴留的诊断无误，向膀胱内插一根 Foley 导尿管；插导尿管切勿使劲向前插，以免损伤尿道、引起尿道出血，或许还会导致尿道狭窄。如果你第一次插管不成功，就应该请泌尿科医生会诊（如果找不到泌尿外科医生，就行耻骨上膀胱插管）。
- 泌尿科医生应该尝试的步骤如下：
  - 插入一根精细的金属导丝，将导尿管（Council 导尿管）顺金属导丝插入膀胱；
  - 纤维膀胱镜——在进入膀胱后，插入一个精细的金属导丝，然后，将导尿管（Council 导尿管）顺金属导丝插入膀胱；
  - 插一根耻骨上膀胱导管（参见本章上文"导尿管插入困难"）。

（二）膀胱手术并发症

膀胱部分切除或全切除术后可能出现的主要严重并发症有：

- **血尿**——血尿通常轻微，其治疗方法就是适量饮水和观察。严重血尿的治疗，最初是通过膀胱镜清除血凝块，然后是持续膀胱冲洗；如果血尿量比较大或呈持续性，就可能需要再次手术。
- **尿漏**——大多数腹膜外尿漏病例可以通过膀胱引流（用一根 18～22F 的 Foley 导尿管）成功治愈。如果尿漏为持续性（经膀胱造影证实），就可能需要通过双侧肾造瘘管进行尿液转流；但是，这种情况极其罕见，主要限于膀胱严重疾病的病人——例如：由于放射性损伤。腹腔内尿漏应该采用剖腹术来处理其破口。
- **输尿管损伤**——在膀胱手术中，输尿管损伤的常见部位是输尿管开口和膀胱周围的远段输尿管。远段输尿管损伤的处理方法在上文已经述及。
- **小容量膀胱**——避免小容量膀胱的最佳办法是能预计到手术后膀胱的容量。如果病情需要做膀胱广泛切除,就应该考虑用全膀胱切除术或膀胱扩大术(用小肠襻做膀胱扩大术)来取而代之。

(三)延迟诊断出的输尿管损伤

如果在手术中或创伤后输尿管损伤被遗漏,病人就会出现腰部疼痛、尿液囊肿、尿性脓毒症(urinary sepsis)或肾衰竭的症状。本病的诊断依赖腹部 CT(当然是静脉增强 CT)——表现为输尿管肾盂积水、造影剂外溢或腹膜后/盆腔尿液囊肿等征象。其治疗选项包括肾盂造瘘或输尿管内支架置入引流集合系统。后期的输尿管狭窄会导致肾盂积水和肾衰竭,需要做重建手术。

(四)阴囊肿胀

术后出现阴囊肿胀其病因可能在阴囊内(如:附睾-睾丸炎、鞘膜积液——嗨,你在手术前查过阴囊吗?),也可能就是**阴囊水肿**。会阴部手术或前列腺手术后发生阴囊水肿不少见。它也可能是继发于腹壁水肿或者是全身弥漫性水肿的一部分——下坠的阴囊本身就容易发生水肿……,甚至在导尿管插入造成的损伤后也会发生水肿。腹股沟疝术后阴囊水肿在 ⮕ 第十五章中已有讨论。仔细的检查(必要时加做超声检查)有助于诊断。大多数病人都能够自行缓解,不需要特殊治疗。因此,外科引流罕有必要。

表 26.1 是我为你提供的一张一览表,它是我对本章内容的总结。我想,你们中一定有人会感到这一章的内容似乎过于枯燥无味、有点味同嚼蜡。至于这一点,你应该把责任归咎于我们的主编。

表 26.1 普外科医生常见的泌尿外科并发症

并发症	评 价
腹膜后或盆腔手术中结扎或损伤输尿管	■ 如果病人"稳定"——"拆除结扎物"或插入输尿管内支架后修补。 ■ 如果诊断迟(出现了输尿管肾盂积水)——通过经皮肾造瘘引流肾脏,并做顺行造影。建议做内镜治疗。 ■ 延迟的重建手术适用于内镜治疗失败和大段输尿管缺损的病人。
腹部创伤中遗漏输尿管损伤	■ 先做经皮肾盂造瘘引流肾脏。然后做顺行造影确定病灶。 ■ 腔内泌尿外科治疗——有可能的话,插入内支架。 ■ 6~8 天后,再次造影。酌情治疗。
盆腔手术中发现膀胱破裂	■ 用双层缝合法修补。做膀胱注水试验看是否漏水。 ■ 在手术结束时,考虑采用耻骨上膀胱插管。 ■ 在膀胱周围留一根引流管。 ■ 在有选择的病例,做术后膀胱造影。
盆腔手术或创伤术后发现膀胱损伤	■ 做一次 CT 膀胱造影。 ■ 排除腹部/盆腔相关损伤。 ■ 判断是腹膜内膀胱破裂抑或腹膜外膀胱破裂。后者通常是采取保守治疗,而前者则需要探查和修补。
腹部创伤后迟发性血尿	■ 常见原因:肾脏撕裂伤和膀胱撕裂伤。 ■ 临床意义:遗漏肾脏撕裂伤。 ■ 治疗:血管造影加选择性栓塞术。在极少数病人——外科手术。
术后肾盂积水	■ 通过经皮肾造瘘术或逆行放置输尿管内支架引流病肾。 ■ 做顺行或逆行造影。酌情治疗。 ■ 对内镜治疗失败的病人和大段输尿管缺损病人采用延迟性重建手术。

续表 26.1

并发症	评　价
术后尿液囊肿	■ 对有症状的病人采用经皮引流。应该取囊肿液培养，并测定其中的肌酐值。 ■ 通过静脉增强 CT 辨别尿液囊肿的来源。 ■ 做顺行或逆行造影。酌情治疗。 ■ 对内镜治疗失败的病人和大段输尿管缺损病人采用延迟性手术。
术后尿潴留	■ 对术后无尿病人，先插一根导尿管或做一次超声检查了解膀胱内的尿量。 ■ 排除肾前性病因。 ■ 在尿潴留病人，要检查病人是否存在膀胱流出道梗阻。酌情治疗。

　　请把泌尿系统当成你家花园里的洒水管道——水有进，就得有出：如果水不能出，就需要维修、去除阻塞物或放入内支架；如果情况紧急，只做引流，来日再战。

Moshe

　　我们泌尿科的老主任，**Olof Alfthan**，常说："喝得多自然就尿得勤……"

Ari

（汤文浩　译）

David Dent

前面的章节已经对外科并发症这门科学做了广泛讨论。在这门科学之外，外科并发症还有一些其他层面的东西，如：哲学方面和人格方面。

外科学只不过是一门手艺活，外科医生也就是熟练工/手艺匠而已。有些外科医生可能在免疫学、肿瘤学或内科学这一姊妹职业方面经历过一些额外的特殊培训并具备一些专门知识。然而，外科学的行为——操作——依旧是一门手艺，戴着手套的外科医生站在手术台旁就是一名手艺匠。因此，外科工匠就可能是登峰造极、闻名遐迩，可能为人和善、普济众生，可能默默无闻、平淡无奇，也可能劣迹斑斑、臭名远扬。这一发人深省的事实是外科医生和公众不愿意去思考的问题。既然网球手、飞行员、雕刻家、小提琴演奏家、汽车修理工和下水道工，都有优秀和拙劣之分，**从事手工操作的外科医生当然也不会例外，存在良莠之分当在情理之中**。由此可见，是外科医生的素质及其外科作业品质决定了其手术的并发症。有一点也是不言而喻的，优秀的外科医生几乎很少有并发症，而拙劣的外科医生发生并发症如同家常便饭。虽然我们常常会感叹人体对某些失误的容忍和大度，然而，其他一些一再发生的或重大的失误会迅速升级为严重并发症。

就像男童为王子的不端顶罪受罚，或者像一只替罪羊被流放至人迹罕至的不毛之地为他人的罪行受过一样，外科并发症也可能被归咎于任何事情，唯独造成这些并发症的主刀医生逍遥自得。精神科医生（顺便提一句，千万不要问精神科医生他们对外科医生的看法）把这种情况称之为**"愧疚移位"**（displacement of guilt）。这种移花接木、找借口的手法可能起源于学院派的殿堂，在这种等级森严的地方，唯唯诺诺、唯命是从的受训者会在"最高领袖"切断胆总管的瞬间心甘情愿地表示认错。有些外科并发症在业内约定俗成的替罪羊是麻醉师，他除了需要提供麻醉外，还必须为罪过担负一定的专业责任，例如（可能是真实情况，也可能为虚构）：病人的肌肉显然不够松弛。还有器械和设备，只要是他们感觉到的任何不满意，都是愧疚移位的良好"出气筒"。

有些外科医生不愿意承认他们的病人出现了并发症。虽然对其他医生、对护理组成员、或许对那位才思敏捷的老妇人都是明摆着的事，这位外科医生就进入了否认阶段（无法接受事实的心理阶段——译者注）。对并发症视而不见或者假装不幸事件未曾发生，乃下下之策，这往往会使得情况更趋复杂。**有些外科医生会采取轻描淡写的表述方法。**伤口感染被开脱成"皮肤有点潮红"、"浆液渗出"或"缝线太紧"。出血可能被说成是"纱布潮了"或"陈旧血"。引流管中的胆汁会被解释成"陈旧胆汁"。这样一来，就可能失去宝贵的时间，纠错和治疗就会延迟。如果说世界上确实存在外科大医生和外科小医生的话，那么，否认就是外科小医生的标志(不成熟——译者注)!

在病人的眼里,外科医生就是造诣深厚的势利小人。外科医生在人们心目中的特点是外科式的使人放心、和蔼可亲和笑容可掬。然而,外科并发症让人神情黯然、失魂落魄,每天的查房对主刀医生和他的病人都是一件痛苦差事。对出现的问题做**全面坦诚披露**是与病人及其家属相处的基本原则。除了伦理上的这些方方面面之外,完全公开披露在减少诉讼中也起主要作用。如果随着时间一天天过去和一次次的查看病人,并发症的情况不见好转,反而越来越糟,医患双方都会陷入孤立无援的煎熬之中。在这一节骨眼上,主刀医生就必须采取一项果断决策。在大众智力测试节目中,随着难度的上升,参赛者可以通过求助热线寻求亲友的帮助。在外科学,**第二意见**①**往往能起到遇难成祥、绝处逢生之效**,对医患双方都有安抚作用。发表第二见解的外科医生必须检查病人,复习检查结果,为病人提出会诊意见。请不要忘了让那位提出第二意见的外科医生得到异乎寻常的感激、感受到无上的荣光。除了这种对医患双方都公平的安慰外,当年轻的下级医师手上有一例外科并发症病人时,上级医生与年轻下级医师之间就会有(应该有)一种专业互动关系。有一种情况通常十分显而易见,那就是在查病房过程中当这位年轻的下级医师介绍一例并发症时,他会不厌其烦、拐弯抹角地汇报病史流水账以及各种检查项目的细节(听着听着,周围人变得无精打采、心沉下去了),最后才会谈到失误和并发症;而不是直截了当地介绍从病史上看是典型的阑尾炎,检查结果也是如此,等等。**如果上级医生能让他的下级医师五体投地、心悦诚服,他们就会多一位盟友并成为生活中的英雄,与这些下级医生同行,一起度过接下来在病人管理上度日如年的煎熬日子。**

在减少并发症方面影响力最大的当数**外科统计报表**,以及**并发症和死亡**(morbidity and mortality,M&M)**讨论会**。所有这些都应该归功于在100年前行医的一位外科医生,他就是波士顿麻省总院的 Ernest Amory Codman(1869—1940),晚年他在自己开设的 End Results 医院②工作。Codman 与 Harvey Cushing 生活在同一时代,他们是朋友;与 George Crile 和 Charles Mayo 一起,Codman 也是美国外科学院(American Collegeof Surgeons)的主要创始人之一。Codman 会讨论一些不做任何修饰的事实,他曾说:"我生来讨厌鬼话连篇、自欺欺人、虚情假意、自命不凡、贪得无厌和见风使舵"。他的医院发布了并发症的年度报告。例如:他曾经将一名编号为77的病人的胆总管结扎了,最终病人死去。他说:"我犯了一个最低级的技术错误,当时(在手术中)甚至未能认识到自己已经做错了。"**他把失误分为知识或技能(外科判断力)缺陷,医疗或设备缺陷,以及诊断技术缺陷。**自那时起,人们在这些方面取得了长足进展。如今,西方国家的许多学术型医疗机构都有 M&M 讨论会制度。在大型外科活动中也可以举行 M&M 讨论会。M&M 讨论会的目的是教育和改进外科行为,而不是惩罚。即使是学科的最高领袖也应该像那些普通的低年资医生发生的并发症一样把自己的并发症拿出来接受同样的审查和点评。M&M 讨论会还能找出制度上的毛病,如:病人住院等待列表、过时的转院政策和病人在医院内的转运。然而,几份不痛不痒的展示式病例报告并非是名副其实的 **M&M 讨论会**!

---

① 译者注:第二意见(second opinion)是指"他人的意见",主刀医生的意见为第一意见。

② Neuhauser D. Heroes and martyrs of quality and safety. Ernest Amory Codman MD. *Qual Saf Health Care* 2002;11:104-5.

那些宣读过 Hippocratic 誓言("医神 Apollo 在上,我发誓,作为医生……")的外科医生知道供奉希腊主神的万神殿与内科学有关。如果世界上有外科学之神,他一定就是 Asclepius(急诊医学和创伤外科的专家),据《伊利亚特》记载 Asclepius 为数名武士拔出了射入小腿的箭。**希腊主神痛恶傲慢——目空一切、自吹自擂和炫耀标榜。**你肯定会在外科医生身上发现傲慢,肯定会听到他们宣称没有并发症。希腊主神对傲慢的反应迅捷且毫不留情,通常是以实物的形式给予报应。并发症与外科傲慢的例子可以是"我从来没有发生过胆囊切除术后病人再次返回手术室的情况",或"我已经有上百例腹腔镜腹股沟疝修补经历,一例重大并发症都未发生过"。你一定会看到说这些话的人在接下来的一周内面容极度憔悴、沉默寡言和心事重重。

一般来讲,与有并发症的病人相伴的旅程是一条人迹罕至的道路。这是一段出乎意料的旅程,这条旅程可能短暂,偶尔也可能漫长,甚至是艰辛的旅程。漫长的旅程就是有难度的旅程,他人的友善进言会使你的旅程更容易走下去。每个外科医生都会有这种旅程。这本书的每个章节都在教我们如何避免走这段旅程,或者如何使这段旅程对医患双方来讲都变得轻松一些。

> "我会叹息一声告诉你,
> 那是距今很久很久的某个地方:
> 丛林中的路分成了两条,而我——
> 我选择了人迹稀少的那条,
> 那就是一切迥异的缘由。"
>
> **Robert Frost**

(汤文浩　译)

索引

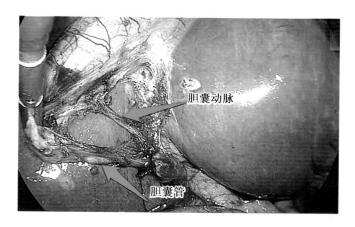

图 16.1　关键安全视像法(critical view of safety)——将 Calot 三角完全分开,只留下胆囊管和胆囊动脉在该视窗中穿过

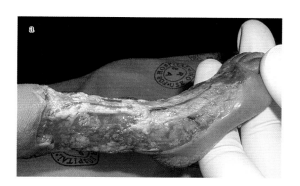
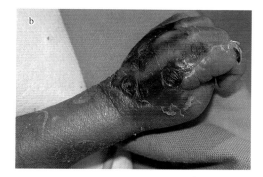

图 25.1　小儿童静脉输液外渗所致的软组织损伤

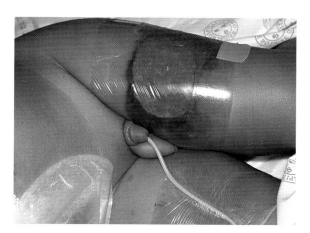

图 25.2　将新生儿型号的电凝器电极板用于大儿童所引起的烫伤,原因是电流聚集

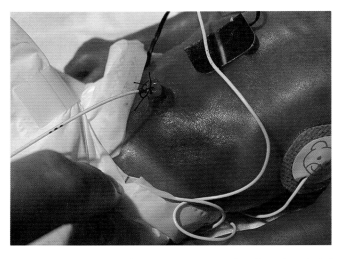

图 25.3　为了插入脐静脉导管(umbilical catheter)用酒精消毒皮肤所致的腹壁皮肤灼伤

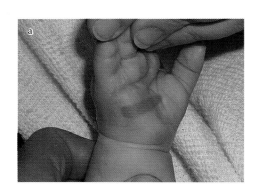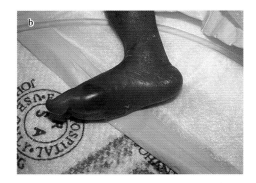

图 25.4　将成人用脉氧仪探头横向施夹后造成的皮肤部分厚度压迫性坏死:a)一名儿童的手部;和 b)足部